国家卫生健康委员会"十四五"规划教材

全国高等中医药教育教材

供中医学、针灸推拿学、中西医临床医学、
中医养生学、康复治疗学等专业用

病 理 学

第 3 版

中醫

主 编　苏　宁　王世军

副主编　姜希娟　欧海玲　张　悦

主 审　范英昌

人民卫生出版社

·北　京·

图书在版编目（CIP）数据

病理学 / 苏宁，王世军主编 . —3 版 . —北京：
人民卫生出版社，2021.8（2025.4重印）
ISBN 978-7-117-31576-0

Ⅰ.①病… Ⅱ.①苏…②王… Ⅲ.①病理学 —高等
学校 — 教材 Ⅳ.①R36

中国版本图书馆 CIP 数据核字（2021）第 144306 号

人卫智网	www.ipmph.com	医学教育、学术、考试、健康，购书智慧智能综合服务平台
人卫官网	www.pmph.com	人卫官方资讯发布平台

病 理 学
Binglixue
第 3 版

主　　编：苏 宁 王世军
出版发行：人民卫生出版社（中继线 010-59780011）
地　　址：北京市朝阳区潘家园南里 19 号
邮　　编：100021
E - mail：pmph @ pmph.com
购书热线：010-59787592 010-59787584 010-65264830
印　　刷：北京盛通印刷股份有限公司
经　　销：新华书店
开　　本：889×1194 1/16 印张：30
字　　数：786 千字
版　　次：2012 年 8 月第 1 版 2021 年 8 月第 3 版
印　　次：2025 年 4 月第 7 次印刷
标准书号：ISBN 978-7-117-31576-0
定　　价：98.00 元
打击盗版举报电话：010-59787491 E-mail：WQ @ pmph.com
质量问题联系电话：010-59787234 E-mail：zhiliang @ pmph.com

编　委（按姓氏笔画排序）

王　哲（辽宁中医药大学）　　　　　欧海玲（广西中医药大学）

王　萍（浙江中医药大学）　　　　　易　华（广州中医药大学）

王子妤（南京中医药大学）　　　　　周晓红（河北中医学院）

王世军（山东中医药大学）　　　　　郑海音（福建中医药大学）

王晓敏（江西中医药大学）　　　　　姜希娟（天津中医药大学）

石安华（云南中医药大学）　　　　　姜晓刚（济宁医学院）

代巧妹（黑龙江中医药大学）　　　　贾永峰（内蒙古医科大学）

刘鲁英（滨州医学院）　　　　　　　高爱社（河南中医药大学）

齐洁敏（承德医学院）　　　　　　　郭继龙（山西中医药大学）

苏　宁（广州中医药大学）　　　　　唐　群（湖南中医药大学）

杜艳伟（长春中医药大学）　　　　　龚道银（成都中医药大学）

李长天（甘肃中医药大学）　　　　　韩昌松（贵州中医药大学）

张　悦（上海中医药大学）　　　　　熊　凡（湖北中医药大学）

张亚楠（山东中医药大学）　　　　　潘彦舒（北京中医药大学）

张宏颖（大连医科大学）　　　　　　魏　杰（厦门大学医学院）

苑光军（黑龙江中医药大学佳木斯学院）

秘　书　金　贺（广州中医药大学）　　　　　陈　倩（山东中医药大学）

3

4

◇◇◇ 修 订 说 明 ◇◇◇

为了更好地贯彻落实《中医药发展战略规划纲要(2016—2030 年)》《中共中央国务院关于促进中医药传承创新发展的意见》《教育部 国家卫生健康委 国家中医药管理局关于深化医教协同进一步推动中医药教育改革与高质量发展的实施意见》《关于加快中医药特色发展的若干政策措施》和新时代全国高等学校本科教育工作会议精神,做好第四轮全国高等中医药教育教材建设工作,人民卫生出版社在教育部、国家卫生健康委员会、国家中医药管理局的领导下,在上一轮教材建设的基础上,组织和规划了全国高等中医药教育本科国家卫生健康委员会"十四五"规划教材的编写和修订工作。

为做好新一轮教材的出版工作,人民卫生出版社在教育部高等学校中医学类专业教学指导委员会、中药学类专业教学指导委员会和第三届全国高等中医药教育教材建设指导委员会的大力支持下,先后成立了第四届全国高等中医药教育教材建设指导委员会和相应的教材评审委员会,以指导和组织教材的遴选、评审和修订工作,确保教材编写质量。

根据"十四五"期间高等中医药教育教学改革和高等中医药人才培养目标,在上述工作的基础上,人民卫生出版社规划、确定了第一批中医学、针灸推拿学、中医骨伤科学、中药学、护理学 5 个专业 100 种国家卫生健康委员会"十四五"规划教材。教材主编、副主编和编委的遴选按照公开、公平、公正的原则进行。在全国 50 余所高等院校 2 400 余位专家和学者申报的基础上,2 000 余位申报者经教材建设指导委员会、教材评审委员会审定批准,聘任为主编、副主编、编委。

本套教材的主要特色如下:

1. **立德树人,思政教育**　坚持以文化人,以文载道,以德育人,以德为先。将立德树人深化到各学科、各领域,加强学生理想信念教育,厚植爱国主义情怀,把社会主义核心价值观融入教育教学全过程。根据不同专业人才培养特点和专业能力素质要求,科学合理地设计思政教育内容。教材中有机融入中医药文化元素和思想政治教育元素,形成专业课教学与思政理论教育、课程思政与专业思政紧密结合的教材建设格局。

2. **准确定位,联系实际**　教材的深度和广度符合各专业教学大纲的要求和特定学制、特定对象、特定层次的培养目标,紧扣教学活动和知识结构。以解决目前各院校教材使用中的突出问题为出发点和落脚点,对人才培养体系、课程体系、教材体系进行充分调研和论证,使之更加符合教改实际、适应中医药人才培养要求和社会需求。

3. **夯实基础,整体优化**　以科学严谨的治学态度,对教材体系进行科学设计、整体优化,体现中医药基本理论、基本知识、基本思维、基本技能;教材编写综合考虑学科的分化、交叉,既充分体现不同学科自身特点,又注意各学科之间有机衔接;确保理论体系完善,知识点结合完备,内容精练、完整,概念准确,切合教学实际。

4. **注重衔接,合理区分**　严格界定本科教材与职业教育教材、研究生教材、毕业后教育教材的知识范畴,认真总结、详细讨论现阶段中医药本科各课程的知识和理论框架,使其在教材中得以凸显,既要相互联系,又要在编写思路、框架设计、内容取舍等方面有一定的区分度。

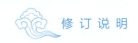

5. **体现传承,突出特色** 本套教材是培养复合型、创新型中医药人才的重要工具,是中医药文明传承的重要载体。传统的中医药文化是国家软实力的重要体现。因此,教材必须遵循中医药传承发展规律,既要反映原汁原味的中医药知识,培养学生的中医思维,又要使学生中西医学融会贯通,既要传承经典,又要创新发挥,体现新版教材"传承精华、守正创新"的特点。

6. **与时俱进,纸数融合** 本套教材新增中医抗疫知识,培养学生的探索精神、创新精神,强化中医药防疫人才培养。同时,教材编写充分体现与时代融合、与现代科技融合、与现代医学融合的特色和理念,将移动互联、网络增值、慕课、翻转课堂等新的教学理念和教学技术、学习方式融入教材建设之中。书中设有随文二维码,通过扫码,学生可对教材的数字增值服务内容进行自主学习。

7. **创新形式,提高效用** 教材在形式上仍将传承上版模块化编写的设计思路,图文并茂、版式精美;内容方面注重提高效用,同时应用问题导入、案例教学、探究教学等教材编写理念,以提高学生的学习兴趣和学习效果。

8. **突出实用,注重技能** 增设技能教材、实验实训内容及相关栏目,适当增加实践教学学时数,增强学生综合运用所学知识的能力和动手能力,体现医学生早临床、多临床、反复临床的特点,使学生好学、临床好用、教师好教。

9. **立足精品,树立标准** 始终坚持具有中国特色的教材建设机制和模式,编委会精心编写,出版社精心审校,全程全员坚持质量控制体系,把打造精品教材作为崇高的历史使命,严把各个环节质量关,力保教材的精品属性,使精品和金课互相促进,通过教材建设推动和深化高等中医药教育教学改革,力争打造国内外高等中医药教育标准化教材。

10. **三点兼顾,有机结合** 以基本知识点作为主体内容,适度增加新进展、新技术、新方法,并与相关部门制订的职业技能鉴定规范和国家执业医师(药师)资格考试有效衔接,使知识点、创新点、执业点三点结合;紧密联系临床和科研实际情况,避免理论与实践脱节、教学与临床脱节。

本轮教材的修订编写,教育部、国家卫生健康委员会、国家中医药管理局有关领导和教育部高等学校中医学类专业教学指导委员会、中药学类专业教学指导委员会等相关专家给予了大力支持和指导,得到了全国各医药卫生院校和部分医院、科研机构领导、专家和教师的积极支持和参与,在此,对有关单位和个人表示衷心的感谢! 希望各院校在教学使用中,以及在探索课程体系、课程标准和教材建设与改革的进程中,及时提出宝贵意见或建议,以便不断修订和完善,为下一轮教材的修订工作奠定坚实的基础。

人民卫生出版社

2021 年 3 月

◇◇◇ 前　言 ◇◇◇

《病理学》第 2 版自 2016 年出版至今,在全国高等中医药院校广泛使用。为及时更新学科研究进展,提高高等中医药人才培养质量,在国家卫生健康委员会的领导下,我们征集了全国 20 余所中医药院校病理学一线教师的反馈意见与建议,对《病理学》第 2 版进行修订。

本次修订,我们继续坚持"三基"(基本理论、基本知识、基本技能)、"三特"(特定对象、特定要求、特定限制)、"五性"(思想性、科学性、启发性、先进性、实用性)的编写宗旨,进一步优化教材结构、丰富教材内容、创新教材形式。

在教材结构上,对部分章节顺序进行了微调,以促进病理学、病理生理学两个学科知识的融合,有利于中医药院校的医学生系统了解、熟悉和掌握病理学知识框架;增加了"思政元素",在课程思政融入专业课方面做了有益的探索;增加了"课堂互动"环节,体现以学生为中心的教学理念。

在教材内容上,除了将本学科新进展写进教材,保持教材的先进性外,还注重中医药院校人才培养的特定要求,尽可能联系中医药相关知识,牢固学生的专业思想;同时增加与临床实践的联系,发挥病理学"桥梁学科"的作用,帮助学生实现从基础理论到临床应用思维方式的转变。

在编写形式上,采用了纸数融合的方式,使教材内容更加丰富和立体。数字资源内容包括 PPT、病案分析、知识链接、思政元素、章末复习思考题答案、模拟试卷和更多的病理图片、动画小视频等。丰富的数字资源成为纸质教材的强大助力,帮助学生理解、掌握和应用相关知识。学生通过手机扫描二维码可随时查看相关内容。

本教材适用于中医药高等院校中医学、针灸推拿学、中西医临床医学、中医养生学、康复治疗学等专业本科生以及长学制中医学专业的病理学、病理生理学教学,同时也可作为重要参考书供研究生、青年教师、进修医师使用。

本版教材具体分工为(括号内为数字增值服务编委):绪论、第一章,苏宁(苏宁);第二章,苑光军(苑光军);第三章,代巧妹(代巧妹);第四章,唐群(方艳);第五章,齐洁敏、易华(纪海茹);第六章,欧海玲、石安华(欧海玲、文亦磊、孟卓然);第七章,刘鲁英、龚道银(刘鲁英、龚道银);第八章,熊凡、王萍(熊凡、王萍);第九章,郑海音、李长天(陈俊、舍雅莉);第十章,张悦、姜晓刚(郭炜、姜晓刚);第十一章,高爱社(唐群、文亦磊);第十二、十三章,张宏颖(张宏颖);第十四章,贾永峰(刘霞);第十五章,潘彦舒(杜庆红);第十六章,杜艳伟(杜艳伟);第十七章,王世军(王世军、陈倩);第十八章,姜希娟(姜希娟、李虎虎);第十九章,周晓红(唐群);第二十、二十九章,王子好(王子好);第二十一、二十二章,魏杰(魏杰);第二十三章,王晓敏(刘春花);第二十四章,韩昌松(金贺);第二十五章,王哲(魏杰);第二十六章,易华(易华);第二十七章,郭继龙(郭继龙);第二十八章,张亚楠(张亚楠);第三十章,苏宁(苏宁、金贺);第三十一章,龚道银(龚道银)。

纸质教材编委负责各章教材内容的总体规划、文字编写并指导数字素材的收集范围,数字增值服务编委协助纸质教材编委进行相应数字资源的建设。各章内容的完整呈现都是纸质教材编委和数字增值服务编委集体创作的成果。为了更形象地展示病理形态学特点、清晰阐述病变发生发展过

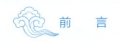

程,编委们除参考、引用了人民卫生出版社图库的图片外,也拍摄了许多原创病理图片,绘制了一些原创图表。本书的各位副主编也承担了大量的审核把关工作,姜希娟教授审阅了第一章、第十七章至第三十一章纸质教材和数字教材的内容,欧海玲教授、张悦教授、代巧妹教授审阅了第二章至第十六章纸质教材和数字教材的内容。主编苏宁教授、王世军教授对教材内容和图片质量进行总把关,并协调纸质教材和数字增值服务各种资源的合理分配。金贺老师和陈倩老师作为秘书承担了沟通联络、收集整理等编写组织工作。范英昌教授主审全书内容。非常感谢各位编委的辛勤工作,感谢编写团队高度的责任感和精益求精的工作态度,并对在此书出版过程中给予支持和帮助的各参编单位和所有同仁致以衷心的感谢!

虽然全体参编人员在本书编写过程中尽心竭力,但由于医学科学体系发展迅速,病理学知识体系日新月异,加之时间有限,教材中难免有不尽如人意之处,敬请广大师生与读者赐教指正。

编者

2021 年 2 月

◇◇◇ 目　　录 ◇◇◇

上篇　病　理　学

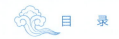

下篇　病理生理学

绪论

PPT 课件

学习目标

1. 通过了解病理学主要内容、研究方法及发展简史,对病理学研究任务、知识体系有整体认识。

2. 正确理解病理学在医学体系中的桥梁地位,掌握病理学的学习方法,为今后临床科目的学习打下基础。

第一节　病理学的研究任务

病理学以疾病为研究对象,其研究任务包括疾病发生的原因和发病机制,疾病发展过程中机体功能、代谢和形态结构的改变,疾病的结局与转归等。通过上述研究,阐明疾病发生发展的本质,为疾病的预防、诊断和治疗提供必要的理论基础。

第二节　病理学的主要内容和学习方法

在疾病发生发展过程中,患病机体的功能、代谢和形态结构改变相继或伴随出现,共同影响着疾病的转归和预后。在现代医学教育体系中,侧重研究疾病状态下机体形态结构改变的学科称为病理学(pathology),侧重研究疾病状态下机体功能、代谢改变的学科称为病理生理学(pathophysiology)。两者都以研究疾病发生发展规律为己任,从不同角度阐明疾病本质。在国家高等中医药教育(本科)系列教材中,将病理学、病理生理学合编为一本教材,名为《病理学》。

病理学教材的主要内容分为四部分:疾病概论、病理学、病理生理学、病理学常用技术。

1. 疾病概论　第一章,主要研究和阐述疾病的概念、发生发展的原因、基本机制和转归。

2. 病理学(上篇)

(1)总论:又称普通病理学(general pathology),包括第二章至第六章的内容,研究机体在各种致病因素影响下,不同疾病发生发展的共同规律,尤其是形态结构改变的规律。

(2)各论:又称系统病理学(systemic pathology),包括第七章至第十六章的内容,分别研究和阐述各系统疾病在病因、发病机制、病变特点、临床表现、疾病转归和防治措施等方面的特殊规律。

病理学总论与各论之间有着密切的内在联系。学好总论是学习各论的必要基础,学习各论也必须联系和应用总论知识,两者互相联系,密切相关,学习时不可偏废。学习病理学还要特别注重形态与功能、代谢的关系,局部与整体、病理变化与临床表现之间的有机联系。

3. 病理生理学(下篇)

(1)基本病理过程(fundamental pathological process):包括第十七章至第二十六章,主要研究和阐述多种疾病中可能出现的、共同的功能和代谢障碍。一种疾病可以包含几种病理过程,既可有局部病变,也可有全身反应。

(2)各论:又称系统器官病理生理学,包括第二十七章至第三十章,主要论述体内主要系统在疾病发生发展过程中可能出现的常见而共同的病理过程,如心功能不全、呼吸功能不全、肝功能不全、肾功能不全等,同时还进一步阐明各器官功能障碍之间的内在联系及对全身的影响。

病理生理学内容中处处充满着辩证法,如矛盾的对立与统一(损伤与抗损伤)、转化(因果交替)、局部与整体的关系等。因此,在病理生理学的教与学中要允分运用辩证的思维和方法,正确认识疾病发生发展过程中共性与个性、变化与发展的关系,在理解的基础上加强记忆。除此之外,在病理生理学的学习过程中应有意识地追踪相关领域的最新进展,并与书本知识联系起来加以理解和应用。中医相关专业的学生更应在病理生理学的学习过程中深刻理解中医整体观,并在临床诊疗中进行实践。

4. 病理学常用技术　第三十一章,不仅介绍了病理学的常用传统技术,还介绍了以形态学为基础的分子病理学技术的原理和进展,从而丰富了病理学的诊疗手段和教学内容,并为后续的临床实践和科学研究提供了技术方法。

第三节　病理学在医学体系中的地位

病理学不仅横向联系各基础学科,同时也纵向联系各临床学科,成为联系基础医学与临床医学的"桥梁学科"。在医学教育中,医学生在学习了解剖学、组织学与胚胎学、生理学、生物化学和免疫学等正常人体结构、功能和代谢知识,以及学习了寄生虫学、微生物学等病原常识后,通过学习病理学,掌握疾病发生发展的机制、规律和病理形态、功能、代谢变化,为学习临床医学课程奠定基础。在临床诊疗中,医务工作者同样需要应用病理学知识来分析疾病的症状、体征及实验室检测指标的变化,指导和改进疾病的诊疗方案,尤其对病变组织、细胞的直接观察为许多疾病的诊断提供了金标准。在科学研究中,临床学科中每一个新病种、新现象或新规律的发现,都丰富着病理学的研究内容,而病理学研究的每一进展都带来对疾病认识上的飞跃和治疗上的革命。

总之,病理学在医学教育、临床诊疗和科学研究上都扮演着极其重要的角色,加拿大著名医学教育家 William Osler 曾评价病理学为"医学之本"。

第四节　病理学的研究方法

病理学的研究方法包括人体病理学研究方法和实验病理学研究方法。

一、人体病理学研究方法

1. 尸体剖检（autopsy） 指对死亡者的遗体进行病理剖检,简称尸检,是病理学最经典、最基本的研究方法之一,对疾病的研究和医学的发展具有重要意义。首先,尸检可以直接观察疾病部位的病理改变,从而明确诊断、查明死因、总结诊断和治疗中的经验和教训,提高临床诊疗水平。其次,尸检还能及时发现和确诊某些新的疾病、传染病、地方病、流行病等,为采取防治措施提供依据。最后,通过大量尸检可积累各种疾病的人体病理资料,为深入研究这些疾病的发生发展规律和防治措施提供支撑。目前我国的尸检率还比较低,不利于我国病理学和医学科学的发展。因此,加大宣传和立法促进尸体剖检的开展十分必要。

2. 活体组织检查（biopsy） 运用局部切除、钳取、穿刺针吸和搔刮、摘除等手术方法,采集患者活体病变组织进行病理诊断,称为活体组织检查,简称活检,是目前诊断疾病广为采用的方法。这种方法的优点在于组织新鲜,能基本保持病变原貌,有利于及时、准确地对疾病做出病理学诊断,协助临床医生判断预后并选择最佳治疗方案。在疾病治疗过程中,定期活检可动态了解病变的发展并判断疗效,还可采用免疫组织化学、电子显微镜技术、基因检测和组织培养等方法对疾病进行深入研究。目前,活体组织检查已不局限于观察组织形态的变化,而更多用于对病变组织和整个机体的分子变化的认识。

3. 细胞学检查（cytology） 指采集病变部位的细胞,制成细胞涂片,进行显微镜检查的方法。采集细胞的方法多样,可使用采集器在口腔、食管、鼻咽部、生殖道等处直接采集病变部位脱落细胞,或用内镜、细针穿刺病变部位的细胞(如肝、肾、乳腺、甲状腺),或从分泌物(如痰液、乳腺溢液、前列腺液)、体腔积液(如心包积液、脑脊液)、排泄物(如尿液)中分离细胞等。该方法操作简便,患者痛苦少、易于接受,故常用于防癌普查(如宫颈癌筛查),但最后确定是否为恶性病变尚需进一步活检证实。此外,细胞学检查还可用于测定激素水平,以及为细胞培养和分子诊断提供标本。

二、实验病理学研究方法

1. 动物实验 指使用动物开展生物学、医学、药学等方面研究的实验方法。该方法可在适合的实验动物身上复制某些人类疾病模型,从整体水平上(神经 - 体液 - 细胞 - 分子)较全面地显现临床疾病的特征,是最能体现人类疾病特征的实验模型。研究者可根据需要进行多种方式的观察和研究,可通过分阶段动物实验了解疾病或某一病理过程的发生发展经过,也可通过多因素干预患病动物模型,研究该疾病的病因、发病机制及药物的疗效和影响等。该方法虽然可弥补人体疾病研究的限制和不足,但要注意动物与人体之间毕竟存在各种差异,不能将动物实验的结果直接套用于人体,只可作为研究人体疾病的参考和借鉴。

2. 组织培养和细胞培养 是指在适宜的条件下,动物或人体的组织、细胞可在体外培养成活、生长、增殖并维持主要结构和功能的一种方法。通过此方法,可以复制人类特定疾病的细胞损伤模型,也可以观察组织、细胞层面病变发生发展的过程以及各干预因素的作用靶点等。该方法的优点在于周期短、见效快,避免体内复杂因素的干扰,可节省研究时间及开支;缺点是孤立的体外环境与复杂的体内环境有很大不同,故不能将体外研究结果与体内过程等同看待。

3. 离体器官实验 离体器官在合适的温度、氧气及营养条件下,可在体外生存并维持其功能。离体器官模型可排除神经调节造成的干扰,集中研究某一种或几种体液因素对疾病发生发展的影响。但离体状态下器官功能难以长久维持,不宜于慢性疾病或病理过程的实验研究。

第五节　病理学的发展简史和发展趋势

一、发展简史

病理学发展简史

病理学的发展与自然科学的发展和技术进步有密切关系。18世纪中叶,意大利医学家 Morgani(1682—1771)根据积累的700多例尸检材料创立了器官病理学(organ pathology), 奠定了现代病理学发展的基础。19世纪中叶,德国病理学家 Virchow(1821—1902)将显微镜运用于病理学研究,创立了细胞病理学(cytopathology),其巨著《细胞病理学》于1858年出版,对病理学乃至整个医学的发展做出了划时代的贡献。此后的1个半世纪,经过数代人的探索,逐渐形成并完善了病理学学科体系。19世纪末,人们开始认识到,仅仅利用临床观察和尸体解剖的方法无法对疾病有全面、系统的认识,于是由法国生理学家 Claude Bernard (1813—1878)首先提出在动物身上复制人类疾病的模型,用实验方法来研究疾病发生的原因、条件以及疾病过程中功能、代谢和结构的动态变化,从而形成了病理生理学的前身——实验病理学(experimental pathology)。

我国秦汉时期的《黄帝内经》、汉代张仲景的《伤寒杂病论》、隋代巢元方的《诸病源候论》、北宋的《欧希范五脏图》、南宋宋慈的《洗冤集录》等医学名著,均有关于病理学的相关描述,是我国早期病理学的萌芽。

病理生理学在教学上作为一门独立的学科最早出现在1879年俄国的喀山大学。此后,东欧和德国一些医学院校相继成立病理生理学教研室,开设病理生理学课程。在西欧及北美一些国家,医学院虽然也开设了病理生理学课程,并出版了多种病理生理学教材,但有关教学内容由生理学专家和相关临床专家讲授。

我国现代病理学始建于20世纪初。我国现代病理学先驱胡正详、徐诵明、梁伯强、谷镜研、侯宝璋、林振纲、秦光煜、江晴芬、李佩琳、吴在东、杨述祖、杨简、刘永等为我国病理学学科建设、人才培养和科学研究呕心沥血,艰辛创业,功勋卓著。在教学和教材建设方面,他们编著了具有我国特色的病理学教科书和参考书,并不断修订和完善,使病理学教学有所依据且更加规范化。在病理诊断方面,他们大力推进病理尸检、活检和细胞学检查工作,确立了病理学在临床诊疗实践中的地位。在科研方面,对长期以来严重危害我国人民健康的地方病和寄生虫病(如克山病、血吸虫病)、肿瘤(如肝癌、食管癌)以及心血管疾病(如动脉粥样硬化症)等常见病和多发病进行了广泛、深入的研究,取得了丰硕的成果。在人才培养方面,通过多种形式为我国培养了大批病理学工作者。这些成就为我国病理学教学、科研和临床诊断工作做出了巨大贡献。

我国的病理生理学科创建于20世纪50年代,1961年中国生理科学会病理生理专业委员会筹委会成立,1985年经中国科学技术协会批准成立国家一级学会中国病理生理学会(Chinese Association of Pathophysiology,CAP)。1993年经国家科委批准,CAP作为团体会员加入国际病理生理学会(International Society for Pathophysiology,ISP)。1986年开始出版杂志《中国病理生理杂志》,2010年建立病理生理学网站。CAP目前设有22个专业委员会,为国内外病理生理学工作者和教研者提供了合作和交流的平台。其中,机能实验教学工作委员会以生理学、病理生理学、药理学及相关学科的教学和科研工作为己任,对跨学科整合教学起到了促进作用;中医专业委员会为中西医结合防治疾病的机制研究及中药开发研究提供了病理生理学平台。

20世纪60年代,电子显微镜技术的发展使病理学研究进入亚细胞水平。20世纪末叶以来,细胞生物学、分子生物学、免疫学、遗传学的迅速发展以及大量新技术在病理学中的应用极大地推动了传统病理学的发展。学科间的互相渗透使病理学出现了许多新的分支,如分子病理学(molecular pathology)、免疫病理学(immunopathology)、遗传病理学(genetic pathology)等,将病理学对疾病的研究从器官、组织、细胞和亚细胞水平深入到分子水平,而形态学观察的结果也从定位、定性走向定量,更具客观性、重复性和可比性。在实验研究方面,通过联合应用生物信息学、生物物理学等新型交叉学科技术对相关疾病进行建模,对疾病的研究也起到了一定的辅助作用。

二、发展趋势

随着医学模式(medical model)从单纯"生物医学模式"向"生物 - 心理 - 社会医学模式"的转变,对生命现象的本质、疾病与社会的关系、疾病时的身心变化、人与社会间的协调等问题的认识日趋受到关注,临床医学模式也从传统的经验医学转变为循证医学(evidence based medicine)。这些改变对医务工作者提出了更高的要求,既要关注心理、社会、环境等因素在疾病发生、发展、转归及防治中的作用,又要重视和追踪现代生存环境下的疾病谱改变,吸纳和整合生命科学、社会科学及其他相关学科的最新进展。因此,作为"桥梁学科"的病理学更应与时俱进,不仅紧密联系各基础医学学科的发展前沿,更要主动参与到解决临床新问题的研究中去。

20世纪末以来,生命科学的快速发展大大促进了对疾病的认识。表观遗传学、功能基因组学、蛋白质组学、代谢组学的研究成果极大地促进了人类对生命奥秘以及各种疾病发生机制和诊治效果的认识;各种影像学技术的快速发展,给相对滞后的脑科学和脑疾病研究带来了机遇;全科医学、精准医疗以及转化医学的兴起,给病理学教学和科研提出了新的课题和挑战;5G信息技术的发展,使病理工作者通过切片数字化图像(whole slide images,WSI)进行阅片、教学、科学研究、远程诊断及疑难病例会诊成为现实,人工智能技术在病理学中的研究和应用也已成为当今的热点之一。

我国幅员辽阔、人口众多,疾病谱和疾病都具有自己的特点。开展好这方面的研究,不仅对我国医学发展和疾病防治具有极为重要的意义,同时也是对世界医学的贡献。当前,我们既要大力提倡和开展病理尸检工作,充分利用我国丰富的疾病资源,积极发展我国的人体病理学,也要充分利用各种途径吸收世界的新进展,开发和建立自己的新方法和新技术,加强我国的实验病理学研究,使我国病理学的发展跟上世界病理学发展的步伐,并在某些方面处于领先地位。处理好人体病理学与实验病理学分工合作的关系,加强两者的联系,有助于病理工作者创造性地丰富病理学的研究方法和内容。

复习思考题

1. 如何理解病理学在医学体系中的地位和作用?
2. 针对病理学和病理生理学的不同学科特点,思考你将如何学好病理学和病理生理学。

（苏　宁）

◆◆◆ 第一章 ◆◆◆

疾 病 概 论

学习目标

1. 正确理解并表述健康、亚健康和疾病的概念。

2. 能够辩证分析病因与疾病的关系,熟记疾病发生发展过程中的一般规律和基本机制,为后续学习各种病变形成的具体机制和转化规律奠定基础。

3. 了解疾病转归的种类,并熟记判断脑死亡的标准和意义。

第一节　疾病的相关概念

健康和疾病是一组对应的生命状态,两者之间存在着亚健康状态,各种生命状态之间可相互转化。

一、健康

健康的标准并非一成不变,在不同地区、不同年龄的人群中健康的标准会有所不同,而且随着经济发展和社会进步,健康的标准及其内涵也在不断发展变化。

思政元素

全面推进健康中国建设

健康是广大人民群众的期盼和追求,维护人民健康是中国共产党性质和宗旨的重要体现。2016 年 10 月,中共中央、国务院印发《"健康中国 2030"规划纲要》,提出"普及健康生活、优化健康服务、完善健康保障、建设健康环境、发展健康产业"五方面的战略任务。党的十九大报告更是将实施健康中国战略纳入国家发展的基本方略,把人民健康放在优先发展战略地位,认为"人民健康是社会文明进步的基础,是民族昌盛和国家富强的重要标志",并要求"为人民群众提供全方位全周期健康服务",预示着健康中国建设进入了全面实施阶段。

1946 年,世界卫生组织(World Health Organization,WHO)宪章的前言中对健康的定义是:健康(health)不仅是没有疾病或衰弱现象,而且是一种躯体上、精神上和社会适应上的完好状态。躯体上的完好状态指躯体结构、功能和代谢的正常,采用当今的科技手段未发现任何异常现象,机体处于内环境相对稳定状态(稳态)。精神上的完好状态指人的情绪、心理、学习、记忆及思维等处于正常状态,表现为精神饱满、乐观向上、愉快地从事工作和学习,能应对紧急事件,处理复杂问题。社会适应上的完好状态指人的行为与社会道德规范相吻合,能保持良好的人际关系,能在社会中承担合适的角色。

二、疾病

疾病概念随着人类对疾病认识水平的不断提高以及疾病本身的发展而变化着。不同的疾病概念反映不同的认识方向和水平,从而决定疾病的防治原则和措施。

19 世纪发展起来的生物医学模式(biomedical model)以经典西方医学为理论基础,强调从生物属性认识疾病的发生发展,注重自然环境对人体的影响、生物病原体的致病作用以及疾病中躯体生物学的异常变化。1977 年,美国医学家 Engel 首先提出生物 - 心理 - 社会医学模式(bio-psycho-social medical model),强调心理和社会因素在区分健康与疾病状态、疾病发生发展及防治中的作用。随着工业化进程的加快,自然环境的改变和环境污染在疾病发生发展中的作用也越来越大,故又有人提出了生物 - 心理 - 社会 - 环境医学模式(bio-psycho-social-environ medical model)。

综上所述,现代医学模式强调疾病不只是体内某些生物学变化的过程,而是生理、心理和精神活动与社会环境之间失调所导致的机体内外平衡异常的状态。在疾病(disease)过程中,躯体、精神及社会适应上的完好状态被破坏,机体内环境失衡,组织和细胞发生功能、代谢和形态结构的异常变化,机体出现各种症状、体征及社会行为异常,对环境的适应能力降低,劳动能力减弱甚至丧失。

值得注意的是,并非所有的疾病都有明显的临床症状,也并非所有的躯体症状都可用目前已知的病变去解释。后者被称为医学上无法解释的症状(medically unexplained symptoms,MUS)。

 课堂互动

请同学们结合中医学知识,谈谈中医理论对疾病概念的认识。

三、亚健康

亚健康(sub-health)是指介于健康与疾病之间的一种生理功能低下状态。WHO 的一项调查显示,人群中真正健康者约占 5%,患疾病者约占 20%,而处于亚健康状态者约占 75%。中年人是亚健康的高发人群。引起亚健康的原因很复杂,如环境因素、生活方式、工作负荷、学习压力、家庭及生活琐事,甚至某些遗传因素、自然老化过程,均有可能在亚健康的发生发展中发挥作用。

亚健康状态的表现因人而异,错综复杂,较常见的有:①躯体性亚健康状态:主要表现为疲乏无力、精神不振、工作效率低、免疫力差等;②心理性亚健康状态:主要表现为焦虑、烦躁、易怒、睡眠不佳等,严重时可伴有胃痛、心悸等表现;③社会性亚健康状态:主要表现为与社会成员的关系不和谐,产生被社会抛弃和遗忘的孤独感。

亚健康状态处于动态变化之中,其变化呈双向性,既可向疾病状态转化,也可向健康状态转化。若消极对待,不采取自觉的防范措施,则亚健康状态可向疾病状态转化;若主动调

笔记栏

整心态,采取积极健康的生活、工作和思维方式,则亚健康状态可向健康状态转化。

第二节 病 因 学

病因学(etiology)主要研究疾病发生的原因和条件。

一、疾病发生的原因

(一) 概念

疾病发生的原因简称病因,又称为致病因素,是指引起疾病必不可少的并决定疾病特异性的各种因素。没有病因就不可能发生相应的疾病。

(二) 分类

病因种类很多,一般分为如下类型:

1. 生物因素 病原生物主要包括病原微生物(如细菌、病毒、支原体、立克次体、螺旋体、真菌)和寄生虫(如原虫、蠕虫),可引起各种感染性疾病。病原生物的致病性,除与其侵袭力、毒力和入侵数量有关外,还与机体的防御功能及其对病原生物的反应性有关。

2. 物理因素 主要包括温度(高温、低温)、压力(高压、突然减压)、机械暴力(创伤、震荡等)、电流、电离辐射、噪声等。物理因素的致病性主要取决于其作用部位、作用强度、范围和持续时间等,与机体的反应性关系不大。大部分物理因素对组织的损伤无明显选择性。

3. 化学因素 包括强酸、强碱、无机毒物(如汞、苯)、有机毒物(如农药)和生物性毒物(如蛇毒)。化学因素的致病作用与其浓度、毒性以及作用部位和持续时间有关,对组织、器官有一定的选择性毒性作用,如CCl_4主要导致肝细胞的损伤。

4. 生态环境因素 人类在利用和改造自然的过程中,对其赖以生存和发展的水资源、土地资源、生物资源和气候资源进行过度开发、破坏和污染,所产生的生态环境问题已成为危害人类健康、导致疾病发生的重要因素。

5. 营养因素 营养素包括糖、蛋白质、脂肪、维生素、水和无机盐类以及某些微量元素(铁、锌、碘等),都是机体生命活动所必需的。营养素的缺乏或过多均可引起疾病。如维生素A缺乏可引起夜盲症,维生素D缺乏引起佝偻病,而摄入维生素A和维生素D过多也可引起中毒。营养过剩可导致超重和肥胖。

6. 遗传因素 遗传物质(包括染色体和基因)的畸变或变异引起的疾病,称为遗传性疾病。染色体畸变包括数目畸变和结构畸变两类。基因异常包括基因点突变、缺失、插入或倒位等突变类型。

当遗传物质的改变不直接引起疾病,而是使机体增加容易发生某种疾病的风险,称为遗传易感性(genetic susceptibility)。近年来对表观遗传的研究发现,机体对疾病的易感性并不完全由基因型决定,环境致病因子导致的基因异常表达和修饰在疾病(特别是高血压、糖尿病等复杂疾病)的发生发展中起重要作用。由此可见,遗传易感性也受到环境因素的影响。

7. 先天因素 与遗传因素不同,先天因素不是指遗传物质的改变,而是指那些能够损害正在发育的胎儿的有害因素。由先天因素引起的疾病称为先天性疾病。有的先天性疾病可以遗传,如多指(趾)、唇裂等;有的不遗传,如先天性心脏病等。

8. 免疫因素 免疫反应过强、免疫功能缺陷或自身免疫反应等异常的免疫反应均可对机体造成影响。机体对外源性或内源性抗原刺激产生的能造成组织损害和功能障碍的过高免疫反应,称为变态反应(allergy)或超敏反应(hypersensitivity),如青霉素所致变态反应、花粉所致支气管哮喘等。机体因免疫功能低下或缺乏所致疾病称为免疫缺陷病,如获得性免疫缺陷综合征(艾滋病)。机体对自身抗原发生免疫反应并引起自身组织损害,称为自身免疫病,如系统性红斑狼疮。

9. 心理和社会因素 随着生物医学模式向生物 - 心理 - 社会医学模式的转换,心理和社会因素在疾病发生发展中的作用日益受到重视。长期的忧虑、悲伤、恐惧等不良情绪,以及自然灾害、生活事件突然打击等,不但可引起精神障碍性疾病(如抑郁),还可通过精神、心理作用导致机体功能、代谢紊乱及形态结构变化。

总之,没有病因就不可能发生疾病。然而,目前对很多疾病的病因尚不完全明确,相信随着医学科学的发展,更多疾病的病因将会得到阐明。

二、疾病发生的条件

(一)概念

疾病发生的条件是指在病因作用于机体的前提下,能影响疾病发生发展的某些机体状态、自然环境或社会因素。条件本身并不能直接引起疾病,与疾病的特异性无关,但可促进或减缓疾病的发生。条件中能够加强病因的作用从而促进疾病或病理过程发生的因素称为诱因(precipitating factor)。如受寒、过劳、醉酒等因素均可降低呼吸道黏膜的防御功能而成为大叶性肺炎的诱因。当某些疾病的病因、条件无法清晰界定时,可将与疾病发生密切相关的促进该疾病发生的因素笼统地称为危险因素(risk factor),如高脂血症、高血压、吸烟等是动脉粥样硬化的危险因素。

(二)分类

疾病发生的条件可概括为内部条件和外部条件两大类。

1. 内部条件 包括机体的年龄、性别、免疫功能状态等个体差异均可影响疾病的发生。如小儿防御功能发育尚未完善,易患呼吸道和消化道传染病,老年人易患冠心病、退行性骨关节病等。

2. 外部条件 包括自然、地域、社会环境因素等,均能影响疾病的发生,如春季易患呼吸道传染病,碘缺乏地区易患地方性甲状腺肿,高强度的生活节奏易诱发高血压等。

病因和条件是相对的,在不同的疾病中可互相转化。同一因素在某种疾病中是病因,而在另一种疾病则可能是条件,如寒冷是冻伤的病因,却是肺炎发生的条件。

随着病因学研究的发展,人们认识到许多慢性病或非传染性疾病的发生常常是多种病因复合作用的结果,部分急性疾病和传染病的病因也不是单一的。多病因复合致病时,病因与发病之间的因果关系比较复杂,给疾病的诊断、治疗、预防增加了难度。故而,病因学研究需要生物医学各学科之间、生物医学和社会医学之间交叉性研究和密切配合,为疾病的发生和发展提供一个完整的科学理论基础,为临床诊疗服务。

第三节 发 病 学

发病学(pathogenesis)主要研究疾病发生发展过程中共同的规律和机制。不同疾病均有其特定的发生机制和发展规律,本节仅讨论疾病发生发展的一般规律和基本机制。

一、疾病发生发展的一般规律

疾病发生发展的一般规律指各种疾病过程中普遍存在的、共同的基本规律。

(一) 稳态失衡与调节

疾病发生时,正常的稳态平衡被打破,机体通过反馈调节(主要是负反馈调节)在病理状态下建立新的平衡。新平衡的建立不仅能发挥部分代偿作用,也能形成该疾病的病理特点。

(二) 损伤与抗损伤反应

损伤与抗损伤自始至终贯穿于疾病过程中,其相互斗争和转化是构成疾病各种临床表现、推动疾病发展变化的基本动力,常常决定疾病的转归。当机体抗损伤反应占主导地位时,各种防御和代偿功能增强,疾病则趋向缓解,向痊愈方向转化。当损伤性的变化占主导地位时,疾病则逐渐恶化,甚至导致死亡。疾病过程中的损伤与抗损伤变化并无严格界限,而且可以相互转化。由于不同疾病中损伤与抗损伤反应的差异,造成了各种疾病的不同特征。在疾病的防治中,应尽量支持和加强抗损伤反应,减轻和消除损伤反应。疾病时机体的损伤与抗损伤关系如图 1-1 所示。

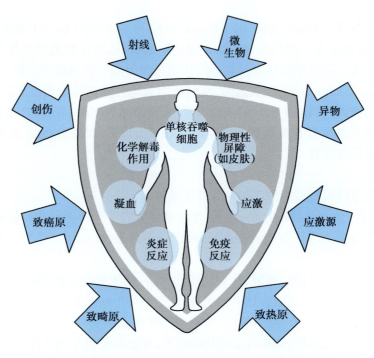

图 1-1 疾病时损伤(箭头)与抗损伤反应(盾牌内)模式图

(三) 因果交替

疾病的因果交替是指在原始病因作用下机体出现的某些变化(结果),又可作为疾病过程中新的原因而引起另外一些变化(结果),如此因果交替促使疾病不断发展。某些疾病一旦发生(如二氧化硅引起的肺纤维化)或进展到一定程度(如高血压引起的慢性肾病),即使原始病因已不存在,上述因果交替规律仍可推动疾病的进展。若因果交替的结果使病情更趋恶化,则称为恶性循环;反之,因果交替的结果使疾病向康复或痊愈发展,则称为良性循环。医疗的目的就是及时发现并阻断恶性循环,使疾病朝有利于机体恢复的方向发展。图 1-2 是以创伤失血为例说明疾病发展过程中的因果交替。

(四) 局部与整体关联

疾病可表现为局部病变和全身反应。局部病变可通过神经 - 体液途径引起机体的整体反应,而机体的全身功能状态也可通过神经 - 体液途径影响局部病变的发展。局部与整体常常相互影响,如局部疖肿是局部化脓性炎,但严重时可出现白细胞升高、发热等全身反应;

而全身代谢障碍性疾病糖尿病在皮肤局部也可出现瘙痒、溃烂等表现。医务工作者应善于理清局部与整体的关系,揭示疾病复杂表现之间的因果联系,并抓住主要矛盾进行正确的处理,切不可只顾局部而忽视全身,或只重视全身而忽视局部。

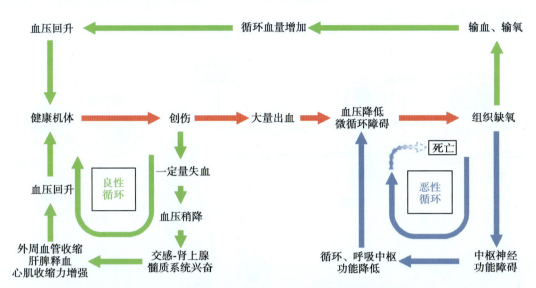

图 1-2　机体创伤失血过程中的因果交替

二、疾病发生发展的基本机制

尽管临床上不同的疾病具有各自独特的发病机制,但各种疾病的发生发展仍存在着普遍的、共同的基本机制。在错综复杂的机制中,神经、体液、细胞和分子水平的调节是所有疾病发生发展的共同机制。

(一)神经机制

神经系统在人体生命活动的维持和调控中起主导作用,因此许多疾病的发生发展都有神经机制的参与。有些病因通过直接损害神经系统而致病;有些病因通过神经反射引起相应器官、系统功能代谢的变化进而致病;长期精神紧张、心情抑郁、烦恼等原因可通过目前尚不完全明确的机制损伤中枢神经系统而导致躯体疾病,称为身心疾病(psychosomatic disease)。

(二)体液机制

体液是维持机体内环境稳定的重要因素。疾病中的体液机制是指致病因素通过改变体液因子的数量或活性,引起内环境紊乱而致病的过程。体液因子的种类繁多,包括全身作用的体液性因子(如胰岛素)、局部作用的体液性因子(如内皮素等)和细胞自身作用的体液性因子(如生长因子)。体液性因子主要通过内分泌、旁分泌、自分泌、神经分泌和内在分泌等5种方式作用于靶细胞(图 1-3)。

在许多情况下,神经机制与体液机制共同参与疾病的发生发展,故又被称为神经体液机制。如各种致休克因素可引起交感神经强烈兴奋,后者刺激肾上腺髓质释放大量儿茶酚胺,交感神经兴奋与血液中儿茶酚胺增多共同导致了微血管痉挛及组织缺血缺氧等休克表现。

(三)细胞机制

细胞是生物机体最基本的结构、功能单位,当细胞受到病因直接或间接作用而导致结构损伤和功能障碍时,即可导致疾病的发生。细胞机制可呈现为:①病因直接无选择性地损伤细胞,如高温所致烧伤;②病因直接有选择性地损伤细胞,如乙型脑炎病毒导致的脑神经细胞损伤;③病因引起细胞器功能障碍,如缺氧使线粒体能量代谢障碍,导致 ATP 生成不足,细胞功能降低;④病因造成细胞膜功能障碍,如细胞内 ATP 减少使细胞膜 Na^+-K^+-ATP 酶失活而致细胞水肿。

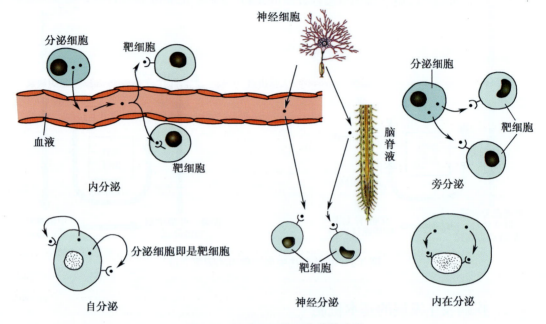

图 1-3　体液因子作用方式模式图

(四) 分子机制

细胞的全部生命活动均由分子执行完成。因此,疾病过程中细胞的病变均涉及分子水平的变化。分子病(molecular disease)是由遗传物质或基因(包括 DNA 和 RNA)的变异引起的一类以蛋白质异常为特征的疾病。已发现的分子病有多种,如酶缺陷引起的分子病(如蚕豆病)、血红蛋白异常引起的分子病(如地中海贫血)、受体异常引起的分子病(如家族性高胆固醇血症)、膜转运障碍引起的分子病(如胱氨酸尿症)。由于已知的分子病大部分由基因变异引起,有人提出基因病(genopathy)的概念。此外,在无基因变异的条件下,有些蛋白质分子本身翻译后异常折叠或修饰也可致病。由于此类疾病均涉及蛋白质空间构象的异常改变,故又被称为构象病(conformational disease)。

第四节　疾病的经过与转归

一、疾病的经过

通常将疾病的发生发展经过分为四期。这种分期在急性传染病中表现比较明显,但有些疾病(如某些恶性肿瘤)的分期不明显。

(一) 潜伏期

潜伏期是指病因作用于机体至机体出现一般临床症状的阶段。了解不同疾病潜伏期的长短有助于临床诊断和尽早隔离。传染病的潜伏期明显,而创伤则无明显潜伏期。

（二）前驱期

前驱期是指从疾病的一般症状出现至典型症状出现前的阶段。在此阶段主要表现为头痛、乏力、食欲不振等非特异性症状。前驱期的及时发现有利于疾病的早期诊断、早期治疗。

（三）症状明显期

症状明显期是指出现该疾病特异性症状的阶段，对疾病的诊断具有重要价值。

（四）转归期

疾病的转归或结局是疾病过程的终结阶段，有康复（recovery）和死亡（death）两种表现。

二、疾病的转归

（一）康复

根据康复的程度，可分为完全康复和不完全康复。

1. 完全康复　疾病的损伤性变化完全消失，受损结构得到修复，功能代谢恢复正常，机体重新处于"稳态"，称为痊愈。传染病痊愈以后机体还能获得特异性免疫力。

2. 不完全康复　疾病的损伤性变化已得到控制，主要症状消失，机体通过代偿机制维持相对正常的生命活动，但体内仍遗留某些病理状态。

（二）死亡

死亡是生命活动的终止，分为生理性死亡和病理性死亡。生理性死亡是由于机体各器官自然老化所致，又称为衰老死亡。病理性死亡常由于生命重要器官（如心、脑、肝、肾、肺）发生严重的损伤，或因慢性消耗性疾病（如结核病、恶性肿瘤）引起的全身极度衰竭，也可因失血、窒息、中毒、电击等引起的呼吸、循环系统功能急剧障碍而导致。

传统死亡观念认为，死亡是渐进的过程，一般分为3个阶段：濒死期、临床死亡期、生物学死亡期。临床上，医务工作者一直把心跳、呼吸的永久停止作为死亡的标志（即心肺死亡模式）。但随着起搏器、呼吸机等复苏技术的普及和不断进步，上述"心肺死亡"时间的确定面临挑战。因此，需要有一个医学、法律和伦理学均可接受的死亡标准。

1986年，美国哈佛大学医学院死亡定义审查特别委员会正式提出将脑死亡作为人类个体死亡的判断标准。目前，美国、英国、法国、日本等30多个国家已制定脑死亡法并在临床上将脑死亡作为宣布死亡的依据。我国在1988年开始讨论有关脑死亡的诊断问题，1999年审定通过了《脑死亡判断标准（成人）》和《脑死亡判定技术规范》。虽然尚有争议，但脑死亡立法正在我国稳步推进中。

脑死亡是指全脑功能不可逆的永久性丧失以及机体作为一个整体功能的永久性停止。脑死亡判断标准：①自主呼吸停止，是脑死亡的首要指标；②不可逆性深度昏迷；③脑干神经反射消失，如瞳孔散大或固定，瞳孔对光反射、角膜反射、咳嗽反射、吞咽反射等均消失；④脑电波消失；⑤脑血液循环完全停止。

脑死亡概念的提出，在理论和临床实践中都有重要意义。首先，可协助医务人员判定患者的死亡时间，适时终止复苏抢救，既可节省医疗资源，也可减轻社会和家庭的经济和情感负担。其次，虽然确定脑死亡并非器官移植的需要，但借助呼吸、循环辅助装置的支持，脑死亡躯体除脑以外的各种器官在一定时间内可保持存活，有利于提供器官移植材料，挽救其他患者的生命。

脑死亡须与"植物人（vegetative patient）"或"植物状态（vegetative state）"相鉴别。后者是指大脑皮质功能严重受损所导致的主观意识丧失，但皮质下中枢功能仍可保留。在植物状态与脑死亡的众多差异中，最根本的区别是植物人仍保持着自主呼吸功能。

笔记栏

复习思考题

1. 如何理解健康、亚健康及疾病的内涵？
2. 研究疾病发生发展的一般规律对临床诊疗有何指导意义？
3. 在同样的社会和卫生环境下，哪些人更容易患病？为什么？

（苏 宁）

上篇

病　理　学

PPT 课件

◇◇◇ **第二章** ◇◇◇

细胞、组织的适应与损伤

> **学习目标**
>
> 1. 熟记细胞和组织适应性变化的形态学改变(萎缩、肥大、增生和化生)。
> 2. 熟记细胞和组织的损伤类型及形态学变化(细胞亚致死性损伤、致死性损伤、细胞老化)。
> 3. 通过学习细胞和组织在各种刺激作用下发生的适应及损伤性改变过程及形态变化,理解疾病是机体发生的适应性改变或损伤与抗损伤相互斗争的过程,为学习后续课程中各种疾病的病理变化奠定基础。

细胞是构成组织器官的基本单位,也是生命活动的基本单位。细胞通过不断调整自身代谢、功能和结构,应对细胞内外及体内外环境的动态变化,以达到新的稳态。正常机体组织细胞对内外刺激的反应及产生的结果,既取决于刺激的类型、持续时间以及严重程度,也与受累细胞的类型、状态、营养及遗传背景等因素有关。发生生理性应激或轻微病理性刺激时,细胞和组织表现为适应;若病理性刺激超过了细胞和组织的适应能力,则可能引起损伤。较轻刺激造成的细胞损伤为亚致死性损伤;持续严重的刺激可造成致死性损伤。

通常来说,适应、亚致死性损伤、致死性损伤是细胞功能和结构损害的一个连续性变化过程,在一定条件下可相互转化,其界限有时不是很清晰。适应性变化和损伤性变化是多数疾病发展进程中的基础性病理变化。

第一节　细胞和组织的适应

适应(adaptation)是细胞、组织、器官对持续性内、外环境中的刺激产生的非损伤性应答反应,表现为细胞、组织和器官通过改变自身的代谢、功能和形态结构,与改变了的内外环境间达到新的平衡,从而得以存活并避免细胞和组织损伤。适应在一定程度上体现了机体对细胞生长和细胞分化的调整能力,其发生机制涉及细胞代谢的所有过程,包括基因表达与调控、蛋白质转录翻译、蛋白质合成调节、蛋白质受体结合和信号转导等。很多情况下,在刺激早期,细胞仅表现为生理代谢性适应,刺激达到一定程度才出现形态学的改变,主要表现为萎缩、肥大、增生和化生。本质上适应是介于正常与损伤之间的一种状态。病因去除后,大多数适应细胞可逐步恢复正常。

一、萎缩

萎缩(atrophy)是指发育正常的细胞、组织或器官体积缩小。萎缩的组织或器官中实质细胞体积缩小,常伴有细胞数量减少。萎缩与发育不全和未发育不同,后两者是指器官或组织未充分发育到正常大小或根本没有发育的状态。

发生萎缩时,细胞的看家基因(housekeep gene)和分化基因(differentiation gene)表达都会受到抑制,但以分化基因受到的抑制更为明显,因而细胞内核酸、蛋白质合成减少,分解增加,细胞器大量退化固缩消失。

(一) 类型

萎缩可分为生理性萎缩和病理性萎缩。生理性萎缩如女性绝经期后雌激素水平降低导致的靶器官萎缩,青春期后胸腺的退化萎缩等。病理性萎缩按病因可分为以下几种类型:

1. 营养不良性萎缩 可因营养物质摄入不足、消耗过多或血液供应不足引起。长期营养不良、慢性消耗性疾病(如结核病、恶性肿瘤晚期)可致全身性萎缩;局部供血不足(如动脉粥样硬化)可致受累脏器局部性萎缩,如脑萎缩、心肌萎缩、肾萎缩等。

2. 压迫性萎缩 组织器官受到长期持续的压迫可发生萎缩。如不断生长的肿瘤可压迫其周围正常组织器官致其萎缩;结石等引起的上尿路梗阻可致肾盂积水,造成肾实质压迫性萎缩(图2-1)。

3. 失用性萎缩 由于功能需求下降或工作负荷减少导致的细胞、组织或器官萎缩。如患者骨折后肢体长期失用,相应肢体骨骼肌发生萎缩。

4. 去神经性萎缩 神经对所支配组织具有营养性作用,当神经发生损伤时该神经所支配的组织发生萎缩。如脊髓灰质炎患者脊髓前角运动神经元受损,引起相应肢体骨骼肌萎缩。

5. 内分泌性萎缩 内分泌腺功能降低可导致相应的靶器官萎缩。如垂体前叶功能减退时,可引起肾上腺、甲状腺、性腺等靶器官的萎缩。

6. 损伤性萎缩 由病毒或细菌引起的某些慢性炎症,也是细胞、组织或器官萎缩的原因之一,如慢性萎缩性胃炎时胃黏膜腺体萎缩、胃黏膜变薄。

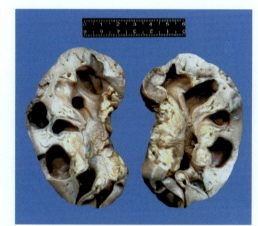

图2-1 肾压迫性萎缩(肉眼观)
输尿管梗阻导致肾盂积水、扩张,
肾实质因受压而萎缩

需要注意的是,临床上某种器官、组织的萎缩可由多种因素综合所致。

(二) 病理变化

肉眼观,萎缩的组织或器官体积缩小,重量减轻,颜色变深或呈褐色。萎缩的器官伴有间质结缔组织增生时,该器官质地变韧。如心肌萎缩时,心体积缩小,重量减轻,其表面冠状动脉因心缩小而迂曲如蛇形。

光镜下,萎缩器官的实质细胞体积缩小,或伴有细胞数量减少,间质结缔组织因可耐受缺氧而相对增生。萎缩细胞胞质浓缩,核周围可见脂褐素(lipofuscin),以心肌细胞、肝细胞及肾上腺皮质网状带的细胞为常见。当脂褐素明显增多时,萎缩的器官可呈棕褐色,称为"褐色萎缩(brown atrophy)"。

萎缩的细胞、组织和器官通过缩小细胞体积、减少细胞数量和降低功能代谢,与其营养供应、激素及生长因子的刺激、神经递质的调节之间达成了新的平衡。去除病因后,轻度病理性萎缩的细胞有可能恢复常态,但持续萎缩的细胞最终可能死亡。

组图(2幅)：
心肌肥大
（肉眼观、
光镜下）

病案分析：
右侧腰痛

二、肥大

肥大（hypertrophy）指细胞、组织或器官的体积增大。组织和器官的肥大常因实质细胞的体积增大所致，也可伴有实质细胞数量的增多。肥大可分为生理性肥大和病理性肥大，按照原因可分为代偿性肥大和内分泌性肥大。

1. 生理性肥大　如妊娠期由于雌激素、孕激素刺激子宫平滑肌蛋白合成增加，使子宫平滑肌细胞体积增大、数量增多；举重运动员上肢骨骼肌的增粗肥大，均属生理性肥大。

2. 病理性肥大　排尿困难时的膀胱平滑肌肥大，原发性高血压时的心肌细胞肥大均属病理性肥大。

细胞肥大时常存在基因表型的改变。例如，高血压时心脏负荷增强，肥大心肌中大量的原癌基因被活化，相关转录因子表达均增多，DNA、RNA 含量增加，结构蛋白合成活跃，细胞体积增大，功能增强。当心肌体积增大到极限时，随着负荷的进一步增加则会导致心功能障碍。

某些情况下，萎缩器官或组织的间质中成纤维细胞及脂肪细胞可增生，以填补实质细胞萎缩造成的组织空缺，此时该器官或组织体积可增大，称为假性肥大。

三、增生

器官或组织内实质细胞数量增多，称为增生（hyperplasia），可导致器官或组织的体积增大。增生可分为生理性增生和病理性增生，按照原因可分为内分泌性增生和代偿性增生。

1. 生理性增生　可见于生理状态下，如青春期和妊娠期女性乳腺及子宫内膜腺上皮的增生。

2. 病理性增生　可见于有较强再生能力的细胞增生，如部分肝切除或损伤的情况下，周围健康肝细胞的代偿性增生。也可见于激素过度刺激所致的子宫内膜增生或子宫平滑肌的增生。

增生可为弥漫性或局限性，分别表现为增生组织器官的均匀性增大，或是在组织器官中形成单发或多发性结节。

细胞增生通常受到多因素多阶段的精细调控，涉及细胞增殖和细胞分化的重新调整。诱发因素一旦去除，增生通常会停止。这是与肿瘤性增生的主要区别之一。若细胞增生过度失去控制，则可能演变为肿瘤性增生。

虽然增生和肥大是两个不同的过程，但它们可能具有相同的触发机制和共同病因。细胞发生肥大还是增生取决于细胞的增殖特性，分裂增殖能力旺盛的细胞（稳定细胞、不稳定细胞），如妊娠期子宫的平滑肌细胞，它们既可增生又可肥大；而没有增殖能力的永久性细胞，如心肌细胞，则只能发生肥大。一般来说，生理状态下主要以肥大为主，病理状态下常以增生为主。

四、化生

化生（metaplasia）是指一种分化成熟的细胞类型被另一种分化成熟的细胞类型所替代的过程。化生并非由一种成熟细胞直接转变为另一种成熟细胞，而是由干细胞、储备细胞或未分化细胞增生过程中基因重新程序化（reprogramming），发生转向分化的结果。这一过程可能需要通过特定基因 DNA 的甲基化或去甲基化来实现。

大多数化生发生在同源组织细胞之间，即上皮细胞之间或间叶细胞之间。上皮组织的

化生在原因消除后大多可恢复正常,但时间较长的化生或间叶组织的化生则较难恢复。化生的类型主要有如下几种:

1. 上皮细胞化生　以鳞状上皮化生(简称鳞化)最为常见,主要是柱状上皮、移行上皮化生为鳞状上皮(图 2-2),如呼吸道黏膜受到长期吸烟等慢性刺激后,假复层纤毛柱状上皮转化为鳞状上皮。鳞状上皮也会向柱状上皮化生,如 Barrett 食管就是食管鳞状上皮被类似胃肠腺的柱状细胞替代。化生也可表现为一种腺上皮被另一种腺上皮替代,称为腺上皮化生。如慢性萎缩性胃炎时,萎缩的胃腺可被类似于大肠腺或小肠腺的腺体所替代(图 2-3)。

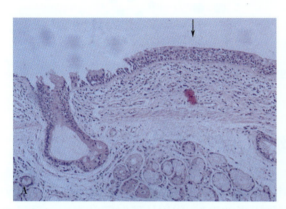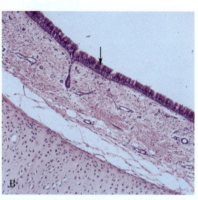

图 2-2　A. 支气管黏膜上皮的鳞状上皮化生(光镜下)B. 正常支气管黏膜上皮(光镜下)

正常假复层纤毛柱状上皮(光镜下)

鳞状上皮细胞化生示意图

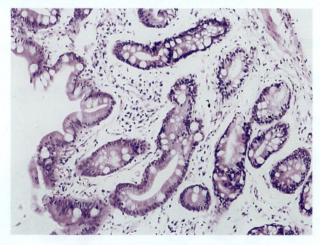

图 2-3　胃黏膜肠上皮化生(光镜下)
慢性萎缩性胃炎,胃固有腺体萎缩,出现类似肠上皮的腺体

2. 间叶细胞化生　在长期病因刺激下,间质中的间充质细胞可分化为软骨组织或骨组织,分别称为软骨化生或骨化生,如骨化性肌炎。

化生的生物学意义利弊兼有。例如化生的鳞状上皮能增强呼吸道黏膜抵御外界刺激的能力,但原有假复层纤毛柱状上皮的一些重要的保护机制如黏液分泌和自净功能已丧失。此外,如果化生长期存在,可能促使细胞恶变,如呼吸道鳞状上皮化生与呼吸道鳞状细胞癌的发生有一定相关性。因此,某些化生属于与多步骤肿瘤细胞演进相关的癌前病变。

以上四种适应性改变之间的相互关系见图 2-4。

知识链接:几种常见化生的意义

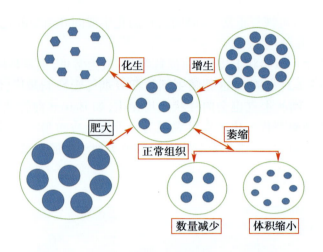

图 2-4　适应性改变之间的相互关系示意图

第二节　细胞和组织的损伤

当内外环境因素的刺激超出组织、细胞的适应能力时,组织、细胞出现损伤(injury)。细胞对不同损伤因素做出的反应取决于损伤因素的类型、作用持续时间及强度。受累细胞的结局则因细胞类型、细胞所处状态及细胞再生能力的不同而有差异。轻度的组织细胞损伤是亚致死性的,即变性;严重的组织细胞损伤则是致死性的,包括坏死和凋亡(图 2-5)。

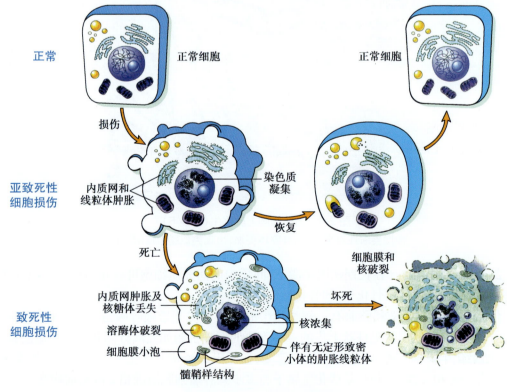

图 2-5　细胞损伤演变示意图

一、细胞和组织损伤的原因和发生机制

（一）细胞损伤的原因

凡能引起疾病发生的原因，基本也是引起细胞损伤的原因，包括生物性因素、理化因素、营养性因素等外界致病因素，缺血缺氧、神经内分泌因素、免疫性因素、遗传性因素等机体内部因素，由于医疗过程中物理性诊断和药物的副作用引起的损伤，称为医源性因素。此外，不良的社会-心理-精神刺激成为现代社会日益受到重视的致病因素。由思想、情感障碍引发细胞损伤所致疾病称为心身疾病（psychosomatic disease），如原发性高血压、消化性溃疡病等。

（二）细胞和组织损伤的机制

细胞和组织损伤的机制主要包括以下几方面：

1. 三磷酸腺苷（ATP）耗竭　低氧和化学损伤常伴有 ATP 消耗增多和/或合成减少。细胞内很多合成和降解过程均需要 ATP 提供能量，如跨膜转运蛋白和脂质合成、磷脂代谢过程中的脱酰基及再酰基化等。ATP 的产生主要有需氧的氧化磷酸化和无氧的糖酵解两种方式。当 ATP 减少到正常细胞的 5%~10% 时，对细胞具有明显的损伤效应。ATP 耗竭使细胞内合成蛋白的细胞器遭到破坏，蛋白合成下降；还导致线粒体摄取钙增多，激活磷脂酶，造成磷脂分解，从而破坏细胞生物膜结构。细胞膜上的钠泵活性下降，导致细胞内 Na^+ 浓度升高，进而水更多地进入细胞内，形成细胞水肿。细胞氧化磷酸化降低，无氧酵解加强，产生大量乳酸，使细胞内 pH 值降低，导致细胞内酶的活性下降。Ca^{2+} 泵活性下降导致 Ca^{2+} 内流，细胞内 Ca^{2+} 浓度升高可导致细胞损伤。当细胞内氧或葡萄糖耗竭时，蛋白质可出现异常折叠，进而引发细胞损伤。

2. 氧自由基积聚　自由基是指具有未配对外层电子的化学基团，具有高度的强氧化活性和不稳定性，并易形成链式反应。细胞本身具有抗氧化体系以清除自由基，使正常细胞内氧自由基处于较低浓度；一系列的酶可清除自由基系统及破坏过氧化氢和超氧自由基。

自由基的产生与清除失衡将导致细胞损伤，如细胞衰老、缺血-再灌注损伤、化学性和辐射损伤以及杀伤肿瘤细胞功能障碍等。自由基引起细胞损伤的机制有：在有氧条件下导致生物膜脂质过氧化，引起膜通透性增加；与细胞核和线粒体 DNA 中的胸腺嘧啶反应，引起单链断裂，使细胞老化或恶变；使蛋白质中的巯基形成二硫键，导致蛋白质的交联和骨架氧化，甚至蛋白断裂；氧化修饰促进关键蛋白质的降解，使整个细胞被破坏。

3. 细胞内钙超载　正常状态下，细胞内 Ca^{2+} 浓度仅为细胞外的 1/10 000，并主要贮存在线粒体和内质网等钙库中。这种细胞内外 Ca^{2+} 浓度差的维持主要依赖于细胞膜上钙泵的活性。

当局部组织缺血缺氧或某些毒素存在时，可使细胞膜通透性非特异性增高，导致 Ca^{2+} 内流增加和线粒体、内质网 Ca^{2+} 的释放，细胞内持续游离钙增高，即称为细胞内钙超载。钙超载造成细胞损伤的机制主要是：活化 ATP 酶，加速 ATP 耗竭；活化磷脂酶，导致膜和蛋白骨架降解；活化核酸内切酶，导致 DNA 和染色体碎裂。同时细胞内钙超载可引起线粒体通透性升高及诱发细胞凋亡。

4. 遗传变异　遗传变异可能是先天遗传的，也可能是后天获得的。病毒、药物、射线和化学物质等均可损伤 DNA，诱发基因突变或染色体畸变，使细胞发生遗传变异。遗传变异可导致结构蛋白合成低下、核分裂受阻、酶合成障碍、合成异常生长调节蛋白等病理性改变。

二、细胞亚致死性损伤

所有组织细胞的损伤首先发生在分子水平,引起形态学变化则需要一定时间,因此损伤初始需要敏感的方法才能检测。例如通过组织化学或超微结构显示技术,可以在细胞损伤后数分钟到数小时内观察到其最初的形态学改变;而通过光学显微镜或肉眼观察所能发现的形态学改变,则需在细胞损伤后数小时到数天才能被观察到。根据组织细胞损伤的程度可分为亚致死性损伤和致死性损伤。

细胞的亚致死性损伤的形态学改变称为变性(degeneration),是指由于物质代谢障碍,导致细胞内和/或细胞间质出现异常物质或正常物质过度蓄积的现象。这些正常或异常物质包括水、脂质、蛋白质及色素等。一般认为,细胞内物质蓄积属可逆性损伤,细胞间物质蓄积的病变常不可逆。

(一) 细胞水肿

细胞水肿(cellular swelling)往往是细胞损伤中最早出现的形态学改变,也是较轻的一种变性,好发于心、肝、肾等实质性器官。常见于缺血缺氧、感染、中毒等引起的线粒体损伤,ATP生成减少,使能量依赖性钠泵功能障碍,导致细胞水肿。病因去除后可恢复正常,若病因持续存在,严重水肿可致细胞死亡。

肉眼观,受累脏器体积增大,包膜紧张,颜色变淡并失去光泽,切面隆起,边缘外翻,也称混浊肿胀。光镜下,损伤细胞体积变大,胞质疏松可见细小空泡,又称水变性或空泡变性。线粒体、内质网等肿胀,在淡染的胞质中呈红染细颗粒状。重度细胞水肿时,因胞质中过多的液体充斥而致细胞极度肿胀,称气球样变(图2-6),常见于病毒性肝炎。

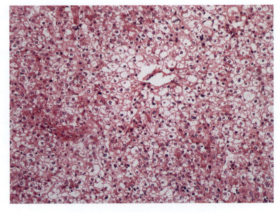

图2-6 肝细胞水肿(光镜下)
肝细胞明显肿胀,胞质淡染,
部分肝细胞肿胀如气球样

(二) 脂肪变

脂肪变(fatty change)是指实质细胞内脂质(主要是甘油三酯)的异常蓄积,多发生于肝,也可见于心肌、骨骼肌及肾小管上皮细胞等。脂肪变的原因包括缺血缺氧、感染、中毒和营养障碍等。

肝作为脂质代谢的主要器官,最常发生脂肪变。轻度脂肪变不会影响肝的肉眼结构和功能,病因去除后病变可逆。但当肝细胞发生严重的弥漫性脂肪变时,病变往往不可逆,并可继续发展为肝硬化。中、重度脂肪变的肝体积增大,颜色淡黄,边缘圆钝,切面呈油腻感(图2-7)。光镜观察石蜡切片的肝组织,由于脂质被脂溶性试剂溶解,脂质所在部位呈现大小不等的空泡,常先出现在核周区域,继而融合成大脂滴,可挤压细胞核偏移至细胞一侧,形态类似脂肪细胞(图2-8)。冰冻切片可使脂质不被溶解,经特殊染色后如苏丹Ⅲ染色(脂质被染成橘红色),可对病变进行观察。

除肝细胞外,心肌细胞也易发生脂肪变,呈灶性和弥漫性两型。灶性脂肪变常发生于心内膜下及乳头肌处,多见于左心室。受累心肌呈现黄色条纹,与未脂肪变的暗红色正常心肌交织,形成红黄相间的条纹,称为"虎斑心"。这种分布可能与乳头肌内的血管分布有关。弥漫性心肌脂肪变常侵犯两侧心室,心肌呈弥漫性淡黄色。镜下见脂肪滴较细小,呈串珠状排列,常位于心肌细胞核附近。

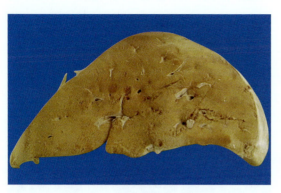

图 2-7　肝脂肪变（肉眼观）

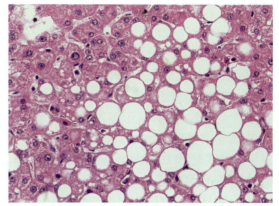

图 2-8　肝细胞脂肪变（光镜下）
肝细胞胞质中见大小不等的空泡，为脂滴；
部分细胞核偏向细胞的一侧

心肌脂肪变需要与心肌脂肪浸润相区别。心肌脂肪浸润（fatty infiltration）是指心外膜下增多的脂肪组织向心肌内伸入，蓄积于心肌间质挤压心肌细胞。严重者可引起猝死。

某些病理过程中可见细胞内胆固醇及胆固醇酯的蓄积，如动脉粥样硬化斑块中，平滑肌细胞及巨噬细胞中可充满由胆固醇及胆固醇酯构成的脂质空泡，形态上表现为细胞内空泡，可视为特殊类型的细胞内脂质蓄积。

（三）玻璃样变

玻璃样变（hyaline degeneration）又称透明样变，是指细胞内或间质中出现蛋白质的积聚。HE 染色中玻璃样变的物质呈均质、半透明、红染的小滴、颗粒或条索状变化。不同部位的玻璃样变虽染色相似，但这种着色性变化的原因、机制、功能意义各不相同。根据病变累及的部位，玻璃样变常可分为以下几种：

1. 细胞内玻璃样变　受累细胞内可有均质红染的圆滴状蛋白质沉积。细胞内玻璃样物质沉积可见于肾小管上皮细胞重吸收小滴、浆细胞 Russell 小体（胞质中蓄积的免疫球蛋白）以及酒精性肝病时的 Mallory 小体（肝细胞中细胞骨架成分）等。

2. 结缔组织玻璃样变　见于生理性和病理性结缔组织增生，实为胶原纤维老化的表现。胶原纤维间发生交联、融合，失去纤维性状，形成均质红染的梁状或片状结构。肉眼观，质地坚韧、致密，弹性消失，灰白半透明状（图 2-9）。

3. 细动脉壁玻璃样变　常见于缓进型高血压或糖尿病的细动脉管壁，尤其是脑、肾、脾的血管壁，又称为细动脉硬化。血浆中蛋白物质透过内皮细胞渗入内皮下，加之基膜代谢物质沉积，使管壁增厚并压迫中膜平滑肌萎缩，造成管壁弹性减弱，脆性增加，易继发扩张、破裂和出血（图 2-10）。

（四）淀粉样变

淀粉样变（amyloid change）是指细胞间质出现淀粉样物质的异常沉积。淀粉样物质是结合黏多糖的不同蛋白质，主要含有免疫球蛋白轻链、血清淀粉样 A 蛋白、肽类激素、前清蛋白等成分，刚

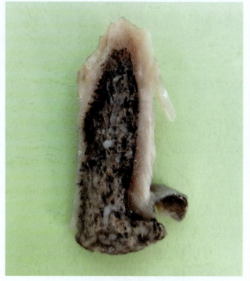

图 2-9　胸膜玻璃样变（肉眼观）

ER-2-7

知识链接：
酒精性脂
肪肝

ER-2-8

细动脉玻璃
样变

23

果红染色为橘红色,遇碘则呈赤褐色,再加稀硫酸便呈蓝色,与淀粉遇碘的反应一样,故称淀粉样变。

由淀粉样物质引发的疾病称淀粉样物质沉积症。此类疾病按病因可分为原发性和继发性;按病变部位可分为全身性和局灶性。原发性全身性病例,见于多发性骨髓瘤和一些 B 细胞淋巴瘤;继发性全身性病例,常继发于慢性炎症和 Hodgkin 淋巴瘤。继发性局灶性病例则常见于 Alzheimer 病的脑组织、甲状腺髓样癌组织、Ⅱ 型糖尿病的胰岛等。因此淀粉样物质是一类形态与染色相同,而化学结构迥异的物质,其沉积的机制也各不相同。

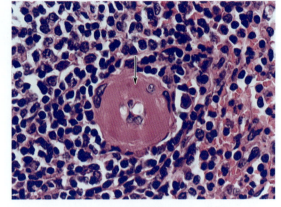

图 2-10 细动脉壁玻璃样变(光镜下)
细动脉管壁增厚,管腔狭小,
动脉壁内见红染、均质物质

(五) 黏液样变

黏液样变(mucoid degeneration)是指细胞间质中黏多糖和蛋白质的沉积。主要由葡萄糖胺聚糖、透明质酸等组成。

局限性黏液样变多见于间叶组织肿瘤、动脉粥样硬化斑块及结缔组织疾病,肉眼观,病变部位肿胀呈胶冻样。光镜下,可见有多突起的星芒状细胞散在于灰蓝色黏液样基质中。全身性黏液样变可引起黏液样物质和水分在全身皮肤与皮下间质中蓄积,例如甲状腺功能减退症由于甲状腺素减少所致透明质酸酶活性下降,可形成典型的黏液性水肿(myxedema)。

(六) 病理性色素沉着

病理性色素沉着(pathological pigmentation)是指色素在细胞内、外异常蓄积。这些色素大多为内源性,即由体内生成,主要有含铁血黄素、脂褐素、胆红素和黑色素等;外源性的主要有肺内吸入的碳尘、文身注入的色素等。

1. 含铁血黄素(hemosiderin) 是血红蛋白的衍生物,镜下呈金色或棕黄色大颗粒状的晶体,可被普鲁士蓝染成蓝色。

2. 脂褐素(lipofuscin) 是细胞自噬溶酶体内消化后的细胞器残体。常见于老年、营养不良和慢性消耗性疾病患者的肝细胞、心肌细胞和神经元内,故又称为老年性色素或消耗性色素。当多数细胞含有脂褐素时,常出现明显的器官萎缩。

3. 黑色素(melanin) 是黑色素细胞胞质中的酪氨酸在酪氨酸酶的作用下,经由左旋多巴生成的黑褐色色素。常见于肾上腺皮质功能低下、雌激素分泌增多相关疾病及黑色素痣、黑色素瘤。

4. 胆红素(bilirubin) 是正常胆汁中主要的色素,来源于血红蛋白但不含铁。此色素在胞质中呈粗糙、金色颗粒状。血中胆红素增高时,患者出现皮肤黏膜黄染,称为黄疸。

(七) 病理性钙化

病理性钙化(pathological calcification)是指除骨骼和牙齿以外的组织中有固态钙盐的沉积。钙化物质的主要钙盐成分是磷酸钙和碳酸钙,有时还含有少量的铁、镁及其他无机盐。

肉眼观,为灰白色颗粒或团块状,常有沙砾感。光镜下,为无定形颗粒状或团块状的蓝色物质,有时形成同心圆状的沙粒体。沙粒体可见于甲状腺和卵巢的恶性肿瘤。常见的病理性钙化有两种形式:

ER-2-9

肝细胞内脂褐素沉积

24

1. 营养不良性钙化(dystrophic calcification) 当钙盐沉积在局部坏死或濒死的组织或异物中,血清钙水平正常且没有钙磷代谢紊乱时,称为营养不良性钙化,可见于结核病灶、血栓、病变心瓣膜、动脉粥样斑块、死亡的寄生虫虫卵、石棉、纤维及其他异物。这主要是因为坏死过程中,组织细胞释出的磷酸根与钙离子在局部增高,易形成磷酸钙所致。

2. 转移性钙化(metastatic calcification) 指全身性钙磷代谢障碍,血磷血钙升高造成一些组织中的异常钙盐沉积。可见于甲状旁腺功能亢进及其相关疾病、维生素 D 过多症、肿瘤骨转移引发的广泛快速骨组织破坏、结节病、特发性婴儿高钙血症等。转移性钙化易发生于肺泡壁、肾小管基膜和胃黏膜等处。

三、细胞致死性损伤

持续严重的刺激可导致组织细胞致死性损伤(fatal injury),即细胞死亡,包括坏死和凋亡两种类型。

(一) 坏死

坏死(necrosis)是指活体内以酶溶性变化为主要特点的局部组织细胞的死亡。坏死可由致死性损伤直接导致,也可由亚致死性损伤发展而来。坏死后的细胞和组织代谢停止、功能丧失,细胞内物质溢出,引起周围组织的炎症性反应。坏死的形态学改变主要由于细胞溶酶体破裂释放的酶消化引起,故又称自溶性坏死,常引起周围组织的炎症反应。有无炎症反应是鉴别坏死和死后自溶的重要依据。

1. 坏死的基本病变 细胞坏死的特征性病变主要是核的变化,其形态学标志主要有 3 种形式(图 2-11):核固缩(karyopyknosis),即核染色质浓缩,体积缩小,提示 DNA 转录合成停止;核碎裂(karyorrhexis),即核膜消失,核染色质碎裂,呈小团块状;核溶解(karyolysis),即核的 DNA 溶解破坏,仅存核的轮廓,在坏死后一两天内核完全消失。但核固缩、核碎裂及核溶解并非是一个循序渐进的过程,其中核溶解是细胞坏死的主要形式。坏死细胞胞质主要表现为嗜酸性增强。

ER-2-10

坏死时细胞核改变模式图

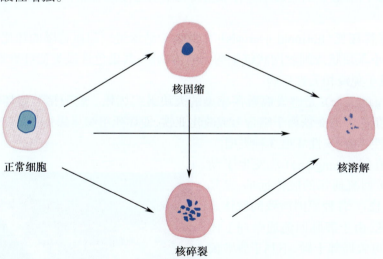

图 2-11 坏死时细胞核形态变化示意图

此外,间质对于损伤的耐受性大于实质细胞,早期可无明显改变,后期由于酶的作用,间质内胶原纤维肿胀、崩解、液化,基质解聚,成为一片无结构的颗粒状红染物质。

细胞坏死过程中由于细胞生物膜破坏,细胞内储存的各种酶释放入血,血清相关酶活性的变化可作为临床检测和显示某些细胞坏死程度及进程的标志。例如心肌梗死 2 小时后就可检测到肌酸磷酸激酶升高;肝细胞坏死时丙氨酸氨基转移酶升高;胰腺坏死时淀粉酶升高等。

2. 坏死的类型　损伤因素的性质和组织自身的结构决定坏死的类型。一般而言,蛋白质的变性和细胞的酶性消化是其基本过程。坏死最常见的类型是凝固性坏死和液化性坏死。

(1)凝固性坏死(coagulative necrosis):指坏死组织呈凝固状态,并在一定时间内保留原有组织的轮廓。易发生在心、肝、脾、肾等蛋白质含量丰富的实质器官,常发生于局部缺血缺氧、细菌毒素、理化损伤之后。肉眼观,坏死组织呈灰白或灰黄色、质硬,周围有暗红色充血出血带,与周围健康组织分界清楚。光镜下,坏死区细胞微细结构消失,但细胞和组织结构大体轮廓仍可保存,坏死区域和正常区域之间常出现炎性反应带。

(2)液化性坏死(liquefactive necrosis):指组织坏死后被酶分解成液体状态,并常形成囊腔。常发生在蛋白质含量少、脂质多或含蛋白酶丰富的组织,如脑、胰腺等。化脓性炎时渗出的大量中性粒细胞释放溶酶体酶或蛋白水解酶,将局部组织分解液化亦属于液化性坏死。

(3)其他类型的坏死:一些类型的组织坏死其形态学及发生机制有别于凝固性坏死和液化性坏死,因此将其列为其他类型的坏死。

1)干酪样坏死(caseous necrosis):肉眼观,坏死区呈淡黄色、松软、细腻,状似干酪而得名。光镜下,坏死区组织结构完全破坏,表现为一片无定形、颗粒状的红染物,是彻底的坏死,实为特殊类型的凝固性坏死。常见于结核病,偶可见于某些梗死灶、坏死的肿瘤、梅毒树胶肿和结核样型麻风等。

2)脂肪坏死(fat necrosis):包括酶解性脂肪坏死与创伤性脂肪坏死。前者见于胰腺炎时,胰脂酶外溢并被激活分解脂肪,分解产物脂肪酸与钙离子结合形成钙皂。肉眼观,可见灰白色斑点。光镜下,可见散在嗜酸性颗粒,属特殊类型的液化性坏死。后者见于乳腺或脂肪丰富部位的外伤,破裂的脂肪细胞释放脂类物质引起慢性炎症和异物巨细胞反应,形成肉芽肿。

3)纤维素样坏死(fibrinoid necrosis):多发生于结缔组织和血管壁的坏死。病变局部结构消失,可见小条块状或细丝网状红染的无结构物质,其染色性质类似纤维素,故称纤维素样坏死。常见于免疫相关性疾病。

4)坏疽(gangrene):是继发腐败菌感染的大块组织坏死。腐败菌分解坏死组织释出硫化氢,与血红蛋白中的亚铁离子结合形成硫化亚铁,使坏死组织呈黑褐色或暗绿色。可分为干性坏疽、湿性坏疽、气性坏疽3种类型。

干性坏疽(dry gangrene)常发生于动脉闭塞而静脉回流通畅的肢体远端,尤其是下肢(图2-12)。各种原因所致的肢体远端缺血性坏死,由于静脉回流通畅加上体表水分蒸发,可致局部干燥,不利于腐败菌生长,病变发展缓慢,毒素吸收少,临床症状较轻。坏疽组织与周围正常组织界线清楚。

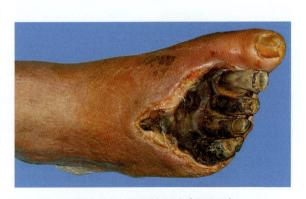

图 2-12　足干性坏疽(肉眼观)
干性坏疽累及脚趾,呈黑色,与周围组织分界清楚

湿性坏疽(wet gangrene)常发生在与外界相通的内脏(肺、肠、子宫和阑尾等),或动脉闭塞并伴有淤血水肿的肢体。由于

坏死组织水分多,腐败菌感染严重,病变发展迅速,大量毒素被吸收,临床症状严重。病变区肿胀湿润,与正常组织分界不清。

气性坏疽(gas gangrene)是深达肌肉的开放性创伤,合并产气荚膜杆菌等厌氧菌感染时发生的坏疽,属于湿性坏疽的特殊类型。这类腐败菌分解坏死组织,产生大量气体,使坏死区按之有捻发感。气体沿组织间隙或皮下弥散,或从伤口处逸出,病变部位肿胀,呈棕黑色,奇臭。坏死组织分解产物和毒素大量吸收,可致机体迅速中毒而死亡。

3. 坏死的结局

(1)溶解吸收:较小的坏死灶由坏死组织本身及周围浸润的炎症细胞释放的蛋白水解酶所分解液化,然后由淋巴管或毛细血管吸收。不能消化的组织碎片则由吞噬细胞清除。

(2)分离排出:体表或脏器表面的坏死组织在水解酶的作用下,坏死灶边缘与周围健康组织分离,坏死组织脱落,形成缺损。若发生在皮肤或黏膜,形成的缺损称糜烂或溃疡。若发生在有自然管道与外界相通的内脏如肺、肾等,坏死组织液化排出后留下的空腔称空洞。若发生在深部组织,坏死组织可向体表或向体内有腔器官穿破,形成窦道或瘘管(详见第五章炎症)。

(3)机化(organization):组织深部或较大的坏死组织,既不能完全溶解吸收又无法分离排出,则由肉芽组织长入将其取代,最终形成瘢痕。这种由新生的肉芽组织取代坏死组织或其他异物的过程称为机化。

(4)包裹、钙化及囊肿形成:如果坏死灶较大,不能完全溶解吸收或完全机化,则由周围长入的肉芽组织将其包围,称为包裹,其中心区域的坏死组织可液化形成含液囊肿或继发营养不良性钙化。

课堂互动

局部组织细胞发生坏死时,机体能采取不同的方式方法进行处理,请同学们讨论:在不同情况下,机体都会采取哪些处理坏死组织的方式?

(二)凋亡

凋亡(apoptosis)是指在生理或病理状态下,由基因控制的自主有序的细胞死亡过程,为程序性细胞死亡形式之一。

1. 凋亡的生物学过程及机制　凋亡是能量依赖性的细胞主动死亡形式,其过程大致分为4个阶段:

(1)死亡信号触发阶段:调控凋亡的因子包括抑制因子和诱导因子。抑制因子的缺乏及各种诱导因素的作用均可触发凋亡过程的启动。如生长因子或激素的缺乏,使线粒体通路中的促凋亡因子多于抗凋亡因子,诱导细胞凋亡启动;放射或化疗药物引起的凋亡则始于DNA修复失败,由p53启动凋亡程序。

(2)信号整合与调控阶段:细胞凋亡信号与细胞内某些特异性蛋白结合,从而决定细胞是否走向凋亡。如Bax同源二聚体促进细胞凋亡,Bcl-2同源二聚体抑制细胞凋亡。

(3)凋亡的执行阶段:胱天蛋白酶(caspase)家族在凋亡中发挥重要作用,其中caspase-3及caspase-6是最终的执行者,它们可裂解细胞骨架和核基质蛋白,激活DNA酶,引起细胞凋亡。

(4)凋亡细胞吞噬清除阶段:凋亡细胞分泌一种可溶性因子趋化巨噬细胞,使凋亡细胞在释放内容物之前迅速被清除,故无炎症反应。

笔记栏

凋亡细胞
（光镜下）

知识链接：
坏死与凋亡
的区别

2. 凋亡的形态学特征　凋亡一般发生在组织中的单个细胞或几个细胞。光镜下，凋亡细胞与周围细胞分离，胞质浓缩，细胞核发生核固缩或核碎裂，细胞膜完整，而后细胞膜下陷包裹核碎片及细胞器的残体，形成凋亡小体。随之凋亡小体被邻近的吞噬细胞吞噬降解。通常情况下，凋亡过程进行速度很快，凋亡小体被清除的速度也很快，因此，要全面地从形态上检测和观察凋亡细胞的变化过程比较困难，更多采用的是对凋亡细胞的生化特征（主要是 caspase 的激活）进行观察。

3. 凋亡的意义　细胞凋亡对于机体维持内环境稳定、确保正常生长发育十分重要。凋亡不足或凋亡过度均可导致疾病的发生。

凋亡和坏死在发生机制上可有交叉或具有某些共同的特征。某些细胞既可发生凋亡也可发生坏死，这取决于损伤因素的类型、强度、作用时间以及死亡过程的快慢和 ATP 消耗的程度（图 2-13）。

四、细胞老化

细胞老化（cellular aging）是个体老化的基础，表现为随生物体年龄增长而发生的退行性变化。目前认为，细胞老化是细胞增殖活性进行性下降和长期的外界影响导致细胞和分子损伤积累的结果。

（一）细胞老化的特征

细胞老化存在以下特征：①普遍性：所有细胞、组织、器官和机体都会出现老化改变；②进行性或不可逆性：随着时间推移，老化不断进展；③内因性：由细胞内在基因决定的衰退；④有害性：老化会引起细胞代谢、适应及代偿能力下降，导致老年病的产生，而机体其他疾病的患病率也随之增加。

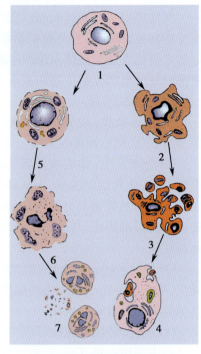

图 2-13　凋亡与坏死的形态
演变示意图

（2~4 显示细胞凋亡过程；5~6 显示细胞坏死过程）

1. 正常细胞；2. 细胞皱缩，核染色质凝聚，边集，胞质致密；3. 胞质分叶状突起，分离为多个凋亡小体；4. 凋亡小体被清除；5. 细胞肿胀，核染色质边集，裂解；6. 细胞生物膜崩解，细胞自溶；7. 因细胞内酶溢出，引起炎症反应

💗 **思政元素**

关爱生命，尊老爱老

老化是个体生命进程的必然过程。人口老龄化指的是老年人口在总人口数中比重较高，国际上一般把一个国家 60 岁以上人口达总人口数的 10% 以上或 65 岁以上人口占比超过 15% 定义为国家进入老龄化社会。我国大约自 2000 年开始进入到老龄化社会，目前老龄化程度日益加重，随之而来的家庭负担、社会负担也随之加重。

关爱生命，尊老爱老，既是全社会公民应倡导的美德，更应该是医学生必须具备的职业道德。

（二）细胞老化的形态学改变

老化细胞的结构蛋白、酶蛋白及受体合成减少，摄取营养和修复染色体损伤的能力下降。表现为细胞萎缩，水分减少，细胞及细胞核变形，线粒体、高尔基体数量减少，胞质色素沉积。由此导致器官萎缩，间质增生，功能下降。

（三）细胞老化的机制

人们从基因、代谢和器官水平来解释细胞的老化过程，但迄今没有公认的学说。目前得到较广泛认可的主要是遗传程序学说和错误积累学说两种学说。

1. 遗传程序学说　遗传程序学说主要观点认为，细胞老化是由机体遗传因素决定的，细胞中的基因按照设定的程序，依次完成细胞的生长、发育、成熟、老化，最终细胞死亡。体外研究实验显示，组织细胞分裂增生的能力是有限的，经过一定次数的传代后便会死亡。例如正常人的成纤维细胞在体外培养可进行 60 次分裂增殖，而早老性常染色体隐性遗传病（Werner 综合征）患者的成纤维细胞只可增殖 20 次。此外，同卵双胞胎之间的寿命长短具有显著的相关性。由此可见细胞增殖次数是由基因组计时器，即遗传程序所控制的。

端粒和端粒酶的发现支持了遗传程序学说。端粒（telomere）是位于真核细胞线性染色体末端的特殊结构。端粒能保护基因组的完整性，防止染色体融合、丢失和降解。体细胞染色体末端的端粒会随着每次的细胞分裂而逐渐缩短。而端粒酶所具有的反转录酶特性，可不断合成端粒 DNA 以维持其长度。正常情况下，仅在生殖细胞和干细胞内的端粒酶保持活性，绝大多数分化成熟的体细胞不表现端粒酶活性。故随着体细胞的分裂，端粒逐渐缩短，细胞走向老化。而在恶性肿瘤细胞中端粒酶再度活化，导致肿瘤细胞的永生化。但这种学说不能很好地解释那些分裂增殖能力低下的细胞如神经细胞和心肌细胞的老化。

2. 错误积累学说　细胞寿命的长短受细胞损伤与修复之间平衡的影响。一些代谢产物如氧自由基可引起蛋白、脂质和核酸的共价修饰。这些氧化损伤随年龄增长而不断积累，老化细胞中的脂褐素增多就是这种损伤的结果。损伤反复出现，导致相关修复酶的活性下降，出现 DNA 乃至细胞膜结构的受损，细胞发生老化。

复习思考题

1. 试举出 3 种在细胞水平上具有"适应"变化的疾病。
2. 试总结并比较各型亚致死性损伤形态学改变的特点。
3. 试比较各种细胞死亡的类型，并分析其病理生理意义。

（苑光军）

第三章

损伤的修复

　　损伤造成机体部分细胞和组织丧失后,机体对所形成缺损进行修补恢复的过程称为修复(repair)。修复过程可概括为两种不同的形式:①由损伤周围的同种细胞来修复,称为再生性修复;若完全恢复了原来的组织结构和功能,称为完全再生。②由纤维结缔组织修复,称为纤维性修复,或瘢痕性修复,为不完全性再生。在多数情况下,损伤往往累及多种组织,故上述两种修复过程常同时存在。组织损伤和修复的过程中常伴有炎症反应。

第一节　再　　生

　　再生(regeneration)指为修复损伤的实质细胞而发生的同种细胞的增生。再生可分为生理性再生和病理性再生。生理性再生是指在生理过程中,有些细胞不断老化、消耗,由新生的同种细胞不断补充,以保持原有的结构和功能,维持组织、器官的完整和稳定。例如表皮的表层角化细胞脱落,表皮的基底细胞分裂增生、分化,予以补充;消化道的黏膜上皮 1~2 天需更新一次;红细胞平均寿命为 120 天,中性粒细胞只存活 1~3 天,需不断地从淋巴造血器官输出大量新生的细胞进行补充恢复。病理性再生是指病理状态下细胞和组织坏死或缺损后发生的再生。如果损伤程度较轻且受损细胞又有较强的再生能力,损伤周围的同种细胞增生、分化,则有可能恢复原组织的结构与功能。例如腺上皮损伤后,只要基膜未被破坏,可由残留的细胞增生、分化,恢复原有结构与功能;骨组织坏死或骨折以后,也可以完全恢复原有结构与功能。本节主要介绍病理性再生。

一、不同类型细胞的再生潜能

　　细胞的再生潜能与细胞周期相关。不同种类的细胞其细胞周期的时程长短不同,在单位时间内可进入细胞周期进行增殖的细胞数也不相同,因此不同种类的细胞具有不同的再生能力。就个体而言,幼稚组织比分化成熟的组织再生能力强;平时易受损伤的组织及生理状态下经常更新的组织有较强的再生能力。按再生能力的强弱,可将人体细胞分为 3 类:

1. 不稳定细胞（labile cell）　又称持续分裂细胞（continuously dividing cell），再生能力很强。此类细胞包括表皮细胞，呼吸道、消化道和生殖道黏膜被覆细胞，淋巴、造血细胞及间皮细胞等。在生理情况下，这类细胞就像新陈代谢一样周期性更换。病理性损伤时，常表现为再生性修复。

2. 稳定细胞（stable cell）　又称静止细胞（quiescent cell），有较强的潜在再生能力。在生理情况下处于细胞周期的静止期（G_0 期）而不分裂增生。但在受到损伤或刺激时，该类细胞即进入细胞周期，开始分裂增生，参与再生修复。此类细胞包括各种腺体及腺样器官的实质细胞，如消化道、泌尿道和生殖道等黏膜腺体，肝、胰、唾液腺、内分泌腺、汗腺、皮脂腺实质细胞及肾小管上皮细胞等，以及原始的间叶细胞及其分化出来的各种细胞，如成纤维细胞、内皮细胞、成骨细胞等。此外，平滑肌细胞虽也属于稳定细胞，但再生能力很弱，再生性修复的实际意义很小。目前认为，器官的再生能力是由其复制潜能决定的，而不是决定于分裂期的细胞数量，如腺样器官肝脏，处于分裂期的细胞数量低于一万五千分之一，但在切除 70% 后，仍可快速再生。

3. 永久性细胞（permanent cell）　又称非分裂细胞（nondividing cell），不具有再生能力。此类细胞有神经细胞（包括中枢的神经元和外周的节细胞）、心肌细胞和骨骼肌细胞。此类细胞出生后即脱离细胞周期，永久停止有丝分裂，一旦损伤破坏则永久性缺失，代之以瘢痕性修复。

二、干细胞及其在再生中的作用

干细胞是个体发育过程中产生的具有自我更新、高度增殖和多向分化潜能的细胞群体。机体有需要时，干细胞可按照发育途径，分裂产生单一功能细胞，并可进一步发育成组织或器官。生理状态下，干细胞维持器官的组织结构和功能。病理状态下，干细胞可参与机体所有组织损伤的修复。因此，干细胞在损伤的修复中发挥着重要作用。

根据来源和个体发育过程中出现的先后次序，干细胞可分为胚胎干细胞和成体干细胞。

（一）胚胎干细胞

胚胎干细胞（embryonic stem cell，ESC）是在人体胚胎发育早期囊胚中未分化的细胞。这些未分化的细胞可进一步分裂、分化、发育成个体，因而这些细胞被认为具有全能性。

胚胎干细胞研究的意义：①胚胎干细胞拥有类似胚胎的全能分化性，可以从单个受精卵发育成完整的个体，利用其作为材料进行研究，最终阐明人类正常胚胎的发生发育、非正常胚胎的出现等复杂调控机制；②人胚胎干细胞分离及体外培养的成功，对生物医学领域的一系列重大研究如致畸致瘤实验、组织移植、细胞治疗和基因治疗等都将产生重要影响；③胚胎干细胞最激动人心的潜在应用是用来修复甚至替换丧失功能的组织和器官；④对胚胎干细胞的基因做某些修饰，可为基因治疗和防止免疫排斥效应提供应用依据。

（二）成体干细胞

成体干细胞（adult stem cell，ASC）是指存在于各组织器官中具有自我更新和一定分化潜能的不成熟细胞，普遍存在并定位于特定的微环境中。微环境中存在一系列生长因子或配体，与干细胞相互作用，调节成体干细胞的更新和分化。

机体内多种分化成熟的组织中存在成体干细胞，如造血干细胞、间充质干细胞、表皮干细胞、肝干细胞、神经干细胞等。正常成人体内的成体干细胞处于静止状态，当组织损伤时进入细胞周期，开始活跃地增殖并在局部微环境刺激下向某种类型细胞分化，进行组织修复和重建。现已发现，部分组织中的成体干细胞不仅可以向本身组织进行分化，也可以向无关组织类型的成熟细胞进行分化，称为转分化（transdifferentiation）。转分化的发现在干细胞研

ER-3-2

动画：胚胎干细胞的多向分化潜能

究中具有革命性意义,它使得患者利用自身健康组织的干细胞,诱导分化为可替代病变组织功能的细胞来治疗各种疾病成为可能。这样既克服了异体移植引起的免疫排斥,又避免了胚胎干细胞来源不足及相应的社会伦理问题。

(三) 诱导性多能干细胞

诱导性多能干细胞(induced pluripotent stem cell,iPSC)是通过体外基因转染技术将已分化的成体细胞重编程所获得的一类干细胞。该细胞的细胞形态、生长特性、表面标志物、形成畸胎瘤等生物学特性与胚胎干细胞非常相似,具有胚胎干细胞的全能性,但诱导性多能干细胞的获取可以不损毁胚胎或不用卵母细胞。这样不仅避免了伦理问题,也为获得具有患者自身遗传背景的胚胎干细胞样细胞增加了新的途径。

(四) 干细胞在组织修复与细胞再生中的作用

通过对干细胞的研究,诞生了再生医学,给人类带来了全新的医疗理念和医疗手段。当各种病因造成机体组织损伤时,骨髓和组织内的干细胞可以进入损伤区域,分化成熟后修复损伤组织的结构和功能。

虽然在人体许多器官组织中发现了成体干细胞,但已在临床使用的干细胞主要有:①造血干细胞移植治疗急、慢性白血病,这是造血干细胞在临床上最早的应用;②造血干细胞移植治疗再生障碍性贫血、地中海贫血、淋巴瘤、多发性骨髓瘤等血液系统疾病;③造血干细胞治疗肺小细胞癌、乳腺癌、睾丸癌、卵巢癌、神经母细胞瘤等多种实体肿瘤;④间充质干细胞,由于其可以分化为多种组织,被认为是组织工程和基因工程重要的种子细胞,可用于治疗多种疾病,在创伤性疾病治疗中有广泛的应用前景;⑤脐带血干细胞是治疗自身免疫性疾病的首选靶细胞,研究者已经应用自体脐带血干细胞治疗儿童脑瘫及自身免疫性1型糖尿病。总之,由于干细胞在组织损伤修复中的强大作用,对于那些因疾病、意外事故或遗传因素造成的组织、器官伤残的修复已逐渐成为现实。

三、各种组织的再生过程

(一) 上皮组织的再生

1. 被覆上皮的再生　鳞状上皮损伤时,由创缘或底层存留的细胞分裂增生,向缺损部位伸展,先形成单层上皮覆盖缺损表面,随后增生分化为复层鳞状上皮。黏膜上皮损伤后,也是由邻近的储备细胞增生修补,新生的细胞起初为立方形,以后分化为柱状上皮细胞。

2. 腺上皮的再生　腺上皮有较强的再生能力,但再生的情况依损伤的程度而异。如果损伤仅累及腺上皮细胞,基膜尚完好,则可由存留的腺上皮细胞分裂增生,沿基膜排列,完全恢复原有的结构。如果基膜结构已破坏,则难以实现再生性修复,往往发生瘢痕性修复。

(二) 纤维组织的再生

在损伤刺激下,受损处的成纤维细胞可分裂、增生。成纤维细胞可来自静止的纤维细胞,亦可来自未分化的间叶细胞。当成纤维细胞停止分裂后,开始合成并分泌前胶原蛋白,在细胞周围形成胶原纤维。细胞逐渐成熟,胞质越来越少,核逐渐变细长,染色逐渐加深,成为纤维细胞。

(三) 血管的再生

1. 毛细血管的再生　毛细血管主要以出芽方式再生,称为血管形成。首先在蛋白分解酶的作用下基膜被分解,毛细血管内皮细胞分裂增生,形成实性内皮细胞条索(芽)向外延伸,在血流的冲击下,逐渐出现管腔,形成再生的毛细血管,进而彼此吻合构成毛细血管网。增生的内皮细胞逐渐成熟,分泌Ⅳ型胶原、层粘连蛋白和纤维连接蛋白等形成基膜的基板;

周边成纤维细胞分泌Ⅲ型胶原及基质,组成基膜的网板;成纤维细胞本身成为血管外膜细胞。新生毛细血管基膜不完整,内皮细胞间隙较大,故通透性高。有些毛细血管根据功能的需要,可以逐渐改建为小动脉或小静脉,其管壁平滑肌层可由局部多潜能原始间叶细胞分化而成。

2. 大血管的修复 大血管离断后,两断端需手术吻合,吻合处两侧内皮细胞分裂增生,完全恢复内膜结构与功能,肌层因平滑肌细胞再生能力弱,通过瘢痕性修复维持血管壁的完整。

(四)神经组织的再生

脑和脊髓内的神经元及外周神经节的节细胞均无再生能力,损伤后不能再生,其所属的神经纤维亦随之消失,只能通过周围的神经胶质细胞及其纤维增生修复而形成胶质瘢痕。外周神经纤维断裂损伤后,若与其相连的神经细胞仍然存活,可进行再生性修复。首先,离断的神经纤维远侧端和近侧端的轴突肿胀断裂,崩解成球状小体,髓鞘脱失,崩解成脂质,巨噬细胞增生吞噬清除这些崩解产物。其相应的神经细胞出现尼氏体溶解、游离核糖体增多、蛋白合成增强,以利于近端残存的轴突向远端增生。近端轴突生长缓慢,每天生长约1mm,而且新生轴突很细,需慢慢变粗,故完全恢复功能需数月以上。若离断神经纤维的两端距离超过2.5cm,或在断裂处有增生的纤维瘢痕阻隔,或离断的神经纤维远端随截肢被切除,近端新增生的轴突不能到达远端,而与增生的纤维组织绞缠在一起,形成瘤样肿块,称创伤性神经瘤或截肢后神经瘤,常引起顽固性疼痛。

(五)软骨组织和骨组织的再生

软骨组织的再生是由软骨膜中的幼稚细胞转变为成软骨细胞,后者形成软骨基质,细胞变为静止的软骨细胞埋在软骨陷窝内。软骨细胞再生能力很弱,损伤后由增生的纤维组织进行修复。骨组织再生能力强。在有骨膜存在的条件下,可再生修复,即由骨膜上的细胞增生形成成骨细胞,或由原始间叶细胞和成纤维细胞转变为成骨细胞,先形成类骨组织,然后在类骨基质上出现钙盐沉着并逐渐形成骨小梁(详见本章第三节创伤愈合)。

(六)肌组织的再生

肌细胞再生能力极弱。横纹肌细胞是多核长细胞,损伤不太重而肌膜未被破坏时,受损部分的肌纤维发生坏死,中性粒细胞和巨噬细胞吞噬清除坏死物质,残存部分的肌细胞分裂增生,恢复横纹肌的结构。如果肌膜受到损伤,受损的肌纤维只能进行瘢痕修复。平滑肌组织再生能力很弱。除小血管壁平滑肌损伤后可进行再生性修复外,大血管壁及胃肠道等处平滑肌损伤后,往往都是瘢痕性修复。心肌细胞几乎无再生能力,损伤后均为瘢痕性修复。

四、细胞再生的影响因素

细胞损伤可以刺激细胞增殖,细胞增殖在很大程度上受细胞外微环境和各种化学因子的调控。过量的刺激因子或抑制因子缺乏,均可导致细胞增生和肿瘤的失控性生长。细胞的生长可通过缩短细胞周期来完成,但最重要的因素是使静止细胞重新进入细胞周期。

(一)细胞外基质

细胞外基质主要由胶原蛋白、弹力蛋白、黏附性蛋白和整合素构成,其主要作用是把细胞连接在一起,借以支撑和维持组织的生理结构和功能。

1. 胶原蛋白(collagen) 是动物体内最常见的一种蛋白,为所有多细胞生物提供细胞外支架。在原纤维形成的过程中伴随着由细胞外赖氨酰氧化酶催化的特异赖氨酸残基的氧化,从而导致α链间的交联,形成稳定的胶原特有的排列结构。正是这种交联结构决定了胶

33

原蛋白的张力强度。

2. 弹力蛋白（elastin） 机体的各种组织如血管、皮肤、子宫和肺组织发挥功能需要在结构上具有弹性，而回缩力产生的弹性则由弹力纤维来完成。与胶原蛋白不同的是，弹力蛋白只含极少的羟化脯氨酸并且无羟化赖氨酸残基。成熟的弹力蛋白含有交联结构以调节其弹性。

3. 黏附性糖蛋白和整合素（integrins） 黏附性糖蛋白分为纤维连接蛋白（fibronectin）与层粘连蛋白（laminin），整合素是细胞表面受体的主要家族。虽然它们在结构上并不相同，但其特性相同，一方面，它们都能与其他细胞外基质结合；另一方面，又都能与特异性的细胞表面蛋白结合。由此，它们就把不同的细胞外基质、细胞外基质与细胞之间联系起来。

4. 基质细胞蛋白 是一类新命名的分泌性蛋白，可与基质蛋白、细胞表面受体以及可作用于细胞表面的其他分子（如生长因子、细胞因子或蛋白水解酶）相互作用。虽然其功能表现具有多样性，但都有影响细胞 - 基质相互作用的能力。

5. 蛋白多糖和透明质酸 蛋白多糖和透明质酸是细胞外基质的重要组成成分，具有调控结缔组织结构和通透性的作用。透明质酸是大分子蛋白多糖复合物骨架，与调解细胞增殖和迁移细胞表面受体有关。透明质酸可结合大量的水分子，以保持结缔组织的水分，具有抗压、反弹及润滑的能力。

（二）生长因子

当细胞受到损伤因素刺激后，可释放多种生长因子，刺激同类细胞或同一胚层发育来的细胞增生，促进修复过程。

1. 血小板源性生长因子（platelet derived growth factor，PDGF） 来源于血小板 α 颗粒，能引起成纤维细胞、平滑肌细胞和单核细胞的增生和游走，并能促进胶质细胞增生。

2. 成纤维细胞生长因子（fibroblast growth factor，FGF） 生物活性十分广泛，几乎可刺激所有间叶细胞，但主要作用于内皮细胞，特别在毛细血管新生过程中，能使内皮细胞分裂并诱导其产生蛋白溶解酶，后者溶解基膜，便于内皮细胞穿越生芽。

3. 表皮生长因子（epidermal growth factor，EGF） 对上皮细胞、成纤维细胞、胶质细胞及平滑肌细胞都有促进增殖作用。

4. 转化生长因子（transforming growth factor，TGF） 许多细胞都分泌 TGF。TGF-α 可与 EGF 受体结合，故与 EGF 作用相似，并可趋化成纤维细胞，抑制胶原纤维降解，促进纤维化的发生；TGF-β 由血小板、巨噬细胞、内皮细胞等产生，低浓度 TGF-β 可诱导 PDGF 合成、分泌；高浓度 TGF-β 可抑制 PDGF 受体表达。此外，TGF-β 还促进成纤维细胞趋化，产生胶原和纤维连接蛋白，抑制胶原降解，促进纤维化发生。

5. 血管内皮生长因子（vascular endothelial growth factor，VEGF） 最初从肿瘤组织中分离提纯，对肿瘤血管的形成有促进作用，也可促进正常胚胎的发育、创伤愈合及慢性炎症时血管增生。

6. 具有刺激生长作用的其他细胞因子 白细胞介素 -1（interleukin-1，IL-1）和肿瘤坏死因子（tumor necrosis factor，TNF）能刺激成纤维细胞的增殖及胶原合成，TNF 还能刺激血管再生。

另外，还有许多细胞因子具有生长因子的作用，如造血细胞集落刺激因子、神经生长因子、T 细胞生长因子等。

（三）抑素与接触抑制

抑素具有组织特异性，似乎任何组织都可以产生一种抑素抑制本身的增殖。例如已分化的表皮细胞丧失时，抑素分泌终止，基底细胞分裂增生直到增生分化的细胞达到足够数量

ER-3-9
知识链接：血管内皮生长因子（VEGF）

ER-3-10
知识链接：与创伤愈合有关的生长因子

笔记栏

或抑素达到足够浓度为止。部分切除后的肝,当肝细胞增生使肝达到原肝大小时,细胞停止生长,此种现象称为接触抑制。细胞缝隙连接也参与接触抑制调控。

细胞生长和分化涉及多种信号之间的整合及相互作用。某些信号来自多肽类生长因子、细胞因子和生长抑制因子。另一些则来自于细胞外基质的组成成分,并通过整合素依赖性信号转导系统进行传递。

第二节　纤维性修复

纤维性修复也称瘢痕性修复,是在细胞不能进行再生性修复的情况下,由损伤局部组织间质内新生的肉芽组织取代坏死组织,并不断增生对损伤组织进行修复。继之肉芽组织逐渐成熟,转变为瘢痕组织,完成纤维性修复。

一、肉芽组织的形态和作用

(一)肉芽组织成分及形态

肉芽组织(granulation tissue)是由旺盛增生的成纤维细胞和新生毛细血管构成的幼稚结缔组织。肉眼观为鲜红色、柔软湿润、表面颗粒状,形似鲜嫩的肉芽,故名肉芽组织(图 3-1)。肉芽组织开始形成时无神经纤维,所以无痛觉,随着毛细血管的增生,神经纤维逐渐长入。

肉芽组织的镜下结构:肉芽组织由新生毛细血管和成纤维细胞构成,并伴有炎细胞浸润(图 3-2)。大量新生的毛细血管平行排列,垂直于创面生长,并在近表面处互相吻合形成弓状突起,新生的内皮细胞相互连接不完全,基膜也不完整,因此毛细血管的通透性较高,细胞间有大量液体及炎症细胞。增生的成纤维细胞散在分布于毛细血管之间。

ER-3-11
组图(2 幅):
肉芽组织
(低倍镜、
高倍镜)

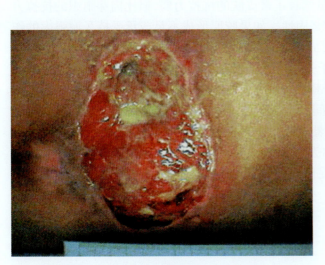

图 3-1　皮肤溃疡底部肉芽组织(肉眼观)

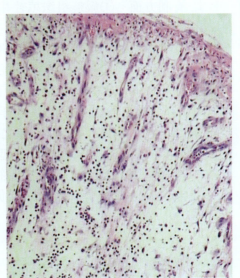

图 3-2　肉芽组织(光镜下)
可见大量新生毛细血管、
成纤维细胞和炎症细胞

(二)肉芽组织的作用

肉芽组织在组织损伤修复中的重要作用有:①抗感染保护创面;②填补创口及其他组织缺损;③机化或包裹坏死组织、血栓、炎性渗出物及其他异物。

（三）肉芽组织的结局

肉芽组织在组织损伤后 2~3 天开始出现，自下而上（如体表创口）或从周围向中心（如组织内坏死）生长逐渐填补创口或机化异物。随着时间的推移（1~2 周），肉芽组织逐渐发生纤维化，此时主要表现为：细胞间液体逐渐减少；成纤维细胞产生越来越多的胶原纤维，同时成纤维细胞逐渐转化为纤维细胞；炎症细胞逐渐减少并消失；毛细血管逐渐闭塞、数目减少，按正常功能的需要仅少数毛细血管管壁增厚，转变成小动脉和小静脉；至此，肉芽组织转变为结缔组织。在此基础上，结缔组织发生玻璃样变，形成瘢痕组织。

二、组织重构

肉芽组织转变为瘢痕的过程还包括细胞外基质结构改变的过程。可降解细胞外基质成分的关键酶是金属蛋白酶。一些能刺激胶原和其他结缔组织分子合成的生长因子有调节金属蛋白酶合成与激活作用，如生长因子（PDGF、FGF）、细胞因子（IL-1、TNF-α）；成纤维细胞、巨噬细胞、中性粒细胞、滑膜细胞和一些上皮细胞可在吞噬作用和物理作用等的诱导下分泌金属蛋白酶，使胶原和其他细胞外基质成分降解。细胞外基质合成与降解的最终结果不仅导致了结缔组织重构，而且也是慢性炎症和创伤愈合的重要特征。

三、瘢痕组织的形态和作用

瘢痕组织（scar）是肉芽组织转变而来的老化的结缔组织。

（一）瘢痕组织的形态和结构

肉眼观，瘢痕颜色苍白或灰白色半透明，质硬韧，缺乏弹性。光镜下，瘢痕组织由大量平行或交错分布的胶原纤维束组成，纤维束往往呈均质性红染，即玻璃样变。

（二）瘢痕组织作用及对机体的影响

1. 有利方面 ①瘢痕组织填补并连接损伤的创口或其他缺损，使组织器官保持完整性；②由于瘢痕组织含大量胶原纤维，虽然较正常皮肤的抗拉力弱，但比肉芽组织的抗拉力强，这种填补及连接可保持组织器官的坚固性。如果胶原形成不足或承受持久而强大的作用力，可造成瘢痕局部膨出，在腹壁可形成疝，在心室壁可形成室壁瘤。

2. 不利方面 ①瘢痕收缩：发生于关节附近常引起关节挛缩或活动受限，发生于重要器官可引起变形。瘢痕收缩可能是由于其中的水分丧失，或肌成纤维细胞牵拉所致。②瘢痕性粘连：各器官之间或器官与体腔壁之间发生粘连，常不同程度地影响器官功能。器官内广泛损伤所导致的大面积纤维化，可引起器官硬化。③瘢痕组织增生过度：又称肥大性瘢痕，如在体表则称为瘢痕疙瘩（临床上常称为"蟹足肿"）。一般认为瘢痕组织增生过度与体质有关，也有人认为与瘢痕中缺血缺氧，促使其中的肥大细胞分泌生长因子，使肉芽组织增生过度。

课堂互动

请同学们从不同类型细胞具有不同再生能力的角度，举例说明在疾病的损伤修复时发生瘢痕修复的病理过程。

瘢痕组织内的胶原纤维在胶原酶的作用下，可逐渐分解、吸收，在一定程度上使瘢痕体积缩小、质地变软。胶原酶主要来自成纤维细胞、中性粒细胞和巨噬细胞等。

第三节 创 伤 愈 合

创伤愈合是指机体遭受外力作用,皮肤等组织出现离断或缺损后的愈复过程,包括各种组织的再生、肉芽组织增生和瘢痕形成等一系列病理变化的复杂组合和协同作用。

一、皮肤创伤愈合

(一) 皮肤创伤愈合的基本过程

轻度的创伤仅限于皮肤表皮层,重者可有皮肤和皮下组织断裂,甚至可有肌肉、肌腱、神经的断裂及骨折,并出现伤口。

1. 伤口的早期变化　伤口局部有不同程度的组织坏死和出血,数小时内便出现炎症反应,局部红肿。伤口中的血液和渗出的纤维蛋白原很快凝固形成凝块,有的凝块表面干燥形成痂皮,凝块及痂皮有保护伤口的作用。

2. 伤口收缩　损伤后 2~3 天,伤口边缘的全层皮肤及皮下组织向伤口中心移动,于是伤口迅速缩小,直到 2 周左右停止。伤口收缩的意义在于缩小创面。伤口收缩是伤口边缘新生的肌成纤维细胞牵拉作用所致。

3. 肉芽组织增生和瘢痕形成　损伤后约第 3 天开始,肉芽组织从伤口底部及边缘长出,逐渐填平伤口。第 5~6 天成纤维细胞产生胶原纤维,以后逐渐过渡为瘢痕组织,大约在损伤后 1 个月瘢痕完全形成。瘢痕可使创缘比较牢固地结合,伤口局部抗拉力强度在第 3~5 周增加较快,至 3 个月左右达到顶点,可达到正常皮肤强度的 70%~80%。

4. 表皮及其他组织再生　创伤发生 24 小时内,伤口边缘的表皮基底细胞便可从凝块下面向伤口中心增生,形成单层上皮,覆盖于肉芽组织的表面,当这些细胞彼此相遇时,则停止前进,并增生、分化成为鳞状上皮。健康的肉芽组织对表皮再生十分重要,因为它可提供上皮再生所需的营养及生长因子,如果肉芽组织发育不良,长时间不能将伤口填平并形成瘢痕,则上皮再生延缓。此外,由于异物或感染等刺激而形成过度生长的肉芽组织,高出于皮肤表面,也会阻止表皮再生,因此临床需将其切除清创。若伤口过大,则往往需要植皮。

皮肤附属器(毛囊、汗腺及皮脂腺)如遭完全破坏,则由瘢痕修复。肌腱断裂后,初期也是瘢痕修复,但随着功能锻炼而不断改建,胶原纤维可按原来肌腱纤维方向排列。

ER-3-12

知识链接:
植皮手术

(二) 皮肤创伤愈合的类型

根据组织损伤程度及有无感染,创伤愈合可分为以下 3 种类型:

1. 一期愈合(healing by first intention)　见于组织缺损少、创缘整齐、无感染、经黏合或缝合后创面对合严密的伤口。例如手术切口,伤口中只有少量血凝块,炎症反应轻微,表皮再生在 1~2 天内便可完成。肉芽组织在第 3 天就可从伤口边缘长出并很快将伤口填满,5~7 天伤口两侧胶原纤维连接,此时切口达临床愈合标准,可以拆线。然而肉芽组织中的毛细血管和成纤维细胞仍继续增生,胶原纤维不断积聚,约 2 周后瘢痕开始"变白",约 1 个月后覆盖切口的表皮结构已基本正常,数月后切口留下一条线状瘢痕。伤口一期愈合需要的时间短,形成的瘢痕少(图 3-3)。

2. 二期愈合(healing by second intention)　见于组织缺损较大、创缘不整、哆开、无法整齐对合,或伴有感染的伤口,往往需要清创后才能愈合。二期愈合与一期愈合不同之处有:①由于坏死组织多或有感染,局部炎症反应明显。只有感染被控制,坏死组织被清除以后,再生才能开始。②伤口大,伤口收缩明显,伤口内肉芽组织形成量多。③伤口愈合需要的时间较长,形成的瘢痕较大(图3-3)。

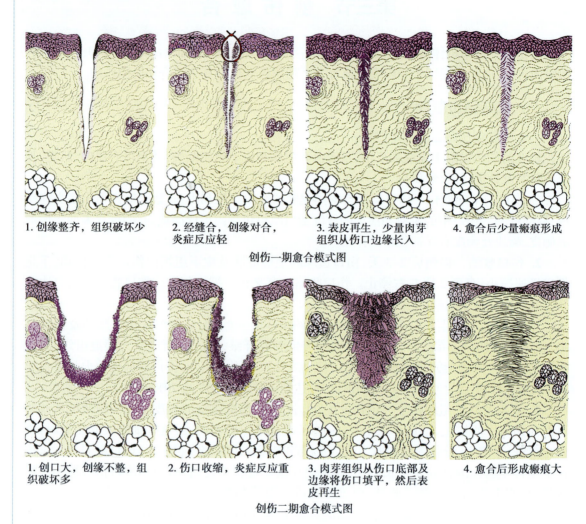

1. 创缘整齐,组织破坏少　　2. 经缝合,创缘对合,炎症反应轻　　3. 表皮再生,少量肉芽组织从伤口边缘长入　　4. 愈合后少量瘢痕形成

创伤一期愈合模式图

1. 创口大,创缘不整,组织破坏多　　2. 伤口收缩,炎症反应重　　3. 肉芽组织从伤口底部及边缘将伤口填平,然后表皮再生　　4. 愈合后形成瘢痕大

创伤二期愈合模式图

图3-3　皮肤创伤一期愈合和二期愈合模式图

3. 痂下愈合(healing under scar)　指伤口表面的血液、渗出物及坏死组织干燥后形成硬痂,在其下面进行的愈合过程。上皮再生完成后,痂皮脱落。痂下愈合所需时间较长,因为表皮再生之前必须先将痂皮溶解,然后才能继续生长。痂皮由于干燥不利于细菌生长,故对伤口有保护作用。如果痂下渗出物较多或已有细菌感染,痂皮反而影响渗出物的排出,使感染加重,不利于愈合。

二、骨折愈合

骨折通常可分为外伤性骨折和病理性骨折两大类。骨折愈合的程度和所需的时间与骨折的部位、性质、年龄以及引起骨折的原因等因素有关。经过良好复位后的单纯性外伤性骨折可完全愈合,恢复正常结构和功能。骨折愈合过程可分为4个阶段(图3-4)。

(一)血肿形成

骨组织和骨髓有丰富的血管,在骨的断端及其周围有大量出血,血液凝固形成血肿,同时常出现轻度炎症反应。骨折伴有血管的断裂,因此在骨折早期,可见到骨髓组织坏死,骨

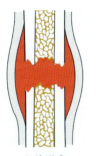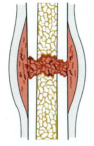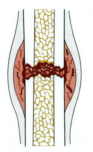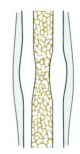

血肿形成　　　　纤维性骨痂形成　　　骨性骨痂形成　　　骨痂改建

图 3-4　骨折愈合过程模式图

皮质亦发生坏死。如果坏死范围不大,可被破骨细胞吸收,如果坏死范围较大,可形成游离的死骨片。

(二) 纤维性骨痂形成

骨折后 2~3 天,血肿开始机化。肉芽组织中的成纤维细胞主要来自骨内膜及骨外膜细胞。充填骨折断端的肉芽组织发生纤维化,形成纤维性骨痂。1 周左右,增生的肉芽组织及纤维组织可进一步分化,形成透明软骨。透明软骨的形成多见于骨外膜的骨痂区,骨髓内骨痂区则少见。如果骨痂内有过多的软骨形成会延长骨折的愈合时间。

(三) 骨性骨痂形成

纤维性骨痂逐渐分化出成骨细胞和成软骨细胞,并形成类骨组织和软骨组织,钙盐沉积使类骨组织转变为编织骨,软骨组织经软骨化骨过程演变为骨组织,形成骨性骨痂。

(四) 骨痂改建或再塑

编织骨由于结构不够致密,骨小梁排列紊乱,达不到正常功能需要。为了适应骨活动时所受应力,编织骨进一步改建成为成熟的板层骨,皮质骨和骨髓腔的正常关系以及骨小梁正常的排列结构得以重新恢复。

三、影响创伤愈合的因素

损伤的程度及组织的再生能力决定再生的方式、愈合的时间及瘢痕的大小。因此,治疗原则应是缩小创面(如对合伤口)、防止再损伤和感染以及促进组织再生。影响创伤愈合的因素包括全身因素和局部因素。

(一) 全身因素

1. 年龄　青少年的组织再生能力强、愈合快。老年人则相反,老年人血管硬化,血液供应减少,影响创伤愈合。

2. 营养　严重的蛋白质缺乏,如甲硫氨酸、胱氨酸缺乏时,肉芽组织及胶原纤维形成不良,可造成伤口愈合延缓。维生素 C 缺乏时,脯氨酸羟化障碍,成纤维细胞合成胶原纤维的功能发生障碍,延缓伤口愈合。锌是创伤愈合过程中的重要营养物质。手术后伤口愈合迟缓的患者,皮肤中锌的含量大多比愈合良好的患者低,补锌能促进伤口愈合,这可能与锌是细胞内一些氧化酶的成分有关。

(二) 局部因素

1. 感染与异物　感染对再生修复的影响很大。许多化脓菌产生的毒素和酶能引起组织坏死、基质或胶原纤维溶解,这不仅加重组织损伤,而且影响愈合。伤口感染时,渗出物很多,增加局部伤口的张力,使正在愈合的伤口或已缝合的伤口裂开,或导致感染扩散加重损伤。因此,对于感染的伤口,不能缝合,应及早引流。只有感染被控制后,修复才能进行。临

笔记栏

床上对于创面较大,已被细菌污染但未发生明显炎症的伤口,施行清创术以清除坏死组织、异物和细菌,在确保没有感染的情况下缝合创口,有可能使二期愈合的伤口达到一期愈合。

2. 局部血液循环 局部血液循环可保证组织再生所需的氧和营养,也对坏死组织的吸收及控制局部感染起重要作用。因此,局部血液循环良好时,再生修复较为理想,否则伤口愈合迟缓。

3. 神经支配 正常的神经支配对组织再生有重要作用。例如麻风引起的溃疡不易愈合,是因为神经受累,使局部神经营养不良,造成愈合延缓。自主神经损伤使局部血液供应发生变化,明显影响组织的再生修复。

4. 电离辐射 能损伤细胞和小血管,抑制组织再生,影响创伤愈合。

(三)影响骨折愈合的因素

凡影响创伤愈合的全身及局部因素对骨折愈合都起作用。另外,骨折愈合的程度与以下三方面有关:

1. 骨折断端的及时、正确复位 完全性骨折时,由于肌肉的收缩,骨折断端易发生错位或有其他组织、异物的嵌塞,使愈合延迟或不能愈合。及时、正确的复位是骨折完全愈合的必要条件。

2. 骨折断端及时、牢靠的固定 骨折断端即使已经复位,由于肌肉活动仍可错位,因而复位后的及时、牢靠的固定(如石膏、小夹板或髓腔钢针固定)更为重要,通常需固定至骨性骨痂形成后。

3. 尽早进行全身和局部功能锻炼,保证良好的局部血供 由于骨折后常需复位、固定及卧床,造成局部血液循环障碍,影响愈合。局部长期固定可引起骨及肌肉的失用性萎缩、关节强直等不利后果。因此,在不影响局部固定情况下,应尽早离床活动,改善局部血液循环,促进愈合。

复习思考题

1. 试比较具有不同再生能力的 3 种细胞,并思考不同类型细胞在生理或病理情况下对机体的修复作用有何不同。

2. 试述肉芽组织各成分与功能的关系。

(代巧妹)

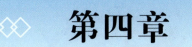

第四章

局部血液循环障碍

笔记栏

PPT 课件

> **学习目标**
>
> 　　1. 能够准确表述淤血、血栓形成、栓塞和梗死的概念,理解其相应病理变化产生的过程并熟记其形态学特点。
> 　　2. 能够准确表述血栓形成、栓塞和梗死的类型,并理解其发生条件。
> 　　3. 能应用所学病理知识解释充血、出血、血栓形成、栓塞和梗死的临床表现,并在临床工作中做出正确诊断。

　　正常的血液循环是维持机体内环境稳定,保证正常生理功能活动的基本条件。一旦血液循环发生障碍,将引起各器官、组织和细胞的代谢障碍、功能失调和形态结构异常,并出现各种临床表现,严重时导致机体死亡。

　　血液循环障碍可分为全身性和局部性两种。两者既有区别,又有联系。全身性血液循环障碍是整个心血管系统功能失调(如心功能不全、休克)的结果,局部血液循环障碍是某个器官或局部组织的循环异常,全身血液循环障碍可以通过局部表现出来,如右心衰竭可引起肝淤血;局部血液循环障碍也可影响全身血液循环,如心肌缺血使心肌收缩力减弱,导致全身血液循环障碍。本章主要介绍局部血液循环障碍的常见病理变化:①局部血管内血量异常:动脉血量增加称充血,静脉血量增加称淤血,血量减少称为缺血;②局部血管内出现异常物质:包括血液固有成分析出形成的血栓,血管内出现空气、脂滴和羊水等不溶性异常物质阻塞局部血管,造成血管栓塞和组织梗死;③局部血管内成分溢出血管外:水分在组织间隙中增加可形成水肿,在体腔内积聚则形成积液,红细胞溢出血管外即造成出血。

第一节　充血和淤血

充血和淤血都是指局部组织血管内血液含量增多(图 4-1)。

一、充血

因动脉血液流入过多引起局部组织或器官血管内血量增加,称为充血(hyperemia),又称动脉性充血(arterial hyperemia),是一种主动过程。

(一)原因和类型

各种原因通过神经 - 体液的作用,使血管舒张神经兴奋性增高或血管收缩神经兴奋性降低,均可引起微循环动脉扩张,血流加快,血液灌注量增多。可分为两种类型:

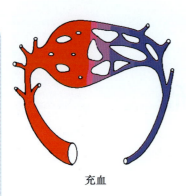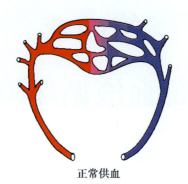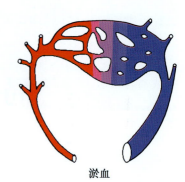

充血　　　　　　　　　正常供血　　　　　　　　　淤血

图 4-1　充血和淤血模式图

1. 生理性充血　为适应器官和组织生理需要而发生的充血,称为生理性充血。如进食后胃肠道黏膜充血,体力活动时肢体骨骼肌充血以及情绪激动时的面部充血等。

2. 病理性充血　指各种疾病状态下的充血。常见的有:

(1)炎性充血:在炎症反应早期,由于致炎因子作用引起轴突反射,使血管舒张神经兴奋,以及局部炎症介质(如组胺、缓激肽等)的作用,可引起血管紧张性下降,导致局部血管扩张充血,组织肿胀变红。

(2)减压后充血:长期受压的局部组织或器官压力突然降低或解除,细小动脉可发生反射性扩张而致局部充血。如一次性大量抽取胸腹水或摘取腹腔内巨大肿瘤后,局部压力的迅速解除可使过多血液流入长期受压的胸腹腔脏器的血管而引起减压后充血,造成患者血压突然下降。

(3)侧支性充血:动脉狭窄或阻塞后引起局部组织缺血缺氧,代谢不全产物堆积,导致缺血组织周围的动脉吻合支扩张充血。此举有一定代偿意义,可不同程度改善局部组织的血液供应。

(二) 病变和后果

肉眼观,局部血管内血液灌注量的增多使组织或器官轻度增大,氧合血红蛋白含量增高使局部组织呈鲜红色,而局部动脉扩张、血流加快,可使物质代谢增强,产热增多进而局部温度升高,功能代谢增强。光镜下,主要表现为细、小动脉和毛细血管扩张,局部血管内红细胞增多。

充血时,由于局部血液循环加快,动脉血流入增多,局部氧和营养物质供应增多,能促进局部物质代谢,增强组织、器官的功能,加速炎症渗出物的吸收和组织内毒素的排泄,促进损伤组织的再生修复,因此具有积极的防御作用。如中医临床上的热敷、拔罐、艾灸、熏蒸等疗法就是利用动脉性充血发挥治疗作用。

动脉性充血是一种短暂的血管反应,原因消除后,局部血量恢复正常,通常对机体无明显不良影响。但在高血压、动脉硬化或脑血管畸形等疾病的基础上,充血时可引起血管破裂出血,导致严重后果。

二、淤血

由于静脉回流受阻,血液淤积于小静脉和毛细血管内,使局部组织或器官含血量增多,称为淤血(congestion),又称静脉性充血(venous hyperemia),是一种被动过程。淤血均为病理性,可发生于局部或全身。

(一) 原因

1. 静脉受压　静脉受压可引起管腔狭窄或闭塞,血液回流受阻,导致器官或组织淤血。

如肝硬化时,肝小叶结构被破坏和改建,导致静脉回流受阻和门静脉高压,引起脾和胃肠道淤血;肠套叠、肠扭转、肠疝或肠粘连时,肠系膜静脉受压引起肠淤血;妊娠后期增大的子宫压迫髂总静脉引起下肢淤血、水肿;肿瘤、炎性包块或绷带过紧等压迫局部静脉引起相应组织或器官淤血。

2. 静脉腔阻塞　静脉内血栓形成或侵入静脉内的其他栓子,阻碍静脉回流,可引起局部组织或器官淤血。由于静脉有较多的吻合支,互相连接形成侧支循环,静脉淤血不易发生。只有当较大的静脉干受压、阻塞或多条静脉受压,侧支循环不能有效建立的情况下,静脉腔的阻塞才会引起淤血。

3. 心力衰竭　心力衰竭时,由于心排血量减少,心腔内血液滞留,压力增高,阻碍静脉的回流,造成淤血。左心衰竭时,血液滞留在左心腔内,影响肺静脉的回流,肺静脉压增高而引起肺淤血;右心衰竭时,血液滞留在右心腔内,引起体循环淤血,常见为肝淤血,严重时胃肠道和下肢也可出现淤血。左心衰竭和肺淤血会进一步造成肺动脉高压并累及右心,最终出现全心衰竭,发生全身性淤血。

另外,烧伤、冻伤等情况下,静脉神经调节麻痹也可导致淤血。

（二）病变和后果

肉眼观,淤血组织和器官体积增大、包膜紧张、重量增加、颜色暗红。因血流淤滞,代谢功能下降,产热减少,且血管扩张散热增加,故体表淤血区局部温度降低。当血液中还原血红蛋白超过 50g/L 时,局部皮肤或黏膜呈紫蓝色,称发绀(cyanosis)。光镜下,局部组织小静脉和毛细血管显著扩张,局部血管内红细胞增多,有时伴有水肿。

急性肺淤血

淤血的后果取决于淤血的部位、静脉阻塞发生的速度、阻塞的程度、淤血持续的时间以及侧支循环是否建立等因素。若静脉阻塞是逐渐发生的,血液可通过侧支循环回流代偿,可不发生淤血或淤血较轻。长时间的淤血又称慢性淤血,可引起以下几种情况:

1. 淤血性水肿(congestive edema)　淤血时小静脉和毛细血管内流体静压升高,加之局部组织内代谢产物的作用,使血管壁通透性增高,水、盐和少量蛋白质漏出,液体潴留在组织内引起淤血性水肿,也可淤积在体腔引起胸腔积液、腹水或心包腔积液。

2. 淤血性出血(congestive hemorrhage)　严重淤血时,缺氧可使毛细血管壁通透性进一步增高,红细胞从血管内漏出,引起小灶性出血,称为淤血性出血。

3. 实质细胞损伤　长期淤血,缺氧加重,组织中氧化不全的酸性代谢产物大量堆积,可导致实质细胞发生萎缩、变性及坏死。

4. 淤血性硬化(congestive sclerosis)　长期慢性淤血可导致局部实质细胞减少或消失,间质纤维组织增生,组织内网状纤维胶原化,器官逐渐变硬,称为淤血性硬化,又称无细胞性硬化,常见于肺、肝的慢性淤血。

此外,淤血部位因缺氧和营养障碍时局部抵抗力降低,组织再生能力减弱,为其他疾病的发生发展提供了条件,如肺淤血易并发肺部感染、下肢淤血易并发皮肤溃疡且伤口不易愈合。

（三）重要器官淤血举例

1. 肺淤血　多见于左心衰竭。左心衰时左心腔内压力升高,影响肺静脉回流,造成肺淤血。

急性肺淤血时,肺体积增大,重量增加,颜色暗红,切面流出暗红色血性或淡红色泡沫状液体。光镜下,肺泡壁毛细血管扩张淤血,可伴肺泡间隔水肿,致肺泡壁增厚;肺泡腔内可见红染的水肿液、红细胞和巨噬细胞。红细胞可被巨噬细胞吞噬,血红蛋白被溶酶体酶分解,在胞质内析出含铁血黄素颗粒,HE 染色呈棕黄色,普鲁士蓝染成蓝色,这种含有含铁血黄素的巨噬细胞称为心力衰竭细胞,简称心衰细胞(heart failure cell)(图 4-2)。

慢性肺淤血时,肺质地变硬,颜色变深呈棕褐色,称为肺褐色硬化(brown duration of lung)。光镜下,肺泡壁毛细血管扩张充血更加明显,肺泡间隔纤维组织增生,肺泡腔内除水肿液和红细胞外,还可见大量心衰细胞和含铁血黄素。

临床上,由于肺泡腔内大量水肿液影响气体弥散和交换,严重肺淤血患者可出现呼吸困难和发绀,咳大量浆液性白色或粉红色泡沫状痰,后期痰中可检出心衰细胞,听诊可闻及湿啰音。

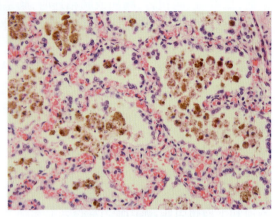

图 4-2 慢性肺淤血(光镜下)

肺泡壁毛细血管扩张充血,间质纤维组织增生,
肺泡腔内有漏出的红细胞,还可见心衰细胞。

2. 肝淤血 多见于右心衰竭。右心衰时右心腔内压力升高,肝静脉回流受阻,致使肝小叶中央静脉及肝窦扩张淤血。

急性肝淤血时,肝脏体积增大、包膜紧张,颜色暗红。光镜下,肝小叶中央静脉及附近肝窦扩张淤血,充满红细胞。严重时淤血区的肝细胞因缺氧和受压发生萎缩、坏死甚至消失;肝小叶周边部的肝窦淤血、缺氧较轻,肝细胞可有不同程度脂肪变。

慢性肝淤血时,严重淤血区呈暗红色,肝细胞脂肪变区呈黄色,肝表面和切面可见红黄相间的花纹状结构,状似槟榔的切面,故称槟榔肝(nutmeg liver)(图 4-3)。光镜下,肝小叶中央肝窦高度扩张淤血、出血,肝细胞萎缩,甚至消失。肝小叶周边肝细胞出现脂肪变(图 4-4)。

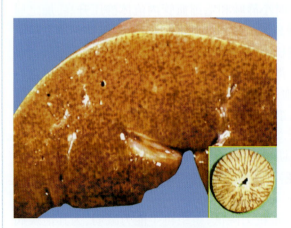

图 4-3 槟榔肝(肉眼观)

肝切面出现红(淤血区)黄(肝细胞脂肪变区)相间
的条纹,状似槟榔的切面(右下角插图为槟榔)

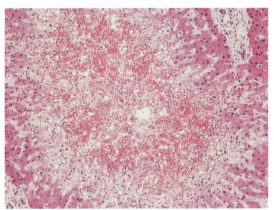

图 4-4 慢性肝淤血(光镜下)

肝小叶中央肝窦扩张淤血,充满红细胞;肝小叶周
边肝细胞脂肪变(HE 染色胞质内出现空泡)

肝脏长期慢性淤血可使更多肝小叶中央肝细胞广泛萎缩、消失,网状纤维支架塌陷形成胶原纤维,肝窦旁贮脂细胞(fat-storing cell)增生,胶原纤维合成增多,同时汇管区纤维组织增生,纤维条索自小叶中央向周围伸展,使肝质地变硬,表面隐约可见细小颗粒,形成淤血性肝硬化(congestive liver cirrhosis)。临床上患者可出现肝功能损害的表现。

课堂互动

　　动脉充血与静脉充血(淤血)在发生原因、病理变化、临床表现和后果方面有哪些区别?

第二节　出　　血

　　血液自心腔或血管内溢出的现象,称为出血(hemorrhage)。溢出的血液进入组织间隙或体腔称为内出血,流出体外称为外出血。

　　发生在皮肤、黏膜和浆膜的点状出血(直径 2mm 以内)称瘀点(petechia);全身密集点状出血(直径 3~5mm),呈弥漫性紫红色,称为紫癜(purpura);较大(直径 2cm 以上)的出血称瘀斑(ecchymosis)。发生在组织内局限性的大量出血,形成肿块称为血肿(hematoma),如皮下血肿、颅内血肿;若血液积聚于体腔内称为积血(hematocele),如心包积血、胸腔积血等。鼻出血称鼻衄(epistaxis);呼吸道出血经口咳出,称为咯血(hemoptysis);消化道出血经口呕出,称为呕血(hematemesis);血液自肛门排出,称为便血(hematochezia);泌尿道出血随尿排出称尿血(hematuria);子宫大出血称血崩(metrorrhagia)。

一、类型和原因

　　出血有生理性出血和病理性出血。前者如正常月经期的子宫出血;后者多由创伤、血管病变及出血性疾病等引起。根据血液溢出的机制,可将出血分为破裂性出血和漏出性出血两类。

(一) 破裂性出血

　　由于心脏或血管壁破裂所致的出血称为破裂性出血(disruptive hemorrhage)。破裂性出血通常发生于心和较大的血管,一般出血量较多。引起破裂性出血的原因有以下几方面:

　　1. 血管壁机械性损伤　　如各种切割伤、穿通伤、挫伤等。

　　2. 病变破坏血管壁　　如溃疡、结核性空洞和肿瘤等侵蚀破坏血管壁。

　　3. 心血管壁本身的病变　　如心肌梗死形成的室壁瘤、动脉瘤和静脉曲张的破裂等。

(二) 漏出性出血

　　因微血管壁通透性增加,血液通过扩大的内皮细胞间隙和受损的基膜漏出于血管腔外,称为漏出性出血(leakage hemorrhage)。器官或组织表面可见大小不等的出血灶。漏出性出血常见的原因有:

　　1. 血管壁受损　　常见于严重淤血、缺氧、感染、生物毒素、药物、变态反应、维生素 C 缺乏以及静脉压升高等。

　　2. 血小板减少或功能障碍　　当血小板减少到一定数量时会发生漏出性出血。如再生障碍性贫血、白血病、血小板减少性紫癜、脾功能亢进、药物、细菌毒素和弥散性血管内凝血(disseminated intravascular coagulation,DIC)等情况下血小板破坏或消耗过多。血小板先天性缺陷(如巨血小板综合征、血小板无力症、先天性结缔组织病等)或者获得性缺陷(如尿毒症,骨髓异常综合征,药物等)也是造成漏出性出血的原因。

　　3. 凝血因子缺乏　　可见于先天性疾病(如与血友病有关的凝血因子Ⅷ、Ⅸ缺乏),或因肝实质性疾病(如肝硬化、肝癌)导致凝血酶原、纤维蛋白原、凝血因子Ⅴ等合成减少,或DIC时凝血因子大量消耗等。

二、病理变化和后果

肉眼观,新鲜的出血呈红色,以后随红细胞降解而呈棕黄色。光镜下,出血部位组织的血管外见红细胞,或含铁血黄素颗粒,或吞噬有含铁血黄素的巨噬细胞。

出血的后果与出血的类型、出血量、出血速度和出血部位有关。漏出性出血过程比较缓慢,一般出血量较少,多可被巨噬细胞清除,不引起严重后果。破裂性出血较迅速,小量持续或反复的出血,如痔疮、溃疡病、月经量过多等,可导致缺铁性贫血,急性大量出血,若短时间内达循环血量的20%~25%时,可发生失血性休克。局部组织或器官的出血,可导致相应的功能障碍,如视网膜出血可引起视力减退或失明,脑内囊出血可引起对侧肢体偏瘫。发生在重要器官的出血,即使出血量不多,亦常引起严重后果,如心破裂引起心包内出血(心包压塞)可导致急性心功能不全,脑干出血可使重要神经中枢受压迫而致死亡。

第三节 血 栓 形 成

在活体的心脏或血管内,血液有形成分凝集形成固体质块的过程称为血栓形成(thrombosis),所形成的固体质块被称为血栓(thrombus)。

血栓与血凝块(clot)不同,血栓是在活体心血管内流动的血液中形成,而血凝块则是在血液静止状态下或心血管外凝固而形成。

血液中存在着相互拮抗的凝血系统、抗凝血系统和纤维蛋白溶解系统。生理状态下,血液中的凝血因子不断被少量激活,产生凝血酶,形成微量纤维蛋白。这些纤维蛋白一方面沉着于心血管内膜上,另一方面又不断被激活了的纤维蛋白溶解系统所溶解。与此同时,被激活的凝血因子也不断被单核巨噬细胞所吞噬、清除。上述3个系统的动态平衡,既保证了血液具有潜在的可凝固性,又始终保证了血液的流体状态。在一定条件下,这种动态平衡被打破,凝血过程被过度激活,血液便可在血管内发生凝固,形成血栓。血栓形成涉及心血管内膜、血流状态和凝血反应三方面的改变。

一、血栓形成的条件和机制

血栓形成是血液在流动状态下,由于血小板的活化和凝血因子被激活而发生的血液凝固。血栓形成的条件主要有以下3种:

(一) 心血管内膜的损伤

心血管内膜的内皮细胞具有抗凝和促凝两种特性。在生理情况下,内皮细胞以抗凝作用为主,但在受到损伤或被激活时,则具有促凝作用。内皮细胞的抗凝作用有:

1. 屏障保护作用 完整的内皮细胞可以形成细胞屏障,把血液中的血小板、凝血因子与能促发凝血的内皮下胶原纤维隔开,防止凝血过程的启动。

2. 抗血小板黏集作用 内皮细胞合成的前列环素(prostacyclin,PGI$_2$)、一氧化氮(nitric oxide,NO)和二磷酸腺苷酶(ADP酶)可抑制血小板的黏集。

3. 抗凝血作用 内皮细胞可以:①合成血栓调节蛋白(thrombomodulin),该蛋白与血液中的凝血酶结合后,激活抗凝血因子蛋白C(合成于肝的一种血浆蛋白),后者在蛋白S(由内皮细胞合成)的协同作用下,降解凝血因子Ⅴ、Ⅷ;②合成膜相关肝素样分子(membrane-

ER-4-2

知识链接:
细胞病理学
之父

associated heparin-like molecules),该分子与抗凝血酶Ⅲ结合,灭活凝血酶和凝血因子Ⅸ、Ⅹ等。

4. 降解纤维蛋白作用 内皮细胞能生成组织型纤溶酶原激活物(tissue-type plasminogen activator,tPA),有促进纤维蛋白溶解的作用。

内皮细胞受到损伤或被激活时,则具有促凝作用,其促凝机制如下:

1. 启动内源性和外源性凝血途径 内皮细胞损伤,内皮下胶原纤维暴露,裸露的胶原纤维接触并激活血小板和凝血因子Ⅻ,启动内源性凝血途径;损伤的内皮细胞还可释放组织因子,激活凝血因子Ⅶ,启动外源性凝血途径。

2. 促进血小板的活化 在血栓形成过程中,血小板的活化起关键作用,主要表现为以下3个连续的反应:

(1) 黏附反应(adhesion):内皮细胞损伤时释放出血管性假血友病因子(von Willebrand factor,vWF),介导血小板的黏附过程,使血小板表面受体与内皮下胶原纤维连接起来。

(2) 分泌和释放反应(secretion and release reaction):黏附后的血小板被激活,出现分泌和释放反应。分泌的 α 颗粒含纤维蛋白原、纤维连接蛋白、Ⅴ 和Ⅷ因子、vWF、Ⅳ 因子、PDGF 和 TGF 等;δ 颗粒(又称致密颗粒),含二磷酸腺苷(ADP)、ATP、Ca^{2+}、组胺、5-羟色胺(serotonin,5-HT)、肾上腺素等。其中以 δ 颗粒中的 ADP 和 Ca^{2+} 及血小板释出其合成的血栓素 A_2(Thromboxane A_2,TXA_2)与血栓形成的关系最为密切,可加强血小板的活化和血小板之间的黏集。

(3) 黏集反应(aggregation):在 Ca^{2+}、ADP 和 TXA_2 等的作用下,血流中的血小板彼此黏集成堆并逐渐增大。此时的黏集堆是可逆的,随着凝血过程的激活,凝血酶产生,后者与血小板表面受体结合,并与 ADP、TXA_2 协同作用,形成不可逆性血小板团块,成为血栓形成的起始点。同时,在整个血小板团块中,凝血酶将纤维蛋白原转变为纤维蛋白,将血小板紧紧地交织在一起。因此,凝血酶是血栓形成的核心成分,是临床治疗血栓的靶点。

3. 抑制纤维蛋白溶解 受损的内皮细胞可同时分泌纤溶酶原激活物抑制剂(plasminogen activator inhibitors,PAIs),抑制纤维蛋白溶解。

心血管内膜损伤时的胶原暴露是局部形成持久性血小板黏集堆的始动因素,故血栓多见于静脉内膜炎、结节性多动脉炎、动脉粥样硬化溃疡、风湿性和细菌性心内膜炎、心肌梗死等病变的心血管内膜(壁)上。化学物质如尼古丁,物理因素如高血压时的机械冲击力,以及高脂血症、免疫复合物等均可损伤心血管内膜导致血栓形成。缺氧、休克、败血症和细菌内毒素等可引起全身广泛的内皮损伤,激活凝血过程,在全身微循环血管内形成血栓,造成弥散性血管内凝血。为防止血栓形成,临床上应避免在同一部位反复静脉注射,手术中应尽量避免损伤血管。

血小板活化
黏附形成
血栓过程

(二) 血流状态的改变

血流状态改变主要包括血流缓慢和涡流形成。正常血流分轴流和边流。由于比重的关系,红细胞和白细胞在血流的中轴(轴流),外层是血小板,流动较红细胞、白细胞慢,最外围是血浆带(边流)。血浆将血小板与血管内膜分开,防止血小板与内膜接触和激活。当血流缓慢或产生涡流时,血小板则进入边流,增加了和血管内膜接触的机会,血小板黏附于内膜的可能性大为增加。同时血流缓慢使局部存在的少量凝血活性物质不易被正常血流稀释、运走,在局部堆积并达到凝血过程所必需的浓度而活化,启动凝血过程。此外,血流缓慢导致内皮缺氧受损,涡流冲击力又可使受损的内皮细胞脱落,暴露内皮下胶原纤维,从而可触发内源性和外源性凝血途径而形成血栓。

临床上静脉血栓约比动脉血栓多4倍,下肢静脉血栓比上肢静脉血栓多3倍。静脉血栓常发生于久病卧床的患者和静脉曲张者。静脉血栓多见的原因主要有：①静脉血流缓慢，静脉不似动脉那样随心搏动而舒张，其血流有时可出现短暂的停滞；②静脉内有静脉瓣，静脉瓣处血流不但缓慢而且容易形成涡流，因而静脉血栓往往以瓣膜囊为起始点；③静脉壁较薄，容易受压；④血流通过毛细血管到达静脉后，血液的黏性有所增加。这些因素都有利于血栓的形成。

心脏和动脉内的血流快，不易形成血栓。但二尖瓣狭窄时左心房高度扩张，血流缓慢并出现旋涡；动脉粥样硬化溃疡灶形成导致内膜损伤；动脉瘤、室壁瘤内的血流缓慢且呈旋涡状流动，易并发血栓形成。

（三）血液凝固性增高

血液的凝固性增高是指血液中血小板和凝血因子增多，或纤维蛋白溶解系统活性降低导致血液的高凝状态，多见于遗传性和获得性疾病。

1. 遗传性高凝状态 很少见，最常见的为第Ⅴ因子基因和凝血酶原基因突变。突变的第Ⅴ因子基因编码蛋白能抵抗激活的蛋白C对它的降解，使蛋白C失去抗凝血作用。第Ⅴ因子容易处于激活状态，因此造成血液的高凝状态。此外，遗传性高凝状态还与抗凝血酶Ⅲ、蛋白C或蛋白S的先天性缺乏有关。

2. 获得性高凝状态 指继发于其他疾病的血液高凝状态。可见于多种情况：

（1）手术、创伤、妊娠和分娩前后血液凝固性增高：与血小板增多、黏性增加以及肝合成凝血因子增加和抗凝血酶Ⅲ合成减少有关。高脂血症、吸烟以及老年人的血栓形成倾向也可能与此有关。

（2）DIC：在羊水栓塞、溶血、严重创伤或烧伤时，大量促凝物质进入血液循环，引起急性DIC。晚期肿瘤（尤其是腹部肿瘤，如胰腺癌、早幼粒细胞性白血病）及一些已浸润血管和转移的肿瘤，可不断释放组织因子样促凝因子入血，激活外源性凝血途径，引起慢性DIC。黏液癌细胞释出的黏液含半胱氨酸蛋白酶能直接激活X因子，患者血浆中凝血因子如Ⅴ、Ⅷ、Ⅶ因子和纤维蛋白原常升高，使血液处于高凝状态。除微血栓外，患者可有以反复、多发性静脉血栓形成为特征的迁徙性静脉炎（migratory phlebitis），或伴有非细菌性血栓性心内膜炎（non-bacterial thrombotic endocarditis），在左心瓣膜上形成血栓，或有动脉内血栓形成。

（3）抗磷脂抗体综合征（antiphospholipid antibody syndrome）：多数与系统性红斑狼疮等自身免疫性疾病有关，此时机体产生抗磷脂抗体，可通过直接激活血小板或干扰内皮细胞产生 PGI_2 而导致血液高凝状态。

血栓形成的三个条件，往往同时存在，在某一阶段常以某一条件为主。

二、血栓的类型和形成过程

无论是心脏还是动、静脉内的血栓，其形成过程都是从内膜表面的血小板黏集堆开始。此后所形成血栓的组成、形态和大小决定于局部血流的速度和血栓发生的部位（图4-5）。一般分为白色血栓、混合血栓、红色血栓和透明血栓4种类型。

（一）白色血栓

白色血栓（pale thrombus）的形成有两个阶段：①血小板黏集堆形成：血栓形成过程中，血小板首先黏附于内膜损伤后裸露的胶原表面，并被胶原激活而肿胀变形，随后释放出血小板颗粒，颗粒释放出 ADP、TXA_2、5-HT 等物质，促使血液中的血小板不断地在局部黏附，形成血小板堆，此时血小板的黏附是可逆的，可被血流冲散消失；②血小板血栓形成：随着内源及外源性凝血系统的启动，凝血酶原活化为凝血酶，后者使纤维蛋白原转变为纤维蛋白，

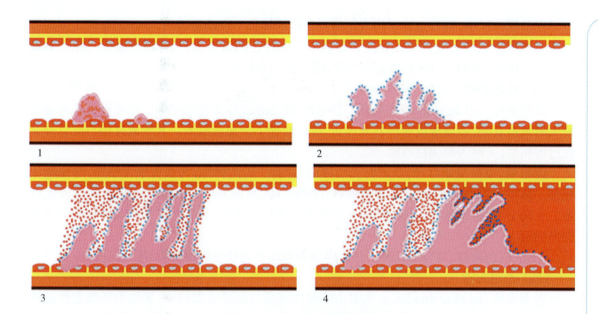

图 4-5 血栓形成过程示意图

1. 血管内膜粗糙,血小板沉积,局部形成旋涡;2. 血小板继续黏集形成多数小梁,小梁周围有白细胞黏附;
3. 血小板梁之间形成纤维素网,网眼中充满红细胞;4. 血管腔阻塞,局部血流停滞导致血流凝固。

纤维蛋白与受损内膜处基质中的纤维连接蛋白结合,使得血小板堆牢固地黏附于内膜表面,不再脱落,成为不可逆的血小板血栓。

肉眼观,血栓呈灰白色,质硬,表面粗糙有波纹,与瓣膜或血管壁紧密相连。光镜下,白色血栓呈无结构的淡红色,主要由血小板及少量纤维素构成。

白色血栓常见于血流较快的心瓣膜、心腔和动脉内,如风湿性心内膜炎瓣膜上的血栓。在静脉性血栓中,白色血栓可成为延续性血栓(propagating thrombus)的起始部,即构成延续性血栓的头部。

(二)混合血栓

白色血栓形成后,在不断生成的凝血酶、ADP 和 TXA_2 的协同作用下,血小板不断激活并黏附于血小板血栓上,致使血小板血栓不断增大。受阻碍的血流在其下游形成旋涡,又形成新的血小板黏集堆。上述过程沿血流方向一再重复出现,黏附的血小板逐渐形成许多条索状或珊瑚状的血小板小梁,其表面有许多中性粒细胞黏附,形成白细胞边层。血小板小梁间血流近乎停滞,血液发生凝固,纤维素形成网状结构,网内充满大量红细胞。这一过程反复交替进行,形成与血管壁黏着的层状结构,称为混合血栓(mixed thrombus)。

肉眼观,血栓呈粗糙、干燥的圆柱状。由于血小板小梁为灰白色,血液凝固为红褐色,混合血栓呈灰白色与红褐色相间的条纹,故又称层状血栓。光镜下,混合血栓主要由淡红色无结构的分支状或不规则珊瑚状的血小板小梁和充满小梁间纤维蛋白网的红细胞所构成,小梁边缘黏附有中性粒细胞(图 4-6)。

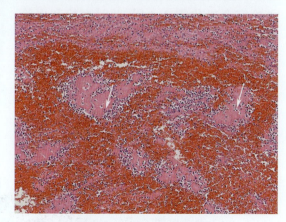

图 4-6 混合血栓(光镜下)
血小板凝集成小梁状(箭头示),边缘可见白细胞,
小梁之间充满大量凝固的纤维素和红细胞

在静脉血栓中,混合血栓常构成延续性血栓的体部。在动脉瘤内、动脉粥样硬化溃疡部位或心肌梗死区域对应的心内膜处常形成不堵塞管腔的混合血栓,称附壁血栓。在二尖瓣狭窄和心房颤动时的心房内,因血流发生涡流,混合血栓可呈球形。

(三) 红色血栓

红色血栓(red thrombus)主要见于静脉内,成为延续性血栓的尾部。随着混合血栓逐渐增大阻塞血管腔,血流极度缓慢甚至停止,混合血栓下游血液凝固。其形成过程与血管外凝血过程相似,又称为凝固性血栓。

肉眼观,血栓呈暗红色,新鲜时光滑湿润,并有一定的弹性,与血管壁无粘连,与血凝块相似。陈旧的红色血栓由于水分被吸收,变得干燥、质脆易碎,失去弹性,易于脱落造成栓塞。光镜下,在纤维素网眼内充满如正常血液分布的血细胞,主要为红细胞和少量均匀分布的白细胞。

至此,白色血栓、混合血栓和红色血栓分别构成了延续性血栓的头、体、尾三部分。

(四) 透明血栓

透明血栓(hyaline thrombus)主要由嗜酸性同质性的纤维素构成,又称为纤维素性血栓(fibrinous thrombus),呈均匀红染半透明状,发生于全身微循环的小血管内,因此只能在显微镜下见到,又称微血栓,常见于DIC。

三、血栓的结局

(一) 溶解、吸收或脱落

激活的Ⅻ因子在启动凝血过程促使血栓形成的同时,也激活了纤维蛋白溶解系统。血栓内活化的纤维蛋白溶解酶及中性粒细胞崩解释放的蛋白水解酶均可使血栓软化溶解。小的血栓易被完全溶解吸收而消失;较大的血栓如果附着在内膜的部分被溶解,在血流冲击下可形成碎片或整个脱落,引起血栓栓塞。

(二) 机化与再通

若纤维蛋白溶解系统活性不足,血栓存在较久时可发生机化。肉芽组织从血管壁向血栓内长入并逐渐取代血栓,这一过程称为血栓机化(thrombus organization)。机化一般在血栓形成后1~2天开始,通常较大的血栓完全机化需2~4周,此时血栓和血管壁黏着牢固而不易脱落。血栓机化时,由于血栓逐渐干燥收缩和部分溶解,致使血栓内部或血栓与血管壁间出现裂隙,随后这些裂隙的表面被新生的血管内皮细胞所被覆,形成迷路状的血管新通道。血管吻合沟通使血栓上下游的血流得以部分恢复,称为再通(recanalization)(图4-7)。

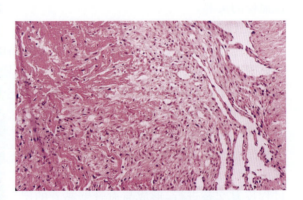

图 4-7　血栓机化与再通(光镜下)
左侧见未完全被机化的血栓,中央为肉芽组织,
右侧见再通的血管。

(三) 钙化

长久形成的血栓既未被溶解又未完全机化时,可发生钙盐沉积,称为钙化,形成静脉石(phlebolith)或动脉石(arteriolith)。机化的血栓,在纤维组织玻璃样变的基础上也可以发生钙化。

四、血栓对机体的影响

（一）对机体有利的影响

血栓形成能堵塞破裂的血管起到止血的作用，有助于创口愈合，局限感染区域，防止感染扩散是对机体有利的一面。如胃、十二指肠溃疡的底部或肺结核，其血管往往在病变侵蚀时已形成血栓，避免了大出血的可能性。

（二）对机体不利的影响

多数情况下，血栓形成对机体是不利的，其影响程度取决于血栓的部位、大小、类型、血管腔的阻塞程度以及有无侧支循环的建立，主要表现为：

1. 阻塞血管　动、静脉血栓形成主要引起血管阻塞，进而影响相应组织器官的血液供应，其后果决定于器官和组织内有无充分的侧支循环。动脉血栓形成后如未完全阻塞动脉可引起局部器官缺血而萎缩；如完全阻塞动脉管腔且不能建立有效的侧支循环，可造成相应器官的缺血性坏死，即梗死。如心、脑、肾、脾和下肢动脉粥样硬化合并的血栓形成，常导致梗死。静脉血栓形成后，若未能建立有效的侧支循环，则引起局部淤血。如门静脉血栓形成，可导致脾淤血性肿大和胃肠道淤血。肢体浅表静脉血栓，由于静脉有丰富的侧支循环，通常不引起临床症状。

2. 栓塞　血栓与血管壁黏着不牢固时，或血栓溶解、碎裂的过程中，动、静脉血栓的整体或部分脱落形成栓子，随血流运行至相应的组织器官，引起血栓栓塞。如栓子内含有细菌，可引起栓塞组织的败血性梗死或脓肿。

3. 心瓣膜变形　心瓣膜上的血栓常因机化而使瓣膜粘连、增厚、纤维化和变形，导致心瓣膜口狭窄或关闭不全，临床常见于风湿性心内膜炎和亚急性感染性心内膜炎。

4. 出血　主要见于 DIC。微循环内广泛的微血栓形成，消耗了大量的凝血因子和血小板，加上纤维素形成后促使纤维蛋白溶酶原激活，从而造成血液的低凝状态，可产生全身广泛出血和休克。

第四节　栓　　塞

循环血流中出现不溶于血液的异常物质，随血液流动阻塞血管腔的现象称为栓塞（embolism）。阻塞血管的异常物质称为栓子（embolus）。栓子可以是固体、液体或气体。最常见的栓子是脱落的血栓栓子，其他栓子包括脂肪、羊水、气体、粥样斑块中的粥样物、肿瘤细胞团、细菌团、寄生虫及其虫卵、异物等。

一、栓子的运行途径

栓子的运行途径一般与正常血流方向一致，最终停留在口径与其相当的血管并阻断血流，少数情况下可发生动静脉系统交叉性运行或罕见的逆血流运行（图 4-8）。

1. 顺血流运行　来自不同血管的栓子，顺血流运行途径不同。①来自体循环静脉系统或右心的栓子，可栓塞于肺动脉的主干或其分支，引起肺动脉栓塞。气泡、羊水或脂肪等体积小而富有弹性的栓子，有可能通过肺泡壁毛细血管回流入左心，再次进入体循环，进而引起动脉分支的栓塞。②左心和体循环动脉系统的栓子，可栓塞于体循环各器官的动脉分支内，常见于心、脑、脾、肾及四肢的指、趾部等。③肠系膜静脉或脾静脉的栓子进入门静脉系统，栓塞在肝内门静脉的各级分支。

2. 交叉性运行 偶见于先天性房、室间隔缺损的患者。右心或腔静脉系统的栓子,在右心压力升高的情况下可通过缺损进入左心,再随动脉血流栓塞相应的分支,称为交叉性栓塞(crossed embolism)。

3. 逆行性运行 极罕见。下腔静脉内的栓子,由于胸、腹腔内压骤然急剧升高(如剧烈的咳嗽、呕吐)可逆血流运行,栓塞在下腔静脉的分支(如肝、肾静脉分支)。

二、栓塞的类型和对机体的影响

(一)血栓栓塞

由于血栓脱落引起的栓塞称为血栓栓塞(thromboembolism),是栓塞中最常见的类型,占所有栓塞的99%以上。根据栓塞的部位,可分为肺动脉栓塞和体循环动脉栓塞。

1. 肺动脉栓塞 血栓栓子95%以上来自下肢深部静脉,特别是腘静脉、股静脉和髂静脉,少数为盆腔静脉,偶尔来自右心附壁血栓。栓子的来源、大小、数量和栓塞的部位不同,对机体的影响也不相同。肺具有双重血液供应,肺动脉和支气管动脉间有丰富的吻合支。一般情况下,少量较小的栓子虽可造成肺动脉小分支的栓塞,但不会引起严重的后果(图4-9)。若栓塞前已有严重的肺淤血,可造成局部肺组织出血性梗死。巨大栓子栓塞在肺动脉主干或其大分支内,则会造成严重后果,患者可突然出现呼吸困难、发绀、休克,严重者可因急性呼吸、循环衰竭而猝死,称肺动脉栓塞症(图4-10)。

ER-4-6

动画:肺小动脉栓塞时的侧支循环代偿过程

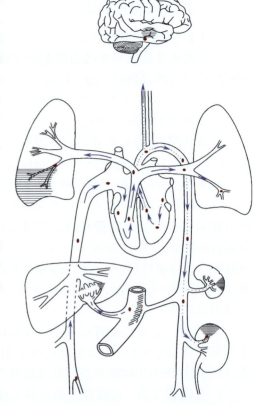

图4-8 栓子运行途径与栓塞部位模式图
栓子运行途径一般与血流方向一致

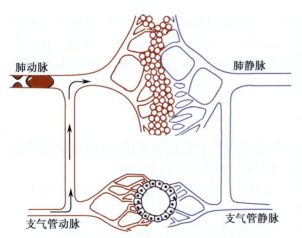

图4-9 肺小动脉栓塞时侧支循环代偿模式图

肺动脉　肺静脉

支气管动脉　支气管静脉

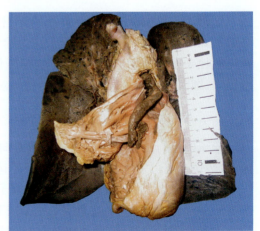

图4-10 肺动脉栓塞(肉眼观)
长条状的混合血栓堵塞在肺动脉主干

笔记栏

肺动脉栓塞引起猝死的机制尚未完全清楚。一般认为：①由于肺动脉机械性阻塞，血栓刺激动脉内膜引起的神经反射或血栓栓子内血小板释放的 5-HT 及 TXA_2，引起肺动脉、冠状动脉、支气管动脉和支气管平滑肌的痉挛，造成急性肺动脉高压、右心衰竭和窒息；②肺动脉主干或大分支栓塞时，肺动脉内阻力急剧增加，造成急性右心衰竭；③肺内急性缺血，左心回心血量骤降，造成左心衰竭等。

2. 体循环动脉栓塞　栓子 80% 来自左心，常见有亚急性感染性心内膜炎时心瓣膜上的赘生物、二尖瓣狭窄时的左心房血栓和心肌梗死时合并的附壁血栓。少数来自动脉，如动脉粥样硬化和动脉瘤内的附壁血栓。动脉栓塞可发生于全身各处，以脑、脾、肾、肠、下肢等处为常见。栓塞的后果取决于栓塞的部位、侧支循环是否及时建立及组织对缺氧的耐受性。如栓子栓塞于较大动脉，又未能建立有效的侧支循环时，局部组织发生急性缺血，引起梗死。当栓子栓塞于较小的动脉且有足够时间建立侧支循环时，常不造成严重后果。例如上肢动脉吻合支丰富，肝有肝动脉和门静脉双重血供，故很少发生梗死。

（二）脂肪栓塞

循环血液中出现游离脂肪滴并阻塞血管，称为脂肪栓塞（fat embolism）。脂肪栓子常来源于长骨骨折、烧伤、脂肪肝挤压伤、严重脂肪组织挫伤等。这些损伤可导致脂肪细胞破裂，释放出的脂滴可从破裂的血管进入血流。脂肪栓子也可见于非创伤疾病如糖尿病、酗酒和慢性胰腺炎、血脂过高或精神受强烈的刺激、过度紧张等。脂肪栓塞的发病机制除机械性阻塞微血管外，还与脂肪滴分解，释出游离脂肪酸引起的局部血管内皮损害有关。

脂肪栓塞的后果取决于脂滴的大小、数量和栓塞的部位。脂肪栓子从静脉进入右心再到达肺脏，直径大于 $20\mu m$ 的脂滴可阻塞肺部毛细血管，引起肺动脉细小分支或毛细血管的栓塞。若肺内脂肪栓子较少，可由巨噬细胞吞噬或被酯酶分解，对肺功能无明显影响。若短时间进入肺内的脂滴量达到 9~20g 时，可使肺循环总面积减少 75%，加之血管内皮细胞损伤引起肺水肿、肺出血，可致患者出现窒息和急性右心衰竭而猝死。直径小于 $20\mu m$ 的脂滴可通过肺泡壁毛细血管经肺静脉、左心至体循环，引起全身多器官的栓塞。最常见的是脑血管栓塞，可引起脑水肿和血管周围点状出血，患者可出现烦躁不安、幻觉甚至昏迷等表现。

（三）气体栓塞

大量空气迅速进入血液循环或原来溶解于血液内的气体迅速游离形成气泡，阻塞血管或心腔，称为气体栓塞（gas embolism）。前者为空气栓塞（air embolism），后者是在高气压环境急速转到低气压环境的减压过程中发生的气体栓塞，称为减压病（decompression sickness）。

1. 空气栓塞　多因静脉破裂后空气经缺损处进入血流所致。如头颈、胸壁和肺的手术或创伤时损伤静脉、使用正压静脉输液以及人工气胸、气腹误伤静脉时，空气在吸气时因静脉腔内为负压而从损伤处进入血液循环。分娩时，子宫的强烈收缩亦有可能将空气挤入破裂的静脉窦内。

空气进入血液循环的后果取决于进入的速度和量。少量空气入血可被吸收或溶解，一般不引起严重后果。若迅速进入静脉的空气量超过 100ml，空气随血流到达右心，因心脏的搏动，空气和血液经搅拌而形成具有压缩性和弹性的泡沫血，由于泡沫具有压缩性和弹性，可随心脏收缩而缩小，随心脏舒张而扩大，既阻碍静脉血回流右心，又妨碍右心向肺动脉输出，造成严重的血液循环障碍，患者可出现呼吸困难、发绀，甚至猝死。若部分空气经肺循环进入体循环，则常栓塞于脑，引起患者抽搐和昏迷。

2. 减压病　见于深潜水或沉箱作业者迅速浮出水面或航空者由地面迅速升入高空时。

ER-4-7

知识链接：
脂肪栓塞
综合征

当气压骤减,原来溶解于血液、组织中的氧气、二氧化碳和氮气迅速游离,形成气泡。氧和二氧化碳气体易再溶于体液被吸收,但因氮气溶解缓慢,在血液和组织间隙内持续存在,而形成很多微气泡或融合成大气泡,在血管内形成气体栓塞,因此又称为氮气栓塞(nitrogen embolism)。

因气体析出部位不同,其临床表现也不相同。骨骼肌、关节及韧带受累较明显,常引起肌肉和关节疼痛;骨骼内的气体栓子常见于骨髓内含脂肪量较多的股骨头、胫骨、肱骨和髂骨,易发生局部缺血和无菌性坏死,并造成痉挛性疼痛;含脂肪丰富的皮下组织可引起皮下气肿;位于心、肺、脑等器官时可造成缺血和梗死,引起相应的症状,甚至危及生命。

(四)羊水栓塞

羊水进入母体血液循环造成栓塞,称为羊水栓塞(amniotic fluid embolism),多发生在高龄产妇,是分娩过程中一种罕见而严重的并发症,发病率约为 1/50 000,病死率高达 80%。在分娩或胎盘早期剥离时,羊膜破裂,尤其伴有胎头阻塞产道时,子宫强烈收缩,子宫内压增高,羊水可被压入破裂的子宫壁静脉窦内,经血液循环进入肺动脉细小分支及毛细血管内引起栓塞。少量羊水还可通过肺毛细血管到左心,引起全身各器官的栓塞。光镜下,在肺毛细血管和小血管内有角化上皮、胎毛、胎脂和胎粪等羊水成分。羊水栓塞时,产妇常在分娩过程中或产后短时间内突然出现呼吸困难、发绀、抽搐和休克等症状,甚至死亡。

除羊水成分造成肺循环机械性阻塞外,一般认为羊水内所含的代谢产物、血管活性物质、凝血激活酶样物质等入血引起的过敏性休克、DIC 也是患者致死原因。在母体的肺毛细血管或小动脉内镜检见上述羊水成分有助于死后确诊。

(五)其他类型栓塞

恶性肿瘤细胞侵入血管可形成瘤栓,引起远处器官的栓塞并形成转移瘤;细菌、真菌团进入血液循环引起栓塞,多见于感染性心内膜炎、败血症及脓毒血症等;寄生虫及其虫卵,如寄生于门静脉的血吸虫,虫体本身及其排出的虫卵可栓塞肝内门静脉小分支,或逆血流栓塞于肠壁小静脉内;动脉粥样硬化灶中的胆固醇结晶脱落引起动脉系统的栓塞;偶尔异物亦可进入血液循环引起栓塞。

ER-4-8
病案分析:
肺动脉
栓塞症

第五节 梗 死

器官或局部组织因血流迅速阻断而引起的缺血性坏死称为梗死(infarct),其形成过程称为梗死形成(infarction)。

一、梗死形成的原因和条件

(一)原因

任何引起血管阻塞而导致局部组织缺氧的原因,均可导致梗死。

1. 血栓形成 是引起梗死最常见的原因。如冠状动脉和脑动脉粥样硬化合并血栓形成,可引起心肌梗死和脑梗死;趾(指)的血栓闭塞性脉管炎可引起趾(指)梗死等。静脉内血栓形成一般只引起淤血、水肿,梗死偶见于肠系膜静脉主干血栓形成而无有效侧支循环时。DIC 形成的微血栓可造成微小梗死(microinfarct)。

2. 动脉栓塞 也是引起梗死的常见原因。大多为血栓栓塞,亦可见于气体、羊水、脂肪栓塞等。在肺、肾、脾的梗死中,由栓塞引起者比血栓形成引起者多见。

3. 已狭窄动脉持续痉挛 在严重冠状动脉粥样硬化或合并斑块内出血的基础上,如有情绪激动、过度劳累、寒冷刺激等诱因作用,冠状动脉可发生强烈而持续的痉挛,可致血流中断而引起心肌梗死。

4. 血管受压闭塞　动脉受肿瘤压迫,或肠扭转、肠套叠及嵌顿性肠疝时肠系膜静脉和动脉受压闭塞,可引起相应器官或组织的梗死。

(二) 条件

血管阻塞后是否发生梗死,与下列因素有关:

1. 供血血管的类型　有双重血液循环的器官,其中一条血管阻塞,另一条动脉可以维持供血,通常不易发生梗死。如肺有肺动脉和支气管动脉供血,肺动脉小分支的血栓栓塞不易发生梗死。肝有肝动脉和门静脉双重血液供应,所以少见梗死。前臂和手有两条平行的桡动脉和尺动脉供血,肠动脉各分支有丰富的吻合支,因此极少发生梗死。而肾和脾是由终末动脉供血的器官,心和脑虽有一些侧支循环,但吻合支的管腔狭小,一旦动脉血流被迅速阻断,因不易建立有效的侧支循环导致梗死。

2. 血流阻断的速度　血流阻断缓慢发生时,可有充足的时间逐步建立吻合通路,不易发生梗死;若病变发展较快或急速发生的血流阻断(如血栓栓塞),侧支循环不能及时建立或建立不充分时则发生梗死。

3. 组织对缺氧的耐受性　脑组织对缺氧的耐受性最低,血流中断 3~4 分钟即可引起梗死;心肌细胞缺血 20~30 分钟即可发生梗死;骨骼肌、纤维结缔组织对缺血的耐受性最强,较少发生梗死。

4. 血液的含氧量　严重贫血、失血或心功能不全时血氧含量降低,可促进梗死的发生。

二、梗死的病理变化

(一) 梗死灶的形状

梗死是局部组织器官中血流阻断所致,其范围及肉眼形态与该器官血管的分布方式有关。脾、肾、肺等器官的动脉呈锥形分支,因此梗死灶也呈锥体形,其尖端位于血管阻塞处,多指向器官的门部,底部为该器官的浆膜面,在切面上呈扇面形或三角形(图 4-11);心冠状动脉分支不规则,梗死灶也呈不规则的地图状;脑内动脉分布不甚规则,故梗死区常呈不规则状,以后组织变软、液化形成囊状;肠系膜动脉呈扇形分布供应各段肠管,故而肠梗死呈节段性。

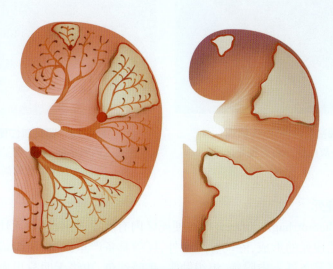

图 4-11　肾动脉栓塞及肾贫血性梗死模式图

（二）梗死灶的质地

梗死灶的质地取决于坏死的类型。心、肾、脾梗死为凝固性坏死，质地较硬。新鲜时，由于坏死组织崩解，局部渗透压升高而吸收水分，使局部肿胀，表面和切面向外隆起；陈旧性梗死因水分被吸收而干燥变硬，表面凹陷。肺、肠和下肢等梗死，亦属凝固性坏死，如继发腐败菌感染则可形成坏疽。脑梗死为液化性坏死，新鲜时质地松软，日久可液化呈囊状。

（三）梗死灶的颜色

梗死灶的颜色取决于梗死灶的含血量。含血量少时颜色灰白，称为贫血性梗死或白色梗死。含血量多时，颜色暗红，称为出血性梗死或红色梗死。

三、梗死的类型

根据含血量的多少和有无合并感染，梗死可分为以下3种类型：

（一）贫血性梗死

贫血性梗死（anemic infarct）常发生于组织结构较致密、侧支循环不丰富的器官，如心、脑、脾、肾等。当动脉血流阻断后，供血区内及其邻近的动脉分支发生反射性痉挛，将血液从该区挤压出去，一方面使该区组织细胞因缺血而变性、坏死，颜色呈灰白或灰黄色，又称白色梗死；另一方面病灶边缘的微血管缺血导致血管壁通透性增高，少量血液成分漏出至病灶周围，在肉眼或镜下呈现明显的出血带。

肉眼观，梗死灶呈灰白色，干燥坚实，与正常组织分界清楚，分界处有暗红色的出血带（图4-12）。光镜下，梗死灶多呈凝固性坏死，可见细胞核呈固缩、碎裂、溶解等改变，组织的结构轮廓尚存（脑梗死灶除外），正常组织与梗死灶交界处可见扩张充血的毛细血管和漏出的红细胞以及炎细胞浸润（图4-13）。后期，细胞崩解呈红染的均质性结构，边缘有肉芽组织长入，最终完全机化被瘢痕组织取代。脑梗死一般为贫血性梗死，梗死的脑组织坏死、液化，以后呈囊状或被增生的胶质细胞所取代，最后可形成胶质瘢痕。

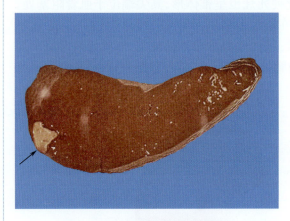

图4-12　脾贫血性梗死（肉眼观）
切面可见一灰白色三角形梗死区

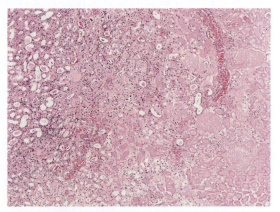

图4-13　肾贫血性梗死（光镜下）
梗死区内肾小体、肾小管呈凝固性坏死状态，
但组织轮廓尚保存

（二）出血性梗死

出血性梗死（hemorrhagic infarct）指在梗死区内有严重的出血，梗死灶呈红色，因此又称红色梗死。出血性梗死的形成，除动脉阻塞外，还须具备严重淤血、组织疏松、双重血液循环或血管吻合支丰富等条件。肉眼观，组织肿胀，呈暗红色，边缘无明显出血带，梗死灶的形态变化与该器官的血管分布一致。光镜下，病灶除了坏死的表现外，可见较多量的红细胞。出

血性梗死常见于肺和肠。

1. **肺出血性梗死**　肺有双重血液供应,一般情况下肺动脉分支的血栓栓塞不引起梗死,严重的肺淤血是肺梗死的先决条件。在左心衰竭等肺静脉压力增高和肺淤血的情况下,如有肺动脉分支阻塞则可造成肺出血性梗死。梗死灶多位于肺下叶,常多发,病灶大小不等,突出于肺表面,呈锥体形,尖端指向肺门,底部靠近胸膜面,胸膜表面常有一层纤维素性渗出物(图4-14)。梗死灶质地实,呈暗红色,表面略微隆起。陈旧性梗死灶颜色可由于红细胞崩解而变浅,肉芽组织长入并机化后可变为灰白色。光镜下,梗死灶内充满红细胞,细胞结构消失,组织轮廓保存,可见不同程度钙盐沉积(图4-15)。临床上患者可有胸痛、咯血等症状。

2. **肠出血性梗死**　肠梗死多在肠扭转、肠套叠、嵌顿性疝、肿瘤压迫等病变的基础上发生。肠梗死多见于小肠段,呈节段性。肉眼观,坏死的肠组织黏膜皱襞变粗,肠壁肿胀增厚,质脆弱、易破裂,呈暗红色,肠腔内充满暗红色混浊的液体(图4-16),肠浆膜面可有纤维素性脓性渗出物被覆。光镜下,肠壁各层结构不清,组织内充满红细胞。临床上,肠壁坏死可致穿孔和弥漫性腹膜炎,后果严重。

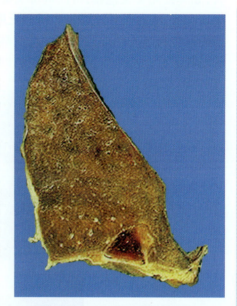

图 4-14　肺出血性梗死(肉眼观)
肺组织下部可见一楔形梗死灶,
灶内肺组织出血性坏死

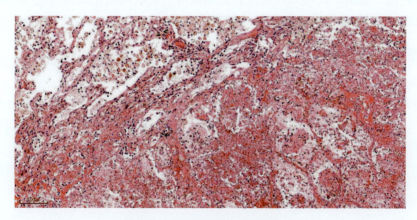

图 4-15　肺出血性梗死(光镜下)
梗死区内大量红细胞和含铁血黄素颗粒,肺组织轮廓尚可隐约辨认

(三) 败血性梗死

败血性梗死(septic infarction)由含细菌的栓子阻塞血管引起,常见于急性感染性心内膜炎。梗死灶内有大量的炎细胞浸润及细菌团,若有化脓性细菌感染时,可形成脓肿。

四、梗死对机体的影响和结局

梗死对机体的影响取决于发生梗死的器官、梗死灶的大小、部位及有无细菌感染等因素。脑梗死对机体影响大,轻者出现其相应部位的功能障碍,范围大或严重者可危及生命。心肌梗死可影响心功能,范围大者可导致心功能不全甚至猝死。脾、肾梗死对机体影响不大,如脾梗死累及包膜,可因局部炎症反应而感疼痛;肾梗死可出现血尿和腰痛。肺梗死可出现胸痛、咯血及并发肺炎。肠梗死患者常出现剧烈腹痛、血便和腹膜炎的症状。四肢、肺、肠梗死等易继发腐败菌感染而造成坏疽。败血性梗死,如栓子内含化脓菌则梗死灶内可出现脓肿。

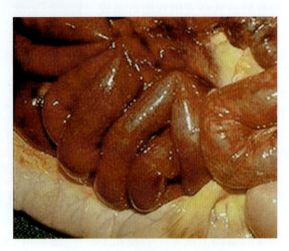

图 4-16　肠出血性梗死(肉眼观)

梗死与坏死的结局相同。非感染性梗死灶在早期周围有血管扩张充血、中性粒细胞及巨噬细胞渗出,梗死后 24~48 小时即有肉芽组织从病灶周围长入,逐渐机化形成瘢痕而取代梗死组织。较大的梗死灶若不能完全被机化时,则由纤维结缔组织加以包裹,病灶内部坏死组织可发生钙化。脑组织的梗死灶是由胶质细胞增生来取代软化灶,形成胶质瘢痕,或软化灶液化成囊腔,周围包绕胶质细胞和神经胶质纤维。

复习思考题

1. 局部血液循环障碍基本类型有哪些?

2. 慢性肝淤血和慢性肺淤血的形成原因有哪些? 在临床上可能导致哪些后果?

3. 试以一种临床疾病为例,分析血栓形成、栓塞和梗死三种血液循环障碍及其内在关系。

（唐　群）

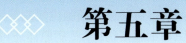

第五章

炎　症

✎ **学习目标**

1. 熟记炎症的概念,炎症的基本病理变化,急性炎症的类型及其病变特征,慢性炎症的类型及其病变特征,炎症局部临床表现、全身反应,炎症的意义。

2. 能够准确表述炎症发生的过程,如血流动力学改变、液体渗出的机制、白细胞的渗出过程、白细胞在局部病灶中的作用、炎症介质的类型和作用等。

3. 能够应用所学炎症知识解释炎症局部临床表现、全身反应。

4. 通过对炎症的基本知识、基本理论的学习,掌握炎症这一常见病理过程的特征与本质,为后续各种炎症疾病的学习奠定基础。

第一节　概　述

一、炎症的概念

炎症(inflammation)是具有血管系统的活体组织对各种致炎因子的损伤所发生的以防御反应为主的基本病理过程。炎症过程中,一方面,损伤因子可直接或间接损伤机体的细胞和组织;另一方面,机体通过一系列的血管反应(例如液体渗出、白细胞渗出和活化)稀释、中和、吞噬和清除损伤因子;同时,通过实质细胞和间质细胞的增生使受损组织得以修复和愈合。可以说炎症是损伤、抗损伤和修复的综合过程,局部表现为变质、渗出和增生的基本病理变化。

尽管单细胞生物和多细胞生物都可以对局部损伤做出各种反应,包括吞噬损伤因子和稀释、中和有害刺激物等,但所有这些反应均不能称为炎症。只有当生物进化到具有血管时,才能发生以血管反应为主要特征,同时又具有上述吞噬和清除等反应的复杂而完善的炎症现象。可以说,炎症亦是进化过程中建立起来的一种抗损伤能力的表现,而血管反应是炎症过程的中心环节。

ER-5-1

思政元素:
白细胞防御
部队

二、炎症的原因

凡能引起组织和细胞损伤的因素都可成为炎症的原因,这些因素均称为致炎因子。根据致炎因子的性质不同,可分为以下几类。

(一)生物性因子

细菌、病毒、立克次体、原虫、真菌、螺旋体和寄生虫等,为炎症最常见的原因。它们可通过多种方式引起组织损伤诱发炎症,如病毒可通过在细胞内复制导致感染细胞死亡;细菌通过其释放的内、外毒素造成感染的组织和细胞损伤;某些病原体还可通过其抗原性诱发免疫反应造成组织损伤。生物性病原体引起的炎症通常称为感染(infection)。

(二)理化性因子

物理性因子包括高温、低温、机械性损伤、放射线和紫外线等。当这些因子作用于人体,只要达到一定的强度或一定的作用时间,即可引起炎症反应。如高温引起的烧伤、烫伤,低温所致的冻伤,电离辐射引起的放射性损伤。

化学性因子包括内源性和外源性化学物质。外源性化学物质如强酸、强碱、强氧化剂和芥子气等。内源性化学物质有坏死组织的分解产物,也包括病理状态下堆积于体内的代谢产物,如尿素、尿酸等。药物和其他生物制剂使用不当也可能引起炎症。

(三)坏死组织

坏死组织是潜在的致炎因子,能引起邻近活组织的炎症反应。如在新鲜梗死灶边缘出现的充血出血带和炎细胞浸润等都是炎症的表现。

(四)异常免疫反应

异常免疫反应包括变态反应、自身免疫性反应和免疫复合物异常沉积等,均可造成细胞和组织损伤引起炎症。如花粉过敏引起的过敏性鼻炎、荨麻疹;自身免疫性疾病如系统性红斑狼疮、溃疡性结肠炎;免疫复合物异常沉积导致肾小球肾炎。

(五)异物

手术缝线、二氧化硅晶体或物质碎片等残留在机体组织内可导致炎症。

上述致炎因子并非一定引起炎症。损伤因子作用于机体是否引起炎症以及炎症反应的强弱,不仅与损伤因子的性质和损伤的强度有关,而且还与机体对损伤因子的敏感性有关。如幼儿和老年人免疫功能低下,易患肺炎,病情也较严重;接种过预防疫苗的儿童,对该病原体常表现不感受性等。因此,炎症反应的发生和发展取决于损伤因子和机体反应性两方面的综合作用。

第二节 炎症局部的基本病理变化

炎症反应的轻重程度和表现形式因病因、个体的不同而各不相同,但所有炎症局部组织均有不同程度的变质、渗出和增生3种基本病理变化。在炎症过程中它们以一定的先后顺序发生、发展,病变的早期以变质或渗出为主,后期以增生为主。变质、渗出和增生是相互联系、相互影响的。一般来说,变质属于损伤性过程,而渗出和增生体现机体的抗损伤和修复过程。

一、变质

炎症局部组织细胞发生的变性和坏死称为变质(alteration)。此时局部组织代谢和功能也发生不同程度的障碍。

(一)形态变化

变质既可发生在实质细胞,也可发生于间质。实质细胞出现的变质性变化常表现为细胞水肿、脂肪变、各种类型的坏死等。间质成分如纤维结缔组织常出现的变质性变化包括黏液样变和纤维素样坏死等。

(二)代谢变化

1. 局部酸中毒 炎症局部糖、蛋白质等分解代谢加强,耗氧量增加。但由于局部血液循环障碍,酶系统功能受损等,导致氧化不全,大量酸性代谢产物淤积,引起组织酸中毒。

2. 局部渗透压升高　炎症局部由于分解代谢增强,组织坏死崩解,蛋白质等大分子物质分解为小分子物质,加上血管壁通透性增加,血浆蛋白渗出,导致炎症局部胶体渗透压显著升高;同时由于局部酸中毒,以及组织分解代谢加强,从细胞内释放出来的钾离子和磷酸根离子增多,使局部晶体渗透压升高。渗透压升高以炎症灶中心区更为突出,为局部血管反应和炎性渗出提供了重要条件。

变质可以是致炎因子直接作用所致,也可以由局部血液循环障碍和炎症反应过程中的代谢产物的间接作用引起。因此,变质的程度由致炎因子和机体的反应状态两方面因素决定。

二、渗出

渗出(exudation)是炎症局部组织血管内富含蛋白的液体成分和细胞成分通过血管壁进入组织间隙、体腔、体表和黏膜表面的过程。渗出是炎症最具特征性的病理变化,在局部发挥着重要的防御作用,同时也可导致炎症局部进一步损伤。渗出过程包括局部血流动力学改变、血管壁通透性增加、液体的渗出和白细胞的渗出等。炎症介质在渗出过程中起重要作用。

(一) 血流动力学改变

局部组织受到致炎因子刺激后,很快发生血流动力学变化,即血流量和血管口径的改变(图 5-1)。

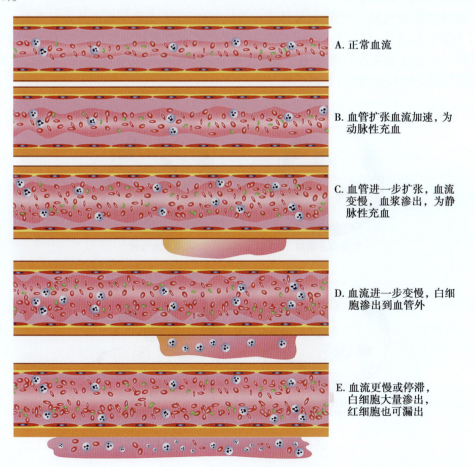

A. 正常血流

B. 血管扩张血流加速,为动脉性充血

C. 血管进一步扩张,血流变慢,血浆渗出,为静脉性充血

D. 血流进一步变慢,白细胞渗出到血管外

E. 血流更慢或停滞,白细胞大量渗出,红细胞也可漏出

图 5-1　血流动力学变化模式图

1. 细动脉短暂收缩　由神经调节和化学介质引起,损伤后立即出现,持续的时间很短,仅几秒到几分钟。

2. 血管扩张和血流加速　细动脉在短暂的痉挛后发生扩张,随后毛细血管前括约肌舒张,毛细血管床开放,血流加快,血流量增多,导致局部动脉性充血即炎性充血(inflammatory hyperemia)。局部组织呈鲜红色,代谢加强,温度升高。早期炎性充血与神经因素即轴突反射有关,但持续时间短。以组胺、NO、缓激肽和前列腺素等炎症介质为代表的体液因素在血管的扩张中起着更为重要的作用。血管扩张持续的时间取决于损伤因子作用的持续时间、损伤的类型和严重程度,有时可长达几小时。

3. 血流速度减慢　在致炎因子的持续刺激及炎症介质的作用下,血管壁通透性增加,富含蛋白质的液体渗出到血管外,导致血管内红细胞聚集和血液黏稠度增加,血流缓慢,甚至血流停滞。血流停滞有利于白细胞黏附于血管内皮并渗出到血管外。

上述血流动力学改变的速度取决于致炎因子的种类和损伤的严重程度。轻度刺激15~30分钟可见到血流停滞,而严重损伤仅需几分钟就可出现。此外,炎症灶的不同部位血流动力学改变是不同的,例如皮肤烧伤病灶的中心已发生血流停滞,但病灶周边部血管仍处于扩张状态。

(二) 液体渗出

在炎症过程中富含蛋白质的液体通过血管壁到达血管外的过程,称为液体渗出。渗出的液体聚集在组织间隙内称为炎性水肿(inflammatory edema),若聚集于浆膜腔则称为炎性积液(inflammatory hydrops)。

1. 液体渗出的机制　炎症时,液体渗出的机制较复杂,主要与以下几方面有关:

(1) 血管壁通透性增加:炎症灶内微静脉和毛细血管壁通透性增加是液体渗出的主要机制。微循环血管壁通透性的维持主要依赖于血管内皮细胞的完整性,炎症时血管壁通透性增加主要与内皮细胞有关(图 5-2)。

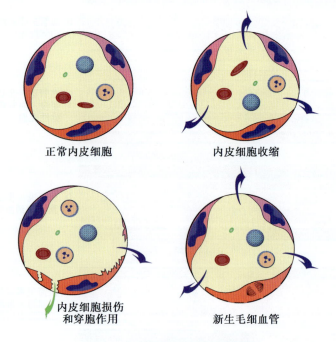

正常内皮细胞　　　　　内皮细胞收缩

内皮细胞损伤和穿胞作用　　　新生毛细血管

图 5-2　血管壁通透性增加模式图

1) 内皮细胞收缩:内皮细胞收缩引起的内皮细胞间隙增大,是血管壁通透性增加的最常见原因。内皮细胞具有含肌动蛋白的细胞骨架。组胺、缓激肽、白三烯及其他炎症介质作用于内皮细胞特异性受体后,可使细胞骨架迅速发生可逆性收缩,持续时间仅为15~30分钟,称为速发短暂反应。主要发生在直径为20~60μm的毛细血管后微静脉,不累及毛细血管和微动脉。细胞因子如白细胞介素-1(IL-1)、肿瘤坏死因子(TNF)、干扰素γ(IFNγ)等可诱导内皮细胞骨架重组,进而引起内皮细胞的收缩,这种反应出现较晚,发生于刺激后4~6小时,持续时间较长,一般超过24小时。

2)内皮细胞损伤:严重损伤因子如烧伤和化脓菌感染等可直接损伤内皮细胞,迅速引起血管壁通透性增加。这种改变在损伤后立即出现,并持续几小时至几天,直至血栓形成或内皮细胞再生修复为止,称为速发持续反应,可累及微循环所有血管包括细动脉、毛细血管和细静脉。轻至中度的热损伤、X线或紫外线照射以及某些细菌毒素可造成迟发持续反应,即血管壁通透性增加发生较晚,常在暴露于损伤因子数小时后出现,并可持续几小时到几天,主要累及细静脉和毛细血管。内皮细胞损伤还可由白细胞介导,白细胞黏附于内皮细胞并激活,释放具有毒性的氧代谢产物和蛋白水解酶,引起内皮细胞损伤和脱落,使血管壁通透性增加,主要发生在细静脉以及肾、肺的毛细血管。

3)内皮细胞穿胞作用增强:内皮细胞连接处的胞质内存在一些囊泡性细胞器,可相互融合形成穿胞通道。富含蛋白质的液体通过穿胞通道穿越内皮细胞称为穿胞作用。某些炎症介质如血管内皮生长因子(VEGF)可引起囊泡口径增大和穿胞通道数量增加,导致血管通透性增加。

4)新生毛细血管壁高通透性:炎症修复过程中新生的毛细血管内皮细胞连接不健全,并有较多血管活性介质的受体,故新生毛细血管壁具有高通透性。

上述引起血管壁通透性增加的因素可同时或先后起作用。例如,烧伤可通过内皮细胞收缩、直接损伤内皮细胞和白细胞介导的内皮细胞损伤等机制,引起液体渗出。

(2)毛细血管流体静脉压升高:由于炎症局部血流缓慢甚至淤滞,微循环内流体静脉压升高,使血管内液体和小分子蛋白易通过血管壁进入组织间隙。

(3)有效胶体渗透压降低:由于血管壁通透性增高,小分子白蛋白渗出,使血浆胶体渗透压下降,组织液胶体渗透压升高;炎症时局部组织分解加强,产生许多大分子物质如蛋白、核酸、酶,使组织液胶体渗透压升高,两者的共同作用导致有效渗透压下降,血液外渗。

2. 渗出液与漏出液的区别 炎症时渗出的液体称为渗出液(exudate)。渗出液中含有较多的蛋白及细胞成分,与单纯血管内流体静压升高所致的漏出液(transudate)不同。区别渗出液和漏出液对于临床某些疾病的诊断与鉴别有一定意义(表5-1)。

表5-1 渗出液与漏出液的比较

	渗出液	漏出液
原因	炎症	非炎症
外观	混浊,可为浆液性、脓性或血性	清亮,色淡黄
凝固性	能自凝	不能自凝
比重	>1.018	<1.018
蛋白含量	>30g/L	<30g/L
细胞计数	>500×10^6/L	<100×10^6/L

渗出液在炎症中具有重要的防御作用:①渗出液可稀释、中和毒素,减轻毒素对局部的损伤作用,并为局部组织和浸润的白细胞带来营养物质,带走代谢产物和有害物质;②渗出

生物的过程称为调理素化。白细胞通过其表面的 Fc 受体(FcγR)和 C3b 受体(CR1、CR2、CR3)识别调理素化的微生物,并使自身激活,提高其吞噬作用。血浆凝集素也可与细菌结合,并呈递给白细胞。

(4)细胞因子受体:感染微生物后,机体产生多种细胞因子,这些细胞因子通过与白细胞表面的受体结合而激活白细胞。如 IFNγ,由自然杀伤细胞和抗原激活的 T 淋巴细胞产生,主要激活巨噬细胞。

3. 白细胞在局部病灶中的作用 白细胞通过其表面的受体识别病原微生物或坏死组织而被激活,激活的白细胞在炎症灶局部发挥吞噬作用和免疫调节作用,有效地杀伤和清除病原微生物,成为炎症防御反应中的重要环节。但是白细胞对局部组织也有损伤、破坏的作用。

(1)吞噬作用:聚集于炎症病灶内的白细胞吞入并杀伤或降解病原微生物及组织碎片的过程称为吞噬作用(phagocytosis)。具有吞噬作用的白细胞主要是中性粒细胞和巨噬细胞。白细胞吞噬过程包括识别和附着、吞入、杀伤和降解三个阶段(图 5-4)。

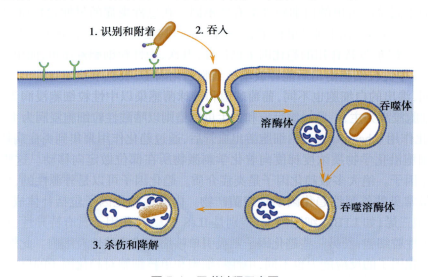

图 5-4 吞噬过程示意图

1)识别和附着:吞噬细胞表面的甘露糖受体、清道夫受体和各种调理素受体都可以识别并结合微生物。甘露糖受体为一种巨噬细胞凝集素,可与病原体细胞壁的糖蛋白和糖脂末端的甘露糖和海藻糖残基结合;清道夫受体也可与各种病原体的细胞壁结合。调理素通过包裹微生物增强吞噬细胞的吞噬功能。

2)吞入:吞噬细胞附着于调理素化的细菌等颗粒状物体后,便伸出伪足,随着伪足的延伸和相互融合,吞噬细胞的细胞膜渐渐包围吞噬物形成泡状小体,称为吞噬体。吞噬体与初级溶酶体融合形成吞噬溶酶体,细菌在溶酶体内容物的作用下被杀伤和降解。FcγR 附着于调理素化的颗粒便能吞入,但 C3b 受体需被细胞外基质成分(纤维连接蛋白和层粘连蛋白)以及某些细胞因子激活时方可引起吞入。

3)杀伤和降解:进入吞噬溶酶体的细菌可被氧依赖或非氧依赖的途径杀伤和降解。

氧依赖机制:主要是通过活性氧和活性氮杀伤微生物。在吞噬过程中,白细胞的耗氧量剧增,激活还原型辅酶Ⅱ(NADPH)氧化酶,使 NADPH 氧化而产生超氧负离子(O_2^-)。大多数 O_2^- 经自发性歧化作用转变为 H_2O_2。H_2O_2 不足以杀灭细菌,但在 Cl^- 存在的情况下,H_2O_2 可被中性粒细胞嗜天青颗粒中的髓过氧化物酶(MPO)还原生成次氯酸(HClO)。HClO 是强氧化剂和杀菌因子。H_2O_2-MPO- 卤素是中性粒细胞最有效的杀菌系统。

$$2O_2 + NADPH \xrightarrow{\text{NADPH 氧化酶}} 2O_2^- + NADP + H^+$$
$$2O_2^- + 2H^+ \longrightarrow H_2O_2 + O_2$$
$$H_2O_2 + Cl^- \xrightarrow{\text{MPO}} HOCl \cdot + H_2O$$

活性氮（主要是 NO）由一氧化氮合酶作用于精氨酸而产生，也参与微生物杀伤。NO 与 O_2^- 相互作用而生成高活性的自由基——过氧亚硝酸盐（$ONOO^-$）。这些氧自由基和氮自由基可攻击和破坏微生物的蛋白、脂质和核酸。

非氧依赖机制：许多溶酶体成分都有杀菌作用，如细菌通透性增加蛋白（bacterial permeability-increasing protein，BPI），可激活磷脂酶和降解细胞膜磷脂，使细菌外膜通透性增加；溶菌酶能水解细菌糖肽外衣而杀伤病原微生物；特异性颗粒中所含的乳铁蛋白及存在于嗜酸性粒细胞的主要碱性蛋白（MBP）对许多寄生虫具有毒性；存在于白细胞颗粒中的防御素对病原微生物及某些哺乳类动物的细胞有杀伤性。

细菌被杀死后，由嗜天青颗粒内的酸性水解酶降解。细菌被吞入后，吞噬溶酶体的 pH 值降至 4~5，有利于酸性水解酶发挥作用。

（2）免疫作用：发挥免疫作用的细胞主要是巨噬细胞、淋巴细胞和浆细胞。淋巴细胞主要有 T 细胞和 B 细胞。抗原进入机体后首先由巨噬细胞将其吞噬处理，再把抗原呈递给 T 和 B 细胞。免疫活化的 T 细胞产生淋巴因子参与细胞免疫或直接杀伤靶细胞；B 细胞在抗原刺激下转化为浆细胞产生抗体，引起体液免疫。另外，自然杀伤细胞（natural killer cell，NK 细胞）也是机体重要的免疫细胞。NK 细胞不具备 T 细胞受体或细胞免疫球蛋白，但胞质内含有丰富的嗜天青颗粒，无需先致敏就可溶解病毒感染的细胞，是抗病毒感染的第一道防线。

（3）组织损伤作用：白细胞趋化、激活和吞噬过程中的产物释放到细胞外，可造成血管内皮和周围组织细胞的损伤。例如中性粒细胞释放的溶酶体酶、活性氧代谢产物及损伤性炎症介质，可造成或加重炎症过程中细胞和组织损伤。此外，坏死崩解的白细胞也释放出大量的损伤性物质。这种由白细胞介导的组织损伤在许多炎症性疾病中都可见到。因此，在治疗此类疾病时控制白细胞渗出有一定的意义。

4. 参与炎症反应的细胞种类和功能　参与炎症反应的细胞主要有中性粒细胞、巨噬细胞、嗜酸性粒细胞、淋巴细胞和浆细胞、嗜碱性粒细胞和肥大细胞等（图 5-5），将它们在炎症中的作用如下：

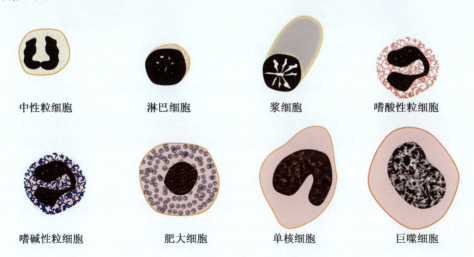

中性粒细胞　　淋巴细胞　　浆细胞　　嗜酸性粒细胞

嗜碱性粒细胞　　肥大细胞　　单核细胞　　巨噬细胞

图 5-5　参与炎症反应的细胞模式图

(1)中性粒细胞:又称小吞噬细胞,常出现于炎症早期、急性炎症和化脓性炎症。中性粒细胞吞噬能力最强,其胞质内嗜天青颗粒和特异性颗粒中的 MPO、溶酶体酶等在杀伤、降解微生物的过程中起重要作用。

(2)巨噬细胞:又称大吞噬细胞,常出现于急性炎症的后期、慢性炎症和非化脓性炎症(如结核病)、病毒感染(如病毒性肝炎)及原虫感染(如阿米巴病)等。炎症灶中的巨噬细胞主要来自血液中的单核细胞,亦可由局部组织内的巨噬细胞增生而来。巨噬细胞受到外界刺激被激活后,表现为细胞体积增大,溶酶体酶、活性氧、活性氮水平增高,产生细胞因子、生长因子和其他炎症介质,细胞代谢更加活跃,吞噬和杀伤病原微生物的能力增强。

巨噬细胞吞噬不同物质可呈现特定的形态改变(图 5-6)。例如,当巨噬细胞吞噬脂质时,胞质内充满脂质空泡,称为泡沫细胞,可见于动脉粥样硬化斑块;左心衰竭患者,在肺泡内可见心力衰竭细胞,内含有红细胞降解形成的含铁血黄素颗粒;肉芽肿性疾病如结核病时,巨噬细胞吞噬结核分枝杆菌后可演变成上皮样细胞,多个上皮样细胞互相融合可形成朗汉斯巨细胞(Langhans giant cell);需吞噬较大异物时,多个巨噬细胞可相互融合成为一个大的多核巨细胞,称为异物巨细胞。

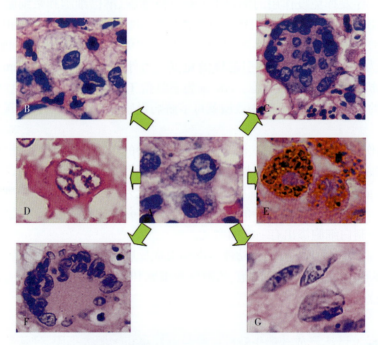

图 5-6 巨噬细胞及其衍生的细胞(光镜下)
A. 巨噬细胞;B. 泡沫细胞;C. 异物巨细胞;D. 风湿细胞;
E. 心衰细胞;F. 朗汉斯巨细胞;G. 上皮样细胞

(3)嗜酸性粒细胞:有一定的吞噬能力,可以吞噬免疫复合物,主要见于过敏反应和寄生虫感染。在病理状态下,嗜酸性粒细胞常富集于被细菌感染的鼻、肠、阴道等黏膜的上皮层下,并以相应的受体对 IgG、IgA、补体分解产物及脂质介质(如 LTB_4、PAF)做出反应。在其嗜酸性颗粒中含有碱性与阳离子蛋白,可杀灭寄生虫及蠕虫。

(4)淋巴细胞和浆细胞:为免疫细胞,淋巴细胞接触到抗原后可被激活,发挥细胞免疫和体液免疫作用。淋巴细胞主要见于病毒感染和各种慢性炎症。

(5)嗜碱性粒细胞和肥大细胞:常见于变态反应性炎症。细胞中含有肝素、组胺、对嗜酸性粒细胞的趋化物质,以及血小板聚集因子。

5. 白细胞功能缺陷 白细胞在机体的防御反应中起重要作用。任何影响白细胞黏附、趋化、吞入、杀伤和降解的先天性或后天性缺陷,均可引起白细胞功能缺陷,导致炎症失控。

(1)白细胞黏附缺陷(leukocyte adhesion deficiency,LAD):LAD-1 型是由于整合素 CD18 的 β2 缺陷,导致白细胞黏附、迁移、吞噬和氧化激增反应障碍,引起患者反复细菌感染和创伤愈合不良。LAD-2 型是由于岩藻糖代谢障碍使唾液酸化 Lewis X 缺乏,LAD-2 型临床表现较 LAD-1 型轻,也表现为反复细菌感染。

(2)吞噬溶酶体形成障碍:Chediak-Higashi 综合征为常染色体隐性遗传性疾病,表现为吞噬体与溶酶体融合发生障碍,以及细胞毒性 T 淋巴细胞不能正常分泌具有溶解作用的颗粒,引起严重的免疫缺陷和患者反复细菌感染。

(3)杀菌活性障碍:由于吞噬细胞 NADPH 氧化酶某种成分的基因缺陷,导致依赖活性氧杀伤机制的缺陷,可引起慢性肉芽肿性疾病。

(4)骨髓白细胞生成障碍:造成白细胞数目下降,主要原因有再生障碍性贫血、肿瘤化疗和肿瘤广泛骨转移等。

(四)红细胞漏出

当血管壁严重受损时,大量红细胞可通过受损血管壁进入周围组织。但红细胞漏出与白细胞的游出不同,是一个被动的过程,主要由于血管壁损伤严重、血液流体静压增高所致。

(五)炎症介质在炎症过程中的作用

炎症渗出过程中的血管扩张、通透性增加以及白细胞的渗出并发挥吞噬和免疫作用,除了某些致炎因子直接损伤外,都是由一系列化学因子的介导而实现的。这些参与和介导炎症反应的化学因子称为炎症介质(inflammatory mediator)或化学介质。

炎症介质的特点包括:①来自血浆和细胞。来自血浆的炎症介质主要在肝内合成,以前体形式存在,需经蛋白酶水解才能激活。来自细胞的炎症介质有些以细胞内颗粒的形式储存于细胞内,在炎症刺激下分泌;有些在致炎因子刺激下即刻合成。②大多数炎症介质通过与靶细胞表面的相应受体结合发挥其生物活性作用,少数炎症介质具有酶活性或介导氧化损伤。③炎症介质作用于靶细胞后可引起靶细胞产生次级炎症介质,使初级炎症介质的作用放大或抵消。④一种炎症介质可作用于一种或多种靶细胞,可对不同的细胞产生不同的效应。⑤炎症介质激活或分泌到细胞外后,半衰期非常短暂,很快衰变、被酶降解灭活或被拮抗分子抑制或清除。⑥大多数炎症介质对正常组织都具有潜在的危害性。

1. 细胞释放的炎症介质

(1)血管活性胺:包括组胺(histamine)和 5-羟色胺(5-HT),储存在细胞的分泌颗粒中,一旦受到刺激即可迅速释放并产生效应。组胺主要存在于肥大细胞、嗜碱性粒细胞和血小板内。各种刺激因素如损伤、免疫反应、补体片段等可引起细胞释放组胺。组胺主要通过血管内皮细胞的 H_1 受体起作用,使细动脉扩张和细静脉通透性增高。组胺对嗜酸性粒细胞有特异的趋化性。5-HT 的作用与组胺相似,主要存在于血小板和肠嗜铬细胞。胶原、免疫复合物、ADP、血小板活化因子可促进血小板释放 5-HT。

(2)花生四烯酸(arachidonic acid,AA)代谢产物:包括前列腺素(prostaglandin,PG)、白细胞三烯(leukotriene,LT)和脂氧素(lipoxins,LX),广泛存在于体内多种器官的细胞膜磷脂内。在炎症刺激因子和炎症介质的作用下,激活磷脂酶 A_2,使细胞膜释放出 AA,然后通过环氧化酶(COX)或脂质氧化酶(LO)途径分别产生 PG 和 LT,再通过其他途径生成脂氧素等代谢产物(图 5-7),在炎症反应中发挥作用。

1)前列腺素:是通过环氧化酶途径产生的代谢产物,包括 PGE_2、PGD_2、PGF_2、PGI_2 和 TXA_2 等。TXA_2 主要由血小板产生,使血小板聚集和血管收缩。PGI_2 主要由血管内皮细胞产生,抑制血小板聚集和使血管扩张。PGD_2、PGE_2 和 PGF_2 协同作用引起血管扩张和促进水肿发生。PGE_2 是痛觉过敏物质,可增加皮肤对痛觉的敏感性。PGE_2 还是发热的中枢介质,致热原通过其发挥作用。阿司匹林和吲哚美辛等药物通过抑制环氧化酶阻滞 PG 的合成而发挥解热镇痛作用。

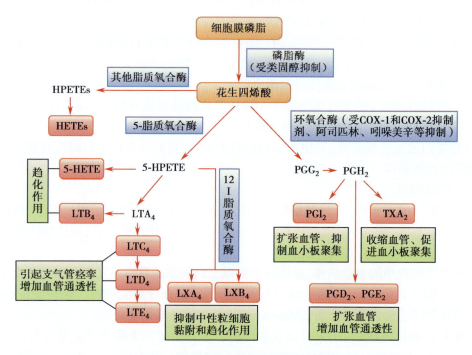

图 5-7　炎症过程中花生四烯酸代谢途径

2)白细胞三烯:AA 通过脂质氧化酶途径产生 5-羟基花生四烯酸(5-HETE),进而转化为各种白细胞三烯(LTA_4、LTB_4、LTC_4、LTD_4、LTE_4),发挥不同的作用。5-HETE 是中性粒细胞的趋化因子,LTB_4 对中性粒细胞有趋化作用,并能促进白细胞与内皮细胞的黏附、自由基产生和溶酶体的释放。LTC_4、LTD_4 和 LTE_4 结构中含有半胱氨酸,故又称半胱氨酰白三烯(cysteinyl leukotrienes,CysLTs),可引起平滑肌收缩和血管通透性增加。

3)脂氧素:是 AA 通过脂质氧合酶途径产生的代谢产物,是 LT 的内源性拮抗剂。主要功能是抑制中性粒细胞的趋化作用及黏附于内皮细胞,可能与炎症的消散有关。

(3)白细胞产物:主要为中性粒细胞和巨噬细胞释放的活性氧代谢产物和溶酶体酶成分。

1)活性氧代谢产物:主要包括 O_2^-、H_2O_2 和羟自由基,以及与 NO 结合产生的活性氮中间产物。上述产物在吞噬细胞依赖氧的杀菌机制中产生,具有杀菌作用。但是当释放到细胞外,低浓度的可促进趋化因子、细胞因子(如 IL-8)及黏附分子的表达而影响炎症反应;高浓度的则可引起细胞损伤和灭活抗蛋白酶(如 α- 抗胰蛋白酶),造成细胞外基质的破坏。

2)溶酶体成分:包括酶类与非酶类成分。酶类中的中性蛋白酶(弹力蛋白酶、胶原酶等)可降解各种细胞外基质成分如胶原纤维、基膜、纤维素、弹力蛋白等,在化脓性炎的组织破坏中起重要作用。酸性蛋白酶在吞噬溶酶体中降解细菌及其碎片;非酶类中的阳离子蛋白不仅能刺激肥大细胞脱颗粒释放组胺,还具有白细胞趋化作用、杀菌作用和致热原作用。

(4)细胞因子:主要由激活的淋巴细胞、巨噬细胞、内皮细胞、上皮细胞和结缔组织细胞产生,通过与靶细胞上特异性受体结合而发挥生物学效应。细胞因子不仅参与免疫反应,在炎症过程中也发挥着重要的作用。TNF（α 和 β）和 IL-1 是介导炎症的两个重要的细胞因子，主要由激活的巨噬细胞产生，主要作用有：①促进内皮细胞黏附分子的表达和其他细胞因子的分泌；②激活炎症细胞，增强其吞噬和杀伤功能；③引起发热，参与组织损伤。

化学趋化因子是一类具有趋化作用的细胞因子，主要功能是刺激白细胞的渗出以及调控白细胞在淋巴结和其他组织中的分布。

（5）血小板激活因子（platelet activating factor，PAF）：由嗜碱性粒细胞、血小板、中性粒细胞、巨噬细胞和血管内皮细胞产生。除激活血小板外，PAF 还可引起支气管收缩。PAF 具有强烈的血管扩张和通透性增加作用，极低浓度下其作用也比组胺强 100~10 000 倍。PAF 还可引起白细胞与内皮细胞黏附，促进白细胞趋化和脱颗粒。人工合成的 PAF 受体拮抗剂可抑制炎症反应。

（6）一氧化氮（NO）：是一种可溶性气体，可由多种细胞产生，在一氧化氮合酶（NOS）作用下生成。NO 作为炎症介质，其主要作用是松弛血管平滑肌，使血管扩张。另外，NO 还有抑制血小板黏附和聚集、抑制肥大细胞引起的炎症反应，调节、控制炎症细胞向炎症灶集中的作用。NO 在抗感染过程中也发挥重要作用，即减少病原微生物复制，杀灭病原微生物。但大量的 NO 也可造成组织和细胞的损伤。

（7）神经肽：是小分子蛋白质，如 P 物质可传导疼痛，引起血管扩张和血管通透性增加。肺和胃肠道的神经纤维分泌较多的神经肽。

2. 血浆中的炎症介质　血浆中存在着相互关联的激肽系统、补体系统、凝血系统和纤维蛋白溶解系统，在正常情况下都是以酶原的形式存在，在激活过程中所产生的一些片段是重要的炎症介质（图 5-8）。

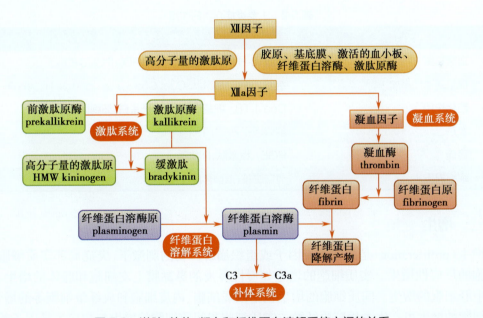

图 5-8　激肽、补体、凝血和纤维蛋白溶解系统之间的关系

（1）激肽系统：主要为缓激肽，是一种血管活性肽，由激肽原酶作用于血浆中激肽原而产生。缓激肽的主要作用是使细动脉扩张、血管通透性增加、血管以外的平滑肌收缩，并可引起疼痛。缓激肽形成的主要环节是XII因子的激活。当组织损伤处暴露的胶原、基膜等激活XII因子后，活化的XII因子可使前激肽原酶转变成激肽原酶，激肽原酶作用于高分子量激肽原使其转化成缓激肽。同时激肽原酶又可强力激活XII因子，这样便使原始刺激得以放大。激

肽原酶本身还具有趋化作用,并能使 C5 转变成 C5a。

(2)补体系统:补体系统由 20 多种血浆蛋白组成,不仅是抵抗病原微生物的天然和过继免疫的重要因子,还是重要的炎症介质。补体的激活有 3 种途径:经典途径(抗原 - 抗体复合物)、替代途径(病原微生物表面分子,例如内毒素和脂多糖)和凝聚素途径。3 种途径均可激活 C3 使其转化为 C3a 和 C3b,进一步激活 C5,使其转化为 C5a 和 C5b。

补体系统在炎症过程中参与如下反应:①血管反应:C3a 和 C5a 刺激肥大细胞释放组胺,使血管扩张和血管壁的通透性增加。由于它们的作用类似于变态反应中肥大细胞释放的介质,故又被称为过敏毒素。C5a 还能激活中性粒细胞和单核细胞中花生四烯酸代谢的脂质氧合酶途径,进一步引起炎症介质的释放。②白细胞激活、黏附、趋化作用:C5a 可激活白细胞,通过增加白细胞表面整合素的亲和力而促进白细胞黏附。另外,C5a 是中性粒细胞、嗜酸性粒细胞、嗜碱性粒细胞和单核细胞的趋化因子。③吞噬作用:C3b 和 iC3b 可与细菌细胞壁结合,通过其调理化作用增加具有 C3b 和 iC3b 受体的中性粒细胞和巨噬细胞的吞噬作用。④细菌杀伤作用:补体激活可以产生膜攻击复合物,在入侵微生物的细胞膜上打孔,杀死微生物。

(3)凝血系统和纤维蛋白溶解系统:活化的凝血因子Ⅻ不仅能启动激肽系统,还能启动凝血系统和纤维蛋白溶解系统。凝血系统启动所形成的凝血酶可促进白细胞的黏附以及促进成纤维细胞的增生,纤维蛋白多肽可增加血管通透性和白细胞的趋化性。纤维蛋白溶解系统激活过程中所形成的纤溶酶、纤维蛋白降解产物具有增强血管通透性和白细胞趋化作用。

主要炎症介质的作用见表 5-2。

表 5-2　主要炎症介质的作用

功能	炎症介质种类
血管扩张	组胺、5-HT、缓激肽、PGE_2、PGD_2、PGI_2、NO
血管通透性增加	组胺、5-HT、缓激肽、C3a、C5a、LTC_4、LTD_4、LTE_4、PAF
趋化作用	C5a、LTB_4、细菌产物、阳离子蛋白、细胞因子(TNF)
发热	细胞因子(IL-1、TNF)、PG
疼痛	PGE_2、缓激肽、P 物质
组织损伤	氧自由基、溶酶体酶、NO

三、增生

增生(proliferation)是指在致炎因子或组织崩解产物的刺激下,炎症局部实质细胞和间质细胞的反应性增生。实质细胞的增生如慢性鼻炎的鼻黏膜上皮细胞和腺体的增生、慢性肝炎中肝细胞的增生。间质细胞的增生包括巨噬细胞、内皮细胞和成纤维细胞等的增生,成纤维细胞的增生可产生大量胶原纤维。实质细胞和间质细胞的增生与相应生长因子的刺激有关。

炎症性增生在一定意义上具有防御作用,如增生的巨噬细胞可吞噬杀伤入侵的病原体,并参与免疫反应;增生的实质细胞和间质细胞具有修复损伤组织的作用。但过度增生可使原有组织结构改变,甚至影响器官功能。如心肌炎、肝炎等疾病,当原有的实质细胞遭受损伤后,间质纤维组织增生形成心肌硬化、肝硬化,器官功能受损。增生一般在炎症中后期出现,但有些炎症一开始就表现为增生,如毛细血管内增生性肾小球肾炎和伤寒。

ER-5-3

慢性胃溃疡
(光镜下)

第三节 炎症的类型

炎症的分类方法多种多样,可以根据炎症累及的部位、病变的程度、炎症的基本病变性质和持续的时间等进行分类。

依据炎症累及的部位进行分类在病变器官或组织后加"炎"字,例如心肌炎、肝炎、肾炎等。临床上,还常用具体受累的解剖部位或致病因子等加以修饰,例如肾盂肾炎、肾小球肾炎、病毒性心肌炎、细菌性心肌炎。

依据炎症病变的程度进行分类分为轻度炎症、中度炎症、重度炎症。

按病程长短及起病缓急,临床上将炎症分为:①超急性炎症:起病急骤,呈暴发经过,持续时间仅数小时至数天。炎症反应剧烈,往往以变性、坏死为主,组织和器官在短期内发生严重的损害,甚至导致机体死亡;②急性炎症:起病较急,反应迅速,病程较短,往往持续数天,一般不超过1个月。症状较明显,局部病变以变性、坏死和渗出为主,炎症灶内浸润的炎症细胞主要是中性粒细胞;③亚急性炎症:介于急性和慢性炎症之间,病程1个月至数月;④慢性炎症:病程可长达数月至数年,临床症状较轻,病变局部以增生为主,浸润的细胞主要是淋巴细胞及浆细胞。

从炎症局部基本病理变化的角度可将其分为变质性炎、渗出性炎和增生性炎。一般而言,变质性炎和渗出性炎多为急性炎症,而增生性炎多为慢性炎症。但也有例外,如伤寒的炎症类型为急性增生性炎。本节内容从形态学角度阐明急性炎症和慢性炎症的病理类型。

一、急性炎症

急性炎症局部病变常以变质或渗出为主,而增生反应较轻,但也有少数以增生反应为主。

(一)变质性炎

变质性炎是以局部组织细胞的变性、坏死为主,而渗出、增生较轻的炎症。主要发生于心、脑、肝、肾等实质性脏器,常常引起器官的功能障碍。如急性重型病毒性肝炎以肝细胞广泛坏死为主,而渗出和增生改变轻微;流行性乙型脑炎则以神经细胞的变性坏死为主,在脑实质形成软化灶。变质性炎多由某些病毒感染、严重中毒或变态反应引起。

(二)渗出性炎

渗出性炎是以渗出为主要病变的炎症,以炎症灶内大量渗出物为主要特征。根据渗出物的主要成分,又可分为浆液性炎、纤维素性炎、化脓性炎和出血性炎等类型。

1. 浆液性炎(serous inflammation) 是以浆液渗出为主的炎症。浆液性渗出物为淡黄色略混浊的液体,以血浆成分为主,含有3%~5%的白蛋白,混有少量的纤维素和中性粒细胞。见于急性炎症早期,常发生于皮肤、黏膜、浆膜和疏松结缔组织。发生在不同的组织,其表现也有所不同:浆液性渗出物在表皮内和表皮下可形成水疱,如皮肤Ⅱ度烧伤(图5-9);发生在黏膜的又称浆液性卡他性炎,如感冒初期,

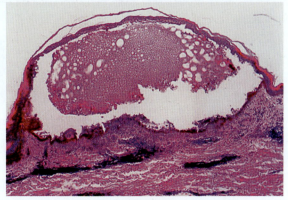

图5-9 皮肤的浆液性炎(光镜下)
水疱形成

鼻黏膜排出大量浆液性分泌物,从鼻腔流出;毒蛇咬伤或蜜蜂蜇伤后,大量的浆液渗入结缔组织间隙形成炎性水肿;发生在浆膜的可引起体腔积液,如风湿性关节炎可引起关节腔积液。

浆液性炎一般症状较轻,渗出的浆液可由血管或淋巴管吸收,局部轻微的上皮组织损伤也易于修复,不留痕迹。但渗出物过多也会产生不利影响,甚至导致严重后果。如严重的喉头浆液性炎造成喉头水肿可引起窒息;心包腔和胸膜腔大量浆液渗出可压迫心、肺而影响其功能。

2. **纤维素性炎(fibrinous inflammation)** 是以渗出物中含有大量纤维素为主要特征的渗出性炎。血浆中可溶性纤维蛋白原渗出血管进入局部组织后形成纤维素,HE 切片组织中呈红染的颗粒状、条索状或交织成网状。纤维素性炎多由细菌毒素(如白喉杆菌、痢疾杆菌和肺炎球菌的毒素)、内源性毒物(如尿毒症时体内蓄积的尿素)或外源性毒物(如汞)引起,这些致炎因子对血管壁损伤严重,通透性增加明显,因而大分子纤维蛋白原可渗出。纤维素性炎好发于黏膜、浆膜和肺。发生在黏膜时,大量纤维素、中性粒细胞和坏死的黏膜上皮及病原菌等在黏膜表面形成一层灰白色膜状物,称为假膜(图 5-10、图 5-11),故又称为假膜性炎。白喉的假膜性炎若发生于咽部,假膜与深部组织结合较牢固,不易脱落,称为固膜性炎;而发生于气管则较易脱落,称为浮膜性炎,此时可因假膜脱落引起窒息。浆膜的纤维素性炎常见于胸膜和心包膜。如发生在心包膜,由于心脏的搏动,渗出的纤维素被牵拉成绒毛状,称为绒毛心(cor heart)。肺的纤维素性炎,如大叶性肺炎,肺泡内有大量的纤维素渗出。

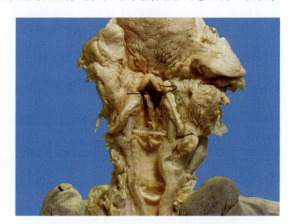

图 5-10　气管黏膜的纤维素性炎(肉眼观)
剖开的气管黏膜面有灰白色膜状物(假膜)(箭头所示)

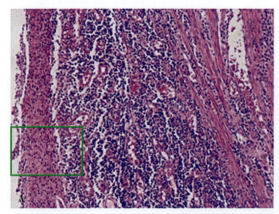
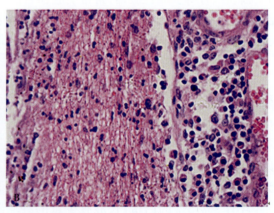

图 5-11　肠黏膜的纤维素性炎(光镜下)
黏膜表面见由纤维素、中性粒细胞和坏死细胞碎片形成的假膜;右图为左图方框内的放大

一般情况下,渗出的纤维素可被中性粒细胞释放的蛋白水解酶溶解清除,病变组织得以修复。若纤维素渗出过多,中性粒细胞渗出过少,或组织内抗胰蛋白酶含量过多,可致纤维素清除障碍,以致发生机化。机化过程如发生在肺则形成肉质变,发生在浆膜则引起浆膜的

纤维性粘连,造成胸膜腔或心包腔的狭窄甚至闭锁。

3. 化脓性炎(suppurative or purulent inflammation) 是以中性粒细胞渗出为主,伴有不同程度组织坏死和脓液形成为主要特征的炎症。多由化脓菌(如葡萄球菌、链球菌、脑膜炎双球菌或大肠埃希菌等)引起,亦可由坏死组织和化学物质(如松节油)所致。化脓菌感染可引起组织细胞变性、坏死及大量中性粒细胞浸润。变性、坏死的中性粒细胞称为脓细胞。脓细胞崩解后释放蛋白水解酶将坏死组织溶解液化形成脓液。脓液是一种混浊的凝乳状液体,呈灰黄色或黄绿色,主要由脓细胞、坏死组织碎片、少量浆液和细菌构成。化脓性炎根据发生的原因和部位不同可分为脓肿、蜂窝织炎、表面化脓和积脓。

(1) 脓肿(abscess):为局限性化脓性炎,其主要特征为炎区组织发生较彻底的溶解坏死,形成充满脓液的腔。常发生于皮下和内脏,主要由金黄色葡萄球菌引起。金黄色葡萄球菌产生毒素使组织坏死,继而大量中性粒细胞浸润,释放蛋白水解酶,使坏死组织溶解液化形成含脓液的腔(图 5-12、图 5-13)。金黄色葡萄球菌产生血浆凝固酶,使渗出的纤维蛋白原转变成纤维素,因此病变较局限。金黄色葡萄球菌具有层粘连蛋白受体,使其容易通过血管壁进入血中而在远处形成迁徙性脓肿。经过一定时间后,脓肿周围可出现肉芽组织增生包绕脓肿形成脓肿壁。小脓肿可以吸收消散,较大脓肿由于脓液较多,吸收困难,需切开或穿刺排脓。脓腔局部由肉芽组织修复。

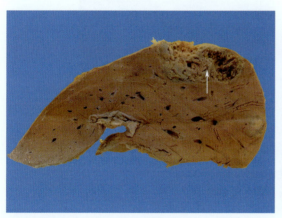

图 5-12 肝脓肿(肉眼观)(箭头所示)

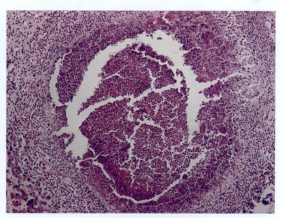

图 5-13 肝脓肿(光镜下)

疖(furuncle)是毛囊、皮脂腺及其周围组织的脓肿。疖中心部分液化变软后,脓肿可自行穿破皮肤。痈(carbuncle)是由多个疖融合形成,在皮下脂肪和筋膜组织中形成多个相互沟通的脓肿。痈的病变范围较大且深,患者中毒症状较明显,必须及时切开排脓。皮肤和黏膜的化脓性炎引起局部皮肤或黏膜浅表缺损,未穿过基底膜者称为糜烂(erosion);若坏死脱落,形成穿过基底膜的深缺损则称为溃疡(ulcer)。深部脓肿向体表或自然管道穿破,如果形成只有一个开口的病理性通道称为窦道(sinus),形成两个或两个以上开口的病理性通道称为瘘管(fistula)。如肛门周围组织脓肿向皮肤表面穿破形成肛旁窦道,同时又向直肠穿破则形成肛瘘,粪便可从皮肤开口处漏出(图 5-14)。窦道和瘘管若不及时治疗,可长期不愈。

(2) 蜂窝织炎(phlegmonous inflammation):是指发生在疏松结缔组织的弥漫性化脓性炎,常见于阑尾、皮下组织和肌肉。主要由溶血性链球菌感染引起,链球菌能分泌透明质酸酶降解疏松结缔组织中的透明质酸,分泌链激酶降解纤维素,因此细菌易于通过组织间隙和淋巴管扩散,表现为组织内大量中性粒细胞弥漫性浸润,与周围组织界限不清(图 5-15,图 5-16)。由于局部组织坏死较轻微,故痊愈后一般不留痕迹。

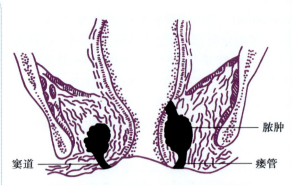

图 5-14　肛周深部脓肿、窦道、瘘管示意图

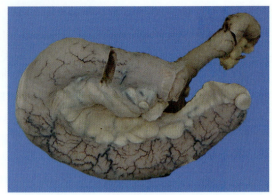

图 5-15　化脓性阑尾炎(肉眼观)

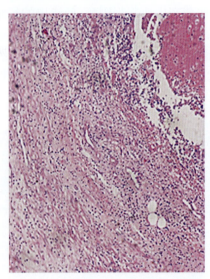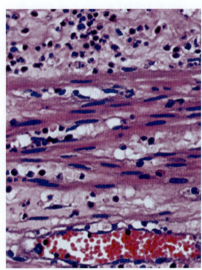

图 5-16　化脓性阑尾炎(光镜下)

左图为低倍镜下;右图为高倍镜下

化脓性胸
膜炎

病案分析:
脓肿

（3）表面化脓和积脓:是指发生在黏膜和浆膜表面的化脓性炎。发生在黏膜表面的化脓性炎又称脓性卡他性炎,中性粒细胞向黏膜表面渗出,而深部组织的浸润不明显。如化脓性支气管炎和化脓性尿道炎,渗出的脓液可沿支气管和尿道排出。当化脓性炎发生于胆囊、输卵管、肾盂黏膜和浆膜时,脓液可积聚于胆囊、输卵管、肾盂和浆膜腔内,称为积脓(empyema),如胆囊积脓、胸腔积脓等。

4. 出血性炎(hemorrhagic inflammation)　在毒性很强的病原微生物感染或炎症的严重阶段,小血管遭到严重损伤,造成血管坏死和破裂,使渗出物中含有大量红细胞,称为出血性炎。常见于流行性出血热、钩端螺旋体病和鼠疫等。

上述各型炎症可单独发生,也可合并存在,如浆液性纤维素性炎、出血性纤维素性炎等。在炎症的发展过程中一种炎症可转变成另一种炎症,如浆液性炎可转变成纤维素性炎或化脓性炎。

(三) 增生性炎

增生性炎是指炎症局部以增生为主,而变质和渗出较轻的炎症。大多数急性炎症以变质、渗出为主,但少数急性炎症以增生反应为主,如急性弥漫性增生性肾小球肾炎,病变以肾小球的系膜细胞和内皮细胞增生为主,同时伴有渗出和变质的病变。伤寒杆菌引起的伤寒,病变则以单核巨噬细胞系统增生为主。

二、慢性炎症

慢性炎症的病程较长,多在数月至数年以上。其间连绵不断的炎症反应、组织损伤和修复反应相伴发生。慢性炎症可由急性炎症迁延而来,也可隐匿发生。慢性炎症多以增生为主,变质和渗出较轻。增生的细胞包括实质细胞和间质细胞,浸润的炎症细胞以淋巴细胞、浆细胞和巨噬细胞为主。根据组织学特点将慢性炎症分为非特异性慢性炎(一般慢性炎症)和特异性慢性炎(肉芽肿性炎)。

(一) 非特异性慢性炎

非特异性慢性炎的主要形态学特点为:①炎细胞浸润:炎症灶内浸润的细胞主要为淋巴细胞、浆细胞和巨噬细胞;②组织破坏:致炎因子的持续作用或炎症细胞的持续存在而引起;③修复反应:常有较明显的成纤维细胞、血管内皮细胞以及被覆上皮、腺体或其他实质细胞等的增生,以替代和修复损伤的组织。

随着炎症的发展,胶原纤维大量产生,进一步融合形成瘢痕,可造成管道性脏器的狭窄或实质性脏器的纤维化甚至硬化。发生在黏膜的慢性炎症,局部黏膜上皮和腺体及肉芽组织可过度增生,形成突出于黏膜表面的带蒂状肿物,即炎性息肉,如鼻息肉、宫颈息肉和肠息肉。若炎性增生形成境界清楚的肿瘤样团块,称为炎性假瘤,多见于肺和眼眶。肺的炎性假瘤结构复杂,增生的成分有肉芽组织、肺泡上皮细胞和巨噬细胞,还有淋巴细胞、浆细胞浸润,或伴有出血,应注意与肺部肿瘤相区别。

(二) 特异性慢性炎

又称慢性肉芽肿性炎(chronic granulomatous inflammation),是一种特殊的慢性炎症,以肉芽肿形成为其特点。所谓肉芽肿是指炎症局部以巨噬细胞及其衍生细胞增生所形成的境界清楚的结节状病灶。病灶较小,直径 0.5~2mm。抗原被巨噬细胞吞噬后,由于不易被消化或降解,刺激机体形成以 T 细胞为主的免疫反应,转化为特殊的细胞形态,如上皮样细胞、多核巨细胞等。根据病因及形态特点,肉芽肿可分为:

1. 感染性肉芽肿 常由生物病原体感染引起,如结核分枝杆菌感染引起结核结节,麻风杆菌感染引起麻风结节,梅毒螺旋体感染引起树胶样肿,真菌和寄生虫感染如组织胞浆菌、血吸虫等也可引起感染性肉芽肿。肉芽肿的形态结构有一定的特异性,可根据其形态特点做出病因判断。以结核结节为例,典型者中心为干酪样坏死,周围为上皮样细胞、朗汉斯巨细胞,再向外为大量淋巴细胞浸润和少量反应性增生的成纤维细胞。(图 5-17)。

2. 异物性肉芽肿 常由手术缝线、石棉、滑石粉、隆胸术填充物、移植的人工血管等引起。病变以异物为中心,周围有数量不等的巨噬细胞、异物巨细胞、成纤维细胞和淋巴细胞等,形成结节状病灶。

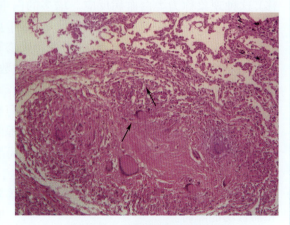

图 5-17 结核结节(光镜下)
典型的结核结节:中央为干酪样坏死,周围有上皮样细胞、朗汉斯巨细胞(箭头示)和淋巴细胞浸润

微课:肉芽组织与肉芽肿

3. 原因不明肉芽肿 如结节病肉芽肿,在形态学上结节病肉芽肿具有明显的纤维化和玻璃样变倾向,其病因和发病机制未明。

第四节　炎症的局部表现、全身反应

一、炎症的局部表现

以体表炎症时最为明显,表现为红、肿、热、痛和功能障碍。炎症局部发红和发热是由于局部血管扩张、血流加速所致。炎症局部肿胀与局部炎性充血、液体和细胞渗出有关,慢性炎症时主要与局部组织增生有关。局部肿胀压迫神经末梢,渗出物内的 K^+、H^+,尤其是炎症介质如 PG、缓激肽等的刺激均可引起疼痛。炎症灶内的实质细胞变性、坏死、代谢障碍,炎性渗出物造成的局部压迫、阻塞则可引起局部脏器的功能障碍,如肝炎时肝细胞变性坏死可引起肝功能障碍,关节炎时可引起关节活动障碍,喉炎时喉头水肿可导致呼吸困难。

二、炎症的全身反应

当炎症局部的病变比较严重,特别是病原微生物在体内蔓延扩散时,常常出现明显的全身性反应,表现为发热、外周血白细胞计数增加、单核巨噬细胞系统细胞增生、实质器官的病变及功能障碍。

1. 发热　是下丘脑体温调节中枢受炎症介质作用的结果(详见第二十章发热)。一定程度的体温升高,可增强吞噬细胞的吞噬功能,促进淋巴细胞增殖和抗体的形成,加强肝的解毒功能,从而提高机体的防御功能。但发热超过了一定程度或长期发热,可影响机体的代谢过程,引起各系统特别是中枢神经系统功能紊乱。若炎症病变十分严重,但体温不升高,则表明机体免疫力低下,往往是预后不良的征兆。

2. 外周血白细胞增多　是炎症反应的常见表现,主要发生在细菌感染时,白细胞计数可达 $(15\sim20)\times10^9/L$。外周血白细胞计数增加主要是由于 IL-1 和 TNF 等刺激白细胞从骨髓库中释放,增强了机体消灭细菌的能力。在严重感染时,中性粒细胞从骨髓中过度释放,使白细胞数明显增加,达到 $(40\sim100)\times10^9/L$,并且相对不成熟的中性粒细胞比例增加(核左移),这种现象称为类白血病反应。增多的白细胞种类常因病原体的不同而不同:多数细菌特别是化脓菌感染引起中性粒细胞增加,寄生虫感染和过敏反应引起嗜酸性粒细胞增加,一些病毒感染如单核细胞增多症、腮腺炎和风疹等可选择性引起淋巴细胞计数增加。但是,并非所有的炎症都引起白细胞计数增加,如多数病毒、立克次体、原虫和部分细菌(如伤寒杆菌)感染则引起白细胞计数减少。

3. 单核巨噬细胞系统细胞增生　单核巨噬细胞系统是机体的重要防御系统,包括肝、脾、骨髓和淋巴结中的巨噬细胞,在炎症过程中常有不同程度的增生,功能加强,有利于吞噬、消灭病原体和坏死组织。临床上表现为局部淋巴结、肝、脾肿大。

4. 实质器官的病变　炎症较严重时,由于病原微生物及其毒素的作用,加之局部血液循环障碍、发热等因素的影响,心、肝、肾、脑等器官的实质细胞可发生不同程度的变性、坏死和器官功能障碍。

第五节　炎症的意义

炎症是机体应对刺激时的重要防御反应之一,无论是炎症早期的充血、基本病变中的渗出和增生,以及全身反应中的发热、外周血白细胞增多、单核巨噬细胞系统细胞增生等都对机体有利,能提高机体的防御能力。

局部血管反应如炎症早期的动脉性充血,可使局部组织获得更多的氧、营养物质、白细胞和抗体等,增强局部组织的抗损伤作用,同时又可将局部的代谢产物和致病因子及时运走,对消除病因和组织损伤修复均有积极作用。临床上常采用红外线照射、热敷和涂擦刺激药剂等人为诱导充血来治疗某些疾病。

炎症基本病理变化中的渗出和增生均体现了其防御性,通常具有如下积极作用:①阻止病原微生物蔓延全身:渗出的纤维素交织成网,可限制病原微生物的扩散,炎性增生也可限制炎症扩散;②液体和白细胞的渗出可稀释毒素、消灭致炎因子和清除坏死组织;③炎症局部的实质细胞和间质细胞增生,可修复损伤组织,恢复组织和器官的功能。

但是在一定情况下,炎症对机体具有潜在的危害性:①当炎症引起重要器官的组织和细胞发生比较严重的变性和坏死时,可以影响受累组织和器官的功能,例如病毒性心肌炎可以影响心脏功能;②当炎症伴发的大量炎性渗出物累及重要器官时,可以造成严重后果,例如细菌性脑膜炎的脓性渗出物可以引起颅内压增高,甚至形成脑疝而威胁患者生命;③炎症引起的增生性反应,有时也可以造成严重影响,例如结核性心包炎引发的心包增厚、粘连可形成缩窄性心包炎,严重影响心脏功能;④长期的慢性炎症刺激可引起多种慢性疾病,例如肥胖、心血管疾病、2 型糖尿病、肿瘤等;⑤"亚炎症"(parainflammation)是一种介于"机体平衡"和"慢性炎症"之间的低水平炎症,其与癌症、衰老、肥胖、肌肉退化等多种疾病有关。因此,在临床治疗炎症性疾病时,除了消灭致病因子外,有时还采取一系列措施以控制炎症反应。

第六节 炎症的结局

炎症过程中存在着损伤与抗损伤这对基本矛盾,如抗损伤占优势,则炎症好转,逐渐痊愈;若损伤因子持续存在或机体免疫力较弱,则炎症迁延不愈,甚至蔓延扩散。

一、痊愈

大多数情况下,机体通过各种抗损伤反应和适当的治疗,可清除病因,溶解吸收炎性渗出物及坏死组织,并通过增生来修复损伤的细胞。若炎症未造成组织结构的明显破坏,原来的结构和功能得以恢复称为完全痊愈;若坏死范围较大,由肉芽组织增生修复,称为不完全痊愈。

二、迁延不愈

急性炎症时,机体的免疫力低下或治疗不彻底,致炎因子持续存在或反复作用,不断损伤组织可造成炎症迁延不愈,病情可时轻时重,呈慢性经过,间或有急性发作过程,如慢性病毒性肝炎、慢性阑尾炎和慢性肾盂肾炎等。因此,临床上应该积极治疗,避免发展为慢性炎症。

三、蔓延播散

在机体免疫力低或病原微生物毒力强、数量多的情况下,病原微生物可不断繁殖,并沿组织间隙、自然管道或脉管系统向周围和全身组织器官扩散。

(一)局部蔓延

炎症局部的病原微生物沿着组织间隙或自然管道向邻近周围组织扩散蔓延。如肾结核病变恶化时,结核分枝杆菌可沿泌尿道向下蔓延引起输尿管结核和膀胱结核。

(二)淋巴道播散

病原微生物经组织间隙侵入淋巴管,随淋巴液回流到局部淋巴结,引起局部淋巴结炎。如原发性肺结核时,肺门淋巴结受累引起肿大。病原微生物可进一步通过淋巴系统入血,引起血道蔓延。

(三)血道播散

炎症灶的病原微生物及其毒素可侵入血液循环或被吸收入血,引起菌血症、毒血症、败血症和脓毒败血症。

1. 菌血症(bacteremia) 细菌由局部病灶通过淋巴管或血管进入血流,全身无中毒症状,但在血液中可检查到细菌。菌血症阶段,肝、脾和骨髓的巨噬细胞可构成一道防线,以清除细菌。如伤寒或某些感染性疾病的早期可出现菌血症。

2. 毒血症(toxemia) 细菌产生的毒性产物或毒素被吸收入血,引起全身中毒症状。患者出现寒战、高热,严重时可出现中毒性休克,同时可伴有肝、心、肾等实质细胞的变性或坏死,但血培养找不到细菌。如大叶性肺炎或细菌性痢疾。

3. 败血症(septicemia) 细菌由局部病灶入血后,不仅大量繁殖,而且产生毒素,引起全身中毒症状和病理变化。败血症除毒血症的表现外,还常出现皮肤和黏膜的多发性出血点,以及脾脏和淋巴结肿大等,严重者可出现休克和 DIC 等表现。此时,血液中可培养出细菌。

4. 脓毒败血症(pyemia) 化脓菌引起的败血症称为脓毒败血症。此时除有败血症的表现外,可在一些脏器中如肺、肾、肝、脑等处出现多发性脓肿。脓肿灶通常较小,且多接近器官表面,周围有充血出血带。脓肿是由栓塞于小血管或毛细血管中的化脓菌菌落引起,因此又称栓塞性脓肿或迁徙性脓肿。

ER-5-7

知识链接:炎症与抗生素

课堂互动

1. 请同学们思考:除教材列举的炎症例子外,生活中还有哪些疾病属于炎症?

2. 请同学们讨论:既然炎症是机体对各种致炎因子的损伤所发生的以防御反应为主的基本病理过程,是对机体有利的,那为什么患了炎症性疾病还要积极治疗呢?

复习思考题

1. 炎症局部的基本病理变化有哪些?为什么说炎症的核心是渗出?试述渗出的主要机制及对机体的影响。

2. 试述炎症介质的来源及其在炎症过程中发挥的作用。

3. 何谓化脓性炎症?蜂窝织炎和脓肿的异同点有哪些?

4. 何谓肉芽肿性炎?举例说明其基本结构。

5. 炎症局部有哪些临床表现?其病理学基础是什么?

(齐洁敏 易 华)

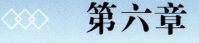

第六章

肿　瘤

✎ **学习目标**

　　1. 肿瘤的概念是本章的一级概念,统率整章内容,要熟记肿瘤的概念并围绕这个概念来展开学习。

　　2. 在理解的基础上熟记肿瘤的形态特点、分化及异型性、生长和扩散等生物学特性;了解肿瘤的命名原则、分类方法、分级与分期、对机体的影响等临床特点。

　　3. 能准确表述良性、恶性肿瘤的区别,癌前疾病或病变、异型增生和原位癌的区别,癌和肉瘤的区别。

　　4. 了解肿瘤的病因学、发病学及发生、发展的分子机制等。

　　肿瘤(tumor,neoplasm)是一类常见病、多发病,其中恶性肿瘤严重危害人类健康,已成为全球最大的公共健康问题。所有的恶性肿瘤总称为癌症(cancer)。国际癌症研究中心(International Agency for Research on Cancer,IARC)2020 年全球最新癌症负担数据显示:全球新发癌症病例 1 929 万,我国约 457 万;全球死亡病例 996 万,我国约 300 万。我国男性以肺癌、胃癌、结直肠癌、肝癌、食管癌、前列腺癌等为常见,女性以乳腺癌、肺癌、结直肠癌、甲状腺癌、胃癌、宫颈癌等为常见。肺癌无论新发病例数还是死亡人数在我国均高居首位。2020 年乳腺癌成为全球发病第一的癌症,在我国居第四。肿瘤的防治工作任重而道远,而防治的重心也有从治疗转向预防的趋势。

　　本章从病理学的角度介绍肿瘤基本知识,包括概念、形态特点、分化和异型性、命名和分类、生长和扩散、分级与分期、对机体的影响、良恶性肿瘤的区别、癌前疾病(或病变)、异型增生和原位癌、肿瘤常见类型以及肿瘤发生的危险因素和发病机制等内容。

第一节　肿瘤的概念

　　肿瘤是机体在各种致瘤因素的作用下,局部组织的细胞在基因水平上失去对其生长的正常调控,导致克隆性异常增生而形成的新生物,常形成局部肿块,因而得名。

👥 **课堂互动**

　　1. 以克隆羊多莉为例,讨论何为克隆性增生?

　　2. 联系组织学与胚胎学中"分化"的概念,讨论肿瘤在生长和分化不受调控后的可能结果。

肿瘤性增生与炎症、损伤修复时的非肿瘤性增生有本质的不同。肿瘤性增生一般是单克隆性的，即一个肿瘤中的肿瘤细胞群，是由发生了肿瘤性转化的单个细胞反复分裂增殖产生的子代细胞组成。肿瘤细胞不同程度地失去了分化成熟的能力，呈现异常的形态、功能和代谢。肿瘤细胞获得了不断增长的能力，即使致瘤因素消除，增生仍持续存在，这种自主性生长不受机体调控，与机体需要不协调。非肿瘤性增生一般是多克隆性的，增生过程产生的细胞群，是从不同的亲代细胞衍生而来的子代细胞。增生的细胞分化成熟，具有正常组织细胞的形态、功能和代谢特点，与机体的需要相协调，当原因消除后增生即停止。

课堂互动

联系适应性增生、修复性增生、炎症性增生的概念和特点，思考并总结肿瘤性增生与非肿瘤性增生的区别。

根据肿瘤的生物学行为，一般将肿瘤分为良性与恶性两大类。有关肿瘤的医学分支称为肿瘤学（oncology）。

第二节 肿瘤的形态

一、肿瘤的大体形态

肿瘤的大体形态多种多样，一定程度上反映肿瘤的良恶性质，观察时应注意肿瘤的数目、大小、形状、颜色和质地等。

1. 肿瘤的数目及大小 肿瘤的数目不一，通常为一个，称为单发瘤；有时为多个，称为多发瘤。如体表的脂肪瘤病和神经纤维瘤病，肿瘤数目可达数百个；家族性多发性结肠腺瘤性息肉病，肿瘤数目常达数百个甚至上千个。肿瘤的大小不一，与肿瘤的良恶性、生长时间和发生部位有一定关系。小的只有在显微镜下才能观察到，生长在狭小腔道内（如颅腔、椎管）的肿瘤一般较小；大的可达数十厘米，重量可达数千克或数十千克，生长在体表或体腔内的肿瘤一般较大，如卵巢的囊腺瘤、腹腔内的脂肪肉瘤等。生长缓慢的巨大肿瘤，多为良性；短期内迅速增大的肿瘤，很可能为恶性。

2. 肿瘤的形状 由于肿瘤的发生部位、组织来源、生长方式和良恶性质等不同，其形状可各种各样（图6-1）。生长在皮肤或黏膜表面的肿瘤：良性肿瘤常向表面突出，呈乳头状、息肉状、蕈伞状等；恶性肿瘤多为不规则结节状、菜花状、溃疡状，表面常有坏死、出血，并向深部浸润。生长在器官或组织内部的肿瘤：良性肿瘤多呈结节状、分叶状、囊状等，常具有完整包膜，与周围组织分界清楚；恶性肿瘤形状不规则，呈树根状、蟹足状向周围浸润，与周围组织分界不清，一般无包膜。

3. 颜色 因肿瘤的组织来源、继发性改变等不同，其颜色可各异。良性肿瘤的颜色一般接近其来源的正常组织，例如脂肪瘤呈淡黄色，血管瘤呈暗红色等。恶性肿瘤的切面多呈灰白或灰红色。如肿瘤发生坏死时常呈灰白色，出血时呈暗红色，产生黑色素时呈黑褐色。

4. 质地 肿瘤的质地与其类型、实质和间质的比例、有无变性坏死等因素有关。例如脂肪瘤质软，纤维瘤、平滑肌瘤质韧，骨瘤则质硬。癌组织较多、纤维间质较少的肿瘤，质地

家族性多发性结肠腺瘤性息肉病

卵巢黏液性囊腺瘤

恶性肿瘤的大体形态-溃疡型胃癌

恶性肿瘤的大体形态-巨块型肝癌

相对较软;纤维间质丰富的肿瘤,质地相对较硬。肿瘤发生坏死时常变软,发生钙化或骨化时则变硬。

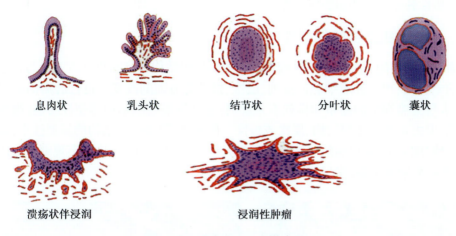

息肉状　　乳头状　　结节状　　分叶状　　囊状

溃疡状伴浸润　　　　　浸润性肿瘤

图 6-1　肿瘤大体形态模式图

二、肿瘤的组织结构

无论良性、恶性肿瘤,均有两种基本成分,即肿瘤实质和肿瘤间质(图 6-2)。

1. 肿瘤实质(parenchyma) 即肿瘤细胞,是肿瘤的主要成分,决定肿瘤的组织来源、良恶性、分化程度、生物学特点及其特性。根据实质可进行肿瘤的命名和分类。不同肿瘤具有不同的肿瘤实质。如鳞状细胞癌的实质为异常增生的鳞状上皮细胞,平滑肌瘤的实质为异常增生的平滑肌细胞等。

2. 肿瘤间质(mesenchyma,stroma) 由结缔组织、血管、淋巴管等组成,对肿瘤实质起着支持和营养作用。肿瘤血管是肿瘤间质的重要成分,肿瘤通过血管与整个机体发生

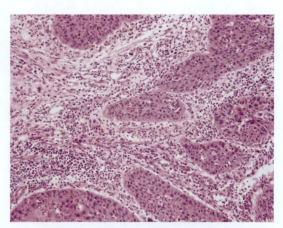

图 6-2　鳞癌的实质和间质(光镜下)
癌细胞呈巢状排列,实质和间质分界清楚

联系。一般良性肿瘤间质血管较少,生长缓慢;恶性肿瘤间质血管丰富,生长迅速。肿瘤间质内有时含有数量不等的淋巴细胞。

第三节　肿瘤的分化与异型性

分化(differentiation)一词在组织胚胎学中是指幼稚或原始细胞发育成为成熟细胞的过程,在肿瘤学中则是指肿瘤组织在形态、结构和功能上与某种正常组织的相似之处,这种相似的程度称为肿瘤的分化程度(degree of differentiation)。如与骨组织相似的肿瘤,提示其向骨组织分化。分化极差,从而无法判断其分化方向的肿瘤称为未分化(undifferentiated)肿瘤。

肿瘤组织无论在细胞形态或组织结构上,都与其起源的正常组织有不同程度的差异,这种差异称为异型性(atypia)。肿瘤异型性的大小反映了肿瘤的分化程度。异型性小,分化程

度高;异型性大,分化程度低。良性肿瘤的结构和功能与起源的正常组织相似,接近成熟,分化程度高,异型性不明显;恶性肿瘤与正常组织差异较大,分化程度低,异型性大。故异型性是区别良恶性肿瘤的主要组织学依据。

一、肿瘤组织结构的异型性

肿瘤组织结构的异型性是指肿瘤细胞形成的组织结构在空间排列方式上与其起源的正常组织的差异,表现在肿瘤细胞的排列、层次、极性等方面的改变。良性肿瘤的组织结构异型性小,表现为瘤细胞的分布和排列不太规则;恶性肿瘤组织结构异型性明显,瘤细胞排列更为紊乱,失去正常的排列结构、层次或极性。例如,肠腺瘤组织结构的异型性小,腺体形状较规则一致(图6-3),肠腺癌的癌细胞则形成大小不等、形状不一、排列不规则的腺体或腺样结构,细胞排列紧密重叠,多呈复层(图6-4)。

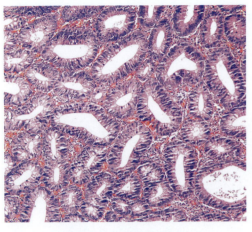

图6-3　肠腺瘤(光镜下)

良性肿瘤组织结构的异型性小,腺体形状较规则一致

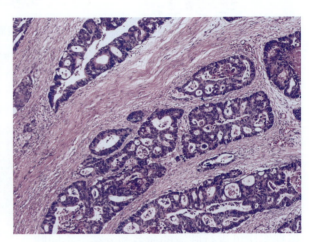

图6-4　肠腺癌(光镜下)

恶性肿瘤组织结构的异型性大,癌细胞形成不规则的腺样结构

二、肿瘤细胞的异型性

良性肿瘤细胞异型性小,与其来源的正常组织细胞相似。恶性肿瘤细胞通常具有高度异型性。

(一)肿瘤细胞的多形性

恶性肿瘤细胞形态、大小不一致,通常比正常细胞大,可出现体积巨大的瘤巨细胞(图6-5);有些分化很差的肿瘤,如肺的小细胞癌,其瘤细胞较正常细胞小,形态和大小比较一致。

(二)肿瘤细胞核的多形性

恶性肿瘤细胞核体积常增大,核质比失调,正常上皮细胞的核质比为 $1:4\sim1:6$,而恶性肿瘤细胞可达到 $1:1$。核大小、形状不一,常出现双核、多核、巨核或奇异形核。核内DNA增多,核染色深,常呈粗颗粒状,分布不均匀,堆积于核膜下导致核膜增厚。核仁明显,体积大,数目增多,可达 $3\sim5$ 个;核分裂象(mitotic figure)增多,并出现病理性核分裂象,如多极性核分裂、不对称性核分裂、顿挫型核分裂或流产型核分裂等(图6-6)。

(三)肿瘤细胞胞质的改变

恶性肿瘤细胞的胞质内由于核糖体增多,多呈嗜碱性染色。有些肿瘤细胞胞质内可产生异常分泌物或代谢产物(如激素、糖原、黏液、脂质、角质和色素等)而具有不同特性,例如肝癌细胞内有时可见黄褐色的胆色素,黑色素瘤细胞内有时可见黑色素。

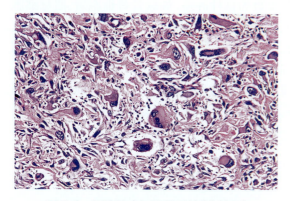

图6-5　恶性肿瘤细胞异型性(光镜下)

肿瘤细胞形态及大小差异较大,呈多形性,可见瘤巨
细胞,核大小、形状不一,可见多核、巨形核

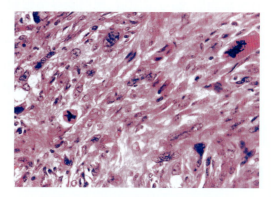

图6-6　病理性核分裂象(光镜下)

上述肿瘤细胞的形态,特别是细胞核的多形性常为恶性肿瘤的重要形态特征,对区别良恶性肿瘤具有重要诊断意义,而细胞质内的特异性产物常有助于判断肿瘤的组织来源。

第四节　肿瘤的命名与分类

一、肿瘤的命名

人体任何部位、任何器官、任何组织几乎都有可能发生肿瘤,因此肿瘤的种类繁多,命名十分复杂。一般根据肿瘤组织来源和生物学行为来命名。

(一)良性肿瘤的命名

良性肿瘤的命名通常是在来源组织名称之后加"瘤"字,如来源于脂肪组织的良性肿瘤称为脂肪瘤,来源于腺体和导管上皮的良性肿瘤称为腺瘤,含有腺体和纤维两种成分的良性肿瘤则称纤维腺瘤。来源于上皮组织的良性肿瘤命名有时需结合肿瘤形态特点来命名,如来源于皮肤鳞状上皮的良性肿瘤,外观呈乳头状,称为鳞状上皮乳头状瘤或简称乳头状瘤,腺瘤呈乳头状生长并有囊腔形成,称为乳头状囊腺瘤。

(二)恶性肿瘤的命名

1. 癌(carcinoma)　来源于上皮组织的恶性肿瘤统称为癌。命名时在其来源组织名称之后加"癌"字。如来源于鳞状上皮的恶性肿瘤称为鳞状细胞癌,来源于腺体和导管上皮的恶性肿瘤称为腺癌。有些癌还需结合其形态学特点来命名,如形成乳头状及囊状结构的腺癌,称为乳头状囊腺癌,由透明细胞构成的癌称为透明细胞癌。

2. 肉瘤(sarcoma)　由间叶组织(包括纤维结缔组织、脉管、脂肪、肌肉、骨、软骨组织等)发生的恶性肿瘤统称为肉瘤。其命名方式是在组织来源名称之后加"肉瘤",如纤维肉瘤、横纹肌肉瘤、骨肉瘤等。呈腺泡状结构的横纹肌肉瘤可称为腺泡型横纹肌肉瘤。

3. 癌肉瘤(carcinosarcoma)　若一个肿瘤中既有癌的成分又有肉瘤的成分,则称为癌肉瘤。近年研究表明,真正的癌肉瘤较为罕见,多数为肉瘤样癌(sarcoid carcinoma)。

(三)肿瘤的特殊命名

有少数肿瘤不按照上述原则命名,无规律可循,需要特殊记忆。例如:①有些肿瘤的形

胃印戒细胞癌

肾透明细胞癌

态与幼稚组织相似,称为母细胞瘤(blastoma)。这类肿瘤大多数为恶性,如神经母细胞瘤、肾母细胞瘤、髓母细胞瘤、视网膜母细胞瘤等,少数为良性肿瘤,如软骨母细胞瘤、肌母细胞瘤等。②有些肿瘤以起初描述或研究者的人名来命名,如霍奇金(Hodgkin)淋巴瘤、尤文(Ewing)肉瘤等。③有些肿瘤虽带有一个"瘤"或"病"字,但实际上是恶性肿瘤,如精原细胞瘤、无性细胞瘤、白血病等。④有些肿瘤的命名在其前面加"恶性"二字,如恶性畸胎瘤、恶性神经鞘瘤、恶性黑色素瘤等。⑤有些肿瘤结合细胞的形态来命名,如印戒细胞癌、透明细胞癌等。⑥有些肿瘤命名中有"瘤病"二字,指良性肿瘤的多发状态,如脂肪瘤病、神经纤维瘤病、血管瘤病等。

 课堂互动

请同学们根据肿瘤名称进行良性、恶性及来源的辨别。

二、肿瘤的分类

肿瘤的分类通常依据其组织来源和生物学行为,包括肿瘤的临床病理特征及预后。目前全世界统一的肿瘤分类由世界卫生组织(WHO)制定。表6-1简单列举了常见肿瘤的分类。

表6-1　常见肿瘤的分类

起源组织	良性肿瘤	恶性肿瘤
上皮组织		
鳞状上皮细胞	鳞状上皮乳头状瘤	鳞状细胞癌
基底细胞		基底细胞癌
腺上皮细胞	腺瘤	腺癌
尿路上皮(变移上皮)	尿路上皮乳头状瘤	尿路上皮癌
间叶组织		
纤维组织	纤维瘤	纤维肉瘤
脂肪组织	脂肪瘤	脂肪肉瘤
平滑肌组织	平滑肌瘤	平滑肌肉瘤
横纹肌组织	横纹肌瘤	横纹肌肉瘤
血管组织	血管瘤	血管肉瘤
淋巴管组织	淋巴管瘤	淋巴管肉瘤
骨组织	骨瘤	骨肉瘤
软骨组织	软骨瘤	软骨肉瘤
滑膜组织		滑膜肉瘤
间皮		恶性间皮瘤
淋巴造血组织		
淋巴组织		淋巴瘤
造血组织		白血病

续表

起源组织	良性肿瘤	恶性肿瘤
神经组织和脑脊膜		
胶质细胞	胶质瘤	弥漫型星形细胞瘤,胶质母细胞瘤
神经细胞	神经节细胞瘤	神经母细胞瘤,髓母细胞瘤
神经鞘细胞	神经鞘瘤	恶性神经鞘瘤
脑脊膜	脑膜瘤 / 脊膜瘤	恶性脑膜瘤 / 恶性脊膜瘤
其他肿瘤		
胎盘滋养叶细胞	葡萄胎	侵袭性葡萄胎、绒毛膜上皮癌
生殖细胞		精原细胞瘤、无性细胞瘤、胚胎性癌
性腺或胚胎剩件中的全能细胞	成熟畸胎瘤	未成熟畸胎瘤
黑色素细胞		恶性黑色素瘤

第五节　肿瘤的生长与扩散

具有局部浸润和远处转移能力是恶性肿瘤最重要的生物学特点,是导致患者死亡的主要原因。因此对肿瘤生长与扩散的生物学特性的研究已成为肿瘤病理学的重要研究内容。

一、肿瘤的生长

(一) 肿瘤的生长速度

各种肿瘤的生长速度有很大差别,主要取决于肿瘤细胞的分化成熟程度。一般来讲,成熟程度高、分化好的良性肿瘤生长速度缓慢,可长达几年甚至十几年;但短期内生长突然加快,应考虑有恶变的可能。成熟程度低、分化差的恶性肿瘤生长速度较快,短期内即可形成明显肿块,并且由于血管形成及营养供应相对不足,易发生出血、坏死等继发改变。影响肿瘤生长速度的因素很多,如肿瘤细胞的倍增时间(doubling time)、生长分数(growth fraction)、肿瘤细胞的生成和死亡的比例等。

肿瘤细胞的倍增时间指细胞分裂繁殖为两个子代细胞所需的时间。多数恶性肿瘤细胞的倍增时间与正常细胞(24~48 小时)相似或者稍长于正常细胞。因此恶性肿瘤的生长速度快不一定是由此造成的。

生长分数指肿瘤细胞群体中处于增殖状态的细胞的比例。处于增殖状态的细胞可不断分裂繁殖。细胞完成一次分裂形成子代细胞的过程称为一个细胞周期,由 G_1 期、S 期、G_2 期和 M 期 4 个期组成。DNA 的复制在 S 期进行,细胞的分裂发生在 M 期。G_1 期为 S 期做准备,G_2 期为 M 期做准备。恶性肿瘤形成初期,细胞分裂繁殖活跃,生长分数高。但随着肿瘤的生长,有的肿瘤细胞进入静止期(G_0 期),停止分裂繁殖。许多抗肿瘤的化学治疗药物是通过干扰细胞增殖起作用的。因此,生长分数高的肿瘤对于化学治疗敏感。如果一个肿瘤中非增殖期细胞数量较多,它对化学药物的敏感性就可能比较低。对于这种肿瘤,可以先进行放射治疗或手术,缩小或大部去除瘤体,此时残余的 G_0 期肿瘤细胞可再进入增殖期,从而增加肿瘤对化学治疗的敏感性。

肿瘤细胞生成和死亡的比例是影响肿瘤生长速度的一个重要因素。肿瘤生长过程中,由于营养供应和机体抗肿瘤反应等因素的影响,有一些肿瘤细胞会死亡,并且常常以凋亡的形式发生。肿瘤细胞的生成与死亡的比例,可能在很大程度上决定肿瘤是否能持续生长以及生长速度的快慢。促进肿瘤细胞死亡和抑制肿瘤细胞增殖,是肿瘤治疗的两个重要方面。

(二)肿瘤的生长方式

肿瘤的生长方式主要有 3 种:膨胀性生长、外生性生长和浸润性生长。

1. 膨胀性生长(expansive growth) 是大多数良性肿瘤的生长方式。肿瘤生长缓慢,不侵犯周围正常组织,随着肿瘤体积的增大,推开或挤压周围组织。肿瘤常呈结节状或分叶状,周围可形成完整的纤维性包膜,与周围组织分界清楚(图 6-7),临床检查时肿瘤活动度良好,手术易摘除,术后一般不复发。

2. 外生性生长(exophytic growth) 发生在体表、体腔和自然管道(如消化道、泌尿道等)的肿瘤,常向表面生长,形成乳头状、息肉状、蕈状或菜花状,称为外生性生长(图 6-8)。良性肿瘤和恶性肿瘤均可有此生长方式,但恶性肿瘤在向表面生长的同时,其基底部常常向组织深部浸润,因其生长迅速,血液供应不足,表面常发生坏死形成凹凸不平、边缘隆起的恶性溃疡。

3. 浸润性生长(invasive growth) 是大多数恶性肿瘤的生长方式。肿瘤生长迅速,如树根状、蟹足状生长并浸润破坏周围组织,一般无包膜,与周围组织紧密连接、分界不清。肿瘤固定、活动度小,手术时需大范围切除,且术后易复发(图 6-9)。

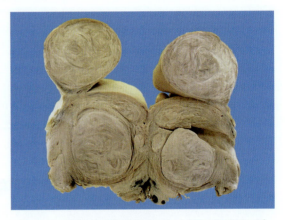

图 6-7 良性肿瘤的膨胀性生长(子宫平滑肌瘤)(肉眼观)

肿瘤呈球形,有包膜,挤压周围组织

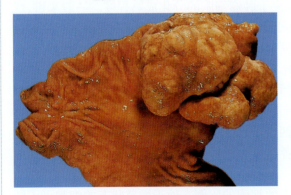

图 6-8 外生性生长(息肉型胃癌)(肉眼观)

胃壁肿瘤呈息肉状,表面有糜烂和溃疡形成

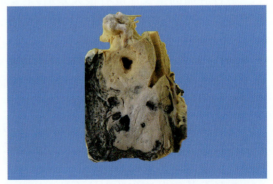

图 6-9 恶性肿瘤的浸润性生长(肺癌)(肉眼观)

灰白色的癌组织在肺组织内呈浸润性生长

课堂互动

请同学们根据良性、恶性肿瘤的特点,讨论 3 种肿瘤生长方式与良性、恶性肿瘤的关系,并进行临床病理联系(体格检查特点、可能的治疗方式和预后等)。

(三)肿瘤血管生成

获得血管供应是肿瘤形成过程中一个极为重要的阶段和条件。肿瘤直径达到1~2mm后,若无新生血管生成以提供营养,则不能继续增长。实验显示,肿瘤有诱导血管生成的能力。肿瘤细胞本身及炎症细胞(主要是巨噬细胞)能产生血管生成因子,如 VEGF、FGF、PDGF、TNF-α 等,诱导新生血管的生成。血管内皮细胞和成纤维细胞表面有血管生成因子受体。血管生成因子与其受体结合后,可促进血管内皮细胞分裂和毛细血管出芽生长。肿瘤细胞也可以诱导多种抗血管生成因子形成。野生型 p53 基因可以诱导血小板反应蛋白 1(thrombospondin 1)的形成从而抑制肿瘤血管形成。此外还发现血管抑素(angiostatin)、内皮抑素(endostatin)和脉管抑素(vasculostatin)等也具有潜在抑制血管形成的作用。肿瘤血管生成是由血管生成因子和抗血管生成因子共同控制的。近年研究还显示,肿瘤细胞本身可形成类似血管、具有基底膜的小管状结构,可与血管交通,作为不依赖于血管生成的肿瘤微循环或微环境成分,称为"血管生成拟态(vasculogenic mimicry)"。因此,抑制肿瘤血管生成或"血管生成拟态",也许是抗肿瘤治疗的新途径。

(四)肿瘤的演进和异质性

恶性肿瘤在生长过程中变得越来越富有侵袭性的现象称为肿瘤的演进(progression),包括生长加快、浸润周围组织和远处转移等。这种生物学现象的出现与肿瘤的异质性有关。肿瘤的异质性(heterogeneity)是指由单克隆来源的肿瘤细胞在生长过程中形成的在侵袭能力、生长速度、对激素的反应、对抗癌药物的敏感性等方面有所不同的亚克隆过程。其原因是在肿瘤生长过程中,可能有附加的基因突变作用于不同的瘤细胞,使得瘤细胞的亚克隆获得不同的特性。例如需要较多生长因子的亚克隆可因生长因子缺乏而不能生长或生长速度下降,而有些需要较少生长因子的亚克隆在此时即可生长。机体的抗肿瘤反应可杀死那些具有较高抗原性的亚克隆,而抗原性低的亚克隆则可以逃避机体的免疫监视。由于这种选择,肿瘤生长过程中能保留那些适应存活、生长、浸润与转移的亚克隆。

近年研究显示,一个肿瘤虽然是由大量肿瘤细胞组成的,但其中具有启动(initiate)和维持(sustain)肿瘤生长、保持自我更新(self-renewal)能力的细胞是少数,这些细胞称为肿瘤干细胞(tumor stem cell,TSC)、癌症干细胞(cancer stem cell,CSC)或肿瘤启动细胞(tumor initiating cell,TIC)。要彻底治愈恶性肿瘤,就必须将 TSC 全部清除。因此,对 TSC 的进一步研究,将有助于深入认识肿瘤发生、肿瘤生长及其对治疗的反应,以及新的治疗手段的探索。

二、肿瘤的扩散

良性肿瘤通常在原发部位生长增大,不扩散。恶性肿瘤不仅在原发部位浸润性生长,而且通过直接蔓延和转移等途径扩散到身体其他部位,这是恶性肿瘤重要的生物学特点。

(一)直接蔓延

随着恶性肿瘤的不断长大,肿瘤细胞沿着组织间隙、淋巴管、血管或神经束衣连续不断地浸润生长,侵入并破坏周围正常组织或器官,称为直接蔓延(direct spread)。例如晚期乳腺癌可蔓延到胸肌、胸腔甚至到达肺;晚期子宫颈癌可向前蔓延到膀胱、向后蔓延至直肠;胰头癌可蔓延到肝、十二指肠。

(二)转移

恶性肿瘤细胞从原发部位侵入淋巴管、血管或体腔,迁徙到其他部位继续生长,形成与原发瘤(primary tumor)同样类型的继发性肿瘤,这个过程称为转移(metastasis)。所形成的继发性肿瘤称为转移瘤(metastatic tumor)或继发瘤(secondary tumor)。常见的转移途径有

知识链接:
肿瘤干细胞

知识链接:
肿瘤直接
蔓延机制

恶性肿瘤细胞局部浸润机制示意图

低分化腺癌
的淋巴结
转移

3 种:

1. 淋巴道转移　为癌转移的重要途径。癌细胞侵入淋巴管后,随淋巴回流首先到达局部淋巴结,聚集于边缘窦并继续增殖,逐渐累及整个淋巴结,破坏淋巴结正常结构,使淋巴结肿大,质地变硬。相邻转移的淋巴结可彼此粘连融合成团。局部淋巴结发生转移后,肿瘤细胞随着淋巴循环可继续转移至下一站淋巴结,最后从胸导管进入血流,引起血行转移(图 6-10、图 6-11)。值得注意的是,有的肿瘤可以逆行转移或者越过相应的引流淋巴结发生跳跃式转移。在临床上最常见的癌转移淋巴结是左锁骨上淋巴结,称锁骨上浸润,其原发部位多位于肺和胃肠道。

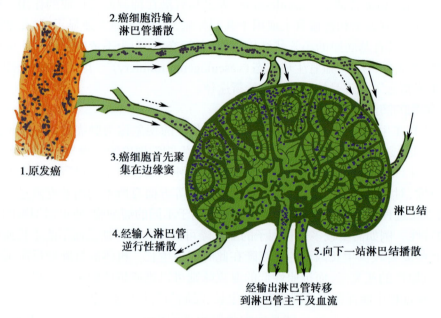

图 6-10　淋巴道转移模式图

2. 血道转移　为肉瘤最常见的转移途径。恶性肿瘤细胞侵入血管,随着血流到达远处器官继续生长,形成转移瘤。由于静脉和毛细血管壁薄且血管内压力低,肿瘤细胞多经此入血,少数也可经淋巴管入血。进入血管系统的恶性肿瘤细胞常聚集成团,称为瘤栓(tumor embolus)。肉瘤组织中薄壁的血管丰富,容易被肿瘤细胞侵入。一些血供丰富的癌和晚期癌也常发生血道转移。

血道转移的途径与栓子运行途径相似,即进入体循环静脉的肿瘤细胞经右心到肺,在肺内形成转移瘤,如绒癌的肺转移;侵入门静脉系统的肿瘤细胞,首先会发生肝转移,如胃、肠癌的肝转移等;进入肺静脉的肿瘤细胞,可经左心随主动脉血流到达全身各器官,常到脑、骨、肾及肾上腺等处形成转移瘤;侵入与椎静脉丛有吻合支的静脉内的肿瘤细胞,可引起脊椎及脑内转移,如前列腺癌脊椎转移。

血道转移可见于许多器官,但最常见的是肺和肝。而肺和肝也是原发性恶性肿瘤发生的常见器官,因此鉴别这两个器官的肿瘤是原发瘤还是转移瘤具有非常重要的临床意义。转移瘤的特点是边界清楚、大小较一致、多个散在分布,且多位于器官表面。由于瘤结节中央出血、坏死而下陷,可形成所谓"癌脐"(图 6-12)。

知识链接:
贝伐单抗

3. 种植性转移　体腔内器官的恶性肿瘤蔓延至器官表面时,瘤细胞可脱落,像播种一样种植在体腔内其他器官的表面形成转移瘤,称为种植性转移(transcoelomic metastasis)。如胃癌破坏胃壁侵及浆膜后,可在腹腔和盆腔脏器表面形成广泛的种植性转移。卵巢的

笔记栏

Krukenberg 瘤多为胃黏液癌经腹腔种植到卵巢表面的浆膜再侵入卵巢所形成的继发性肿瘤。值得注意的是，Krukenberg 瘤也可通过淋巴道和血道转移形成，不一定都是种植性转移的结果。肺癌常在胸腔形成广泛的种植性转移。小脑的髓母细胞瘤可经脑脊液转移到脑的其他部位，形成种植性转移。

知识链接：
原发灶不明
转移癌

病案分析：
上腹部疼痛

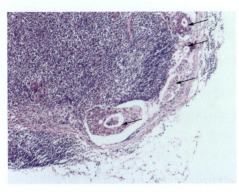

图 6-11　淋巴结转移性腺癌（光镜下）
癌细胞侵入淋巴结后，聚集于边缘窦并继续
增殖（箭头示）

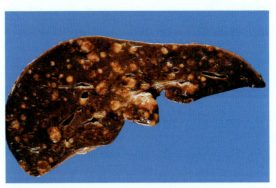

图 6-12　肝内的血道转移瘤（肉眼观）
肝的切面上可见多个大小不一的黄白色圆形癌结
节，边界较清楚

第六节　肿瘤的分级和分期

　　肿瘤的分级和分期一般用于恶性肿瘤。"级"是描述肿瘤恶性程度的指标，一般根据恶性肿瘤分化程度的高低、异型性的大小以及病理性核分裂象数目的多少等进行分级。通常将恶性肿瘤分为 3 级：Ⅰ级为高分化，属低度恶性；Ⅱ级为中分化，属中度恶性；Ⅲ级为低分化，属高度恶性。某些肿瘤也采用低级别（low grade）（分化较好）和高级别（high grade）（分化较差）的两级分级法。这种分类法的优点是简单易掌握，对临床治疗和判断预后有一定意义，但缺乏定量标准，不能完全排除主观因素。

　　"期"是指恶性肿瘤的生长范围和播散程度。肿瘤的分期方案很多，国际上常用的是 TNM 分期方案，主要是根据原发瘤大小、浸润范围和深度、局部和远处淋巴结转移情况以及有无血道转移等来进行。T 代表原发肿瘤，随着肿瘤体积增大和周围组织的破坏，依次用 $T_1 \sim T_4$ 表示，Tis 代表原位癌。N 代表局部淋巴结受累程度，N_0 表示无淋巴结受累，随着淋巴结受累程度的增加，依次用 $N_1 \sim N_3$ 表示。M 代表血道转移，M_0 表示无血道转移，M_1 有血道转移。

　　肿瘤的分级和分期对临床医生制订治疗方案和评估预后有重要的参考价值，一般来说，肿瘤分级和分期越高，预后越差，生存率越低。

第七节　肿瘤对机体的影响

　　肿瘤因其良恶性、大小及发生部位的不同，对机体产生的影响也有所不同。早期或微小肿瘤，常无明显临床表现，以下所述是指中晚期肿瘤对机体的影响。

一、良性肿瘤对机体的影响

　　良性肿瘤分化较成熟，生长缓慢，无浸润和转移，对机体的影响较小。但因其发生部位

肠套叠

或继发改变,有时也可引起较为严重的后果。主要表现为:

(一) 局部压迫和阻塞

局部压迫和阻塞是良性肿瘤对机体的主要影响,其严重程度与发生部位密切相关。如发生在体表的良性肿瘤,除少数因过大有局部压迫症状外,一般对机体影响不大。若生长在自然管道,突入管腔,则造成阻塞,例如支气管壁的平滑肌瘤可引起严重的呼吸困难;肠平滑肌瘤可引起肠梗阻或肠套叠;颅内的脑膜瘤可压迫脑组织,阻塞脑脊液循环,引起颅内压升高等相应的神经系统症状。

(二) 继发性改变

良性肿瘤也可发生继发性改变,并对机体造成不同程度的影响。如肠的乳头状腺瘤、膀胱的乳头状瘤和子宫黏膜下肌瘤等肿瘤,表面可发生溃疡继而引起出血和感染;支气管壁的良性肿瘤阻塞气道后可引起分泌物潴留而导致肺内感染。

(三) 激素分泌过多

内分泌腺的良性肿瘤可分泌过多的激素,而引起相应临床症状。如肾上腺嗜铬细胞瘤分泌过多的儿茶酚胺,可引起阵发性高血压;胰岛细胞瘤分泌过多的胰岛素,可引起阵发性低血糖;甲状旁腺瘤可产生过多的甲状旁腺激素,导致纤维囊性骨病;垂体生长激素腺瘤分泌过多的生长激素,可引起巨人症或肢端肥大症等。

二、恶性肿瘤对机体的影响

恶性肿瘤由于分化不成熟,生长速度快,浸润破坏器官的结构,引起相应的功能障碍,并可发生转移,因而对机体的影响严重。

(一) 器官结构和功能的破坏

恶性肿瘤能破坏原发部位、浸润部位和转移部位器官的结构和功能。如肝癌广泛破坏肝细胞引起肝衰竭,骨肉瘤引起骨质破坏造成病理性骨折等。

(二) 继发性改变

恶性肿瘤常发生出血、坏死、溃疡、穿孔、感染等继发性改变。肿瘤代谢产物、坏死组织或合并感染常引起发热,肿瘤压迫、浸润神经组织可引起顽固性疼痛,胃肠道癌的穿孔可导致出血、急性腹膜炎等。

(三) 恶病质

晚期恶性肿瘤患者常常出现疲乏无力、极度消瘦、严重贫血和全身衰竭状态,称为恶病质(cachexia)。其发生原因可能是由于恶性肿瘤生长迅速,消耗大量营养物质,疼痛影响患者的进食和睡眠,肿瘤出血、感染、发热或肿瘤组织坏死所产生的毒性产物等引起机体的代谢障碍所致。近年来发现巨噬细胞产生的 TNF 可降低食欲和增强分解代谢,与恶病质的发病有一定关系。

(四) 异位内分泌综合征

一些非内分泌腺的恶性肿瘤可产生并分泌激素或激素类物质,引起内分泌紊乱而出现相应的临床症状称为异位内分泌综合征(ectopic endocrine syndrome),这类肿瘤称为异位内分泌肿瘤(ectopic endocrine tumor)。此类肿瘤以癌居多,如肺癌、胃癌、肝癌、肾癌等;也可见于肉瘤,如纤维肉瘤、平滑肌肉瘤、横纹肌肉瘤等。这类肿瘤可产生促肾上腺皮质激素(adrenocorticotropin,ACTH)、胰岛素、甲状旁腺素(parathyroid hormone,PTH)、抗利尿激素(antidiuretic hormone,ADH)、人绒毛膜促性腺激素(HCG)、生长激素(GH)、促甲状腺素(TSH)、降钙素(calcitonin,CT)等 10 余种激素,可引起相应激素过多的临床症状。如肺小细胞癌可产生 ACTH,造成满月脸、高血脂、向心性肥胖、腹和腿皮肤紫纹、周围性水肿、高血压等库欣（Cushing）综合征的症状。恶性肿瘤异位内分泌的原因可能与肿瘤细胞的基因表达异常有关。

（五）副肿瘤综合征

由肿瘤的代谢产物或异常免疫反应等原因间接引起，表现为内分泌、神经、消化、造血、骨关节、肾和皮肤等系统的异常并出现相应的临床表现，称为副肿瘤综合征（paraneoplastic syndrome）。如肺腺癌患者可表现为杵状指和长骨骨膜炎；肾癌患者可出现红细胞增多症、高钙血症、Cushing 综合征和高血压等多种副肿瘤综合征。这些表现不是由肿瘤的直接蔓延或转移引起，而是通过上述途径间接引起。异位内分泌综合征也属于副肿瘤综合征。正确认识副肿瘤综合征，可以帮助发现一些隐匿性的早期肿瘤；同时也要注意，已确诊的患者出现此类症状时，也应考虑有副肿瘤综合征的可能，避免将之误认为是肿瘤转移所致而放弃治疗，如肿瘤治疗有效，这些综合征可减轻或消失。

知识链接：恶性肿瘤早期的"十大症状"

第八节　良性肿瘤与恶性肿瘤的区别

良性肿瘤和恶性肿瘤在生物学特性和对机体的影响上有显著不同。良性肿瘤一般对机体影响小，易于治疗，疗效好；恶性肿瘤危害较大，治疗复杂，疗效差。因此，区别肿瘤的良恶性对于正确的诊断和治疗具有重要的临床意义。目前，两者的区别主要依据病理形态学上的异型性，并结合其生物学特性（浸润、转移）等多项指标。表 6-2 是良恶性肿瘤的区别要点。

表 6-2　良性肿瘤与恶性肿瘤的区别

	良性肿瘤	恶性肿瘤
分化程度	分化好，异型性小，与起源组织形态相似	分化差，异型性大，与起源组织形态差异大
核分裂象	无或少见	多见，可见病理性核分裂象
生长速度	缓慢	较快
生长方式	膨胀性或外生性生长，常有包膜，与周围组织分界清楚	浸润性或外生性生长，无包膜，与周围组织分界不清楚
继发性改变	较少见	常有出血、坏死、感染、溃疡形成等
转移	不转移	常有转移
复发	手术后一般不复发	手术后易复发
对机体的影响	较小，主要为局部压迫或阻塞	严重，除压迫阻塞外，常破坏原发和转移部位组织引起出血、坏死、感染、恶病质等，甚至导致患者死亡

要强调的是，良性肿瘤和恶性肿瘤的病理形态表现和生物学行为并无绝对界限，有些肿瘤介于良性、恶性之间，称为交界性肿瘤（borderline tumor），如卵巢交界性浆液性乳头状囊腺瘤和交界性黏液性囊腺瘤。交界性肿瘤可局部复发，通常不发生转移，多次复发后可逐渐向恶性发展，临床上应加强随访。恶性肿瘤的恶性程度也各不相同，有的较早发生转移，如鼻咽癌；有的转移较晚，如子宫内膜癌；有的几乎不发生转移，如皮肤的基底细胞癌。某些良性肿瘤如不及时治疗，可转变为恶性肿瘤，称为恶变（malignant change），如结肠乳头状腺瘤可恶变为结肠腺癌。而极个别的恶性肿瘤（如黑色素瘤），有时由于机体免疫力加强等原因，可以停止生长甚至完全自然消退。因此，肿瘤良恶性的判断要综合考虑，必要时还需结合临

床,充分考虑患者的临床表现、影像学资料和其他检查结果。

第九节 癌前疾病或病变、异型增生及原位癌

癌前疾病(precancerous disease)或癌前病变(precancerous lesion)是具有发展为恶性肿瘤潜能的某些疾病或病变,使患者发生相应恶性肿瘤的风险增加。从癌前状态到癌变,需要经过一段漫长渐进的演变过程。在上皮组织中,可以观察到先出现非典型增生或异型增生,继而发展为局限在上皮内的原位癌,再进一步发展为浸润癌。因此,早期发现癌前疾病或癌前病变并及时治疗,是肿瘤防治的重要环节。

一、癌前疾病或癌前病变

癌前疾病或癌前病变可以是遗传性的,也可以是获得性的。遗传性肿瘤的患者具有某些染色体或基因异常,获得性的癌前疾病(或病变)与一些慢性炎症、感染或不良生活习惯有关,如长期不治疗有可能转变为癌。但并不是所有癌前疾病(或病变)都一定会发展为癌,去除致瘤因素后,有些癌前疾病(或病变)可恢复到正常状态。常见癌前疾病、癌前病变有以下几种:

1. 大肠腺瘤 为常见的消化道肿瘤,可单发或多发,主要有管状腺瘤、管状绒毛状腺瘤、绒毛状腺瘤等类型,其中绒毛状腺瘤发生癌变的概率大。家族性腺瘤性息肉病几乎均发生癌变。

2. 乳腺纤维囊性病 多见于成年女性,表现为乳腺肿块。镜下见乳腺导管囊性扩张,小叶和导管上皮增生伴大汗腺化生,可发展为乳腺癌。

3. 慢性胃炎伴肠上皮化生 慢性胃炎伴有肠上皮化生、腺体有异型增生者与胃癌的发生有一定关系。慢性胃炎合并幽门螺杆菌感染与胃黏膜相关淋巴组织结外边缘区淋巴瘤(MALT 淋巴瘤)发生有关。

4. 溃疡性结肠炎 是一种炎性肠病,在反复发生溃疡和黏膜增生的基础上有可能发生结肠癌。

5. 慢性溃疡 如皮肤慢性溃疡、胃溃疡病等久治不愈,均有可能发展为癌。

6. 肝硬化 由乙型和丙型肝炎所致的肝硬化,尤其是坏死后性肝硬化,有可能发展为肝细胞癌。

7. 黏膜白斑 常发生于口腔、外阴等处,形成白色增厚的斑块,鳞状上皮过度增生、过度角化,有一定的异型性。如长期不愈有可能发展为鳞状细胞癌。

二、异型增生及原位癌

细胞出现增生并伴有一定的异型性,这种现象称为非典型增生(atypical hyperplasia),多用于描述上皮的病变,包括鳞状上皮、腺上皮和尿路上皮等。但近年来学术界认为,非典型增生既可见于肿瘤性病变,亦可见于炎症、修复性改变,故倾向于使用异型增生这一术语来描述与肿瘤形成相关的非典型增生。

异型增生(dysplasia)是一种以细胞形态和组织结构异常为特征的增生性病变。细胞形态异常包括细胞核增大、不规则、染色质过多、核仁明显、细胞核与细胞质比值增大、核分裂象增多、出现病理性核分裂象等。组织结构异常包括细胞核极性丧失、细胞排列紊乱等。异型增生的程度通常可分为轻、中、重 3 级。以上皮为例,轻度者细胞异型性小,累及上皮层的

ER-6-18

知识链接：
肿瘤的"三
级预防"

下 1/3；中度者细胞异型性中等，累及上皮层的下 2/3；重度者细胞异型性较大，累及上皮层 2/3 以上，甚至占据上皮全层。轻度异型增生可恢复正常，中、重度则较难逆转，且重度异型增生易发展为恶性肿瘤，属于癌前病变。

异型增生的细胞具有癌细胞形态特点，累及上皮全层，但尚未突破基底膜，称为原位癌（carcinoma in situ），也称为上皮内癌。常见于鳞状上皮和尿路上皮等被覆的部位，如皮肤、子宫颈、食管和膀胱等处；亦可见于发生鳞状化生的黏膜上皮。乳腺导管上皮发生癌变但未突破基膜向间质浸润者，称为导管原位癌或导管内癌。原位癌是一种早期癌，如能早期发现和治疗，可防止其发展为浸润癌，预后较好。

目前，WHO 采用上皮内瘤变（intraepithelial neoplasia）这一术语描述上皮从异型增生到原位癌这一连续的过程。它与异型增生的含义非常相似，前者强调的是肿瘤形成的过程，后者强调的是形态学变化，但上皮内瘤变涵盖的范围较异型增生广泛。目前上皮内瘤变多采用两级分类法：低级别上皮内瘤变和高级别上皮内瘤变。如胃肠道黏膜的轻度异型增生和中度异型增生称为低级别上皮内瘤变，重度异型增生和原位癌称为高级别上皮内瘤变。上皮内瘤变术语的产生是由于在实际工作中重度异型增生和原位癌在形态上很难严格区别，长期随访结果显示，两者进展为浸润癌的危险性并无差别，临床处理原则也相同，因此，将重度异型增生和原位癌都归入高级别上皮内瘤变中，这样可以避免一些因诊断报告术语不同而引起的医疗纠纷。不同的部位，专家的命名略有不同，新近分类将不同级别的子宫颈上皮内瘤变（cervical intraepithelial neoplasia，CIN）重新命名为子宫颈低级别鳞状上皮内病变（low-grade squamous intraepithelial lesion，LISL）和高级别鳞状上皮内病变（high-grade squamous intraepithelial lesion，HISL）（图 6-13）。

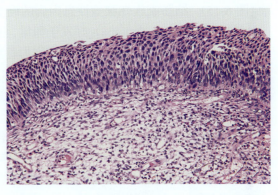

图 6-13　子宫颈高级别鳞状上皮内病变（光镜下）

第十节　肿瘤常见类型

本节仅介绍肿瘤常见类型的一般临床病理特点，各系统常见肿瘤在本书各系统疾病的章节中有详细介绍。

一、上皮组织肿瘤

上皮组织包括被覆上皮与腺上皮，其发生的肿瘤最为常见。人体恶性肿瘤大部分起源于上皮组织，对人类危害甚大。

（一）上皮组织良性肿瘤

1. 乳头状瘤（papilloma）　常见于皮肤、膀胱、乳腺、鼻腔、喉、外耳道、阴茎等处。肿瘤向体表或腔面呈外生性生长，形成乳头状、指状突起，也可呈菜花状或绒毛状，根部可有蒂与正常组织相连。镜下，乳头的轴心由小血管及纤维结缔组织等间质成分构成，表面覆盖增生的上皮（图 6-14），上皮因起源部位不同而异，可为鳞状上皮、尿路上皮等，称之为鳞状上皮乳头状瘤、尿路上皮乳头状瘤等。其发生可能和人乳头状瘤病毒（human papilloma virus，HPV）感染有关。发生于阴茎、外耳道、膀胱的乳头状瘤较易恶变。

ER-6-19

皮肤乳头状瘤（肉眼观）

2. 腺瘤（adenoma） 由腺上皮或分泌上皮发生的良性肿瘤，多见于肠、甲状腺、卵巢、乳腺等处。发生于黏膜的腺瘤多呈息肉状、蕈伞状；发生于腺器官的腺瘤多呈结节状，常有完整包膜，与周围正常组织分界清楚。分化较好的腺瘤还具有一定的分泌功能。根据腺瘤的组成成分或形态特点，可分为管状腺瘤、绒毛状腺瘤、囊腺瘤、纤维腺瘤、多形性腺瘤等类型。

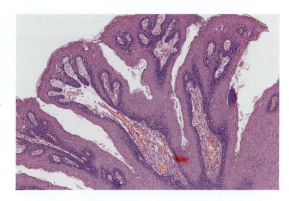

图 6-14 鳞状上皮乳头状瘤（皮肤）（光镜下）

（1）管状腺瘤（tubular adenoma）与绒毛状腺瘤（villous adenoma）：多见于结直肠黏膜，常呈息肉状突向肠腔，可有蒂，或与黏膜呈广基性相连，曾称为腺瘤性息肉。根据其肿瘤细胞排列成的形状不同分为管状腺瘤、绒毛状腺瘤、管状绒毛状腺瘤（tubulovillous adenoma）。腺瘤性腺上皮由分化好的腺管状结构或/和绒毛状结构形成，腺管状结构占80%以上时称管状腺瘤；绒毛状结构占80%以上时称绒毛状腺瘤；两种成分混合存在称为管状绒毛状腺瘤（图 6-15）。结肠家族性腺瘤性息肉病的癌变率极高，且易早期发生癌变。

（2）囊腺瘤（cystadenoma）：好发于卵巢，由于腺瘤组织中腺体分泌物蓄积，腺腔逐渐扩大并相互融合，形成大小不等的囊腔，故称为囊腺瘤。肿瘤呈囊性，切面可见单房或多房囊腔，腔内潴留有浆液或黏液。其中分泌浆液者称为浆液性囊腺瘤，若伴有腺上皮向囊腔内呈乳头状生长则称为浆液性乳头状囊腺瘤；分泌黏液者称为黏液性囊腺瘤，常为多房性，囊壁多光滑，少有乳头增生。

（3）纤维腺瘤（fibroadenoma）：是年轻女性常见的乳腺良性肿瘤，单个或多个，呈结节状，境界清楚，常有包膜。镜下由增生的腺体及纤维结缔组织两种成分共同构成肿瘤实质（图 6-16）。现归属于乳腺纤维上皮性肿瘤。

ER-6-20

卵巢黏液性囊腺瘤（肉眼观）

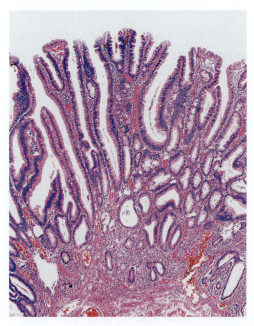

图 6-15 管状绒毛状腺瘤（结肠）（光镜下）

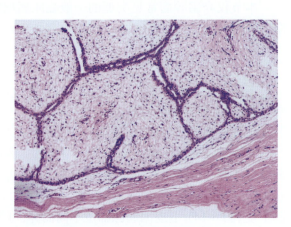

图 6-16 乳腺纤维腺瘤（光镜下）

（4）多形性腺瘤（pleomorphic adenoma）：又称混合瘤，发生于涎腺，以腮腺多见，肿瘤无痛性缓慢生长，呈结节或圆形，可活动，常有包膜。镜下由腺上皮细胞、肌上皮细胞、黏液样成分和软骨样组织等多种成分构成，呈现肿瘤的多形性特点。本瘤切除后可复发，少数发生恶变。

（二）上皮组织恶性肿瘤

来源于上皮组织的恶性肿瘤统称为癌，是人类最常见的恶性肿瘤，好发于 40 岁以上的人群。发生在皮肤、黏膜表面的癌常呈息肉状、蕈伞状、菜花状等外观，表面常有坏死及溃疡形成；发生在器官内的癌常为不规则结节状，呈蟹足状或树根样向周围组织浸润，无包膜。肿瘤切面常为灰白色、较干燥，质地较硬。镜下，癌细胞呈巢状（癌巢）、腺泡状、腺管状或条索状排列，一般与间质分界清楚。网状纤维染色可见网状纤维位于癌巢周围，而癌细胞间无网状纤维。免疫组织化学染色癌细胞表达各种上皮性标记物，如各种细胞角蛋白（cytokeratin，CK）。大多数癌在早期易发生淋巴道转移，晚期可发生血道转移。

现介绍几种癌的常见类型。

1. 鳞状细胞癌（squamous cell carcinoma）　简称鳞癌，好发于被覆鳞状上皮的部位如皮肤、口腔、唇、食管、喉、子宫颈、阴茎等处；或者发生于支气管、胆囊、膀胱、肾盂等处有鳞状上皮化生的部位。大体上常呈结节状、菜花状或形成溃疡，在器官内则为浸润性肿块，切面灰白、干燥，界限不清。镜下，癌细胞形成大小不等的巢状结构，并向深层浸润。分化好的鳞癌，在癌巢中央有层状红染的角化物质，称为角化珠（keratin pearl）或癌珠（图 6-17），细胞间可见细胞间桥；分化差的鳞癌无角化珠形成，细胞间桥少或无，癌细胞异型性明显并可见较多的核分裂象。

2. 腺癌（adenocarcinoma）　来源于各种腺体、导管或分泌上皮，常发生于胃肠道、肺、乳腺、女性生殖系统等处。外观可呈息肉状、菜花状、溃疡状或浸润性肿块。镜下见癌细胞形成大小不等、形态不一、排列不规则的腺体或腺样结构，细胞常排列成多层，核大小不一，核分裂象多见。以腺管样结构为主的腺癌称为管状腺癌（tubular adenocarcinoma）（图 6-18）；以大量乳头状结构为主的腺癌称为乳头状腺癌（papillary adenocarcinoma）；腺腔高度扩张呈囊状时称为囊腺癌（cystadenocarcinoma）；伴乳头状生长的囊腺癌称为乳头状囊腺癌（papillary cystadenocarcinoma）。

ER-6-21
皮肤鳞状细胞癌（肉眼观）

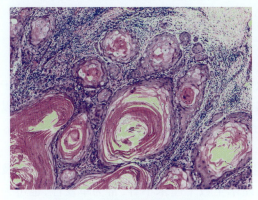

图 6-17　鳞状细胞癌（光镜下）
皮肤高分化鳞状细胞癌。癌组织在间质中浸润性生长，形成癌巢和角化珠

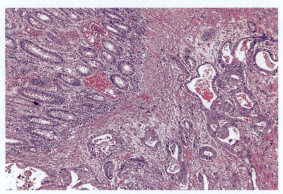

图 6-18　腺癌（光镜下）
结肠腺癌。左上角为正常黏膜，腺癌组织在黏膜下浸润性生长，癌细胞形成不规则的腺管状结构

分泌大量黏液的腺癌称为黏液腺癌（mucoid adenocarcinoma），癌组织呈灰白色、湿润、半透明如胶冻样，又称为胶样癌（colloid carcinoma），胃和大肠多见。镜下，腺腔内含大量黏

液并扩张,腺体崩解形成黏液湖,癌细胞漂浮于黏液中(图6-19)。有时黏液聚集于癌细胞内,将细胞核挤向一边,使细胞呈印戒状,称为印戒细胞(signet-ring cell),当印戒细胞为癌组织的主要成分时,则称为印戒细胞癌(signet-ring cell carcinoma)(图6-20)。

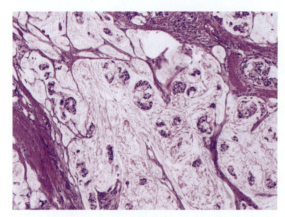

图6-19 黏液腺癌(光镜下)

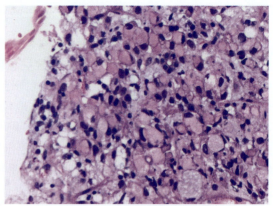

图6-20 印戒细胞癌(光镜下)

3. 基底细胞癌(basal cell carcinoma) 好发于老年人颜面部,如鼻翼、颊部、眼睑等处,常形成经久不愈的溃疡,或呈小结节状突起。镜下,癌巢由深染的基底细胞样癌细胞构成(图6-21)。基底细胞癌生长缓慢,主要为局部浸润,几乎不发生转移,以手术切除为主,对放疗敏感。

4. 尿路上皮癌(urothelial carcinoma) 曾称移行细胞癌(transitional cell carcinoma),发生于肾盂到尿道的黏膜上皮,多见于膀胱。肿瘤多呈乳头状、息肉状、结节状、溃疡状,或弥漫性透壁浸润,单发或多发性。镜下,尿路上皮不同程度异型增生和浸润性生长,根据肿瘤的异型性可分为低级别和高级别尿路上皮癌。

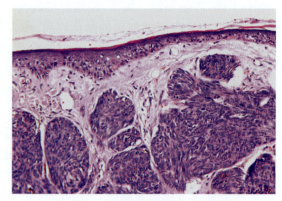

图6-21 皮肤基底细胞癌(光镜下)
基底细胞样癌细胞浸润真皮,形成癌巢,癌巢周边细胞呈栅栏状排列

二、间叶组织肿瘤

间叶组织包括脂肪组织、平滑肌、横纹肌、血管和淋巴管、纤维组织、骨组织等。来源于间叶组织的肿瘤种类繁多,良性肿瘤较常见,恶性肿瘤(肉瘤)少见。医学上通常将骨肿瘤以外的间叶组织肿瘤称为软组织肿瘤(soft tissue tumors)。

(一)间叶组织良性肿瘤

1. 脂肪瘤(lipoma) 是最常见的良性间叶组织肿瘤,好发于成年人,常见于背、肩、颈及四肢近端的皮下组织。肿瘤大小不一,直径从数厘米至数十厘米不等,常为单发性,也可为多发性,大体观呈结节状或分叶状,质地柔软,有薄包膜,淡黄色,似脂肪组织。镜下,瘤细胞与正常脂肪细胞相似,呈不规则小叶结构,小叶间有纤维间隔(图6-22)。一般无明显症状,易于手术切除,切除后不复发。

2. 平滑肌瘤(leiomyoma) 常发生于子宫,其次为胃肠道,为女性常见的软组织肿瘤。肿瘤为单个或多个圆形、卵圆形结节,质地较韧,切面灰白,呈编织状或旋涡状。镜下,瘤组

尿路上皮癌
(光镜下)

脂肪瘤
(肉眼观)

子宫平滑肌
瘤(肉眼观)

98

织由形态比较一致的梭形细胞构成,形态类似平滑肌细胞。瘤细胞呈束状、平行或编织状排列,胞质丰富、红染,核呈杆状,两端钝圆(图6-23)。手术后多不复发。

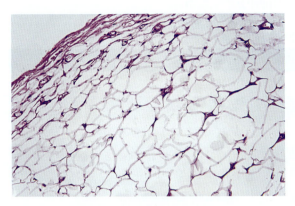

图6-22　脂肪瘤(光镜下)

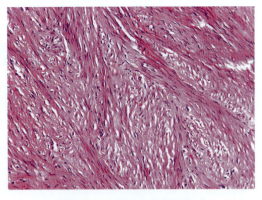

图6-23　平滑肌瘤(光镜下)

3. 血管瘤(hemangioma)　多为先天性,常见于儿童,好发于皮肤、肌肉、内脏等部位。有毛细血管瘤(图6-24)、海绵状血管瘤及静脉性血管瘤等类型。发生在皮肤或黏膜处常为斑块状,可略突出于表面,呈鲜红色或暗红色,压之褪色;在内脏器官多呈结节状。镜下,毛细血管瘤主要为密集的被覆单层内皮细胞的毛细血管;海绵状血管瘤为大量薄壁、扩张的血管,管腔大且不规则;静脉性血管瘤主要为厚壁扩张的静脉血管。血管瘤常为浸润性方式生长,无包膜,界限不清,一般随身体的发育而长大,到成年后即停止发展。

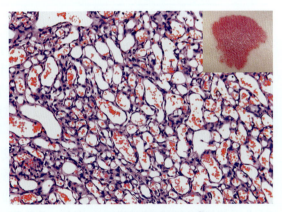

图6-24　毛细血管瘤(皮肤)

大图为毛细血管瘤镜下观,右上角小图为皮肤毛细血管瘤肉眼观

4. 淋巴管瘤(lymphangioma)　多发生于儿童头颈部、腋窝等处,肿物柔软,常有波动感,由大小不等扩张的淋巴管构成,内含淋巴液,曾称为囊状水瘤。分为毛细淋巴管瘤、海绵状淋巴管瘤和囊状淋巴管瘤等类型。

5. 软骨瘤(chondroma)　好发于手、足短骨,生长缓慢,局部症状轻,肿瘤呈淡蓝色或灰白色,半透明,可有钙化、黏液变或囊性变。自骨膜发生者称骨膜软骨瘤,发生在髓腔内者称为内生性软骨瘤。镜下,由较成熟的软骨细胞和软骨基质构成,呈分叶状结构。病理诊断时要结合发生部位、影像学表现与低度恶性软骨肉瘤鉴别。

(二)间叶组织恶性肿瘤

来源于间叶组织的恶性肿瘤统称为肉瘤,较癌少见,好发于青少年。肉瘤体积常较大,质软,切面常为灰红色,细腻,湿润似鱼肉状,易发生出血、坏死、囊性变。镜下,肉瘤细胞弥漫性生长,实质与间质分界不清,间质结缔组织少,血管丰富,故肉瘤常经血道转移。肉瘤细胞间存在网状纤维。区分癌与肉瘤,对肿瘤的诊断与治疗均有重要意义,其区别见表6-3。

现介绍几种肉瘤的常见类型。

1. 脂肪肉瘤(liposarcoma)　为肉瘤较常见类型,多见于成年人,极少见于青少年,常发生于大腿深部的软组织或腹膜后。肿瘤多呈结节状,常有假包膜,分化较好者似脂肪瘤,分化较差者呈黏液样或鱼肉样。镜下,瘤细胞形态多样,以出现分化差的星形、梭形、小圆形或多形性的脂肪母细胞为特点,胞质内可见大小不一的脂质空泡,苏丹Ⅲ染色呈橘红色;也可见分化成熟的脂肪组织;间质常有丰富的丛状毛细血管网和黏液变性。有黏液样脂肪肉瘤、圆形细胞脂肪肉瘤、多形性脂肪肉瘤和去分化脂肪肉瘤等类型。

表 6-3　癌与肉瘤的区别

	癌	肉瘤
组织来源	上皮组织	间叶组织
发病率	较高,约为肉瘤的9倍,多见于40岁以上成人	较低,多见于青少年
大体特点	质较硬、色灰白、较干燥	质软、细腻、灰红、湿润、鱼肉状
镜下特点	癌细胞成巢,实质与间质分界清,纤维组织常有增生	肉瘤细胞弥漫分布,实质与间质分界不清,间质结缔组织少,血管丰富
网状纤维	见于癌巢周围,癌细胞间多无网状纤维	肉瘤细胞间多有网状纤维
转移	多经淋巴道转移	多经血道转移

2. **横纹肌肉瘤**(rhabdomyosarcoma)　主要发生在10岁以下儿童和婴幼儿,少见于成人,常发生于头颈部、泌尿生殖道等处,偶见于四肢。肿瘤常呈结节状,灰红色、湿润、质软,无包膜,与周围组织境界不清。发生于泌尿生殖道者,常向腔内突出,形成多个灰红色柔软的结节,状如葡萄样,被称为葡萄状肉瘤。镜下,瘤细胞酷似不同发育阶段的骨骼肌细胞,分化较好者红染的胞质内可见横纹和纵纹。该肿瘤恶性程度高,生长迅速,易发生血道转移,预后差,约90%以上在5年内死亡。

3. **平滑肌肉瘤**(leiomyosarcoma)　好发于中老年人,见于子宫、软组织、腹膜后、肠系膜、大网膜、四肢深部和皮肤等处。肿瘤为圆形或不规则结节状、色灰红、鱼肉样、无包膜。镜下,高分化型瘤细胞呈梭形,异型性小;低分化型瘤细胞异型性明显,可呈圆形、卵圆形、多边形等,核染色深,核仁明显,核分裂象易见(图6-25)。肿瘤细胞凝固性坏死和核分裂象数量对诊断平滑肌肉瘤以及判断其恶性程度非常重要。

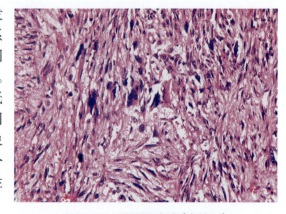

图 6-25　平滑肌肉瘤(光镜下)
肿瘤细胞异型性明显

4. **血管肉瘤**(hemangiosarcoma)　起源于血管内皮细胞,可发生于皮肤、乳腺、肝、脾、骨等器官和软组织。头面部皮肤的血管肉瘤较多见,肿瘤多隆起于皮肤表面,呈丘疹状或结节状,灰白或暗红色,常发生出血、坏死。镜下,瘤细胞常形成大小不一、形状不规则的血管腔样结构,肿瘤细胞有异型性。分化差者,细胞成片增生,血管腔样结构不明显,或仅形成裂隙状,裂隙内可见红细胞。

5. **纤维肉瘤**(fibrosarcoma)　好发于四肢皮下组织。肿瘤呈圆形或分叶状,浸润性生长,切面灰白色、鱼肉状,常伴有出血、坏死。镜下,典型形态是异型的梭形细胞与胶原纤维成束交错,呈"鲱鱼骨"状或"人"字形排列,可见核分裂象。局部复发率高,可转移至肺、骨等处。发生在婴幼儿的婴儿型纤维肉瘤预后较成人型纤维肉瘤好。

过去曾认为纤维肉瘤是软组织中发病率高的肉瘤,后来研究发现很多并非是纤维肉瘤,只是形态学上与其相似,都是梭形细胞的恶性肿瘤,现在通过免疫组织化学检查或基因检测

纤维肉瘤
(肉眼观)

可以鉴别。纤维肉瘤的诊断通常以排除法来完成。

6. **骨肉瘤（osteosarcoma）** 最常见的骨恶性肿瘤。常见于青年人,好发于四肢长骨的干骺端,尤其是股骨下端和胫骨上端。肿瘤呈梭形肿大,境界不清,切面呈灰白、鱼肉状,常见出血、坏死。肿瘤破坏骨皮质,常引起病理性骨折。X 线检查,肿瘤上、下两端的骨皮质与掀起的骨外膜之间形成一个三角形的隆起,称为 Codman 三角,在骨外膜和骨皮质之间可形成与骨表面垂直的放射状新生骨小梁,称为日光放射状阴影,这些都是诊断骨肉瘤的影像学特征改变(图 6-26)。镜下,由椭圆形、梭形及多边形的瘤细胞组成,瘤细胞有不同程度的异型性,弥漫分布,其间可见肿瘤性骨样组织或骨组织(图 6-27)。值得注意的是,骨肿瘤的正确诊断除了观察显微镜下的特征外,一定要密切结合影像学的改变以及完整的临床资料,三者缺一不可。骨肉瘤恶性程度高,生长较快,容易经血道转移至肺。

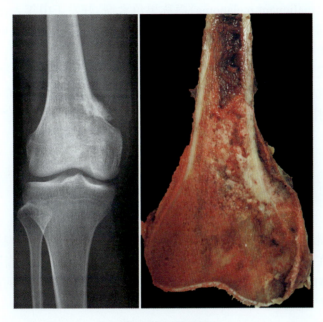

图 6-26 骨肉瘤
股骨下端骨肉瘤的影像学和肉眼观。肿瘤切面灰白色伴出血,
破坏骨皮质并浸润周围软组织和骨髓腔

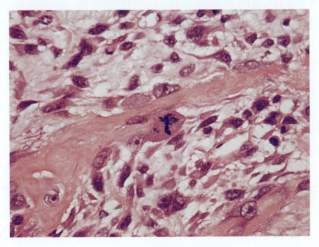

图 6-27 骨肉瘤(光镜下)
肿瘤细胞异型性显著,病理性核分裂象易见,肿瘤性骨小梁形成

三、神经外胚叶肿瘤

胚胎早期的外胚叶部分发育成神经系统,称为神经外胚叶,包括神经管和神经嵴。神经管发育成脑、脊髓、视网膜上皮等成分;神经嵴产生神经节、施万细胞、黑色素细胞、肾上腺髓质嗜铬细胞等。由神经外胚叶起源的肿瘤很多,详见第十五章神经系统疾病。

(一)视网膜母细胞瘤

视网膜母细胞瘤(retinoblastoma)多数见于 3 岁以下婴幼儿,来源于视网膜胚基。肿瘤细胞为幼稚的小圆性细胞,形态似未分化的视网膜母细胞,常形成特征性的菊形团结构。预后差。

(二)恶性黑色素瘤

恶性黑色素瘤(malignant melanoma)简称黑色素瘤,好发于中年人,白色人种多见。多发生于足底、外阴、肛门周围的皮肤或黏膜,通常由交界痣恶变而来,也可见于内脏和黏膜。凡黑痣颜色加深、体积增大、生长加快伴有溃烂、发炎、出血等征象,要高度警惕其恶变。大体观,发生于皮肤或黏膜者,早期呈结节状肿块,随后出现破溃或出血,境界不清,多呈灰黑色。镜下见瘤细胞结构多样,细胞核大,见粗大的嗜酸性核仁,胞质内可见黑色素颗粒。黑色素瘤为高度恶性肿瘤,预后大多较差,晚期可有淋巴道转移和血道转移。因此,早诊断、早治疗十分重要。

第十一节　肿瘤发生的危险因素

肿瘤的发生非常复杂,是由多因素参与的多阶段病理过程,与肿瘤发生相关的危险因素主要有两大类:外在的环境致瘤因素和机体的内在因素。各种环境致瘤因素可独立或协同作用于机体,在机体内在因素的影响下,通过不同的作用机制引起细胞的遗传性改变并不断累积,导致肿瘤的发生。

一、肿瘤发生的环境因素

大量的流行病学资料显示,环境因素与肿瘤的发生有着密切的关系,环境因素是肿瘤发生的始动因素。外界的环境因素多种多样,包括化学因素、物理因素、生物因素、生活方式等,其中化学因素是最主要的致瘤因素,约占环境因素的 90%。

(一)化学因素

通过大量的动物实验研究,目前已知对动物有致瘤作用的化学物质有 2 000 多种,主要包括多环芳烃、芳香胺类、亚硝胺类、黄曲霉毒素、烷化剂等。

1. 间接化学致癌物　大多数化学致癌物本身不活跃,进入体内代谢后转化为能与 DNA 起作用的致癌物,称间接化学致癌物(indirect carcinogen)。

(1)多环芳烃:包括苯并芘、甲基胆蒽等,存在于石油、煤焦油、煤烟、汽车排出的废气、烟草燃烧后的烟雾以及熏烤肉等食品中。致癌性特别强的 3,4- 苯并芘,是煤焦油的主要致癌成分,不溶于水,缺乏化学活泼基团;进入体内后经细胞微粒体氧化酶作用,代谢为环氧化物并与核酸反应,导致 DNA 结构改变。20 世纪初,日本学者 Yamagiwa 和 Ichikawa 用煤焦油反复涂擦兔耳,诱发了皮肤癌。近几十年肺癌的发病率日益增加,与吸烟和大气污染有密切关系。烟熏和烧烤的鱼、肉等食品中也含有较多的多环芳烃,这可能与某些地区胃癌的发病率较高有一定关系。

（2）芳香胺类：橡胶工人和印染厂工人的膀胱癌发病率高与乙苯胺、联苯胺有关,过去食品工业中使用的氨基偶氮染料（奶油黄、猩红）可引起实验性大白鼠肝细胞癌。

（3）亚硝胺类：亚硝酸盐可作为肉类食品的保鲜剂与着色剂,又可由细菌分解硝酸盐而产生,具有广泛的致癌谱。能引起各种肿瘤,如肝、肾、肺、食管、胃、肠等肿瘤。

（4）黄曲霉毒素：黄曲霉菌广泛存在于霉变的食物中,尤以霉变的花生、玉米及谷类中含量最多,其中黄曲霉毒素 B_1 的致癌性最强。这种毒素主要诱发肝细胞性肝癌。在肝癌高发区调查显示黄曲霉毒素 B_1 污染水平高,同时这些地区也是乙型肝炎病毒（HBV）感染的高发区,因此 HBV 感染与黄曲霉毒素 B_1 的协同作用是肝癌高发的主要致癌因素。

2. 直接化学致癌物 少数化学致癌物能直接与细胞 DNA 作用引起体细胞突变,称直接化学致癌物（direct carcinogen）。这类致癌物为弱致癌剂,主要有烷化剂和某些微量元素。烷化剂被用于治疗肿瘤,但有可能诱发恶性肿瘤;砷和镍分别可诱发人类皮肤癌、鼻咽癌;镉与前列腺癌、肾癌有关等。

（二）物理因素

电离辐射是主要的物理性致瘤因素。此外,紫外线、热辐射、创伤、慢性炎症刺激和异物亦可能与肿瘤发生有关。

ER-6-26

思政元素：
电池与环境
保护

1. 电离辐射 是指 X 射线、γ 射线和亚原子微粒等辐射可引起肿瘤。与电离辐射相关的肿瘤主要有白血病、肺癌、皮肤癌、甲状腺癌、乳腺癌、骨肿瘤、多发性骨髓瘤和淋巴瘤等,如日本广岛、长崎原子弹爆炸后,幸存者中肿瘤发病率增高,特别是白血病。辐射能使 DNA 断裂、易位和点突变,导致癌基因激活和抑癌基因失活。

2. 紫外线 长期照射可引起皮肤癌,主要是皮肤的基底细胞癌和鳞状细胞癌。1928年,Findlay 等报告用紫外线照射小鼠成功诱发皮肤乳头状瘤和皮肤癌。原因是细胞 DNA 吸收光子后形成了嘧啶二聚体,阻碍 DNA 复制。正常皮肤上皮细胞含有 DNA 修复酶,能将损伤部分修复,而着色性干皮病患者缺乏这种酶,皮肤癌的发病率增高。

3. 石棉纤维 可引起肺癌和胸膜间皮瘤,主要是与石棉纤维中铁离子产生的氧自由基导致 DNA 损伤有关。

（三）生物因素

1908 年 EllerMann 和 Bang 将鸡白血病无细胞滤液注射给健康鸡诱发了白血病,1910年 Rous 等将鸡梭型细胞肉瘤无细胞滤液注射给同一群小鸡,3 周后大部分被接种的小鸡长出了梭型细胞肉瘤,这开辟了肿瘤病因学研究中一个新的领域,为生物性因素致瘤奠定了实验基础。能在人或动物引起肿瘤的病毒称为肿瘤病毒（tumor virus）,已知肿瘤病毒有数百种,其中一些与人类肿瘤有关,包括 DNA 肿瘤病毒和 RNA 肿瘤病毒。

1. DNA 肿瘤病毒 该类病毒感染细胞后,若其基因组整合到宿主 DNA 中,可引起细胞转化。与人类肿瘤密切相关的 DNA 病毒有:①人乳头状瘤病毒（HPV）:与子宫颈癌、皮肤癌、肺癌等关系密切,近来实验研究发现 90% 的宫颈癌标本中可检出 HPV-DNA,以HPV16、HPV18 型最为常见。在这些癌细胞中已经证实有 *p53* 基因突变及 HPV 抗原和DNA 序列的存在;② EB 病毒（Epstein-Barr virus,EBV）:EBV 与鼻咽癌、Burkitt 淋巴瘤、霍奇金淋巴瘤、NK/T 细胞淋巴瘤以及一些其他的非霍奇金淋巴瘤的发生有关,尤其与鼻咽癌和 Burkitt 淋巴瘤的发生关系最为明确。EBV 可激活 *myc* 基因、诱导表皮生长因子受体（EGFR）的表达,导致肿瘤发生;③乙型肝炎病毒（HBV）、丙型肝炎病毒（HCV）:与肝细胞癌发生有关,HBV 感染者发展为肝细胞肝癌的概率是未感染者的 200 倍,HBV 可能通过编码HBx 蛋白促使细胞基因表达失调,导致损伤的肝细胞发生癌变。

2. RNA 肿瘤病毒 以 RNA 作为其遗传物质核心的病毒,称为 RNA 肿瘤病毒,其特点是含有反转录酶,是反转录病毒(retrovirus),可分为急性转化病毒和慢性转化病毒。急性转化病毒含有病毒癌基因,如 *v-src*、*v-abl*、*v-myb* 等,当其感染细胞后,在反转录酶的作用下,病毒 RNA 反转录成互补 DNA,然后整合到宿主 DNA 中并表达,导致细胞转化;慢性转化病毒本身不含癌基因,但含有促进基因转录的启动子或增强子,可激活原癌基因并使其高度表达。RNA 肿瘤病毒可诱发白血病、肉瘤、淋巴瘤和乳腺癌等,如人类 T 细胞白血病 / 淋巴瘤病毒 Ⅰ 型(human T-cell Leukemia/lymphoma Virus Ⅰ,HTLV- Ⅰ)与"成人 T 细胞白血病 / 淋巴瘤"有关。

3. 细菌与寄生虫 幽门螺杆菌感染与胃黏膜相关淋巴组织结外边缘区淋巴瘤(MALT 淋巴瘤)发生有密切关系,也与一些胃腺癌发生有关系。血吸虫感染可引起膀胱癌和结肠癌。感染华支睾吸虫的患者胆管癌发病率较一般人高。

(四) 生活方式

近年来,大量流行病学调查资料显示肿瘤的发生与不良生活方式有关,"生活方式癌"这一概念也随之产生。高脂肪、高蛋白、低纤维素的饮食习惯是胃癌、结直肠癌的高危因素;吸烟与肺癌、口腔癌、食管癌发生关系密切;多量饮酒可能会引起肝癌、食管癌、口腔癌等;不安全的性行为是宫颈癌发生的确定危险因素;与肥胖相关的肿瘤有子宫内膜癌、乳腺癌、结直肠癌等。

二、肿瘤发生的内在因素

大多数肿瘤发生与环境因素有关,但处在同一环境中的一群人,仅有少数人罹患肿瘤,这种生物学效应的差异与机体的内在因素有密切的关系。这些内在因素包括遗传因素、机体的免疫状态、营养状态及内分泌因素等。

(一) 遗传因素

遗传因素在一些肿瘤的发生中起重要作用。由于患者的染色体和基因异常,导致他们患肿瘤的机会明显增加。

1. 常染色体显性遗传性肿瘤综合征 包括视网膜母细胞瘤、肾母细胞瘤、神经母细胞瘤等,有明显家族史,以常染色体显性遗传方式出现。这些肿瘤的特点是儿童期发病,肿瘤呈多发性,常累及双侧器官。现已知发生遗传性基因突变或缺失的都是肿瘤抑制基因,如 *Rb*、*p53*、*APC* 等,这类肿瘤的发生需要二次突变。一些癌前病变,如家族性腺瘤性息肉病、神经纤维瘤病等,也以常染色体显性方式遗传,突变或缺失的基因也是肿瘤抑制基因。

2. 常染色体隐性遗传性肿瘤综合征 如毛细血管扩张性共济失调综合征,患者易发生急性白血病和淋巴瘤;Bloom 综合征(先天性毛细血管扩张性红斑及生长发育障碍),患者易发生白血病及其他肿瘤;着色性干皮病患者易患皮肤癌、恶性黑色素瘤等。这些疾病的特点是 DNA 修复基因异常。

3. 肿瘤的遗传易感性 一些肿瘤具有明显的家族聚集现象,如乳腺癌、肝癌、鼻咽癌、胃肠癌、食管癌等,可能与多因素遗传有关。

(二) 免疫因素

正常机体存在免疫监视功能,可以发现并清除恶性转化细胞,起到抗肿瘤的作用。机体的抗肿瘤免疫反应主要是细胞免疫。参加细胞免疫的效应细胞主要有细胞毒性 T 淋巴细胞(cytotoxic T lymphocyte,CTL)、NK 细胞和巨噬细胞等,激活的 CTL 通过细胞表面 T 细胞受体识别与 MHC 分子组成复合物的肿瘤特异性抗原,释放酶以此杀伤肿瘤细胞;NK 细胞激活后可溶解多种肿瘤细胞;巨噬细胞激活后可产生肿瘤坏死因子,参与杀伤肿瘤细胞。

实验和临床观察均证明肿瘤的发生、发展、治疗效果和预后都与机体的免疫状态有关。

知识链接:与肿瘤发生有关的遗传因素

动物实验发现无胸腺、无脾的裸鼠诱癌率高、诱发时间短。免疫系统功能低下者,肿瘤的发生机会增加,如艾滋病患者常发生 Kaposi 肉瘤和非霍奇金淋巴瘤;器官移植术后应用大量免疫抑制剂的患者,恶性肿瘤的发病率是正常人的 100 倍,以淋巴瘤居多。因此,在肿瘤的治疗中,提高机体的免疫功能,可抑制肿瘤的发生发展,免疫治疗已成为肿瘤综合治疗的重要组成部分。

(三) 营养因素

流行病学调查发现,营养不良是肿瘤发生的危险因素之一。目前认为,维生素 A 可防止上皮组织癌变,维生素 D 具有一定的抗肿瘤作用,维生素 C 和维生素 E 可抑制胃内亚硝胺化合物的形成,微量元素铁、钼、锌的缺乏与食管癌发生相关。适当的补充某些维生素和微量元素会降低一些肿瘤的发病率。

(四) 内分泌因素

内分泌功能紊乱与某些肿瘤的发生有相关性,例如雌激素水平过高可诱发乳腺癌、子宫内膜癌等,雄激素与前列腺癌的关系密切。激素致癌的可能机制是调节与细胞分裂有关的基因表达,促进 DNA 合成;调节与细胞周期有关的调节蛋白,影响细胞的增生;刺激生长因子表达,促进肿瘤发生。这些肿瘤可结合内分泌治疗。

第十二节 肿瘤发生的分子基础

肿瘤发生是多病因长期作用、多基因协同参与、多阶段逐渐形成的复杂过程,分为肿瘤的启动、促进和进展 3 个阶段,而每个阶段都与一定的基因变化有关,这表明肿瘤本质上是一种基因病。肿瘤发生具有复杂的分子基础,包括原癌基因激活、肿瘤抑制基因失活或丢失、凋亡调节基因异常、DNA 修复基因功能紊乱等。随着分子生物学领域发展迅猛,在表观遗传学、微小 RNA、基因组学等方面也展开了系统的研究,为肿瘤发生分子机制的深入研究开辟了新的途径。

一、原癌基因激活

最初在研究病毒与肿瘤的关系中发现一些反转录病毒(RNA 病毒),能导致动物发生恶性肿瘤,并可使体外细胞发生恶性转化,这些含有能转化细胞的 RNA 序列称为病毒癌基因(viral oncogene, *v-onc*)。

正常细胞基因组中,有着与病毒癌基因十分相似的 DNA 序列,称为原癌基因(proto-oncogene),其编码的蛋白质对促进细胞生长增殖十分重要,主要包括细胞生长因子、生长因子受体、信号转导蛋白、核调节蛋白、细胞周期调节蛋白等(表 6-4)。当原癌基因结构和功能发生异常,能引起细胞发生恶性转化,此时称为细胞癌基因(cellular oncogene),如 *c-myc*、*c-ras*。此时癌基因编码的蛋白质失去正常产物的生长调节作用,并且能够诱导细胞异常增殖和肿瘤产生。原癌基因转化为细胞癌基因的过程,称为原癌基因激活。激活的方式主要有以下几种:

1. 点突变 点突变包括碱基替换、插入和缺失,最为常见的是碱基替换。如 *ras* 基因家族经常出现点突变,原癌基因编码的 12 号密码子 GGC 发生单个碱基置换,突变为 GTC,导致 *ras* 蛋白分子中的甘氨酸被缬氨酸取代,使该基因产物持续处于活性状态,导致细胞增生过度。约有 30% 的肿瘤组织存在 *ras* 基因突变,因此,检测 *ras* 基因突变有助于诊断某些肿瘤。

Burkitt 淋巴瘤和慢性粒细胞白血病的染色体转位

2. 基因扩增　正常情况下，细胞每经历一个周期，DNA 就复制一次，但在某些情况下，DNA 可复制数十甚至上百次。基因扩增是指基因过度复制、拷贝数增加。原癌基因扩增使肿瘤细胞生长更快且侵袭性更强，如小细胞肺癌中 N-myc 的扩增，乳腺癌中 HER2 的扩增。乳腺癌中 HER2 的扩增提示患者易发生复发转移，预后不良，同时也是临床应用抗 HER2 靶向治疗药物（曲妥珠单抗）的重要依据。

3. 染色体重排　包括易位和倒位。例如人 Burkitt 淋巴瘤中位于 8 号染色体上的 c-myc 转位到 14 号染色体上编码免疫球蛋白重链的基因位点，使得 c-myc 与 IgH 拼接，造成 c-myc 过度表达。或者原癌基因重组产生融合基因，导致细胞恶性转化，如慢性粒细胞白血病中 9 号染色体上的原癌基因 abl 转位到 22 号染色体的 bcr 位点（费城染色体），导致 bcr 蛋白序列取代 abl 蛋白的氨基端，形成功能异常的 bcr/abl 融合蛋白。染色体易位现象在白血病和淋巴瘤中较为普遍，是其特异性细胞遗传学和分子生物学标志，对疾病诊断及分型具有重要意义。

表 6-4　主要的癌基因、激活机制和相关人类肿瘤

分类	原癌基因	激活机制	相关人类肿瘤
生长因子			
PDGF-β 链	sis	过度表达	星形细胞瘤，骨肉瘤
纤维母细胞生长因子	hst-1	过度表达	胃癌
	int-2	扩增	膀胱癌，乳腺癌，黑色素瘤
生长因子受体			
EGF 受体家族	erb-B1	过度表达	肺鳞癌
	erb-B2	扩增	腺癌，卵巢癌，肺癌，胃癌
	erb-B3	过度表达	乳腺癌
信号转导蛋白			
GTP 结合蛋白	ras	点突变	肺癌，结肠癌，胰腺癌，白血病
非受体型酪氨酸激酶	abl	易位	慢性粒细胞白血病，急性淋巴细胞白血病
核调节蛋白			
转录活化因子	myc	易位	Burkitt 淋巴瘤
	N-myc	扩增	神经母细胞瘤，小细胞肺癌
	L-myc	扩增	小细胞肺癌
细胞周期调节蛋白			
周期素	cyclin D	扩增	乳腺癌，肝癌，食管癌
周期素依赖激酶	CDK4	扩增或点突变	胶质母细胞瘤，黑色素瘤，肉瘤

二、肿瘤抑制基因功能丧失

肿瘤抑制基因（tumor suppressor gene）是存在于正常细胞内，与原癌基因编码蛋白功能相反，能抑制细胞生长的一类基因，又称抑癌基因（cancer suppressor gene）。其功能的丧失可能促进细胞的转化，导致肿瘤发生。与原癌基因激活不同的是，肿瘤抑制基因的失活多数是通过等位基因两次突变或缺失的方式实现的，目前研究最多的肿瘤抑制基因是 p53 基因和 Rb 基因。

p53 基因是迄今为止发现最重要的抑癌基因，它位于染色体 17p13.1，编码 p53 蛋白。

在 DNA 损伤时,正常的 p53 蛋白诱导 CDK 抑制物 p21 转录,使细胞停滞在 G_1 期,同时诱导 DNA 修复基因 GADD45 转录,使损伤的 DNA 得以修复。如果修复失败,则通过活化 bax 基因使细胞进入凋亡,以保证基因组的遗传稳定。50% 以上的人类肿瘤有 p53 基因突变。突变的 p53 基因丧失了上述功能,使遗传信息受损的细胞进入增殖,最终发展为恶性肿瘤。如 Li-Fraumeni 综合征是一种主要由于 p53 基因功能异常所致的家族性肿瘤综合征。该综合征可引起家族成员对恶性胶质瘤、白血病、乳腺癌、肺癌和软组织肉瘤等多种肿瘤具有高度易感性。

Rb 基因定位于染色体 13q14,编码一种核磷蛋白(pRb),在调节细胞周期中起到重要作用。它在细胞核中以活化的脱磷酸化或失活的磷酸化形式存在。去磷酸化的 Rb 蛋白可以和转录因子 E2F 家族结合,阻断 DNA 上的 S 期基因转录,对细胞从 G_1 期进入 S 期有抑制作用。Rb 蛋白磷酸化后,其与 E2F 分离,使 E2F 与 DP1 蛋白结合形成异二聚体,活化 S 期基因转录。如果 Rb 基因失活,Rb 蛋白表达异常,受累的细胞就无障碍的进入 S 期,从而可能导致恶变。Rb 基因异常与视网膜母细胞瘤、乳腺癌和膀胱癌等肿瘤有关。

表 6-5 列出几种常见的肿瘤抑制基因和相关的人类肿瘤。

表 6-5　主要的肿瘤抑制基因和相关的人类肿瘤

基因	功能	与体细胞相关的肿瘤	与遗传型突变相关的肿瘤
TGF-β 受体	生长抑制	结肠癌	不明
E-cadherin	细胞黏附	胃癌,乳腺癌	家族性胃癌
NF-1	抑制 ras 信号传递	神经鞘瘤	Ⅰ型神经纤维瘤病和肉瘤
NF-2	不明	神经鞘瘤,脑膜瘤	Ⅱ型神经纤维瘤病,听神经瘤和脑膜瘤
APC	抑制信号传导	胃癌,结肠癌,胰腺癌,黑色素瘤	家族性结肠多发性息肉病,结肠癌
Rb	调节细胞周期	视网膜母细胞瘤,骨肉瘤,乳腺癌,结肠癌,肺癌	视网膜母细胞瘤,骨肉瘤
p53	调节细胞周期、DNA 损伤所致的凋亡	大多数人类肿瘤	Li-Fraumeni 综合征,多发性癌和肉瘤
WT-1	核转录因子	肾母细胞瘤	肾母细胞瘤
P16	通过抑制周期素依赖激酶调节细胞周期	胰腺癌,食管癌	恶性黑素瘤
BRCA-1	DNA 修复		女性乳腺癌和卵巢癌
BRCA-2	DNA 修复		男性和女性乳腺癌

三、凋亡调节基因功能紊乱

近年来发现,调节细胞凋亡的基因在某些肿瘤的发生上也起重要的作用。细胞凋亡受复杂的分子机制调控,通过促凋亡分子(如 Bcl-2 家族中的 bax、死亡受体家族成员、caspase 家族蛋白酶等)和抗凋亡分子(如凋亡抑制蛋白 IAP 家族成员 survivin、XIAP、c-IAP 等)之间的相互作用来实现。例如,B 细胞性淋巴瘤/白血病家族中的 bcl-2 蛋白可以抑制凋亡,bax 蛋白则可以促进细胞凋亡,正常情况下两种蛋白在细胞内保持平衡,如造成 bcl-2 基因的过多表达,使 B 细胞免于凋亡而长期存活,加之其他基因突变,可发展为淋巴瘤。凋亡在肿瘤发生、发展过程中具有双重作用,在肿瘤形成前,经过凋亡去除基因受损害或不能修复的细胞,可有效防止其转化为恶性细胞;而在肿瘤形成后凋亡基因失活或抗凋亡基因功能增强,则会使肿瘤迅速生长。

四、DNA 修复基因功能障碍

电离辐射、化学物质等致癌物引起的 DNA 损伤。如果超过了细胞耐受的范围,细胞就凋亡,如果只是引起轻微的损害,正常细胞内的 DNA 修复机制就可及时修复。这对维持机体遗传基因的稳定至关重要。在一些遗传性 DNA 修复调节基因突变或缺失的人群中,恶性肿瘤的发病率极高。例如着色性干皮病患者,不能修复紫外线导致的 DNA 损伤,易患皮肤癌;遗传性非息肉病性结直肠癌综合征患者,由于 DNA 错配修复基因缺陷,不能修复单链 DNA 在复制时发生的碱基错配,形成结直肠癌。

五、端粒、端粒酶和肿瘤

正常细胞分裂一定次数后就进入老化阶段,失去复制能力。控制细胞 DNA 复制次数的是位于染色体末端的 DNA 重复序列,称为端粒(telomeres),其长度随细胞的每一次复制而缩短。细胞复制一定次数后,端粒缩短使得染色体相互融合,导致细胞死亡。所以端粒可以称为细胞的生命计时器。生殖细胞存在的端粒酶(telomerase)活性可使缩短的端粒得以恢复,而在大多数体细胞中没有端粒酶活性。实验表明,绝大多数恶性肿瘤细胞都含有较高的端粒酶活性,使肿瘤细胞具有强大的自我复制能力。

六、表观遗传学

表观遗传(epigenetics)指不引起基因序列改变、在细胞分裂和增殖中可遗传的基因修饰作用,该作用可影响基因表达,从而决定细胞乃至个体表型。表观遗传的变化包括 DNA 甲基化、组蛋白修饰、染色质重塑和 RNA 干扰等。这些分子调控机制在基因转录调控过程中发挥重要作用。DNA 异常甲基化曾一度被认为是具有良好应用前景的肿瘤诊断和预后评估指标。但是,由于目前尚缺乏简便可靠的甲基化分析方法,普遍应用于临床存在一定难度。目前,DNA 甲基转移酶抑制剂已被广泛应用于 DNA 甲基化生物研究和治疗骨髓增生异常综合征。

七、微小 RNA

微小 RNA(microRNA,miRNA)是一组由约 19 到 25 个核苷酸组成的非编码单链 RNA,通过基因调控来参与细胞增殖、发育、分化、凋亡和免疫调节等一系列重要生命活动。miRNA 与肿瘤发生发展之间的关系是目前研究热点之一。近年来发现约 50% 以上的 miRNA 基因定位于肿瘤相关的染色体座位或其脆性位点,这些 miRNA 发挥类似于抑癌基因或癌基因的功能。目前认为 miRNA 的突变、缺失及表达水平的异常均与肿瘤的发生、发展密切相关,它参与了肿瘤细胞的增殖、分化、凋亡和转移过程。因此,针对各种肿瘤检测出 miRNA 表达谱可能对于肿瘤的诊断、治疗和预后评估有重要意义。

八、肿瘤发生是一个多步骤的过程

肿瘤的发生并非单个分子事件,而是一个多步骤的过程,这已由流行病学、分子遗传学和化学致癌的动物模型等研究所证实。要使细胞完全恶性转化,需要多个基因的改变,包括多个癌基因的激活,或肿瘤抑制基因的失活,以及凋亡调节基因和 DNA 修复基因的改变。以结直肠癌的发生为例,从上皮过度增生到结肠癌的演进过程中,发生多个步骤的癌基因突变和肿瘤抑制基因的失活(图 6-28)。

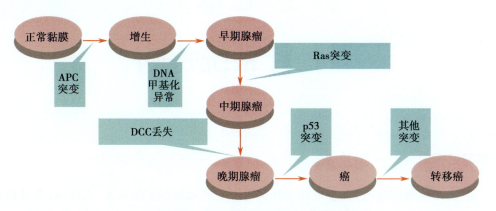

图 6-28 结直肠癌多步骤发生模式图

肿瘤形成和
演进的基本
模式

上述介绍的肿瘤发生的分子机制可简单归纳为:各种致瘤因素引起基因损伤,激活原癌基因,肿瘤抑制癌基因失活或丢失,加之凋亡调节基因、DNA 修复基因等其他重要调节基因的改变,使细胞出现多克隆性增殖,在进一步损伤的基础上,发展为克隆性增殖,通过演进,形成具有不同生物学特征的亚克隆,从而获得浸润和转移的能力。

近年来,随着分子生物学的发展,虽然对肿瘤发病机制的研究有了很大的进展,但肿瘤的发生和发展受诸多因素影响,十分复杂,许多领域我们仍然未知,有待于我们更加深入的研究。

复习思考题

1. 如何观察肿瘤组织的异型性?
2. 试述上皮组织来源与间叶组织来源恶性肿瘤在病理诊断上的不同点。
3. 试述异位内分泌综合征对肿瘤的诊断、治疗的影响。
4. 试以胃癌为例分析恶性肿瘤的扩散途径。

(欧海玲 石安华)

PPT 课件

知识链接：
动脉硬化

◆◆◆ **第七章** ◆◆◆

心血管系统疾病

> **📘 学习目标**
>
> 1. 熟记动脉粥样硬化(含冠状动脉粥样硬化性心脏病)、高血压、风湿病(含风湿性心脏病)的概念,准确表述上述疾病的病因、发病机制和病理变化,运用病理学知识解释上述疾病的临床表现。
> 2. 能够判断感染性心内膜炎与风湿性心内膜炎在病因、病理变化、预后等方面的区别。
> 3. 能够推导心瓣膜病时血流动力学的变化规律,并通过临床体征判断心瓣膜病的发病部位和病变类型。
> 4. 能够根据病理学知识判断心血管系统疾病预后,并制订合理的诊疗方案。

心血管系统由心脏、动静脉及毛细血管网构成,是维持机体的血液循环、物质交换和体液信息传递的结构基础。心血管系统器官或组织的代谢、结构改变常导致其功能变化,而器官、组织功能的变化同样会加剧其代谢、结构的改变,进而引起全身或局部血液循环障碍和严重的并发症。随着生活方式和环境等因素的变化,心血管系统疾病已经成为目前严重危害人类健康的重要疾病。

本章主要介绍常见的动脉和心脏疾病,包括动脉粥样硬化、高血压、风湿病、感染性心内膜炎、心瓣膜病及心肌炎等。

第一节　动脉粥样硬化

动脉粥样硬化(atherosclerosis, AS)是由于血脂在动脉内膜沉积,形成纤维斑块或粥样斑块,导致病变动脉壁增厚、变硬,管腔狭窄,弹性减弱,并可导致缺血、血管破裂等严重并发症的一种动脉硬化性疾病。AS 可始发于儿童时代,主要累及患者的大、中动脉,随年龄增长而持续进展,以 40~49 岁之间发展最快,通常在中年或中老年出现临床症状。我国 AS 的发病率呈明显上升趋势。

一、病因与发病机制

(一)危险因素

本病的病因尚不完全清楚。目前认为是多因素共同作用的结果,这些因素称为危险因素。与动脉粥样硬化发生有关的危险因素常见有以下几种:

1. 血脂异常　血脂异常,实际上表现为脂蛋白异常血症,包括高胆固醇血症、高甘油

ER-7-2

知识链接:
血脂

三酯血症、低高密度脂蛋白血症和混合型高脂血症等多种类型。极低密度脂蛋白(very low density lipoprotein,VLDL)的代谢产物低密度脂蛋白(low density lipoprotein,LDL)以及脂蛋白 a 能导致动脉粥样硬化发生,而高密度脂蛋白(high density lipoprotein,HDL)则有抗动脉粥样硬化的作用。小颗粒致密低密度脂蛋白(small dense low density lipoprotein,sLDL)是LDL 中颗粒较小、密度较大的亚组分。近来研究发现 sLDL 与普通 LDL 相比,其致动脉粥样硬化能力更强,被认为是判断冠心病的最佳指标。

脂蛋白异常血症被分为原发性和继发性两大类。

原发性脂蛋白异常血症病因不明,有些属于血浆脂蛋白代谢相关基因遗传性缺陷。参与脂蛋白代谢调节的酶、载脂蛋白以及脂蛋白受体等基因的遗传缺陷都能导致血浆脂蛋白水平异常。如 LDL 受体缺陷是导致家族性高胆固醇血症的重要原因,此疾病为常染色体显性遗传,携带者在 20 岁之前就会出现典型的动脉粥样硬化尤其是冠状动脉粥样硬化的症状。

继发性脂蛋白异常血症常继发于糖尿病、高胰岛素血症、甲状腺功能减退、肝肾疾病等。

实验证明,饮食因素在动脉粥样硬化病变发生过程中有重要作用。高胆固醇和高脂肪饮食可引起血浆胆固醇水平升高,促进 AS 的发生和发展。

2. 高血压　高血压患者与同年龄同性别的非高血压者相比,AS 发生的年龄早、病变重。高血压促进 AS 发生的机制还不十分清楚,可能因血压异常升高时血流对血管壁产生的机械性压力和冲击作用明显增大,造成血管内皮细胞损伤,促进血浆脂蛋白渗入内膜,血液中的单核细胞与内皮细胞黏附并迁移入内膜,增加血小板的黏附及中膜平滑肌细胞迁移入内膜等,从而促进动脉粥样硬化的发生。同时高血压患者常伴有其他致动脉粥样硬化的危险因素,如胰岛素抵抗综合征,进一步加速 AS 的发生。

3. 吸烟　有资料显示,吸烟是导致心肌梗死主要的、独立的危险因子。吸烟可致血中一氧化碳(CO)浓度升高,血管内皮细胞缺氧而发生损伤;大量吸烟还可使血中的 LDL 易于氧化,氧化的 LDL 可促进血液中的单核细胞迁移入内膜并转化为泡沫细胞;烟草内含有的糖蛋白,通过激活凝血因子Ⅷ以及某些致突变物质,导致血管平滑肌细胞增生。以上变化均可促进 AS 的发生。

4. 其他因素　①年龄:AS 的发病率随着年龄的增长而逐渐增加并进展加速;②性别:女性在绝经期前 AS 发病率显著低于同年龄组男性,绝经期后这种差别消失,可能与雌激素能改善血管内皮细胞功能、降低血浆胆固醇水平等作用有关;③肥胖:肥胖者易发生血脂异常、高血压和糖尿病,间接促进 AS 的发生,以腹部脂肪增多者为甚;④体力活动减少。

ER-7-3

知识链接:
绝经后女性血脂谱特点

(二) 发病机制

AS 的发病机制尚未完全阐明。有多种学说从不同角度进行了阐述,如损伤应答学说、炎症学说、脂质渗入学说、血栓镶嵌学说、平滑肌细胞克隆学说及巨噬细胞受体缺失学说等。目前多数学者认为,内皮细胞的损伤是导致 AS 发生的始动环节,血脂异常是 AS 发生的关键因素,动脉粥样斑块的形成是动脉对内膜损伤做出的反应。但是任何一种学说都不能全面阐述 AS 发生与发展的机制,现将主要因素的作用归纳如下:

1. 内皮细胞损伤的作用　慢性或反复内皮细胞损伤是 AS 的始动环节,是损伤应答学说的基础。目前认为,多种危险因素如机械性损伤、血流动力学、免疫复合物、放射线、可致内膜增厚的化学物质、高脂饮食、低氧、吸烟或感染等均可导致内皮细胞发生损伤。内皮细胞的损伤并不一定会引起内皮细胞剥脱,可仅表现为内皮细胞的功能紊乱,如内膜渗透性的增加、白细胞与内皮细胞黏附能力的增强、血管活性物质与生长因子的释放等。

2. 脂质的作用　血脂异常是 AS 发生过程中的关键因素。高脂血症可直接引起内

笔记栏

皮细胞功能障碍,增加内皮细胞通透性,使血液中的脂质易沉积在内膜下,其中氧化 LDL (oxidized LDL,ox-LDL)在动脉粥样硬化病变形成过程中发挥了重要作用。LDL 被动脉壁内皮细胞氧化修饰后成为 ox-LDL。目前认为 ox-LDL 是最重要的致粥样硬化因子,是导致内皮细胞和平滑肌细胞损伤的主要因子,具有促进动脉粥样斑块形成的作用。ox-LDL 通过以下几个方面促进动脉粥样硬化病变形成:①对血液中的单核细胞发挥趋化作用,使单核细胞在病灶内聚集;②通过内皮细胞黏附分子增加对单核细胞的黏附;③ox-LDL 不能被正常的 LDL 受体识别,但是可以迅速被巨噬细胞的清道夫受体(scavenger receptor)识别并被快速摄取,巨噬细胞转变为泡沫细胞;④刺激各种生长因子和细胞因子产生;⑤对内皮细胞和平滑肌细胞等产生细胞毒性作用。

ox-LDL 具有细胞毒性作用,可使泡沫细胞坏死、崩解,被吞噬的脂质及其分解产物、各种分解酶被释放出来,这些物质与局部组织共同形成粥糜样坏死物质,导致粥样斑块形成。

3. 炎症的作用 炎症作用贯穿动脉粥样硬化病变的全过程。在 AS 发生早期,内皮细胞就开始在其表面选择性的表达能黏附不同类型白细胞的黏附分子,其中以黏附单核细胞的黏附分子为主。单核细胞可在内皮细胞表达的黏附分子或血管黏附分子作用下黏附于血管内皮细胞表面,并在趋化因子作用下迁移入内皮下间隙,转化为巨噬细胞,巨噬细胞表面的清道夫受体可与 ox-LDL 结合并将其摄入,成为巨噬细胞源性泡沫细胞。在动脉粥样硬化病变进展期,巨噬细胞通过多种生物活性物质参与病变的形成过程。①巨噬细胞释放的 IL-1、TNF 可促进白细胞的黏附;②产生单核细胞趋化因子促使白细胞进入斑块内;③产生活性氧可促进斑块内的 LDL 氧化;④病灶中被激活的巨噬细胞可释放多种生长因子和细胞因子,如 PDGF、FGF、VEGF 和 TGF-β 等,促进中膜平滑肌细胞迁移至内膜并增生,刺激成纤维细胞迁移和增生,刺激这些细胞产生新的结缔组织。此外,在动脉粥样硬化病变中可见 T 淋巴细胞浸润,T 淋巴细胞通过与巨噬细胞相互作用,导致慢性炎症状态下细胞免疫反应激活,产生炎症介质(如干扰素 γ 和淋巴毒素等),刺激巨噬细胞、血管内皮细胞和平滑肌细胞,参与动脉粥样硬化病变形成。

4. 平滑肌的作用 中膜平滑肌迁移入内膜并增生是 AS 进展期病变的主要环节。多种因素如渗入内膜的脂质、黏附于内皮细胞的血小板、单核细胞、内皮细胞以及平滑肌细胞自身产生的多种生长因子等均可刺激中膜平滑肌细胞迁移入内膜并大量增生。迁移或增生的平滑肌细胞发生表型转变,由收缩型转变为合成型,细胞表面表达 LDL 受体,可以结合、摄取 LDL 和 VLDL 成为肌源性泡沫细胞,是斑块内泡沫细胞的主要来源。此种细胞又称为肌内膜细胞,能合成大量胶原蛋白、弹力蛋白和蛋白多糖等细胞外基质,促进粥样硬化斑块的形成。

AS 发病过程可简单叙述如下:LDL 通过内皮细胞渗入内皮下间隙并被氧化修饰为 ox-LDL,同时单核细胞迁移入内膜,ox-LDL 与巨噬细胞表面的清道夫受体结合而被摄取,单核细胞成为巨噬细胞源性泡沫细胞;动脉中膜的平滑肌细胞经内弹力窗孔迁移入内膜,也可以吞噬脂质形成肌源性泡沫细胞。迁移入内膜的平滑肌细胞增生,合成大量的细胞外基质,形成粥样斑块的纤维帽。随病变进展,泡沫细胞逐渐增多。ox-LDL 对内皮细胞及微环境中其他细胞的毒性作用使泡沫细胞坏死、崩解,形成斑块内的粥糜样坏死物质,最终动脉粥样硬化斑块形成(图 7-1)。

二、病理变化

(一) 好发部位

动脉粥样硬化主要发生于大、中动脉。病变多分布在动脉分叉处、分支开口处或血管弯曲的凸面(图 7-2)。

ER-7-4
组图(4幅):
动脉粥样硬化发病过程模式图

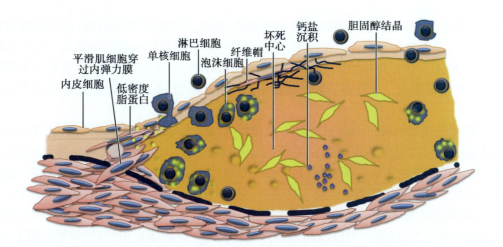

图 7-1　动脉粥样硬化发病机制模式图

(二) 基本病理变化

动脉粥样硬化的特征性病变是在动脉内膜下形成粥样斑块。斑块内主要有 3 种成分：脂质、细胞(平滑肌细胞、巨噬细胞、T 淋巴细胞)、细胞外基质。这 3 种成分的含量和分布的变化形成了动脉粥样硬化的脂纹、纤维斑块和粥样斑块等基本病理变化，在纤维斑块和粥样斑块的基础上常发生继发性病变。

1. 脂纹(fatty streak)　是动脉粥样硬化肉眼可观察的早期病变，最早可出现于儿童时期，属可逆性病变。肉眼观：动脉内膜面可见黄色帽针头大小的斑点或长短不一的黄色条纹，平坦或微隆起于内膜表面。光镜下：动脉内膜局部增厚，大量泡沫细胞聚集于病灶内膜下(图 7-3)。

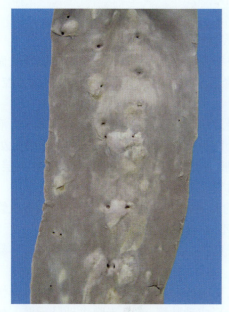

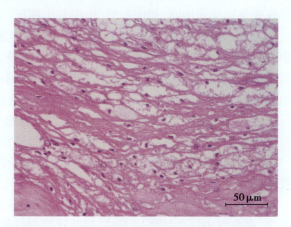

50μm

图 7-2　主动脉粥样硬化(肉眼观)
主动脉内膜表面可见多个动脉粥样硬化斑块，斑块多分布于动脉分支开口周围

图 7-3　动脉粥样硬化斑块内泡沫细胞(光镜下)

2. 纤维斑块(fibrous plaque)　脂纹进一步发展则演变为纤维斑块。肉眼观：内膜表面

出现多处散在不规则隆起的斑块,浅黄或灰黄色,随病变进展变为瓷白色,状如凝固的蜡烛油,斑块逐渐增大并相互融合。光镜下:病灶处内膜明显增厚并向管腔内隆起。病灶表层为纤维帽,厚薄不一。纤维帽由大量玻璃样变的胶原纤维、少量的弹力纤维、散在的平滑肌细胞及蛋白多糖等构成。纤维帽下可见数量不等的泡沫细胞、平滑肌细胞、细胞外脂质及炎症细胞。

3. 粥样斑块（atheromatous plaque）又称粥瘤（atheroma），是动脉粥样硬化的典型病变,由纤维斑块深层的泡沫细胞坏死发展而来。肉眼观:病变动脉内膜面可见隆起的斑块,灰黄色。切面可见斑块表层为纤维帽,其下方为黄色或黄白色质软的粥糜样坏死物质,斑块既向内膜表面隆起又向深部压迫中膜。光镜下:玻璃样变的纤维帽的深部,可见大量无定形物质,为细胞外脂质及坏死崩解产物,其中可见胆固醇结晶及营养不良性钙化。斑块底部和边缘肉芽组织增生、少量淋巴细胞浸润和泡沫细胞聚集。斑块压迫中膜,导致平滑肌萎缩、变薄,弹力纤维破坏。外膜可见毛细血管滋生、结缔组织增生及慢性炎细胞浸润(图7-4)。

纤维帽下胆固醇结晶（光镜下）

粥样斑块可分为稳定型和不稳定型。稳定型粥样斑块的纤维帽厚而脂质池较小。不稳定型(又称易损型)粥样斑块的纤维帽常较薄、脂质池较大,容易发生破裂、出血、血栓形成、血管痉挛及外膜毛细血管滋生等病变。导致斑块不稳定的因素包括血流动力学变化、应激、炎症反应等,其中炎症反应在斑块不稳定和斑块破裂中起重要作用。早期发现不稳定斑块对预防急性心肌梗死具有重要意义。

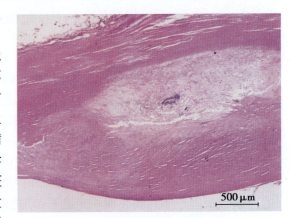
图 7-4　动脉粥样硬化斑块(光镜下)

动脉粥样硬化斑块内出血（光镜下）

(三) 继发性病变

在纤维斑块和粥样斑块的基础上发生的常见继发性改变有:

1. 斑块内出血　可因斑块内新生的毛细血管破裂而出血,或因斑块纤维帽破裂导致血液流入斑块,在斑块内形成血肿。血肿使斑块突然隆起加重,甚至完全堵塞较小动脉管腔,可导致急性供血中断,相应器官、组织发生梗死。

2. 斑块破裂　粥样斑块表面的纤维帽发生破裂,纤维帽下的粥样物质自裂口逸入血液中,成为胆固醇栓子而导致栓塞及梗死。斑块破裂处则形成粥瘤样溃疡,一方面易于在此处形成血栓,另一方面易于血流自此处涌入主动脉中膜层,造成中膜撕裂,形成主动脉夹层。中膜内血管破裂出血亦可造成中膜损伤,形成夹层病变。

动脉粥样硬化斑块内营养不良性钙化（光镜下）

3. 血栓形成　发生破裂的斑块致内皮细胞下的胶原暴露,可继发血栓形成,加重血管腔阻塞和器官缺血。如动脉管腔阻塞则引起器官梗死,血栓脱落则导致栓塞。

4. 营养不良性钙化　在纤维帽和粥瘤病灶内可见钙盐沉积,导致管壁变硬、变脆,容易发生破裂。

5. 动脉瘤　严重的粥样斑块底部中膜的平滑肌受压可发生不同程度的萎缩,血管弹性下降,在血管内压力的作用下,局部动脉壁向外膨出,形成动脉瘤,常见于腹主动脉后壁。如动脉瘤破裂可导致大出血,甚至危及生命。

腹主动脉瘤（肉眼观）

(四) 主要动脉的粥样硬化

1. 主动脉粥样硬化　主动脉是 AS 最好发的部位。以腹主动脉病变最为严重,其次为胸主动脉、主动脉弓和升主动脉。病变多见于主动脉的弯曲及其分支开口处(图 7-2)。

由于主动脉管腔大,早期并不引起明显的症状。但如果发生严重的继发性病变,如动脉瘤或主动脉夹层,可导致严重的后果。动脉瘤主要发生于腹主动脉,触诊可及搏动性肿块,听诊可闻血管杂音,如发生破裂可危及生命。

2. 冠状动脉粥样硬化　详见本章"冠状动脉粥样硬化及冠状动脉性心脏病"。

3. 颈动脉及脑动脉粥样硬化　最常发生于颈内动脉起始部、基底动脉、大脑中动脉和Willis环。其发生往往较全身其他部位血管发生动脉粥样硬化晚。

纤维斑块和粥样斑块导致动脉管腔狭窄,如并发血栓形成则加重狭窄甚至导致管腔完全闭塞。脑动脉长期供血不足,脑实质可发生萎缩,患者智力及记忆力减退,发生痴呆。如发生脑动脉急速供血中断可导致脑梗死(脑软化)。动脉粥样硬化病变还可形成小动脉瘤,以Willis环动脉多见,当患者血压突然升高时,小动脉瘤破裂可引起致命性脑出血。

4. 肾动脉粥样硬化　病变最常累及肾动脉开口处及主干近侧端,亦可累及叶间动脉和弓形动脉。斑块导致动脉局部管腔狭窄,肾组织缺血发生营养不良性萎缩,如斑块合并血栓形成可致供血区域血流完全中断,发生贫血性梗死,梗死灶机化后遗留较大的凹陷性瘢痕,多个瘢痕使肾体积缩小、变形,称为动脉粥样硬化性固缩肾,即大瘢痕肾。同时肾缺血常引起顽固性肾血管性高血压。

5. 四肢动脉粥样硬化　四肢动脉病变以下肢为重,常发生在髂动脉、股动脉及前后胫动脉。当较大动脉管腔狭窄而供血不足时,耗氧量的增加可引起疼痛,如患者长时间行走时出现下肢疼痛而不能行走,但休息后好转,即所谓的间歇性跛行。当肢体长期慢性缺血时,可引起营养不良性萎缩。当动脉管腔完全阻塞而侧支循环又不能及时建立时,可导致足部干性坏疽。

三、冠状动脉粥样硬化及冠状动脉性心脏病

(一) 冠状动脉粥样硬化

冠状动脉粥样硬化多发生于40岁以上人群,其发生一般较主动脉粥样硬化晚10年左右。统计资料显示,60岁之前,男性患病率显著高于女性,60岁之后(女性绝经期后),男女检出率相近。

根据病变检出率和统计数据,动脉粥样硬化以左冠状动脉前降支最为多见,其次为右主干、左主干或左旋支、后降支。同一支动脉的近端病变多于远端,主要累及在心肌表面走行的部分,进入心肌后很少受累。重症患者可以有多支动脉发生病变,但各支的病变程度不完全相同。

由于冠状动脉比身体其他部位的血管更靠近左心室,承受最大的收缩压冲击,因而冠状动脉发生粥样硬化的程度要比其他器官内同口径的动脉更严重。

由于解剖学和相应的力学特点,走行于心肌表面的动脉靠近心肌侧缓冲余地较小,血管内皮细胞受血流冲击力大,发生损伤的概率高,因此病变多发生于血管的心肌壁侧,在横切面上,斑块呈新月形,使管腔呈不同程度的狭窄(图7-5)。根据管腔狭窄的程度,病变可分为四级:Ⅰ级≤25%;Ⅱ级26%~50%;Ⅲ级51%~75%;Ⅳ级≥76%。

中医多将冠心病归属于胸痹、心痛、真心痛范畴,在《黄帝内经》中早有记载。《金匮

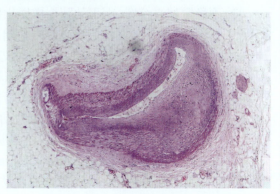

图7-5　冠状动脉粥样硬化(光镜下)

大脑基底动脉粥样硬化(肉眼观)

足干性坏疽(肉眼观)

冠状动脉粥样硬化(肉眼观)

组图(4幅)冠状动脉粥样硬化病变分级模式图

115

要略·胸痹心痛短气病脉证治》中除了胸痹不得卧、心痛彻背、背痛彻心等一系列证候描述外，在治疗上也提出了比较系统的方药，现代中医临床运用这些方药治疗冠心病收到了较满意的疗效。

（二）冠状动脉性心脏病

冠状动脉性心脏病（coronary artery heart disease，CHD），简称冠心病，是指由于冠状动脉狭窄或阻塞，出现心肌缺血缺氧而发生的心脏病。可见于冠状动脉粥样硬化、冠状动脉的其他疾病（如风湿病等）、栓塞、血管痉挛、结缔组织疾病、创伤及先天性畸形等。其中冠状动脉粥样硬化是导致 CHD 的主要病因（占 95%~99%），因此，习惯上把 CHD 视为冠状动脉粥样硬化性心脏病（coronary atherosclerotic heart disease）的同义词。但是，只有当冠状动脉粥样硬化严重到引起心肌缺血、缺氧而发生功能性和 / 或器质性病变时，才可称之为 CHD。

CHD 时心肌出现缺血、缺氧的原因及机制包括：①冠状动脉供血不足。主要因为冠状动脉粥样硬化斑块导致管腔狭窄，也包括继发性病变的发生和冠状动脉痉挛等，使冠状动脉灌注血量下降，心肌供氧明显减少，称为供氧减少性心肌缺血；②心肌耗氧量剧增。血压急剧升高、情绪过于激动、劳累或心动过速等可导致心肌负荷增加，心肌需氧量增加。此时，若冠状动脉管腔狭窄超过 50%，则无法增加血流量，心肌供氧和需氧之间出现不平衡，称为需氧增加性心肌缺血。

CHD 临床可表现为：①无症状性冠心病；②心绞痛；③心肌梗死；④缺血性心肌病；⑤冠状动脉性猝死。本节从病理角度解释常见临床类型的病理基础。

知识链接：
硝酸甘油

1. 心绞痛　心绞痛（angina pectoris）是由于心肌急剧的、暂时性缺血、缺氧所致的临床综合征。可发生心功能障碍，但不发生心肌坏死。患者出现胸骨后阵发性、压榨性疼痛或窒息样感觉，可放射至心前区或左上肢尺侧面，症状往往持续数分钟，休息或舌下含服硝酸甘油后可缓解。心绞痛可由于冠状动脉供血不足和 / 或心肌耗氧量骤然增加引起。

缺血缺氧时，心肌代谢不全，过多的酸性产物（如乳酸、丙酮酸和磷酸等）或多肽类物质（如激肽）在心肌内堆积，刺激心内自主神经的传入纤维末梢，信号经 1~5 胸交感神经节和相应脊髓段传至大脑，产生疼痛的感觉。这种痛觉出现在与心自主神经进入脊髓段水平相同的脊神经分布区域，故胸骨后、两臂前内侧及小指出现疼痛，左侧尤甚，而多不直接在心脏部位。心绞痛是心肌缺血所引起的反射性症状。

心绞痛可分为以下几种类型：

（1）稳定型心绞痛：在心肌耗氧量增加，冠状动脉血流量不能满足心肌需要时发生，常因劳累引起。症状持续几分钟，经休息或舌下含服硝酸甘油后往往迅速消失。病情可稳定数月，冠状动脉横切面常可见斑块阻塞管腔 >75%，引起动脉狭窄。

（2）不稳定型心绞痛：由于动脉粥样硬化斑块破裂或并发血栓形成、血管收缩、微血管栓塞等引发。主要表现为在稳定型心绞痛基础上，疼痛程度加重、持续时间延长或发作频率增加，在负荷、休息时均可发作。患者多有一支或多支冠状动脉病变。光镜下，常见到由于弥漫性心肌细胞坏死而引起的心肌纤维化。该型心绞痛往往是心肌梗死的前兆。

（3）变异型心绞痛：是由于冠状动脉痉挛并诱导血液淤滞所致的心绞痛。临床症状不稳定，可在静息时发生，无体力劳动或情绪激动等诱因。心电图表现与其他类型心绞痛相反，显示 ST 段抬高。该型心绞痛常并发急性心肌梗死和严重的心律失常。

2. 心肌梗死　心肌梗死（myocardial infarction，MI）是由于冠状动脉血供急剧减少或中断导致的心肌细胞缺血性坏死。常由冠状动脉急性闭塞引起，主要见于冠状动脉粥样硬化基础上并发血栓形成、斑块内出血等。少数病例是在冠状动脉严重狭窄的基础上，出现休克、阵发性心动过速或冠状动脉持久痉挛等，或因过度负荷使心肌需血量急剧增加而供血又严重不足所致。

MI 多发生于中老年人，大约 1/2 的患者有诱因和前驱症状。诱因如剧烈运动、情绪波动、创伤、发热等引起心肌耗氧增加的因素。发病前数日常有乏力、胸部不适等前驱症状。临床上表现为有剧烈而较持久的胸骨后疼痛，服用硝酸甘油或休息后症状不能完全缓解，可并发心律失常、休克或心力衰竭。

（1）类型：在病理学上，根据 MI 的范围和深度可分为心内膜下心肌梗死和透壁性心肌梗死两个类型。

1）心内膜下心肌梗死（subendocardial myocardial infarction）：梗死仅累及心室壁内侧 1/3 的心肌，并波及肉柱和乳头肌。梗死灶为多发性、小灶性，直径 0.5~1.5cm。病变往往不规则地分布于左心室四周，而不限于某支冠状动脉的供血范围，严重时病灶扩大融合甚至累及整个心内膜下的心肌，引起环状梗死（circumferential infarction）。患者通常有冠状动脉三大分支严重动脉粥样硬化性狭窄，当附加诱因时（如休克、心动过速或不适当的体力活动等）可加重冠状动脉供血不足，造成各支冠状动脉最末梢分布区域（心内膜下心肌）缺血、缺氧，而动脉原有的病变致使管腔严重狭窄，不能通过建立侧支循环等改善心肌供血，最终导致广泛、多灶性的心内膜下心肌梗死。

2）透壁性心肌梗死（transmural myocardial infarction）：是典型心肌梗死的类型。梗死的部位与发生闭塞的冠状动脉分支供血区一致，通常病灶较大，直径多在 2.5cm 以上，并累及心室壁全层或深达室壁全层 2/3 以上（厚层梗死）。透壁性心肌梗死常有相应的一支冠状动脉病变突出，并继发动脉痉挛或血栓形成。

心肌梗死的部位与冠状动脉供血区域一致，对应关系如表 7-1。

表 7-1　心肌梗死的部位与冠状动脉供血区域对应关系

发生病变的冠状动脉分支	发生心肌梗死的部位	发病比率
左冠状动脉前降支	左心室前壁、心尖部及室间隔前 2/3	占 40%~50%
右冠状动脉	左心室后壁、室间隔后 1/3 及右心室大部	占 30%~40%
左冠状动脉旋支	左心室侧壁	占 15%~20%

发生心肌梗死最常见的部位是左心室前壁、心尖部、室间隔前 2/3 及前内乳头肌，其次为左心室后壁、室间隔后 1/3 及右心室，并可累及窦房结，再次为左心室侧壁、膈面及左心房，并可累及房室结，右心室和心房发生心肌梗死者较为少见。

（2）生化改变：一般发生梗死后 30 分钟内，心肌细胞内的糖原即减少或消失。肌红蛋白、肌钙蛋白迅速自心肌细胞逸出入血。血清中这些心肌结构蛋白含量的增高是诊断 MI 的敏感指标。心肌细胞坏死后，心肌细胞内的肌酸磷酸激酶（CPK）及其同工酶 CK-MB、门冬酸氨基转移酶（AST）、乳酸脱氢酶（LDH）及其同工酶 LDH1 通过损伤的细胞膜释放入血。一般在 MI 后的 24 小时血清浓度达最高值。

（3）病理变化：MI 属贫血性梗死。MI 的形态学变化是一个动态演变过程。一般在梗死发生 6 小时后肉眼才能辨认，梗死灶呈苍白色；8~9 小时后呈土黄色；3~7 天时，梗死灶变软，呈灰黄色或黄褐色，外围出现充血出血带；2~8 周坏死组织机化，逐渐形成瘢痕组织。光镜下：心肌细胞发生凝固性坏死。完全阻断血流 1 小时内仅见心肌细胞因强烈收缩而呈波浪状弯曲；2 小时后肌浆凝聚、嗜酸性变；8 小时后心肌纤维呈早期坏死表现，如核碎裂、核溶解，肌质均匀红染或颗粒状，间质水肿、中性粒细胞浸润及漏出性出血；1~3 天后，出现典型凝固性坏死改变，梗死区炎症反应明显；2~3 周梗死灶发生机化；5 周后变为瘢痕组织。较大的梗死灶机化时间可能较长。

（4）并发症：心肌梗死，尤其是透壁性心肌梗死，可出现下列并发症：

1）心脏破裂：急性透壁性心肌梗死的严重合并症，是导致 MI 患者死亡的重要原因，发生于梗死后 1 周内。梗死灶失去弹性，坏死的心肌细胞，尤其是浸润的中性粒细胞和单核细胞释放大量蛋白水解酶，使梗死灶发生溶解而导致心脏破裂。若心室游离壁破裂，则血液涌入心包腔造成急性心包压塞而迅速死亡。若室间隔破裂穿孔，则左心室血液流入右心室，导致急性右心室功能不全而死亡。

2）心源性休克或心功能不全：心肌梗死面积较大时，心肌收缩力极度减弱，心输出量显著下降，可引起心源性休克，重者可致患者死亡。发生二尖瓣乳头肌缺血、坏死时，其收缩功能发生障碍，致二尖瓣脱垂或二尖瓣关闭不全而诱发急性左心衰竭；由于梗死区心肌收缩力丧失，可导致左心衰竭、右心衰竭或全心衰竭，往往是患者死亡常见的原因。

3）心律失常：心肌梗死累及传导系统，引起传导紊乱，严重时可导致心脏急停、猝死。

4）急性心包炎：透壁性梗死可诱发急性浆液纤维素性心包炎，常出现在心肌梗死后的 2~4 天。

5）室壁瘤：常见于心肌梗死的愈合期。梗死心肌或形成的瘢痕组织在左心室内压力作用下局部向外膨出。多发生于左心室前壁近心尖处，可继发附壁血栓，引起心律失常、左心衰竭。

6）附壁血栓形成：心内膜受损伤或因室壁瘤形成等原因，可促进局部附壁血栓形成，血栓可脱落造成动脉系统栓塞。

3. 心肌纤维化 心肌纤维化（myocardial fibrosis）是中、重度的冠状动脉粥样硬化病变使心肌纤维持续性和 / 或反复加重的缺血、缺氧的结果。该病变逐渐发展为慢性缺血性心肌病（chronic ischemic cardiomyopathy）。患者临床可表现为心力衰竭和各种心律失常。

肉眼观：心脏体积增大，重量增加，心腔扩张，以左心室增大明显，心室壁厚度可增厚或正常，伴有多灶性灰白色纤维条索，甚至是透壁性瘢痕。光镜下见广泛性、多灶性心肌纤维化，邻近心肌萎缩或肥大，心内膜下心肌细胞弥漫性空泡变，可见多灶性的陈旧性心肌梗死灶或瘢痕灶。

4. 冠状动脉性猝死 冠状动脉性猝死（sudden coronary death）是指由于冠状动脉的病变而导致的在急性症状发生后 1 小时内先有骤然发生的意识丧失，而后发生的死亡。多见于 40~50 岁成年人，男性发病率高于女性。冠状动脉性猝死可发生于某些诱发因素出现后，如饮酒、劳累、吸烟或运动，是心源性猝死中最常见的一种。诊断心源性猝死需要具备以下条件：法医学检查排除自杀和他杀；尸检除冠状动脉和相应的心肌病变外，无其他致死性疾病。

第二节 高 血 压

高血压（hypertension）是一种以体循环动脉收缩压和 / 或舒张压持续升高为特点的全身性疾病，是临床最常见的心血管疾病之一。18 岁以上成年人高血压的定义为：在未服用抗高血压药物的安静休息状态下，收缩压 ≥ 140mmHg（18.4kPa）和 / 或舒张压 ≥ 90mmHg（12.0kPa）。高血压根据血压水平分类见表 7-2。

高血压可分为原发性高血压（primary hypertension）和继发性高血压（secondary hypertension）。原发性高血压即高血压，占高血压的 90% 以上，是一种原因未明的独立性全身性疾病，以全身细动脉硬化为基本病变，常引起心、脑、肾及眼底病变，多见于中老年人。继发性高血压，又称症状性高血压,占高血压的 5%~10%,是某些确定的疾病和原因引起的血压升高,如慢性肾小球肾炎、肾动脉狭窄、肾盂肾炎所引起的肾性高血压,嗜铬细胞瘤引起的内分泌性高血压等。

表 7-2 血压水平的分类(ISH 2020)

分类	收缩压(mmHg)		舒张压(mmHg)
正常血压	<120	和	<80
正常高值血压	130~139	和/或	85~89
高血压	≥140	和/或	≥90
1级高血压	140~159	和/或	90~99
2级高血压	≥160	和/或	≥100

注:当收缩压和舒张压分属于不同级别时,以较高的分级作为标准。(ISH 国际高血压学会)

一、病因与发病机制

(一)危险因素

高血压是一种遗传因素和环境因素相互作用导致的疾病。与高血压的发生密切相关的因素包括:

1. 遗传因素 原发性高血压患者有明显的遗传倾向,有家族集聚性。研究发现,某些基因的变异、突变或遗传缺陷与高血压发生密切相关,如肾素 - 血管紧张素系统(renin-angiotensin system,RAS)编码基因的缺陷。

2. 饮食因素 高盐饮食可引起高血压。WHO 建议每人每日摄入钠盐量应控制在 5g 以下。钾盐摄入量减少,可促进高血压发生。膳食中钙对血压的影响还存在争议,多数人认为低钙膳食是高血压的危险因素。中度以上饮酒是高血压发病的危险因素,可能与饮酒后血中的儿茶酚胺类和促皮质激素水平升高有关。

3. 社会心理应激因素 在所从事职业需要长期保持精神紧张状态的人群中,高血压患病率显著升高。应激事件,如过度惊恐、忧伤等,可导致高血压的发生和发展。目前认为社会心理应激因素可影响体内激素平衡,从而影响代谢,导致血压升高。

4. 其他因素 肥胖、缺乏体力劳动、吸烟、胰岛素抵抗等也是使血压升高的重要危险因素。

(二)发病机制

高血压的发病机制非常复杂,目前尚未完全阐明。动脉血压取决于心输出量、外周阻力及有效循环血量。各种能引起血容量、外周阻力、心率及心肌收缩力增加的因素,都能使动脉血压异常升高。目前多认为高血压是由相互影响的多种因素共同作用的结果,包括遗传、环境、神经内分泌和体液因素等。

高血压的发病机制主要包含以下 3 条相互交叉的途径:

1. 功能性血管收缩 指外周血管(细小动脉)的结构无明显变化,仅通过平滑肌细胞收缩使血管口径缩小,外周阻力增加,导致血压升高。

长期紧张、焦虑及烦躁等可导致大脑皮质高级神经中枢功能紊乱,对皮质下神经中枢的调控能力下降。其中血管舒缩中枢产生以收缩为主的冲动时,交感神经节后纤维分泌过多去甲肾上腺素,作用于细小动脉平滑肌 α 受体,引起细小动脉收缩,血压升高。此外,交感神经兴奋引起肾细小动脉收缩,导致肾缺血,刺激球旁细胞分泌肾素,激活肾素 - 血管紧张素 -

醛固酮系统,使血压升高。

血管平滑肌对血管收缩物质的敏感性升高也可以引起细小动脉收缩,如平滑肌细胞对 Na^+、Ca^{2+} 跨膜转运的遗传缺陷,可使细胞内 Ca^{2+} 增多而增加平滑肌细胞对血管收缩物质的敏感性,使血压升高。

2. 水钠潴留　水钠潴留可引起血容量增多,心输出量增加,从而导致血压升高。饮食中钠盐摄入过多且又是钠盐敏感的人群可造成水钠潴留;遗传性因素如肾素 - 血管紧张素系统基因缺陷或上皮 Na^+ 通道蛋白单基因突变等,均可引起肾利钠自稳功能缺陷,导致水钠潴留,使血压上升。下丘脑 - 垂体 - 肾上腺轴活动增强时,肾上腺皮质分泌醛固酮增多,也可引起水钠潴留。

3. 结构性血管壁增厚、变硬　指外周细小动脉壁的增厚。血管平滑肌细胞增生、肥大,胶原纤维和基质增加,细动脉壁玻璃样变及小动脉纤维性增生等,可致血管壁增厚、变硬,管腔狭窄,从而外周阻力增大,血压升高。

一般情况下,细小动脉平滑肌肥大和增生多来源于长期或过度的血管收缩,但部分患者血管壁结构变化先于血管的持续收缩,这可能是由于遗传上的缺陷或环境因素的诱导,使平滑肌细胞内的信号传导改变,促进平滑肌细胞的增生并增加血管张力而导致血管壁肥厚和血管收缩;同时,血管收缩因子可促使血管平滑肌肥大、增生和基质沉积,造成血管壁增厚,血压升高。

上述 3 种发病机制在高血压发生发展过程中相互交错,共同作用(图 7-6)。实际上,上述高血压的发生机制只是目前认识到的一部分,其确切发病过程和机制可能要复杂得多。

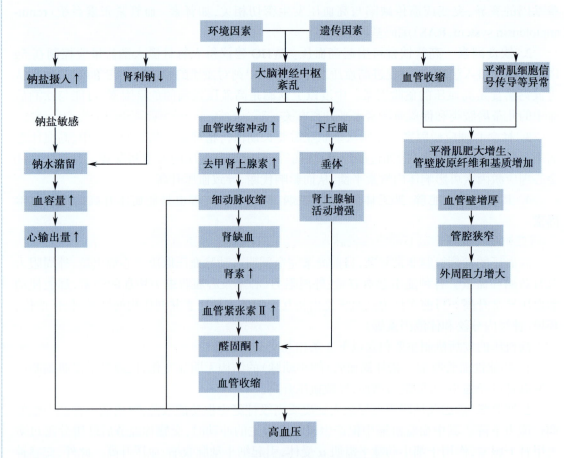

图 7-6　高血压发病机制示意图

高血压属中医头痛、眩晕等范畴,并与心悸、胸痹、中风等有一定关系。其发病原因为机体阴阳平衡失调,加之长期精神紧张,忧思恼怒,或嗜辛辣肥甘,致肝阳上亢或肝肾阴虚,两者互为因果,并可发生化火动风、生痰等变化。其病位在肝,同脾肾关系密切,病情多虚实夹杂。高血压主要分为肝阳上亢型、气阴亏虚型、肾阴不足型、气虚血瘀型、痰浊阻滞型五种证型。

二、类型与病理变化

　　原发性高血压可分为良性高血压和恶性高血压两类。良性高血压(benign hypertension)又称缓进性高血压(chronic hypertension),约占高血压的95%,多见于中、老年人,往往病程长,进展慢,可达十数年或数十年。恶性高血压(malignant hypertension)又称急进性高血压(accelerated hypertension),临床较少见,多发生于青少年,表现为血压显著升高,常超过230/130mmHg,病变进展迅速,可发生高血压脑病,常1年内死于肾衰竭。

(一)良性高血压

　　良性高血压按病变的发展可分为3期。

　　1. 功能紊乱期　此期为高血压的早期阶段,无器质性病变。全身的细小动脉发生间歇性痉挛,导致血压升高,痉挛缓解后血压可恢复正常。此期患者常表现为情绪激动、精神紧张、焦虑或失眠等,可出现血压波动,为暂时性升高,可伴有头晕、头痛。休息或去除诱因后血压能自行下降和恢复正常。

　　2. 动脉病变期　出现动脉的器质性病变,主要累及细小动脉。肌型小动脉或大动脉也可发生不同程度的病变。

　　(1)细动脉硬化:主要表现为细动脉壁玻璃样变,管壁增厚,管腔狭窄甚至闭塞,是高血压最主要的特征病变。细动脉长期痉挛及高血压相关危险因素的长期作用,使血管内皮细胞及基膜受损伤,内皮细胞间隙增大、通透性增强,加之血管内压力升高,血浆蛋白渗入到细动脉内膜下。最易累及的部位是肾入球微动脉、视网膜动脉和脾中央动脉。

　　(2)肌型小动脉硬化:病变进一步发展,可导致小动脉内膜胶原纤维及弹性纤维增生,内弹力膜断裂。中膜平滑肌细胞增生、肥大,可见不同程度的胶原纤维、弹力纤维增生。受累及的小动脉壁增厚,管腔狭窄,血流量下降。该变化主要累及肾小叶间动脉、弓形动脉及脑动脉等。

　　(3)大动脉硬化:高血压对主动脉及其主要分支的影响主要是促进动脉粥样硬化的发展。

　　此时患者血压升高且稳定在较高水平,需长期服用降压药物。

　　3. 内脏病变期　主要影响心、脑、肾、视网膜等重要器官。

　　(1)心:高血压导致心脏发生的病变称为高血压心脏病,主要表现为左心室肥大。血压持续升高,对心脏的主要影响为增加左心室心肌射血阻力,心肌负荷增加。因此左心室心肌发生代偿性肥大,表现为心脏重量增加,可达400g以上(正常成年男性约260g,女性约250g)。左心室壁显著增厚,可达1.5~2.0cm(正常成年人1.0cm以内)。心室内乳头肌和肉柱明显增粗,在代偿期内,心腔并不发生扩张,反而容积相对缩小,称为向心性肥大(concentric hypertrophy)(图7-7)。病变晚期当左心室代偿失调,心肌收缩力降低时,左心射血减少,心腔内血量增加,心腔逐渐扩张,心外观体积增大,称为离心性肥大(eccentric hypertrophy)。患者心悸,出现抬举性心尖区搏动,心尖区搏动明显增强,并向左下移位,搏动范围扩大,提示左心室增大,主动脉瓣区第2心音听诊增强,心电图显示有左心室肥大和心肌劳损,晚期可出现心力衰竭。

ER-7-16

高血压之肾小球入球动脉玻璃样变(光镜下)

（2）肾：高血压导致肾入球微动脉发生玻璃样变性，小叶间动脉、弓形动脉等肌型小动脉硬化，病变区肾小球缺血、缺氧，肾小球逐渐萎缩，发生纤维化，最终发生玻璃样变性，所属肾小管也逐渐萎缩、消失，间质纤维组织增生。萎缩肾小球周围病变相对较轻的肾小球发生代偿性肥大，体积增大，所属肾小管代偿性扩张。此病变如接近肾表面，则相应区域呈细颗粒状，凹凸不平，凹陷处为萎缩的肾单位，代偿性肥大的肾单位则凸起于肾表面。最终双侧肾对称性缩小，重量减轻，单侧肾可小于100g（正常成人约为150g），质地变硬，表面呈细颗粒状，切面皮质变薄，皮、髓质界限不清，肾盂和肾盏周围可见脂肪组织填充，称为原发性颗粒性固缩肾（primary granular atrophy of the kidney）（图7-8）。临床上，早期无明显症状，当病变的肾单位越来越多，超过肾的代偿能力时，肾功能逐渐下降，出现蛋白尿、水肿，严重时可发生肾衰竭，导致尿毒症。

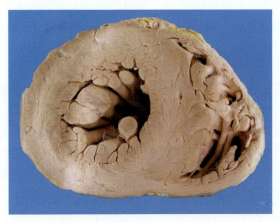

图7-7　原发性高血压左心室向心性肥大（肉眼观）
心室横断面示左心室壁增厚，乳头肌显著增粗，
心室腔容积相对较小

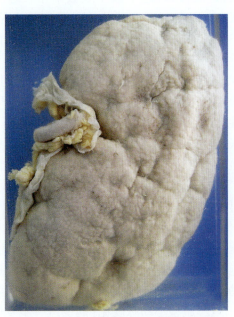

图7-8　原发性颗粒性固缩肾（肉眼观）
肾体积变小，表面呈均匀一致
的细颗粒状

（3）脑：高血压对脑的影响发生最早且最严重。细小动脉硬化使血流量下降，局部脑组织缺血，毛细血管通透性增加，主要导致以下3种病变：

1）脑水肿：患者可出现头痛、头晕、眼花、呕吐等表现，严重时出现高血压脑病及高血压危象。高血压脑病是指因高血压导致脑血管硬化和痉挛，脑水肿加重、血压急剧升高而引起的以中枢神经功能障碍为主要表现的综合征。当血压急剧升高时可出现高血压危象，患者出现剧烈头痛、意识障碍和抽搐等临床表现。高血压危象可见于高血压的各个时期。

2）脑软化：即脑组织的液化性坏死，多为质地疏松的筛网状病灶，小而多发，称为微梗死灶（microinfarct）或脑腔隙状梗死（cerebral lacunar infarct）。后期坏死组织被吸收，由胶质细胞增生来修复形成胶质瘢痕，一般不引起严重后果。

3）脑出血：是高血压最严重的、致命性的并发症。脑出血的原因是由于脑细小动脉硬化使血管壁变脆，当血压突然升高时血管破裂，此外，由于血管壁弹性下降使血管局部向外膨出形成小动脉瘤或微小动脉瘤。此时如血压突然升高，可导致小动脉瘤或微小动脉瘤破裂出血。豆纹动脉从大脑中动脉呈直角分出，而且管径较细，直接受到大脑中动脉较高压力的血流冲击，所以高血压患者发生病变的豆纹动脉容易破裂出血。由豆纹动脉供血的基底节区域(尤其是豆状核区)是脑出血最常见的部位,其次为内囊、大脑白质、脑桥和小脑。当出血范围大时,可破入侧脑室。小的血肿可被吸收,形成胶质瘢痕。中等大小的出血灶可被胶质瘢痕包裹,形成血肿或液化形成囊腔(图7-9)。临床上常因出血部位的不同、出血量的不同而表现出不同的临床症状,如突发性昏迷、呼吸加深、脉搏加速、大小便失禁等。内囊出血可引起患者对侧肢体偏瘫和感觉消失;出血破入侧脑室时,患者发生昏迷,甚至死亡;左侧大脑出血常引起语言障碍;桥脑出血可导致同侧面神经及对侧上、下肢瘫痪;因血肿占位及脑水肿,可引起颅内压升高,并形成脑疝。

(4)视网膜:视网膜中央动脉发生细动脉硬化。眼底检查可见病变动脉变细、迂曲、反光增强、动静脉交叉处出现压痕。严重者视网膜渗出、出血、视乳头水肿,视力减退。

(二) 恶性高血压

恶性高血压特征性的病变包括:

1. 坏死性细动脉炎(necrotizing arteriolitis) 病变累及细动脉内膜和中膜,管壁发生纤维素样坏死,周围有单核细胞及中性粒细胞浸润,坏死组织内免疫组织化学检测发现其含有免疫球蛋白和补体成分。

2. 增生性小动脉硬化(hyperplastic arteriolosclerosis) 病变动脉内膜平滑肌细胞增生,胶原纤维增多,血管壁增厚,呈洋葱皮样,管腔狭窄(图7-10)。

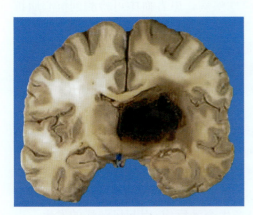

图 7-9　高血压脑出血(肉眼观)
内囊基底节区脑组织被血凝块代替

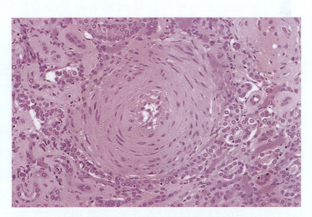

图 7-10　增生性小动脉硬化(光镜下)

上述小动脉病变主要累及肾、脑和视网膜。肾的病变严重并且发生较早,肾入球微动脉最常受累,肾小球毛细血管发生节段性坏死。坏死性细动脉炎常并发微血栓形成或血管破裂,导致微梗死和出血。肾可见斑点状出血和微梗死灶。增生性小动脉硬化主要累及小叶间动脉及弓形动脉,导致血管腔狭窄。患者出现持续性蛋白尿、血尿及管型尿,多在1年内迅速进展为尿毒症而死亡。病变累及脑动脉常引起局部脑组织缺血,导致微梗死灶的形成和脑出血。病变累及视网膜,可导致视网膜出血及视乳头水肿。

第三节　风　湿　病

风湿病(rheumatism)是一种与 A 族乙型溶血性链球菌感染有关的变态反应性疾病,病变主要累及全身结缔组织,其特征性病变是形成风湿性肉芽肿。病变最常侵犯心脏和关节,其次为皮肤、浆膜、血管和脑等,以心脏的病变最为严重。临床上以心脏炎、关节炎、皮肤环形红斑、皮下结节、小舞蹈症等症状为特征,常伴有发热、血沉加快、抗链球菌溶血素 O 抗体滴度增高等。本病常反复发作,急性期称为风湿热(rheumatic fever, RF),为风湿活动期。多次发作后常引起心瓣膜变形而导致慢性心瓣膜病。

风湿病属中医学痹证、痹病范畴,认为是感受风寒湿邪而发。本病多发于冬春阴雨季节,寒冷和潮湿是重要的诱因。发病可见于任何年龄,好发于 5~15 岁,6~9 岁为高发期,出现心瓣膜变形则常在 20~40 岁,无性别差异。

一、病因与发病机制

(一)致病因素

1. 风湿病的发生与 A 组乙型溶血性链球菌感染有关,但不是由 A 组乙型溶血性链球菌感染直接引起。

其与链球菌感染有关的依据包括:风湿病的好发季节、发病率、复发率、病变严重程度与链球菌性咽喉炎密切相关;患者血液中多项抗链球菌抗体滴度增高。本病非链球菌直接致病的依据包括:风湿病为非化脓性炎,而 A 组乙型溶血性链球菌感染常引起化脓性炎;风湿病的特征性病变不出现在感染的原发部位(咽、喉),而是在心、关节等处;风湿病发病多在链球菌感染后的 2~3 周;在风湿病典型病变区从未培养出 A 组乙型溶血性链球菌。

2. 风湿病是一种与链球菌感染有关的变态反应性疾病。患者血中可检测到抗心肌抗体(AHA)和抗 N- 乙酰氨基酸葡萄糖(心瓣膜成分)的抗体增高。

3. 机体免疫力与反应性在风湿病发病过程中是不可忽视的因素。链球菌性咽喉炎患者仅 1%~3% 发生风湿病;同为风湿性心肌炎,儿童与成人表现不同;风湿病患者中仅少数发生小舞蹈症等,以上提示机体内在因素在风湿病的发生发展过程中发挥重要作用。

(二)发病机制

风湿病的发病机制仍然不十分清楚。多数倾向于抗原抗体交叉反应学说。一般认为 A 组乙型溶血性链球菌能使机体产生相应的抗体,这种抗体不仅作用于链球菌菌体,又可与结缔组织起交叉反应而引起风湿病。A 组溶血性链球菌菌体壁上的 M- 蛋白与 C- 多糖具有特异抗原性,M- 蛋白抗体可与心肌及血管平滑肌的某些成分发生交叉反应,C- 多糖抗体可与结缔组织的糖蛋白(存在于心瓣膜和关节等部位)产生交叉反应,引起风湿病的发生。也有人认为链球菌感染可激发患者的自身免疫反应引起相应风湿病病变。

二、基本病理变化

风湿病基本病变是累及全身结缔组织的变态反应性炎症。其特征性病变是风湿性肉芽肿形成,病变过程可分为 3 期:

(一)变质渗出期

心、关节、皮肤、脑、肺和血管等部位表现为结缔组织黏液样变性及纤维素样坏死,病灶内尚有浆液、纤维素渗出和以淋巴细胞为主的炎症细胞浸润。此期病变持续约 1 个月。此后病变被完全吸收或发生机化而愈合。有些病变,特别是成人的心脏病变,常继续进展进入增生期。

(二)增生期(肉芽肿期)

进入增生期后,病灶内巨噬细胞增生聚集,吞噬纤维素样坏死物后转变为风湿细胞,或称阿绍夫(Aschoff)细胞。风湿细胞体积大,圆形或多边形,胞体界清;胞质丰富、均质、略嗜双色;核大,圆形或卵圆形,可见多核,核膜清晰,染色质集中于中央并呈细丝状向核膜放散,因而核的横切面似枭眼状,长形核的纵切面像毛虫状。成群的风湿细胞聚集于纤维素样坏死灶周围,并与少量渗出的淋巴细胞和成纤维细胞等一起形成圆形或梭形境界清楚的结节状病灶,称为风湿小体或阿绍夫小体(Aschoff body),即风湿肉芽肿,是风湿病的特征性病变,具有诊断意义。风湿小体多数较小,肉眼难以察觉,偶可见关节、皮肤病变的肉芽肿直径达 1cm。此期持续约 2~3 个月(图 7-11)。

风湿小体及
风湿细胞
(光镜下)

(三) 纤维化期(愈合期)

风湿小体中的纤维素样坏死物逐渐被溶解吸收,风湿细胞转变为成纤维细胞,产生胶原纤维,最终风湿小体发生纤维化,形成梭形小瘢痕。此期持续 2~3 个月。

上述全部病程持续约 4~6 个月。由于本病常反复发作,所以病变器官、组织中新旧病变可同时并存,最终导致病变部位出现严重的纤维化及瘢痕。

图 7-11　风湿小体及风湿细胞(光镜下)

三、风湿病的各器官病变

(一) 风湿性心脏病

风湿性心脏病多见于青壮年,以 20~40 岁多见。几乎每位风湿病患者都有心脏病变,只是轻者不易被察觉或不引起慢性风湿性心脏病而已。

风湿性心脏病表现为风湿性心内膜炎、风湿性心肌炎和风湿性心外膜炎(即风湿性心包炎)。如病变累及心全层则称为风湿性全心炎。病变反复发作可分别引起心瓣膜病、心肌纤维化及心包粘连或缩窄性心包炎,称为慢性风湿性心脏病,即临床上一般所说的风心病。

1. 风湿性心内膜炎(rheumatic endocarditis)　主要累及心瓣膜及其邻近的内膜和腱索,病变以二尖瓣最为多见,其次为二尖瓣和主动脉瓣联合受累,再次为主动脉瓣。

病变急性期,瓣膜肿胀,间质水肿,炎细胞浸润,发生黏液样变性和纤维素样坏死。病变瓣膜闭锁缘受到瓣膜开关的摩擦、碰撞及血流的冲击,内皮细胞易变性、坏死、脱落,暴露其下胶原,诱导血小板沉积,形成灰白色、半透明、疣状的白色血栓,大小如粟粒(1~3mm),称疣状赘生物(verrucous vegetation)。赘生物常沿着瓣膜闭锁缘呈串珠状排列,与瓣膜粘连紧密不易脱落(图 7-12)。病变后期,赘生物机化,使瓣膜纤维化及瘢痕形成。病变反复发作终致瓣膜增厚、变硬、卷曲、短缩,瓣叶间可粘连,腱索增粗、缩短而形成慢性心瓣膜病。当病变累及心内膜时,可引起心内膜灶性增厚及附壁血栓形成。左心房后壁往往病变较明显,常形成纤维性增厚,称 McCallum 斑。

临床可表现有发热、贫血、心杂音,严重者可出现心力衰竭。

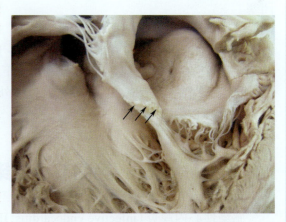

图 7-12　风湿性心内膜炎(肉眼观)
示心瓣膜疣状赘生物

2. 风湿性心肌炎(rheumatic myocarditis)　发生于成人者,主要特征性病变是心肌间质小血管附近形成风湿小体,多见于室间隔、左室后壁及左室乳头肌等处,反复发作后,间质内有多个小瘢痕形成。儿童患者常表现为心肌间质水肿和较多淋巴细胞浸润为主的病变。

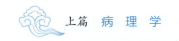

临床上可出现与体温不相称的心动过速,严重者可发生充血性心力衰竭或传导阻滞。

3. 风湿性心外膜炎(rheumatic pericarditis) 也称风湿性心包炎。主要累及脏层心包膜,以渗出性病变为主,有时可见风湿小体形成。如渗出以浆液为主,可形成心包积液;如渗出以纤维素为主,可形成绒毛心。若后期心包表面渗出的纤维素未能完全溶解吸收,可因机化发生心包粘连,甚至形成缩窄性心包炎。

临床上,心包积液患者,心前区搏动消失,心音遥远,X线检查心呈烧瓶状;绒毛心的患者有心前区疼痛,听诊可闻及心包摩擦音。

(二) 风湿性关节炎

风湿病急性发作时多数患者可出现风湿性关节炎(rheumatic arthritis),多见于成年患者。病变主要累及膝、肩、肘、腕、髋等大关节,亦可累及小关节。临床上常以大关节的游走性、多发性、对称性疼痛为其特征,此伏彼起,相继发生。局部常有红、肿、热、痛、活动受限等典型炎症表现。关节腔内有浆液和少量纤维素渗出。由于不侵犯关节软骨,病变消退后渗出物被吸收,一般不遗留关节变形等后遗症。

(三) 皮肤病变

临床上较少见,是风湿病活动期的表现。

1. 环形红斑 对风湿病具有诊断意义。好发于躯干和四肢屈侧,为淡红色环状红晕,大小不等、边缘微隆起、中央苍白、无痛。呈一过性或时隐时现。光镜观察,真皮浅层血管扩张、充血、周围组织水肿及炎细胞浸润。多见于儿童。

2. 皮下结节 好发于肘、腕、膝、踝等大关节附近的伸侧面皮下结缔组织内,直径0.5~2cm,质较硬,活动,无痛,圆或椭圆形。光镜观察,结节中央为纤维素样坏死,外周有风湿细胞呈栅状排列,伴有淋巴细胞浸润和成纤维细胞增生,是不典型的风湿结节。

(四) 风湿性动脉炎

风湿性动脉炎(rheumatic arteritis)可累及各级动脉,如冠状动脉、肾动脉、肠系膜动脉、脑动脉、肺动脉及其分支,以小动脉受累较为常见。病变急性期表现为血管壁纤维素样坏死和淋巴细胞、单核细胞浸润,可有风湿小体形成,晚期因血管壁纤维化而增厚,管腔狭窄甚至闭塞。

(五) 风湿性脑病

风湿性脑病多见于5~12岁的儿童,女多于男。病变主要累及大脑皮质、基底节、丘脑及小脑皮质等部位,发生风湿性动脉炎和皮质下脑病。皮质下脑炎表现为神经细胞变性、胶质细胞增生、胶质结节形成。当病变累及锥体外系统时,患儿可出现不自主的肢体运动,称为小舞蹈病。

第四节 感染性心内膜炎

感染性心内膜炎(infective endocarditis,IE)是细菌循血行途径直接感染心内膜特别是心瓣膜、邻近大动脉内膜导致的炎症性疾病,常伴有赘生物形成。可发生于自体瓣膜或人工瓣膜。根据病程,可分为急性感染性心内膜炎和亚急性感染性心内膜炎。

一、病因与发病机制

(一) 病因

链球菌和葡萄球菌是引起感染性心内膜炎的主要病原微生物。自体瓣膜感染性心内膜炎的病原体主要为链球菌,近年来葡萄球菌(尤其是金黄色葡萄球菌)和肠球菌有增多的趋势,少数为肺炎球菌、流感杆菌和淋球菌等,这与心血管手术、介入治疗、广谱抗生素及免疫抑制剂的应用有关。

急性感染性心内膜炎为致病力强的化脓菌(如金黄色葡萄球菌、溶血性链球菌、肺炎球菌等)感染所致,常作为败血症和脓毒败血症的严重并发症出现,是细菌直接感染心内膜引起的急性化脓性炎症。

亚急性感染性心内膜炎是由致病力相对较弱的病原微生物(最常见的为甲型溶血性链球菌)感染引起。实为败血症引起的心内膜炎。

(二)发病机制

感染性心内膜炎大多数发生于有器质性心脏病的患者,如风湿性心脏病、先天性心脏病,也可发生在无基础心脏病的患者。

正常情况下,进入血液循环的病原微生物可被机体的防御机制清除。当有心血管器质性病变存在时,由于血流由层流变成涡流以及从高压腔室分流至低压腔室所致的压力阶差,使受血流冲击处的内膜损伤,为细菌的入侵创造有利条件,并导致血栓形成,称为赘生物。赘生物外覆盖厚的纤维素,阻止巨噬细胞进入,为其内部细菌生存繁殖提供良好的庇护。当赘生物破碎脱落时,可导致栓塞、菌血症等。反复的菌血症不断激活免疫系统,可导致变态反应性炎症,表现为关节炎、血管炎、杵状指等。

二、类型与病理变化

(一)急性感染性心内膜炎

急性感染性心内膜炎主要发生于正常心瓣膜,常侵犯二尖瓣和主动脉瓣,少见于三尖瓣。病原菌毒力强,具有高度侵袭性和黏附于内膜的能力,引起急性化脓性心内膜炎。病变导致受累瓣膜溃烂、穿孔或破裂;在破溃的瓣膜表面,易形成巨大、松脆、污秽、含大量病原体的赘生物。松脆的赘生物易破碎、脱落,形成含菌栓子,造成远处器官血管的含菌性栓塞,引起败血性梗死和栓塞性脓肿。

本病起病急、发展快、病程短,约有半数以上患者数日或数周内死亡。部分患者瓣膜破坏严重,形成大量瘢痕,造成慢性瓣膜病。

(二)亚急性感染性心内膜炎

亚急性感染性心内膜炎常侵犯有器质性心脏病的患者,如风湿性心脏病、先天性心脏病(如室间隔缺损),病变主要累及二尖瓣和主动脉瓣。亚急性感染性心内膜炎常在受累瓣膜或缺损的间隔处形成赘生物。严重时瓣膜可发生溃疡、穿孔或腱索断裂,因而心听诊可闻及强弱多变的杂音。

赘生物单个或多个,大小不一,比急性感染性心内膜炎的赘生物略小,菜花状或息肉状,颜色灰黄污秽,质松脆易碎。光镜观察,赘生物由纤维素、血小板、中性粒细胞、坏死组织及深部的菌团组成。碎裂、脱落的赘生物可造成小血管栓塞,导致梗死,由于栓子多来自赘生物的浅层,不含菌或含菌量极少,加之细菌毒力弱,因此一般不引起败血性梗死,但常导致变态反应性炎症。由于细菌毒素及免疫复合物的作用可造成小血管壁受损或血管炎,患者皮肤、黏膜及眼底(Roth spot)可见出血点。皮下小动脉炎则使患者指、趾等处末端腹面出现红紫色、微隆起、有压痛的小结,称奥斯勒结节。栓塞如发生在肾,则引起局灶性肾小球肾炎,或因免疫复合物的作用而发生毛细血管内增生性肾小球肾炎。由于细菌和毒素的持续作用,患者可有长期低热、脾大、白细胞增多、贫血、血细菌培养阳性等败血症的表现。

ER-7-18
亚急性感染性心内膜炎心瓣膜赘生物(肉眼观)

第五节 心瓣膜病

心瓣膜病（valvular vitium of the heart）是指心瓣膜受各种原因损伤或先天性发育异常造成的器质性病变，常表现为瓣膜口狭窄和／或关闭不全。绝大多数由风湿性心内膜炎和反复发作的感染性心内膜炎所致。随着人口老龄化进程的加快，老年钙化性瓣膜病在我国有逐渐增加的趋势。

瓣膜口狭窄是指瓣膜开放时不能充分张开，瓣膜口缩小，血流通过受阻，使心腔压力负荷增加。瓣膜关闭不全是指心瓣膜关闭时瓣膜口不能完全闭合，一部分血液反流，使心腔容量负荷增加。瓣膜口狭窄和关闭不全可单独存在，也可合并存在。病变可仅累及一个瓣膜，也可两个以上瓣膜同时或先后受累，称为联合瓣膜病。

常见心瓣膜病的组织学变化为瓣膜纤维化、玻璃样变及钙化，使病变瓣膜增厚、变硬、短缩，相邻的瓣叶粘连，也可出现瓣膜破损、穿孔、腱索融合缩短等。以上变化导致瓣膜口狭窄或关闭不全。外科手术是治疗瓣膜病的重要方法。随着对心瓣膜病的认识加深以及内科药物、介入、外科手术综合治疗手段的提高，其预后得到很大改善。

一、二尖瓣狭窄

FR-7-19

心瓣膜病，二尖瓣呈鱼口状狭窄（肉眼观）

二尖瓣狭窄（mitral stenosis）大多由风湿性心内膜炎引起。正常成人二尖瓣口面积约为 $5cm^2$，可通过两个手指。狭窄时，根据面积缩小情况分为：轻度，$1.5\sim2.0cm^2$；中度，$1.0\sim1.5cm^2$；重度，小于 $1.0cm^2$。根据瓣膜病变分为：①隔膜型：瓣叶间粘连，瓣膜轻度增厚；②漏斗型：瓣膜严重增厚、变硬，瓣叶间粘连，瓣膜口缩小呈鱼口状。腱索及乳头肌明显粘连短缩，常合并关闭不全。

病变早期，在左心室舒张期，左心房血液流入左心室受阻，左心房内血容量增多而发生代偿性肥大，使左心房的血液在加压的情况下快速通过狭窄的瓣膜口，形成涡流产生震动，听诊在心尖区可闻及舒张期隆隆样杂音。后期，左心房逐渐进入失代偿期，左心房的血液不能完全排入左心室，造成左心房血液淤积，肺静脉回流受阻，引起肺淤血。患者出现呼吸困难、咳嗽、发绀等临床表现。肺静脉压力升高通过神经反射引起肺内小动脉收缩或痉挛，使肺动脉压力升高。反复发作后，肺小动脉内膜增生、中膜肥厚、管腔变小，肺动脉压因而进一步升高并持续存在。以上改变增加了右心室的负荷，导致右心室代偿性肥大，继而失代偿，右心室扩张，最终引起右心房及体循环静脉淤血，临床上出现颈静脉怒张、肝淤血性肿大、下肢水肿、浆膜腔积液等右心衰竭的表现。病变严重时，左心房、右心房、右心室肥大，左心室无变化或轻度缩小，即表现为"三大一小"，X 线显示呈倒置的梨形心。

二、二尖瓣关闭不全

收缩期二尖瓣关闭依赖二尖瓣瓣叶、瓣环、腱索、乳头肌及左心室结构和功能的完整性，其中任何部分出现异常均可导致二尖瓣关闭不全（mitral insufficiency）。导致二尖瓣关闭不全的常见疾病包括：风湿性心内膜炎、腱索断裂、感染性心内膜炎、二尖瓣黏液样变性、缺血性心脏病等。临床上二尖瓣关闭不全常与二尖瓣狭窄同时出现。

二尖瓣关闭不全导致左心室收缩时，左心室部分血液反流入左心房，并在局部引起旋涡与振动，产生心尖区收缩期吹风样杂音。左心房既接受肺静脉的血液又接受左心室反流的血液，使其血容量增加，压力升高，因而导致代偿性肥大和扩张。在心室舒张期，大量血液流入左心室,使左心室容量负荷增加,引起代偿性肥大和扩张。久之,左心房、左心室均可失代偿,发生左心衰竭,继而出现肺淤血、肺动脉高压、右心室代偿性肥大,最终出现右心衰竭和全身静脉淤血。X线显示,4个心腔均肥大扩张,为球形心。

三、主动脉瓣狭窄

主动脉瓣狭窄(aortic stenosis)主要由风湿性主动脉瓣炎引起,少数由先天发育异常或老年钙化性瓣膜病所致。单纯性风湿性主动脉瓣狭窄极为少见,多合并主动脉瓣关闭不全和二尖瓣病变。正常成人主动脉瓣口面积为3~4cm²,主动脉瓣口面积只有降到正常的1/4以下时,才会出现血流动力学异常。当瓣口面积≤1.0cm²时,在心的收缩期,左心室血液排出受阻,左室因压力负荷升高而发生代偿性肥大(向心性肥大)。血液在迅速通过狭窄的主动脉瓣口时产生涡流引起震动,在主动脉瓣听诊区出现收缩期吹风样杂音。主动脉瓣狭窄使左心室输出量降低,可致冠状动脉灌流量不足,心肌缺血而出现心绞痛,并可出现脉压减小、血压下降等表现,脑供血减少可引起头晕。后期,左心室失代偿出现肌源性扩张。左心室的扩张引起房室瓣环的扩大而出现二尖瓣相对关闭不全,部分血液反流入左心房。久之可相继出现左心衰竭、肺淤血、肺动脉高压及右心衰竭。X线显示左心室明显突出,心呈靴形。

四、主动脉瓣关闭不全

主动脉瓣关闭不全(aortic insufficiency)主要由主动脉瓣本身病变、主动脉根部疾病引起。导致慢性主动脉瓣关闭不全最常见的疾病是风湿性心脏病,其他还有感染性心内膜炎、退行性主动脉瓣病变、主动脉瓣黏液样变等,此外还有马方综合征(Marfan syndrome)、梅毒性主动脉炎等疾病引起瓣膜环的扩大而发生相对性主动脉瓣关闭不全。

主动脉瓣关闭不全使心舒张时,主动脉部分血液经未完全关闭的瓣膜口反流回左心室,主动脉瓣听诊区可闻及舒张期叹气样杂音,临床上可出现周围血管征(如水冲脉、股动脉枪击音等)。随着来自左心房的血液流入,使左心室血容量增加,负荷加重,左心室代偿性肥大。后期,左心室发生肌源性扩张,导致二尖瓣相对关闭不全,加重左心室负荷,依次可发生左心衰竭、肺淤血、肺动脉高压、右心衰竭等。慢性主动脉瓣关闭不全者左心室明显增大,升主动脉结扩张,呈主动脉型心。

第六节　心　肌　炎

心肌炎(myocarditis)是各种原因引起的心肌局限性或弥漫性炎症。炎症可累及心肌细胞、心肌间质、心瓣膜、心包,甚至整个心。心肌炎可分为感染性和非感染性,感染性心肌炎由病毒、细菌、螺旋体、立克次体、真菌等引起,非感染性心肌炎常由过敏、变态反应、理化因素或药物导致。以病毒性和细菌性心肌炎最常见。

一、病毒性心肌炎

病毒性心肌炎(viral myocarditis)是指嗜心肌病毒感染导致的心肌间质非特异性炎症为主要病变的心肌炎,是感染性心肌炎最常见的类型。

引起心肌炎最常见的病毒是柯萨奇病毒,其他病毒如埃可病毒(ECHO virus)、巨细胞病毒、流感病毒、肝炎病毒、腺病毒、人类免疫缺陷病毒(human immunodeficiency virus,HIV)、风疹病毒、脑炎病毒和单纯疱疹病毒等也可导致病毒性心肌炎发生。

（一）发病机制

尚不十分清楚，可能与下列因素有关：①病毒感染直接导致心肌损害；②病毒介导的以 T 细胞免疫为主的损伤；③炎症产生的一氧化氮（NO）和细胞因子介导的心肌及微血管损伤。

（二）病理变化

病毒性心肌炎（光镜下）

光镜观察，以心肌损害为主的心肌炎，病变心肌细胞水肿、肌质溶解、坏死；以间质损害为主的心肌炎，心肌间质内炎细胞浸润。随病变进展，心肌间质纤维化，可伴代偿性心肌肥大及心腔扩张。

二、细菌性心肌炎

细菌性心肌炎（bacterial myocarditis）是由细菌感染引起的心肌炎症。常由葡萄球菌、链球菌、肺炎双球菌及脑膜炎双球菌等感染所致的脓毒败血症引起。病理变化表现为心肌及间质内多发性小脓肿，脓肿周围心肌发生不同程度的变性坏死及中性粒细胞浸润（图 7-13）。

心肌脓肿（高倍镜）

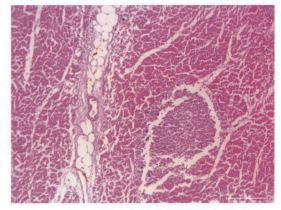

图 7-13　心肌脓肿（光镜下）

课堂互动

请同学们根据自己所学的知识，为家人和身边的朋友制订一份预防心血管系统疾病的生活方式干预方案。

复习思考题

1. 试述动脉粥样硬化与高血压在病因、发病机制、病变部位、病理变化特点及临床表现方面的异同点。

2. 试列举本章节学过的导致心瓣膜赘生物形成的疾病，并阐述病变导致赘生物形成的机制、赘生物的形态特点及对机体造成的影响。

3. 请根据所学知识，提出预防常见心血管疾病的建议，并阐述提出建议的理论基础。

（刘鲁英　龚道银）

◆◆◆ 第八章 ◆◆◆

呼吸系统疾病

📝 **学习目标**

1. 熟记肺炎、慢性支气管炎和结核病的概念,准确表述上述疾病的病因、发病机制和病理变化,运用病理学知识解释上述疾病的临床表现。

2. 能够判断不同类型肺炎在病因、病理变化、预后等方面的区别。

3. 能够推导慢性支气管炎、肺气肿、肺源性心脏病等病变演化发展的规律。

4. 能够判断不同类型肺结核病因、病理变化、预后等方面的区别,能够推导肺结核病、血源性结核病、肺外结核病等病变演化发展的规律。

5. 了解呼吸系统常见恶性肿瘤的特点。

呼吸系统由呼吸道和肺构成。呼吸道包括鼻、咽、喉、气管、支气管,以喉环状软骨为界将呼吸道分为上、下两部分。由于呼吸道与外界直接相通,空气中的病原微生物、有害气体、粉尘颗粒等,可随空气进入气道和肺,但呼吸系统具有其特殊的自净和防御功能,如黏液 - 纤毛排送系统、肺泡巨噬细胞等,可抵御病原物质的侵害。当这些防御功能受损、致病因素较强超过其防御清除能力或呼吸道处于高敏状态时,将导致呼吸系统疾病的发生。呼吸系统疾病以炎症性疾病和恶性肿瘤最为常见,本章重点介绍肺炎、慢性支气管炎、结核病及常见恶性肿瘤。

第一节 肺 炎

肺炎(pneumonia)通常是指肺的急性渗出性炎症,是呼吸系统的常见病和多发病。肺炎可以是原发性独立性疾病,也可以作为其他疾病的常见并发症出现。由于病因和机体的免疫状态不同,肺炎的病变性质与累及的部位和范围也常各不相同,从而形成不同类型的肺炎。肺炎有不同的分类方式,根据病变发生的部位可分为肺泡性肺炎和间质性肺炎;根据病变累及的范围可分为大叶性肺炎、小叶性肺炎和节段性肺炎(图 8-1);根据病变性质分为浆液性、纤维素性、化脓性、出血性肺炎等;根据病因分为感染性肺炎(如细菌性、病毒性、支原体性、真菌性和寄生虫性肺炎)、理化性肺炎(如放射性、类脂性和吸入性肺炎)及超敏反应性肺炎(如过敏性和风湿性肺炎)等,其中以细菌性肺炎最为常见,约占肺炎的 80%。

一、细菌性肺炎

(一)大叶性肺炎

大叶性肺炎(lobar pneumonia)是主要由肺炎链球菌引起的以肺泡内弥漫性纤维素渗出

为主的急性炎症。病变起始于局部肺泡,并迅速蔓延至一个肺段甚至整个肺大叶,故此得名。本病多见于青壮年,临床上起病急、发展快,常以寒战、高热、胸痛、咳嗽、咯铁锈色痰和呼吸困难等为主要临床表现,并常伴有肺实变体征及外周血白细胞计数升高等,病程一般为5~10天。

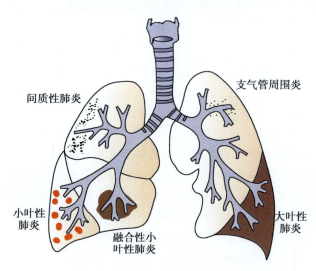

图8-1 按肺炎累及的范围分类

1. 病因和发病机制 多种细菌均可引起大叶性肺炎,但90%以上为肺炎链球菌。肺炎链球菌为口腔及鼻咽部的正常寄生菌群,若呼吸道的自净功能和机体的免疫力正常则不易引发肺炎。当机体在感冒、受寒、醉酒、过度疲劳、麻醉、糖尿病或免疫功能低下等诱因作用下,呼吸道防御功能减弱,易致细菌侵入肺泡而发病。进入肺泡的细菌释放内毒素,通过I型变态反应使肺泡壁毛细血管通透性增加,浆液及纤维素大量渗出,细菌在富含蛋白的渗出物中迅速繁殖,并沿肺泡孔或呼吸性细支气管向邻近肺组织蔓延,迅速波及一个肺段甚至整个肺大叶。大叶之间的蔓延则是经叶支气管播散的结果。

2. 病理变化及临床病理联系 大叶性肺炎的主要病理变化是肺泡内纤维素性炎,好发于左肺下叶或右肺下叶。典型的自然发展过程大致可分为四期:

(1)充血水肿期:一般为发病第1~2天。肉眼观:病变肺叶肿胀、充血,呈暗红色,重量增加,切面湿润,挤压可见淡红色浆液溢出。光镜下:病变肺叶弥漫性肺泡间隔加宽,毛细血管扩张充血,肺泡腔内有较多浆液性渗出物,其中可见少量红细胞、中性粒细胞及巨噬细胞。渗出物中可检出肺炎链球菌,此期细菌可在富含蛋白质的渗出物中迅速繁殖,并在肺内迅速播散,迅速累及整个肺段或肺大叶,并直达胸膜。

临床上,因毒血症而出现寒战、高热等症状及外周血白细胞计数升高;因炎性渗出而出现咳嗽、咳痰等呼吸系统症状。听诊可闻及捻发音或湿啰音;X线检查显示肺纹理增粗或/和片状分布的云雾状阴影。

(2)红色肝样变期:一般为发病第3~4天。肉眼观:病变肺叶进一步肿大,重量增加,色暗红,质地变实,切面灰红色、较粗糙,似肝外观,故称为"红色肝样变"。病变肺叶处的胸膜表面有纤维素性渗出物覆盖(纤维素性胸膜炎)。光镜下:肺泡间隔毛细血管更加扩张充血,肺泡腔内充满连接成网状的纤维素,其间有大量的红细胞和一定数量的中性粒细胞及少量巨噬细胞。有的纤维素穿过肺泡间孔与相邻肺泡中的纤维素网相连,既防止了细菌的扩散和减少毒素的吸收,又有利于吞噬细胞发挥表面吞噬作用(图8-2)。

ER-8-1
大叶性肺炎红色肝样变期(肉眼观)

ER-8-2
大叶性肺炎红色肝样变期(光镜下)

临床上,毒血症症状进一步加重,痰液中可检出大量细菌。由于大量纤维素性渗出物充填肺泡腔,使肺泡发生实变,肺通气和换气功能下降使动脉血中氧分压降低,可出现发绀及呼吸困难。肺泡腔内的红细胞被巨噬细胞吞噬崩解后形成含铁血黄素,使痰液呈铁锈色。纤维素性胸膜炎可致胸痛,并随呼吸和咳嗽而加重。病变区可出现异常支气管呼吸音、语音震颤增强等肺实变体征。X 线检查见大片致密阴影,往往相当于一个肺段或一个肺大叶。

（3）灰色肝样变期:发病后第 5~6 天。肉眼观:病变肺叶仍肿大,但充血消退,病变区由暗红转为灰白色,质实如肝,切面干燥粗糙呈颗粒状,故称"灰色肝样变"(图 8-3)。光镜下:肺泡腔内纤维素性渗出物进一步增多,渗出的纤维素通过肺泡孔相连接的现象更加显著,其间可见大量中性粒细胞,而红细胞大部分已崩解消失,肺泡间隔毛细血管受压。渗出物中肺炎链球菌大多数已被消灭,故不易检出(图 8-4、图 8-5)。

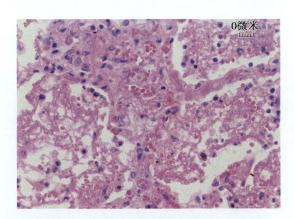

图 8-2　大叶性肺炎红色肝样变期(光镜下)

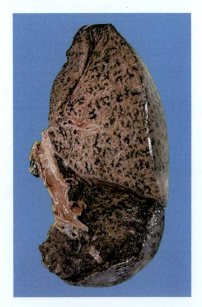

图 8-3　大叶性肺炎灰色肝样变期(肉眼观)
右肺上叶实变,呈灰白色

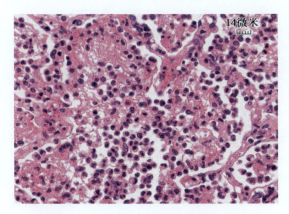

图 8-4　大叶性肺炎灰色肝样变期(光镜下)
肺泡腔内见大量纤维素丝和中性粒细胞

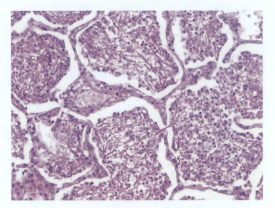

图 8-5　大叶性肺炎灰色肝样变期(光镜下)
纤维素穿过肺泡间孔与相邻肺泡中的
纤维素网相连孔

临床上,此期患者体内特异性抗体已形成,毒血症症状开始减轻。虽然病变区肺泡无通气,但肺泡壁毛细血管充血消退,病变区域血流量大为减少,缺氧症状得以改善。患者痰液由铁锈色痰逐渐转变成黏液脓性痰。X线及体征表现与红色肝样变期基本一致。

（4）溶解消散期：发病后1周左右进入此期。随着机体防御功能逐渐增强，病原菌被吞噬、溶解，肺泡腔内中性粒细胞变性坏死，释放大量蛋白水解酶，将渗出的纤维素溶解。肉眼观：实变肺组织质地变软，切面颗粒状外观逐渐消失，加压时有脓性混浊液体溢出。光镜下：肺泡腔内巨噬细胞增多，纤维素溶解并经气道咳出或经淋巴管吸收，部分被巨噬细胞所吞噬。纤维素完全溶解消散后，肺组织的结构和功能可完全恢复正常，胸膜及胸膜腔的纤维素性渗出物亦随着肺炎的消散而溶解吸收。

临床上，在渗出物溶解的过程中，可产生大量黏液脓性痰，病变区又可闻及湿啰音。患者体温恢复正常，临床症状和体征逐渐减轻、消失。X线检查显示病变区阴影呈不规则片状、密度降低，透光度增加，并逐渐恢复正常。

大叶性肺炎上述各期病理变化的发展是连续的，彼此之间并无绝对界限，而且病变常由部分肺泡逐渐向周围蔓延，因此在同一病变肺叶的不同部位亦可出现不同阶段的病变。现今由于抗生素的广泛应用，尤其是病变早期使用抗生素后，使病变范围往往比较局限，常表现为节段性肺炎，病程明显缩短，临床症状也不典型。

3. 结局及并发症　绝大多数患者经及时治疗均可痊愈。如延误诊断或治疗不及时，病原菌毒力强或机体反应性过高等，则可发生以下并发症：

（1）肺肉质变（pulmonary carnification）：亦称机化性肺炎，由于肺内病灶中中性粒细胞渗出过少或功能缺陷，释放的蛋白水解酶不足以使肺泡腔内渗出的纤维素完全溶解吸收，残留的纤维素可被肉芽组织机化，使病变肺组织呈褐色肉样外观，故称肺肉质变（图8-6）。

（2）胸膜增厚和粘连：大叶性肺炎常累及局部胸膜伴发纤维素性胸膜炎，不能完全溶解吸收的纤维素被机化，导致胸膜增厚或粘连。

（3）肺脓肿及脓胸：见于病原菌毒力强或机体免疫力低下时，伴随化脓菌感染者易并发肺脓肿，可发展为脓胸甚至脓气胸。

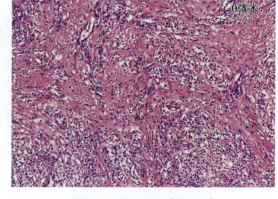

图8-6　肺肉质变（光镜下）

肺泡腔内纤维素性渗出物被纤维结缔组织取代

（4）败血症或脓毒败血症：严重感染时，细菌侵入血液大量繁殖并产生毒素所致。

（5）感染性休克：是最危重的并发症。主要表现为严重的全身中毒症状和微循环衰竭，故称中毒性或休克性肺炎，病死率较高。

（二）小叶性肺炎

小叶性肺炎（lobular pneumonia）是以细支气管为中心、以肺小叶为单位的肺组织急性化脓性炎症，又称支气管肺炎（bronchopneumonia）。多见于婴幼儿、年老体弱或久病卧床者。临床上主要表现为发热、咳嗽、咯痰等症状，肺部听诊可闻及散在湿啰音。

1. 病因和发病机制　小叶性肺炎常由多种致病力较弱的细菌混合感染所致。凡能引起支气管炎的细菌均可致小叶性肺炎，常见的致病菌有葡萄球菌、肺炎链球菌、流感嗜血杆菌、肺炎杆菌及大肠埃希菌等，其中致病力较弱的4型、6型、10型肺炎链球菌最为常见。由于上述细菌通常是口腔或上呼吸道内的常驻寄生菌，故小叶性肺炎的发生常常有诱因，如患急性传染病（麻疹、流行性感冒等）、营养不良、受寒等使机体免疫力下降，呼吸系统防御功能受损，黏液分泌增多，这些细菌即可侵入细支气管及末梢肺组织并生长繁殖，引起小叶性肺炎。小叶性肺炎常为某些疾病的并发症。因大手术、心力衰竭等长期卧床的患者所引起的坠积性肺炎和因全身麻醉、昏迷、溺水或新生儿吸入综合征等引起的吸入性肺炎,均属于小叶性肺炎。

2. 病理变化 小叶性肺炎的主要病变特征是以细支气管为中心的肺组织急性化脓性炎症。

肉眼观:两肺表面和切面可见散在分布的灰黄色或暗红色实性病灶,以下叶和背侧多见且较为严重,有时也可仅累及一侧肺或仅局限于一个肺叶内。病灶大小不一,多数直径为0.5~1.0cm(相当于一个肺小叶范围),形状不规则,病灶中央常可见细支气管断面,挤压时有脓性液体溢出。严重病例,病灶可互相融合,形成融合性小叶性肺炎,严重时可累及整个大叶。病变一般不累及胸膜(图8-7)。

光镜下:早期,病变细支气管黏膜充血、水肿,表面可见黏液性渗出物,周围肺组织无明显改变或肺泡壁轻度充血。随着病情进展,病灶中支气管、细支气管管腔及周围肺泡腔内出现较多中性粒细胞、少量红细胞及脱落的肺泡上皮细胞。严重时,细支气管和肺组织结构被破坏,呈完全化脓性炎症改变。病灶周围肺组织轻度充血,少量浆液渗出,部分肺泡表现为不同程度的代偿性气肿(图8-8)。

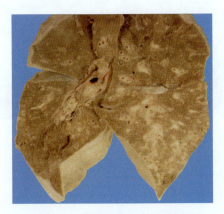

图8-7 小叶性肺炎(肉眼观)
肺切面散在分布大小不一、形状不规则的灰黄色实性病灶,部分病灶中央可见细支气管断面

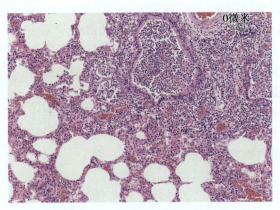

图8-8 小叶性肺炎(光镜下)
实性病灶中央为病变的细支气管,管腔内及其周围肺泡腔内充满脓性渗出物,周围肺泡可见代偿性气肿

3. 临床病理联系 小叶性肺炎的临床表现因病因、肺组织损伤程度和范围的不同而不同。再者,由于小叶性肺炎多为其他疾病的并发症,其临床症状常被原发疾病所掩盖,但发热、咳嗽、咯痰仍是最常见的症状,支气管黏膜受炎症刺激黏液分泌增多,痰液往往为黏液脓性或脓性。听诊可闻及散在湿啰音。因病灶通常较小且散在分布,故除融合性小叶性肺炎外,一般无实变体征。X线检查可见散在不规则小灶状或斑点状阴影,直径多为0.5~1.0cm。

4. 结局及并发症 本病的病程一般较长,其结局取决于原发病的治疗和预后。大多数患者经及时有效治疗,病灶可吸收、消散而痊愈。婴幼儿、老人,特别是并发其他严重疾病者,预后较差,常易发生的并发症有心功能不全、呼吸功能不全、肺脓肿和脓胸、支气管扩张症和脓毒败血症等。

二、病毒性肺炎

病毒性肺炎(viral pneumonia)常由上呼吸道病毒感染向下蔓延所致,在非细菌性肺炎中最为常见。引起此类肺炎的病毒种类很多,其中最常见的是流感病毒,其次为呼吸道合胞病毒、副流感病毒、麻疹病毒等。除流感病毒、副流感病毒外,其余病毒所致的肺炎多见于儿童。常通过飞沫经呼吸道传染,传播速度快。多发于冬春季节,一般为散发,偶可暴发流行。此类肺炎发病可由一种病毒或多种病毒混合感染所致,也可继发于细菌感染。

(一) 病理变化

主要表现为急性间质性肺炎,但病变形态常多样化。

肉眼观:病变常不明显,肺组织因间质充血水肿而轻度肿大。

光镜下:炎症由支气管、细支气管开始,并沿肺间质向纵深发展。支气管、细支气管壁及肺泡间隔等肺间质充血、水肿,淋巴细胞和巨噬细胞浸润,致使肺泡间隔明显增宽;肺泡腔内无渗出物或仅有少量浆液渗出(图8-9)。由流感病毒、麻疹病毒和腺病毒引起的严重病例,病变肺泡腔内浆液纤维素性渗出明显,渗出物常在肺泡腔内壁浓缩形成一层红染的膜状物,称透明膜,甚至出现肺组织坏死。细支气管上皮和肺泡上皮可增生、肥大,并形成多核巨细胞,如麻疹性肺炎时,常出现较多的多核巨细胞,又称巨细胞肺炎。在增生的上皮细胞和多核巨细胞内可见病毒包涵体,是病毒性肺炎病理诊断的重要依据。病毒包涵体呈圆形或卵圆形、约红细胞大小、嗜酸性或嗜碱性,周围有一清晰、薄而不均匀的透明晕。包涵体在细胞内出现的位置常因感染病毒的种类不同而异:腺病毒、单纯疱疹病毒和巨细胞病毒感染时,病毒包涵体出现于上皮细胞核内并呈嗜碱性;呼吸道合胞病毒感染时,则出现于胞浆内呈嗜酸性;麻疹性肺炎时,胞浆、胞核内均可见到病毒包涵体。

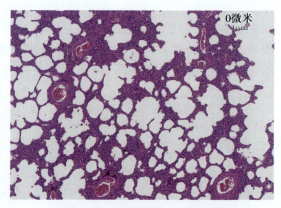

图8-9 病毒性肺炎(光镜下)

病毒性肺炎若为混合感染时,病变则更为严重和复杂。如麻疹肺炎合并腺病毒感染,病灶可呈小叶性、节段性和大叶性分布,且支气管和肺组织可出现明显的坏死、出血(坏死性支气管炎和坏死性支气管肺炎)。若继发细菌感染,常伴化脓性病变,可掩盖病毒性肺炎的病变特征。

(二) 临床病理联系

病毒性肺炎的临床症状轻重不等,差别较大。患者常因病毒血症而出现发热、头痛、全身酸痛、倦怠等症状;因炎症刺激可出现剧烈咳嗽,但无痰或痰量较少;肺泡间隔病变导致气体弥散障碍,患者可出现发绀、呼吸困难等缺氧症状。X线检查肺部可见肺纹理增粗及斑点状、片状或均匀的浸润性阴影。

(三) 结局及并发症

严重患者预后较差,可并发心功能不全及肺性脑病。

三、支原体肺炎

支原体肺炎(mycoplasmal pneumonia)是由肺炎支原体引起的间质性肺炎,又称为原发性非典型性肺炎。约占非细菌性肺炎的1/3以上,一年四季均可发病,但多发生于秋、冬季,常为散发,3~6年出现一次流行,持续2~3个冬季。以5~15岁的青少年发病率最高。

病变可侵犯整个呼吸道黏膜和肺,引起气管炎、支气管炎及肺炎。常累及单侧一叶肺组织,下叶多见,偶尔波及双肺。病变多呈节段性分布。

肉眼观:病变肺组织无明显实变,因充血而呈暗红色,切面挤压可有少量红色泡沫液体溢出,支气管和细支气管腔内有黏液性渗出物,胸膜多无受累。

光镜下:主要呈非特异性间质性肺炎改变。病变区小、细支气管壁及肺泡间隔水肿、血管扩张充血,肺泡间隔明显增宽,并有大量淋巴细胞、巨噬细胞浸润,可见少量浆细胞,如伴细菌感染时可有中性粒细胞浸润。肺泡腔内无渗出物或仅有少量浆液、巨噬细胞、红细胞渗出。严重病例支气管黏膜上皮和肺组织可发生明显坏死、出血,肺泡表面可有透明膜形成。

临床上起病较急,多有发热、头痛、咽喉痛及全身不适等毒血症症状和咳嗽等呼吸系统症状,咳痰常不显著或咳少量黏痰。发热可持续2~3周,偶有胸骨后疼痛。肺炎支原体感染后可因Ⅰ型变态反应诱发哮喘。肺部检查与肺部病变程度常不相称,可无明显体征,部分患者肺部听诊可闻及干、湿啰音。X线显示肺纹理增粗及网状或斑片状浸润性阴影,从肺门向外伸展,呈节段性分布,持续约3~4周。外周血白细胞计数轻度升高,淋巴细胞和单核细胞比例增多,如合并细菌感染,则以中性粒细胞为主。本病不易与病毒性肺炎相鉴别,可通过对患者痰、鼻分泌物和咽拭子培养检出肺炎支原体确诊。

本病多为自限性病程,一般预后良好,多数病例不经治疗可自愈,早期使用抗生素可减轻症状及缩短病程。

第二节　慢性支气管炎

慢性支气管炎(chronic bronchitis)是指发生在气管、支气管黏膜及其周围组织的慢性非特异性炎症。是一种常见病、多发病,中老年人群中发病率高达15%~20%。主要临床特征为反复发作的咳嗽、咳痰或伴有喘息症状,且每年持续发病3个月、连续2年以上。常在冬春季加重,夏季缓解。随着病程的进展,常发展为慢性阻塞性肺疾病(chronic obstructive pulmonary disease,COPD),简称慢阻肺。当慢性支气管炎、肺气肿患者出现持续气流受限的特征改变时,可诊断为慢阻肺;单纯慢性支气管炎和/或肺气肿但无持续气流受限,则不能诊断为慢阻肺。另外一些可导致持续气流受限的疾病,如支气管扩张症、支气管哮喘、肺结核纤维化病变、严重的间质性肺疾病等,均不属于慢阻肺。

(一)病因和发病机制

慢性支气管炎是体内、外多种因素长期综合作用的结果。呼吸道感染、大气污染、气候变化、过敏因素等为常见的外源性因素;机体免疫力下降,尤其是呼吸系统局部防御功能受损是本病发生的重要内在因素。

1. 感染　是慢性支气管炎发生、发展的重要因素,病原体多为病毒和细菌。凡能引起上呼吸道感染的病毒和细菌均可引起本病的发生和复发,反复混合感染导致慢性支气管炎病变不断进展。常见的病毒有鼻病毒、腺病毒、呼吸道合胞病毒等,常见的细菌为肺炎链球菌、流感嗜血杆菌等呼吸道常驻寄生菌。

2. 吸烟　吸烟者慢性支气管炎患病率较不吸烟者高2~10倍,且与吸烟量呈正比。香烟烟雾中的有害成分不仅能使支气管黏膜上皮纤毛运动受抑制、杯状细胞增生、腺体分泌增加甚至鳞状上皮化生,呼吸系统自净能力下降;而且能削弱肺泡巨噬细胞的吞噬能力,降低呼吸系统的免疫功能。

3. 空气污染和气候变化　大气中的刺激性烟雾、有害气体及寒冷空气的刺激,均可对支气管黏膜造成损伤,使腺体黏液分泌增加,纤毛运动减弱、清除能力下降,为病毒和细菌入侵创造条件。

4. 过敏因素　过敏所致变态反应可使支气管收缩或痉挛,引起组织损伤和炎症反应。

5. 其他　机体内在因素也与本病的发生发展密切相关。如自主神经功能失调、副交感神经功能亢进以及维生素 A 和维生素 C 的缺乏等,均可促进本病的发生。

中医认为本病属于咳嗽、喘证、痰饮等范畴,其发生发展以肺、脾、肾三脏为本,痰浊为标,本虚而标实致成本病。起居失调、劳倦、烟酒刺激等为本病之诱发因素,均可导致咳喘的发作或加重。

(二) 病理变化

病变常起始于较大的支气管,随着病程进展,病变可沿支气管向纵深发展,引起小支气管与细支气管炎。主要病变包括:

1. 黏膜上皮损伤与修复　支气管黏膜上皮纤毛粘连、变短、倒伏,甚至脱落;上皮细胞变性、坏死、脱落。再生修复的上皮杯状细胞增多,可伴有鳞状上皮化生(图 8-10)。

2. 腺体增生、肥大及黏液腺化生　黏膜下腺体增生、肥大,部分浆液腺上皮黏液腺化生,导致黏液分泌增多,潴留于支气管腔内形成黏液栓,使气道发生完全或不完全阻塞。病变后期,患者支气管黏膜萎缩、鳞状上皮化生,腺体萎缩、消失,致使分泌物逐渐减少。

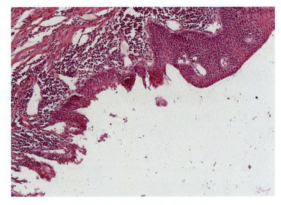

图 8-10　慢性支气管炎(光镜下)
支气管黏膜发生鳞状上皮化生,管壁周围有慢性炎细胞浸润

3. 支气管壁其他组织的慢性炎性损伤　支气管壁各层组织充血、水肿,淋巴细胞、浆细胞浸润;管壁平滑肌束断裂、萎缩(喘息型患者,平滑肌束可增生、肥大);软骨发生变性、萎缩、钙化和骨化。

病程久且病情重者,炎症向纵深发展,由支气管壁向周围组织及肺泡扩散,纤维组织增生,进而使支气管壁僵硬或塌陷,形成闭塞性细支气管炎及细支气管周围炎。受累的细支气管越多,气道阻力越大,肺组织受损的程度也越严重,进而引起阻塞性肺气肿。由此可见,细支气管炎及细支气管周围炎是引起慢性阻塞性肺气肿的病变基础。

(三) 临床病理联系

早期,临床可出现咳嗽、咳痰或伴有喘息症状;痰液一般为白色黏液或浆液泡沫状,较黏稠,不易咳出。急性发作伴细菌感染时,出现黏液脓性或脓性痰,痰量增加,且咳嗽加剧。听诊可闻及干、湿啰音及哮鸣音。病变晚期,痰量逐渐减少甚至无痰,出现干咳。病变导致小气道狭窄及阻塞时,可引起阻塞性通气障碍,出现呼气性呼吸困难;病变严重且广泛者,可引起换气功能障碍,导致呼吸功能不全。

(四) 结局及并发症

患者如能积极做好病因学预防,同时又能及时有效治疗细菌感染,增强机体免疫力,慢性支气管炎可逐渐痊愈。若致病因素继续存在,防治又不及时、不彻底,病变可加重并导致以下并发症:

1. 慢性阻塞性肺气肿　肺气肿(pulmonary emphysema)是指末梢肺组织(呼吸性细支气管、肺泡管、肺泡囊和肺泡)因过度充气而呈永久性扩张,伴有肺泡间隔破坏,导致肺组织弹性减弱,肺容积增大、通气功能降低的一种病理状态。其发生与吸烟、大气污染、小气道感染、有害气体及粉尘吸入等有关,常为支气管和肺疾病的并发症,尤以慢性支气管炎最为多见。

支气管慢性炎症时,不仅组织内 α_1- 抗胰蛋白酶(α_1-antitrypsin,α_1-AT)活性降低、弹性

蛋白酶水平升高,破坏肺组织支撑结构,使肺泡回缩力减弱;而且会发生小气道狭窄和不完全性阻塞,呼气阻力大于吸气阻力,导致末梢小气道和肺泡残留气量增加而过度充气、扩张,形成肺气肿,称为慢性阻塞性肺气肿。

肉眼观:病变肺组织体积显著增加,颜色灰白,边缘钝圆,质软缺乏弹性,表面常有肋骨压痕,切面略干燥,可见扩大的肺泡囊腔(图 8-11)。光镜下:肺泡扩张,肺泡间隔变窄并断裂,相邻肺泡互相融合成较大囊腔。肺泡间隔内毛细血管受压闭塞、数量减少,肺小动脉内膜纤维性增厚(图 8-12)。

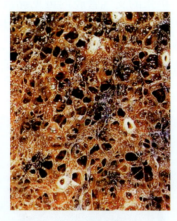

图 8-11　肺气肿(肉眼观)

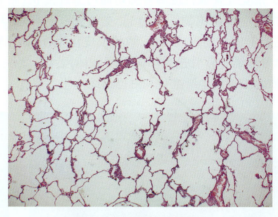

图 8-12　肺气肿(光镜下)
肺泡明显扩张,肺泡间隔变窄并断裂,
相邻肺泡融合成较大囊腔

临床上,除咳嗽、咳痰等慢性支气管炎的症状外,患者常因阻塞性通气障碍而出现呼气性呼吸困难及气促、胸闷、发绀等缺氧症状。肺功能降低,肺活量下降,残气量增加。严重者,因胸廓长期呈过度吸气状态,形成其特有体征——桶状胸。体格检查,触诊语音震颤减弱,叩诊呈过清音、心浊音界缩小或消失,听诊呼吸音减弱、呼气延长等。X 线检查肺野扩大、横膈下降、透明度增加。由于肺泡扩张或融合,肺泡壁毛细血管受压、闭塞、数量减少,使肺循环阻力增加,肺动脉压升高,最终可导致慢性肺源性心脏病。

2. 慢性肺源性心脏病　慢性肺疾病、肺血管疾病及胸廓运动障碍性疾病引起肺循环阻力增加、肺动脉压升高,导致右心室肥厚、心腔扩大甚或发生右心衰竭的心脏病,称为慢性肺源性心脏病(chronic cor pulmonale),简称肺心病。其发病中心环节是慢性肺循环阻力增加所致的肺动脉高压。由于慢性支气管炎不仅能造成肺毛细血管面积减少、纤维化、闭塞,而且能引起肺小动脉痉挛及肺动脉硬化,从而使肺循环阻力持续增加,肺动脉压升高,导致肺心病及右心衰竭,故临床上 80%~90% 的肺心病是由慢性支气管炎并发阻塞性肺气肿引起的,其次为支气管哮喘、支气管扩张症、肺尘埃沉着症、慢性纤维空洞型肺结核、弥漫性肺间质纤维化等。

肺心病时,除原有肺疾病的病变外,肺内主要病变是肺小动脉硬化、肺小动脉炎及肺泡间隔毛细血管数量减少等。心脏病变以右心室为主,表现为心室壁肥厚,心室腔扩张;外观钝圆呈横位,心重量增加,可达 850g。右心室前壁肺动脉圆锥显著膨隆,右心室内乳头肌、肉柱增粗,室上嵴增厚。通常以肺动脉瓣下 2cm 处右心室壁厚度 ≥ 5mm(正常 3~4mm)作为肺心病的病理诊断标准(图 8-13)。

肺心病发展过程缓慢。代偿期临床表现主要是原有肺、胸廓疾病的症状和体征。随着病情逐步发展,失代偿期可出现呼吸功能不全(呼吸困难、气急、发绀等)和右心衰竭(心悸、

知识链接:
慢性肺源性
心脏病的病
因和发病
机制

笔记栏

知识链接：
支气管扩张
症的病因和
发病机制

体循环淤血、肝脾肿大、下肢水肿等)的症状和体征。病情严重者,可导致脑水肿而并发肺性脑病,是肺心病的首要死因。

3. 支气管扩张症　支气管扩张症(bronchiectasis)是以肺内支气管管腔持久性扩张伴管壁纤维性增厚为特征的慢性呼吸道疾病。多继发于慢性支气管炎。由于支气管的慢性炎症,致使支气管壁平滑肌、弹力纤维和软骨等支撑结构被破坏,同时受外周肺组织慢性炎症所形成的瘢痕组织牵拉及咳嗽时支气管腔内压的增加,最终导致支气管管腔持久性扩张。

肉眼观:病变的支气管扩张呈囊状或筒状,可呈节段性扩张也可连续扩张向胸膜下延伸。扩张支气管数目较多者肺切面可呈蜂窝状(图 8-14)。扩张的支气管腔内可见黏液脓性渗出物或血性渗出物。光镜下:支气管壁明显增厚,呈慢性炎症改变并伴不同程度组织破坏;黏膜上皮可萎缩或增生、鳞状上皮化生,可坏死脱落形成糜烂及小溃疡;管壁腺体、平滑肌、弹力纤维和软骨遭受不同程度破坏,萎缩、变性甚至消失,代之以肉芽组织或纤维组织;邻近肺组织常发生纤维化和淋巴组织增生。

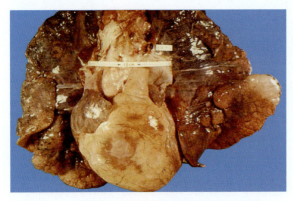

图 8-13　肺气肿所致慢性肺源性心脏病(肉眼观)
肺显著膨大,边缘钝圆,色苍白;
右心肥大,心尖钝圆

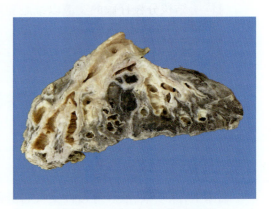

图 8-14　支气管扩张(肉眼观)
肺切面可见许多显著扩张的支气管

临床上,扩张的支气管常因分泌物潴留、反复继发化脓性炎而表现为频发的咳嗽及咳出大量脓痰,若继发腐败菌感染可带恶臭;50%~70% 的患者因支气管壁血管遭受炎症破坏而反复咯血,若累及小动脉可发生大咯血,严重者可危及生命;慢性重症患者常伴严重的肺功能障碍。晚期,可因肺组织广泛纤维化及肺毛细血管严重破坏,引起肺动脉高压,并发慢性肺源性心脏病。

第三节　结　核　病

一、概述

结核病(tuberculosis)是一种由结核分枝杆菌引起的感染性肉芽肿性炎症,病变可累及全身各器官,但以肺结核最常见,其特征性病变是结核结节形成和干酪样坏死。

结核病曾给全世界人类健康造成严重威胁。由于有效抗结核药物的发明和应用以及社会医疗卫生条件的改善,其发病率和死亡率一直呈下降趋势。但自 20 世纪 80 年代以来,由于艾滋病的流行和耐药菌株的出现,其发病率又趋于上升,全球每年新发病例 800 万 ~1 000 万人,约 300 万人死于结核病,因此 WHO 宣布全球结核病已处于紧急状态(1993 年)。目前我国每年新发结核病患者约 90 万例,结核病的防控形势依然严峻。为进一步遏制结核病流行,推进健康中国建设,2019 年 5 月,国家卫生健康委员会、国家发展和改革委员会等 8 部委联合制定了《遏制结核病行动计划(2019—2022 年)》。

笔记栏

知识链接:遏制结核病行动计划(2019—2022 年)

(一)病因和发病机制

结核病的病原菌是结核分枝杆菌复合群,对人致病的主要是人型和牛型。胞内鸟型结核分枝杆菌毒力低,极少引起结核病,但在艾滋病患者中有 10%~30% 的病例继发该菌株感染。结核病主要经呼吸道传播(传染源主要为空洞型肺结核患者),少数可经消化道传染(如含菌牛奶),偶见经皮肤伤口感染。

结核分枝杆菌的致病作用主要取决于菌体的脂质、蛋白和多糖类等固有成分,它们不仅可以保护细菌逃脱巨噬细胞的杀伤降解、刺激巨噬细胞转变为上皮样细胞并聚集形成结核肉芽肿,还可诱发机体产生强烈的超敏反应(Ⅳ型)引起干酪样坏死,形成结核病特有的病理变化(图 8-15)。

机体对结核分枝杆菌的反应以细胞免疫为主。巨噬细胞首次接触结核分枝杆菌即被趋化和吸引,并吞噬结核分枝杆菌。但在有效细胞免疫建立之前,巨噬细胞对结核分枝杆菌的杀伤能力很有限,因此结核分枝杆菌可以在巨噬细胞内繁殖,一方面引起局部炎症,另一方面可发生淋巴道或血道播散,成为日后肺外结核病发生的根源。机体对结核分枝杆菌产生特异性免疫力一般需 30~50 天,这种特异的细胞免疫在临床上表现为皮肤结核菌素试验阳性。

结核病的超敏反应往往伴随免疫反应同时发生,贯穿在结核病的整个发生发展过程中。已致敏的个体动员机体产生防御反应虽较未致敏的个体快,但组织坏死也更明显。因此,由于机体的免疫反应、超敏反应不同,不同特性的病变组织对不同毒力和数量的结核分枝杆菌感染所呈现的病理变化也不相同(表 8-1)。

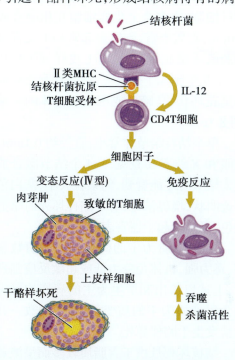

图 8-15 结核病发病机制模式图

表 8-1 结核病基本病变与机体的免疫状态

病 变	机体状态		结核分枝杆菌		病变特征
	免疫力	超敏反应	菌量	毒力	
渗出为主	低	较强	多	强	浆液性或浆液纤维素性炎
增生为主	较强	较弱	少	较低	结核结节
坏死为主	低	强	多	强	干酪样坏死

(二)基本病理变化

结核病是一种特殊的炎症,在不同条件下,可呈现 3 种不同的病变类型。

1. 以渗出为主的病变 见于病变早期或机体免疫力低下、细菌数量多、毒力强或超敏反应较强时。好发于肺、浆膜、滑膜及脑膜等处,主要表现为浆液性或浆液纤维素性炎。早期有中性粒细胞浸润,但很快被巨噬细胞所取代。在渗出液和巨噬细胞内可检出结核分枝杆菌。

2. 以增生为主的病变 见于机体免疫力较强、细菌数量少、毒力较低时。病变以增生为主,形成具有诊断价值的结核结节。

结核结节(tubercle)是在细胞免疫反应的基础上形成的,由上皮样细胞(epithelioid cell)、Langhans 巨细胞(Langhans giant cell)、外周局部集聚的淋巴细胞和少量反应性增生的成纤维细胞构成的特异性肉芽肿,又称结核肉芽肿(tuberculous granuloma)。当有较强的变态反应发生时,典型的结核结节中央可出现干酪样坏死。上皮样细胞是由巨噬细胞吞噬结核分枝杆菌后细胞体积增大逐渐转变而来,梭形或多角形,胞质丰富,淡伊红染,境界不清,细胞间常有胞质突起互相连接,核圆形或卵圆形,染色质较少,呈空泡状,核内有 1~2 个核仁。上皮样细胞缺乏溶菌酶颗粒,但分泌一些化学物质杀伤其周围的病菌,并可在宿主健康组织与细菌之间构成一条隔离带而有利于吞噬和杀灭病菌。Langhans 巨细胞是一种多核巨细胞,由多个上皮样细胞互相融合或一个细胞核分裂而胞质不分裂所形成,直径可达300μm,胞质丰富,胞质突起常和上皮样细胞的胞质突起相连,核与上皮样细胞核相似,十几个到几十个不等,排列在胞质外周部呈花环状、马蹄形或密集于胞体的一端(图 8-16)。

单个结核结节非常小,直径约 0.1mm,肉眼和 X 线不易查见,3~4 个结节融合成较大结节时才能看到,约粟粒大小,灰白色半透明状,境界清楚,有干酪样坏死时略显黄色,可微隆起于器官表面。

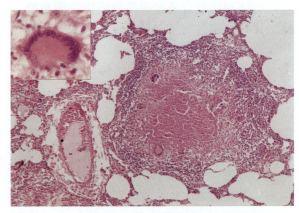

图 8-16 结核结节(光镜下)

结节中央为干酪样坏死,周围是上皮样细胞、Langhans 巨细胞,再外围有大量淋巴细胞聚集和纤维组织增生。左上图为 Langhans 巨细胞

3. 以变质为主的病变 当细菌数量多、毒力强,机体免疫力低或超敏反应强烈时,上述以渗出和增生为主的病变均可发展为以变质为主的病变,也有极少数一开始就发生干酪样坏死。

结核坏死灶由于含脂质较多而呈淡黄色,均匀细腻,质地较实,状似奶酪,称为干酪样坏死。光镜下,呈红染无结构的颗粒状物。干酪样坏死属于结核病的特征性改变,对结核病病理诊断具有一定的意义。干酪样坏死物中都会含一定量的结核分枝杆菌,可成为结核病恶化进展的原因。

渗出、变质和增生三种病变往往同时存在,但以某一种改变为主,而且可以互相转化。例如以渗出为主的病变可因适当的治疗或机体免疫力增强而转化为以增生为主的病变;反之,当机体免疫力低、超敏反应剧烈或细菌数量多、毒力强时,以增生为主的病变则可转变为以渗出为主甚至以变质为主的病变,或原有的以渗出为主的病变可迅速发生坏死,形成以变质为主的病变。因此结核病在同一器官或不同器官中的病变是复杂多变的。

(三) 发展与结局

结核病的发展和结局取决于机体免疫力和结核分枝杆菌致病力之间的矛盾关系。当机体免疫力增强时,病菌可逐渐被抑制、杀灭,病变转向愈合,即吸收、消散或纤维化、钙化;反之,则转向恶化,即浸润进展或溶解播散(图 8-17)。

1. 转向愈合

(1)吸收、消散:为渗出性病变的主要愈合方式。渗出物可逐渐通过淋巴道吸收而使病灶缩小或消散。X线检查时可见边缘模糊、密度不均的云絮状阴影逐渐缩小或被分割成小片，以至完全消失，临床上称为吸收好转期。较小的干酪样坏死灶或增生性病灶如经积极治疗也有吸收消散或缩小的可能。

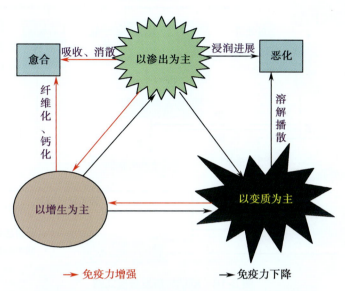

图 8-17　结核病基本病变转化与免疫力关系示意图

结核病灶纤维化（光镜下）

（2）纤维化、纤维包裹、钙化：增生性病变、未被完全吸收的渗出性病变以及较小的干酪样坏死灶（1~2cm），不能完全吸收消散，则可逐渐纤维化形成瘢痕而愈合。较大的干酪样坏死灶难以完全纤维化，病灶周围的纤维组织可增生，将干酪样坏死包裹，中央逐渐干燥浓缩，并经钙盐沉着而发生钙化。

病灶完全纤维化后，一般已无结核分枝杆菌存活，称为痊愈。在纤维包裹及钙化的干酪样坏死灶中仍可有少量细菌存活，病变处于相对静止的状态，但在一定条件下病变可复发进展，所以钙化为临床痊愈的指标。X线检查可见纤维化病灶呈边缘清晰、密度较高的条索状阴影；钙化病灶密度则更高，边缘清晰，临床上称硬结钙化期。

2. 转向恶化

（1）浸润进展：当机体免疫力低下，又未能得到及时治疗时，在原有病灶周围可出现渗出性病变，范围不断扩大，继而发生干酪样坏死，坏死区随渗出性病变的扩延而增大。X线检查，原病灶周围出现云絮状阴影，边缘模糊，临床上称为浸润进展期。

（2）溶解播散：是机体免疫力进一步下降，病变不断恶化的结果。干酪样坏死物溶解液化后，可经自然管道（如支气管、输尿管等）不断排出，致局部形成空洞。液化的干酪样坏死物中含有大量结核分枝杆菌，播散至其他部位后，可形成新的结核病灶。X线检查，可见病灶阴影密度深浅不一，出现透亮区及大小不等的新播散病灶阴影，临床上称为溶解播散期。此外，结核分枝杆菌还可经淋巴道和血道播散至全身各处。

二、肺结核病

结核分枝杆菌主要是经呼吸道传播，故肺结核病（pulmonary tuberculosis）最为常见。机体初次感染和再次感染结核分枝杆菌的反应性不同，肺部病变的发生发展也有不同特点，故将肺结核病分为原发性肺结核病和继发性肺结核病两大类。肺结核病恶化进展可引起血源性结核病和肺外结核病（图 8-18）。

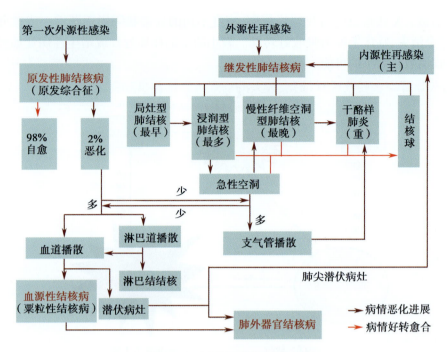

图 8-18 肺结核病发展模式图

（一）原发性肺结核病

原发性肺结核病（primary pulmonary tuberculosis）是指机体第一次感染结核分枝杆菌所引起的肺结核病，多发生于儿童，又称儿童型肺结核病。也可偶见于未感染过结核分枝杆菌的青少年或成人。免疫功能严重受到抑制的成年人由于丧失对病菌的免疫力，可多次发生原发性肺结核病。由于初次感染，机体尚未形成对结核分枝杆菌的免疫力，病变有向全身各部位播散的趋势。

1. 病理变化 结核分枝杆菌经支气管到达肺组织，最先引起的病变称原发病灶或 Ghon 病灶。原发病灶以右肺多见，通常只有一个，常位于通气较好的上叶下部或下叶上部近胸膜处，圆形，直径 1.0~1.5cm，灰白或灰黄色，以结核性肉芽肿为特征，多数病灶中央有干酪样坏死。由于是初次感染，机体缺乏对结核分枝杆菌的免疫力，病变局部巨噬细胞吞噬结核分枝杆菌后不能将其杀伤降解，结核分枝杆菌很快侵入淋巴管，循淋巴液回流到达肺门淋巴结，引起结核性淋巴管炎和肺门淋巴结核，表现为淋巴结肿大和干酪样坏死。肺的原发病灶、结核性淋巴管炎和肺门淋巴结核，三者合称为原发复合征（primary complex），是原发性肺结核病的特征性病变（图 8-19）。X 线呈哑铃状阴影。

原发性肺结核病患者临床症状和体征多不明显，患儿多在不知不觉中度过，仅结核菌素试验为阳性。少数病变较重者，可出现倦怠、食欲减退、潮

ER-8-10

肺结核原发综合征模式图

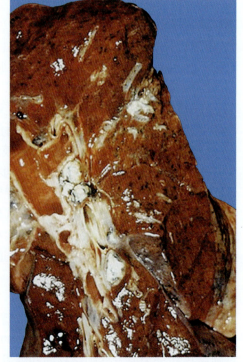

图 8-19 原发性肺结核（显示原发复合征）
（肉眼观）

热和盗汗等结核中毒症状,但很少有咳嗽、咯血等呼吸道症状。

2. 发展和结局

(1)愈合:绝大多数(约95%)原发性肺结核病患者,随着机体免疫力逐渐增强而自然痊愈。小的病灶可完全吸收或纤维化,较大的病灶可纤维包裹和钙化。有时原发病灶虽已愈合,而肺门淋巴结病变继续发展,形成支气管淋巴结结核,经适当治疗后亦可痊愈。

(2)播散:少数病例因营养不良或患其他传染病(如麻疹、流行性感冒、百日咳、白喉等),机体免疫力下降,病情恶化,肺部原发病灶及肺门淋巴结结核病灶继续扩大,并通过淋巴管、血管和支气管播散。

1)淋巴道播散:肺门淋巴结病变恶化进展时,结核分枝杆菌经淋巴管到达支气管分叉处、气管旁、纵隔及锁骨上下淋巴结引起病变。若淋巴管被阻塞,细菌可逆流至腋下、腹股沟、腹膜后及肠系膜淋巴结,引起多处淋巴结结核,颈部淋巴结也可受累。病变淋巴结肿大,出现干酪样坏死,并可互相粘连形成肿块(图8-20)。

2)血道播散:机体免疫力低下时,肺内或淋巴结内的干酪样坏死可侵蚀血管壁,结核分枝杆菌直接侵入血流或经淋巴管由胸导管入血。若侵入血流的菌量较少,而机体的免疫力又强,则往往不发生明显病变,可形成潜伏病灶。如果大量细菌入血且机体免疫力较弱时,则引起血源性结核病。这种改变也可见于继发性肺结核病。

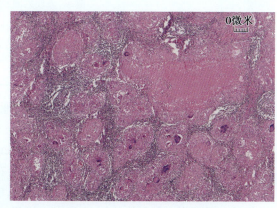

图8-20　淋巴结结核(光镜下)

3)支气管播散:肺原发病灶不断扩大,侵及相连的支气管,干酪样坏死物液化后通过支气管排出,局部形成空洞。含菌的液化坏死物可沿支气管向同侧或对侧肺组织播散。此外,肺门淋巴结干酪样坏死也可通过侵蚀破坏邻近的支气管而发生播散。但原发性肺结核病形成空洞和支气管播散者较少见,可能与儿童的支气管发育不完全、口径较小易阻塞有关。

(二)继发性肺结核病

继发性肺结核病(secondary pulmonary tuberculosis)是指机体再次感染结核分枝杆菌所引起的肺结核病,多见于成年人,故称成人型肺结核病。其细菌来源有二:①外源性再感染:结核分枝杆菌由外界再次侵入机体;②内源性再感染:结核分枝杆菌来自原发性肺结核病血道播散到肺尖部形成潜伏病灶,当机体免疫力下降时,可重新活动发展成为继发性肺结核病。继发性肺结核病多于初次感染后十年或几十年后再发病。

1. 病变特点　继发性肺结核病患者对结核分枝杆菌已有一定免疫力,故其病变与原发性肺结核病相比,有以下特点:

(1)早期病变多始于肺尖部,以右肺多见。这可能与人体直立时该处动脉压较低,且右肺动脉较细长,局部血液循环较差,经血流带去的巨噬细胞较少,加之通气不畅,以致局部组织免疫力较低,结核分枝杆菌易在该处繁殖有关。

(2)由于变态反应,病变发生迅速而剧烈,易出现干酪样坏死;同时由于机体具有较强的免疫力,坏死灶周围常形成结核肉芽肿。

(3)机体的免疫反应使病变局限化,并可抑制病菌繁殖,不易发生淋巴道和血道播散,故肺门淋巴结一般无明显病变,全身粟粒性结核病患者也极为少见。病变恶化时,主要通过支气管播散在肺内蔓延,因此空洞形成较为常见。

（4）病程较长，病变复杂，随着机体免疫反应和超敏反应的相互消长，病变有时以增生为主，有时以渗出、变质为主，肺内病变呈现新旧交杂、轻重不一。临床上病情时好时坏，常呈波浪式起伏，类型多样。

综上所述，原发性肺结核病与继发性肺结核病在多方面有不同的特征，其区别见表8-2。

表8-2 原发性和继发性肺结核病区别对比表

	原发性肺结核病	继发性肺结核病
结核分枝杆菌感染	初次感染	静止病灶复发或再次感染
易感人群	儿童	成人
对结核分枝杆菌的免疫力或致敏性	初始无，病程中发生	有
病理特征	简单，表现为原发综合征	病变多样，新旧病灶并存，较局限
起始病灶	上叶肺下部、下叶肺上部近胸膜处	肺尖部
主要播散途径	淋巴道或血道	支气管
病程	短，大多自愈	长，波动性，需治疗

2. 临床病理类型　继发性肺结核的病理变化和临床表现比较复杂。根据其病变特点和临床经过，可分为以下几种类型：

（1）局灶型肺结核（focal pulmonary tuberculosis）：是继发性肺结核的早期病变，属非活动性肺结核病。病变多位于肺尖下2~4cm处，右肺多见，单个或多个结节状病灶，境界清楚，大小一般为0.5~1.0cm。病变多以增生为主，中央为干酪样坏死，周围有纤维组织包绕。患者常无自觉症状，多在体检时发现。X线显示肺尖部单个或多个境界清楚的高密度阴影。如患者免疫力较强，病灶常发生纤维化或钙化而痊愈；当机体免疫力降低时，病变可恶化发展为浸润型肺结核。

（2）浸润型肺结核（infiltrative pulmonary tuberculosis）：是临床上最常见的继发性肺结核病，属活动性肺结核病。多由局灶型肺结核发展而来，少数也可以一开始即为浸润型肺结核。病变常位于肺尖部或锁骨下肺组织，以渗出为主，中央有干酪样坏死，伴病灶周围炎。X线检查在锁骨下区可见边缘模糊的云絮状阴影，故又称之为"锁骨下浸润"。临床上，患者常有午后低热、盗汗、乏力、食欲不振、消瘦、咳嗽和咯血等症状，痰中可检出结核分枝杆菌。

该型肺结核如及早发现，合理治疗，渗出病变一般多在半年左右可完全或部分吸收（吸收好转期）；中央干酪样坏死灶可通过纤维化、纤维包裹和钙化而痊愈（硬结钙化期）。若患者免疫力低下或未经及时治疗，病变可继续发展，渗出性病变和干酪样坏死灶不断扩大（浸润进展期）；坏死物液化后经支气管排出，形成急性薄壁空洞，空洞壁参差不齐，内壁坏死层中含有大量结核分枝杆菌，坏死层外可有薄层结核肉芽肿组织包绕；液化坏死物经支气管播散可引起干酪样肺炎（溶解播散期）。若空洞靠近胸膜，可穿破胸膜造成自发性气胸；大量液化坏死物进入胸膜腔，发生结核性脓气胸。急性空洞一般易于愈合，经过适当治疗后，洞壁肉芽组织增生使洞腔逐渐缩小、闭合，最后形成瘢痕而痊愈；也可通过空洞塌陷，形成条索状瘢痕而愈合；若急性空洞经久不愈，则可发展为慢性纤维空洞型肺结核。

（3）慢性纤维空洞型肺结核（chronic fibro-cavernous pulmonary tuberculosis）：是成人慢性肺结核病的常见类型，也是继发性肺结核病发展的晚期类型。多在浸润型肺结核形成急性空洞的基础上发展而来。其病变有以下特点：①肺内有一个或多个形态不规则、大小不一的厚壁空洞，多位于肺上叶，洞壁厚可达1cm以上，且薄厚不均匀。空洞内可见有血栓形成并已机化闭塞的血管(图 8-21)。光镜下,洞壁分 3 层:内层为干酪样坏死物,其中有大量结核分枝杆菌;中层为结核性肉芽组织;外层为纤维结缔组织。②在同侧甚至对侧肺组织,特别是肺下叶可见经支气管播散引起的新旧不一、大小不等、病变类型不同的病灶,病变自上而下、由重到轻、由旧到新。③后期肺组织的严重破坏,广泛纤维化,胸膜广泛增厚并与胸壁粘连,最终使肺体积缩小、变形、变硬,演变为硬化型肺结核,严重影响肺功能,甚至功能完全丧失。

ER-8-11

厚壁空洞洞壁结构(光镜下)

　　临床上,病程历时多年、时好时坏。症状的有无与病变的好转或恶化相关。病变恶化时一般表现为午后低热、盗汗等结核中毒症状,及咳嗽、咯痰、咯血、呼吸困难或气短等症状。X 线检查可见一侧或两侧上、中肺野有一个或多个厚壁空洞互相重叠呈蜂窝状,多伴有支气管播散病灶、肺组织广泛纤维化及胸膜增厚。若空洞壁的干酪样坏死侵蚀大血管可引起大咯血,严重时可窒息死亡;如空洞穿破胸膜,可造成气胸和脓气胸;经常排出含菌痰液可引起喉结核;如咽下含菌痰液,可引起肠

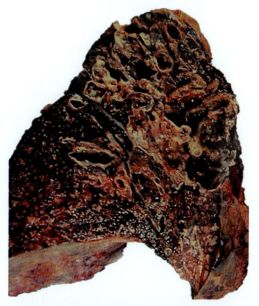

图 8-21　慢性纤维空洞型肺结核(肉眼观)

肺上叶可见数个较大空洞,空洞壁有纤维组织包绕,肺下叶可见散在的干酪样结核

结核。后期肺组织广泛纤维化导致肺动脉高压,可引起慢性肺源性心脏病。由于空洞和支气管相通,成为结核病的重要传染源,故又有开放性肺结核之称。

　　近年来,由于广泛采用多药联合抗结核治疗及增加机体免疫力的措施,较小的空洞一般可机化、收缩、闭塞而愈合。较大的空洞,内壁坏死组织脱落,肉芽组织逐渐变成纤维瘢痕组织,由支气管上皮覆盖,此时空洞虽然存在,但已无菌,实际上已愈合,故称开放性愈合。

　　(4)干酪性肺炎(caseous pneumonia):常可由浸润型肺结核恶化进展而来,或由急、慢性空洞内病菌经支气管播散引起。根据病灶范围大小分小叶性和大叶性干酪性肺炎。肉眼观,病变肺组织实变,切面淡黄色干酪样,大叶性干酪性肺炎坏死物液化排出后可形成空洞。光镜下,主要为大片的干酪样坏死灶,周围肺泡腔内有浆液纤维素性渗出物(图 8-22)。临床起病急剧,病情危重,全身中毒症状明显,病死率高,如不及时抢救治疗,可迅速死亡(称为“百日痨”或“奔马痨”)。

　　(5)结核球(tuberculoma):又称结核瘤,是孤立的、纤维组织包绕的、境界清楚的干酪样坏死灶(图 8-23)。直径 2~5cm,多为单个,偶见多个,常位于肺上叶。可由浸润型肺结核的干酪样坏死灶纤维包裹而形成;也可因空洞的引流支气管被阻塞,空洞腔由干酪样坏死物填满而形成;有时亦可由多个结核病灶融合而成。结核球是相对静止的病灶,可保持多年不进展,临床上多无症状。但也可在机体免疫力降低时,恶化进展,表现为干酪样坏死灶扩大、液化、溃破、经支气管播散和空洞形成。由于结核球有较厚的纤维包裹,抗结核药物不易发挥作用,故临床常采用手术切除。X 线检查时需与周围型肺癌相鉴别。

　　(6)结核性胸膜炎(tuberculosis pleuritis):在原发性和继发性肺结核的各个时期均可发生。按其病变性质,可分为湿性和干性两种,以湿性多见。

　　1)湿性结核性胸膜炎:又称渗出性结核性胸膜炎。多发生于原发性肺结核病,且多发于原发综合征同侧胸膜。由肺原发灶或肺门淋巴结病灶的病菌播散至胸膜引起,或由弥散至胸膜的结核菌体蛋白引发超敏反应所致。患者多为较大的儿童或青年人。病变为浆液纤

维素性炎,浆液渗出量多时可引起胸腔积液,也可为血性胸腔积液。一般经适当治疗1~2个月后可吸收,如渗出物中纤维素较多,可机化而使胸膜增厚粘连。

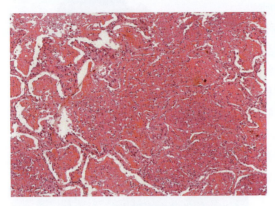

图 8-22 干酪样肺炎(光镜下)

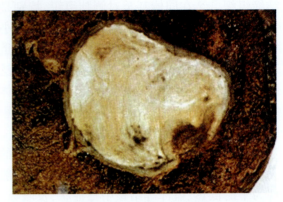

图 8-23 结核球(肉眼观)

结核球中央为干酪样坏死灶,外周被纤维结缔组织包绕,与周围组织界限清楚

2)干性结核性胸膜炎:又称增生性结核性胸膜炎,是由胸膜下结核病灶直接蔓延至胸膜所致。常发生于肺尖部,多为局限性,以增生性病变为主。一般可通过纤维化而痊愈,常使局部胸膜增厚粘连。

三、血源性结核病

血源性结核病(hematogenic tuberculosis)由结核分枝杆菌经血道播散所致,主要见于原发性和继发性肺结核病恶化进展时,也可由肺外结核病引起。由于机体免疫力、细菌侵入血流的部位和数量不同,其病变部位、病变程度和特点亦不相同,可将其分为以下几种类型:

1. 急性全身粟粒性结核病(acute systemic miliary tuberculosis) 多见于原发性肺结核病恶化进展时,也可见于其他类型结核病的血道播散。结核分枝杆菌在短时间内一次或反复多次大量侵入肺静脉分支,经左心至体循环,可播散至全身各器官(如肺、肝、脾、肾、腹膜和脑膜等),引起急性全身粟粒性结核病。肉眼观:各器官内可见均匀密布、大小一致、灰白色、境界清楚、圆形、粟粒大小的结节(图 8-24)。光镜下,主要为增生性病变,偶尔出现渗出、变质性病变。临床上病情凶险,有高热、肝脾肿大、烦躁不安、衰竭等中毒症状,常伴脑膜刺激症状。X线检查,双肺可见散在的、密度均匀、粟粒大小细点状阴影。若能及时治疗,预后仍属良好,少数病例可死于结核性脑膜炎。

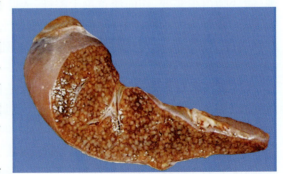

图 8-24 粟粒性脾结核(肉眼观)

脾切面可见均匀密布、大小一致、境界清楚的粟粒样结核

2. 慢性全身粟粒性结核病(chronic systemic miliary tuberculosis) 如果急性全身粟粒性结核病急性期不能及时控制而致病程迁延3周以上,或病菌在较长时间内以少量反复多次侵入血液,则形成慢性全身粟粒性结核病。病变性质、大小、新旧均不一致,同时可见增生、坏死及渗出性病变,病程长,成人多见。

笔记栏

3. 急性肺粟粒性结核病（acute pulmonary miliary tuberculosis）　常是全身粟粒性结核病的一部分，有时仅局限于肺。由于肺门、纵隔、支气管旁的淋巴结干酪样坏死侵入邻近的静脉（如无名静脉、颈内静脉、上腔静脉），或含菌的淋巴液由胸导管回流，经静脉入右心，沿肺动脉播散于两肺，引起双肺急性粟粒性结核病。肉眼观，肺表面及切面可见灰黄色或灰白色粟粒大小的结节。光镜下主要为增生性病变（图 8-25）。临床上多起病急骤，有较严重结核中毒症状。X 线所见同急性全身粟粒性结核病。

4. 慢性肺粟粒性结核病（chronic pulmonary miliary tuberculosis）　多见于成人。患者原发灶已痊愈，由肺外器官（如骨、关节、泌尿生殖道及肾上腺等处）结核病灶内的细菌在较长时间内间歇性地入血而致病，间隔时间可为数月甚至数年。病程长，病变新旧不等、大小不一，小的如粟粒，大的直径可达数厘米以上。以增生性病变为主。

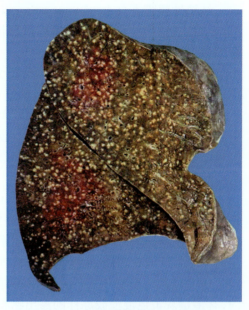

图 8-25　肺粟粒性结核病（肉眼观）
白色点状病灶为粟粒性结核灶

四、肺外结核病

肺外器官均可发生结核病，但病变多数只限于一个器官内，常见有肠道、腹膜、肾、生殖系统、脑膜、骨关节、淋巴结等器官，多呈慢性经过，基本病变特点及发生发展规律与肺结核病一致。其中除淋巴结结核、消化道结核、皮肤结核外，其他器官结核多由潜伏病灶恶化进展而来。

（一）肠结核病

肠结核病（intestinal tuberculosis）可分为原发性和继发性两种类型。原发性肠结核病很少见，常发生于小儿，一般因饮用未经消毒、含结核分枝杆菌的牛奶或乳制品而感染，可形成与原发性肺结核相似的肠原发综合征（肠的原发性结核性溃疡、结核性淋巴管炎和肠系膜淋巴结结核）。绝大多数肠结核继发于活动性空洞型肺结核病，因反复咽下含菌的痰液所致。

肠结核好发于回盲部（85%），其次为升结肠。根据其病变特点不同，肠结核病可分为两型：

1. 溃疡型　较多见。结核分枝杆菌首先侵入肠壁淋巴组织，形成结核结节，结节逐渐融合并发生干酪样坏死，破溃后形成溃疡。病变沿肠壁淋巴管向周围扩散，使溃疡逐渐扩大，由于肠壁淋巴管沿肠壁呈环形分布，故溃疡多呈环状，其长轴与肠管长轴垂直。溃疡一般较浅，偶见深达肌层甚至浆膜层；溃疡边缘参差不齐，底部不平坦，附有干酪样坏死物，其下为结核性肉芽组织。溃疡愈合后，由于瘢痕形成和纤维组织收缩，可引起肠腔狭窄。与溃疡相对应的肠浆膜面常见纤维素渗出和结核结节形成，结核结节呈灰白色连接成串，是结核性淋巴管炎所致，后期可纤维化导致粘连。临床上可有腹痛、腹泻与便秘交替、营养障碍和结核中毒症状。由于溃疡底部血管多发生闭塞，一般很少发生肠出血和穿孔。

2. 增生型　较少见。病变以增生为主，在肠壁内有大量结核性肉芽肿形成和纤维组织增生，肠壁显著增厚、变硬，肠腔狭窄，黏膜可有浅表性溃疡或息肉形成。临床表现为慢性不完全低位肠梗阻，右下腹可触及包块，故需与肠癌相鉴别。

溃疡型肠结核（肉眼观）

增生型肠结核（肉眼观）

149

（二）结核性腹膜炎

结核性腹膜炎（tuberculous peritonitis）多见于青少年，常继发于溃疡型肠结核、肠系膜淋巴结结核或输卵管结核，少数可因血行播散引起。根据病理特征可分为湿型、干型，但以混合型多见。

1. 湿型　主要表现为腹膜上密布无数结核结节和腹腔内大量浆液性渗出，多呈草黄色，因纤维素含量少，一般不会造成粘连。临床上常有腹胀、腹痛、腹泻及结核中毒症状。

2. 干型　主要特点为腹膜上除见大量结核结节外还有大量纤维素性渗出物，机化后常引起腹腔器官，特别是肠管间、大网膜、肠系膜广泛粘连。临床上出现慢性肠梗阻症状；因腹膜增厚及大网膜增厚、变硬、缩短，使腹部触诊有柔韧感并可扪及一横行块状物。

（三）结核性脑膜炎

结核性脑膜炎（tuberculous meningitis）多见于儿童，主要由结核分枝杆菌经血道播散所致。在儿童常是原发性肺结核病血道播散的结果，常为全身粟粒性结核病的一部分；在成人除肺结核病外，骨关节结核和泌尿生殖系统结核常是血源播散的根源；部分病例也可由于脑实质内结核球液化溃破，大量结核分枝杆菌进入蛛网膜下腔所致。

病变以脑底部最明显。在脑桥、脚间池、视神经交叉及大脑外侧裂等处的蛛网膜下腔内，有多量灰黄色混浊胶冻样的渗出物积聚，脑室脉络丛及室管膜有时可有灰白色细小的结核结节形成。光镜下，蛛网膜下腔炎性渗出物主要由浆液、纤维素、巨噬细胞、淋巴细胞组成，急性病例可有中性粒细胞渗出，常有干酪样坏死。严重者可累及大脑皮质，引起脑膜脑炎。病程较长者可发生闭塞性血管内膜炎，引起多发性脑软化灶形成，多位于侧脑室白质、纹状体及颞叶等处。未经适当治疗而病程迁延的病例，可因渗出物机化致蛛网膜粘连，造成第四脑室正中孔和外侧孔堵塞，引起脑积水。

（四）泌尿生殖系统结核病

1. 肾结核病（tuberculosis of the kidney）　多由原发性肺结核病血道播散所致，最常见于20~40岁男性，多为单侧，双侧者约为10%。病变常起始于肾皮髓质交界处或乳头体内，初为局灶性，继而发生干酪样坏死，破坏肾乳头而溃破入肾盂，形成结核性空洞。随着病变在肾内继续扩大蔓延，形成多个空洞。由于液化的干酪样坏死物随尿下行，可相继累及输尿管和膀胱。输尿管黏膜可因溃疡和结核肉芽肿形成，使管壁增厚，管腔狭窄甚至阻塞，引起肾盂积水或积脓。膀胱结核常最先累及膀胱三角区，形成溃疡，逐渐侵及整个膀胱，引起膀胱壁纤维化，发生膀胱挛缩，容积缩小。当膀胱病变累及对侧输尿管口时，可引起对侧肾引流不畅而肾盂积水，甚或逆行感染对侧肾，如两侧肾严重受损，则导致肾功能障碍。临床上常有血尿、脓尿，尿中可检出结核分枝杆菌；多数患者可出现尿急、尿频、尿痛等膀胱刺激症状。

肾结核
（肉眼观）

2. 生殖系统结核病（tuberculosis of the genital system）　男性生殖系统结核病多由泌尿系统结核病经尿道感染所致，经精囊和前列腺蔓延至输精管和附睾等处，其中以附睾结核多见，睾丸偶见累及；血源性感染较少见。病变器官有结核结节形成和干酪样坏死。其症状主要由附睾结核引起，病变附睾体积逐渐增大、轻微疼痛或无痛，可与阴囊壁粘连，溃破后形成经久不愈的窦道，引起男性不育。

女性生殖系统结核病主要经血道或淋巴道播散所致，也可由邻近器官结核病直接蔓延引起。以输卵管结核最多见，其次为子宫内膜、卵巢、子宫颈等。输卵管结核病变可使管腔闭塞，引起不孕症。

（五）骨与关节结核病

主要因原发性肺结核病血源播散引起，多见于儿童和青少年。骨结核多侵犯椎骨、指骨及长骨骨骺（股骨下端和胫骨上端）；关节结核以髋、膝、踝、肘等关节多见。外伤常为本病的诱因。

1. 骨结核病（tuberculosis of the bone）　病变常始于松质骨内的小结核病灶,后发展为两型:①干酪样坏死型:较多见。病变以干酪样坏死和骨质破坏为主,多形成死骨,可累及周围软组织发生干酪样坏死和结核性"脓肿",因局部无红、肿、热、痛,故有"冷脓肿"之称。病变穿破皮肤,可形成经久不愈的窦道。②增生型:较少见。主要形成结核性肉芽肿,病灶内骨小梁渐被侵蚀、吸收、消失,无明显干酪样坏死和死骨形成。后期病灶可被结缔组织包裹而静止。

脊椎结核（tuberculosis of the spine）是骨结核中最常见的,多侵犯第 10 胸椎至第 2 腰椎。病变始于椎体,常发生干酪样坏死,病变发展可破坏椎间盘及邻近椎体。由于病变椎体不能负重而发生塌陷,造成脊柱后凸畸形,可压迫脊髓引起截瘫。如病变穿破骨皮质可在脊柱两侧形成"冷脓肿",或沿筋膜间隙向下流注,在腰大肌鞘膜下、腹股沟韧带下等远隔部位形成"冷脓肿"。

脊椎结核
（肉眼观）

2. 关节结核病（tuberculosis of joint）　多继发于骨结核,常由骨骺或干骺端处干酪样坏死侵入关节软骨和滑膜所致。关节滑膜内有结核性肉芽肿形成,关节腔内有浆液、纤维素渗出。游离的纤维素凝块长期互相碰撞可形成白色圆形或卵圆形小体,称为"关节鼠"。由于软组织水肿和慢性炎症,关节常明显肿胀。当干酪样坏死累及周围软组织和皮肤时,可穿破皮肤形成窦道。关节结核痊愈时,关节腔常被大量增生的纤维组织充填,导致关节强直而失去运动功能。

（六）淋巴结结核病

淋巴结结核病（tuberculosis of the lymph node）常由肺门淋巴结结核沿淋巴道播散所致,也可来自口腔、咽喉部结核感染灶。多见于儿童和青年,临床上以颈部淋巴结结核（中医称"瘰疬"）最为常见,其次为支气管和肠系膜淋巴结结核。病变淋巴结常成群受累,有结核肉芽肿形成和干酪样坏死。淋巴结逐渐肿大,当病变累及淋巴结周围组织时,淋巴结可互相粘连形成较大的包块。颈淋巴结结核病变严重者,干酪样坏死物液化后可穿破皮肤,在颈部形成多处经久不愈的窦道（俗称"老鼠疮"）。

第四节　呼吸系统常见恶性肿瘤

一、鼻咽癌

鼻咽癌（nasopharyngeal carcinoma,NPC）是来源于鼻咽部黏膜上皮组织的恶性肿瘤,其发病存在明显的地域差异,以我国广东、广西、福建多见。男性发病率是女性的 2~3 倍,发病年龄高峰为 40~60 岁。临床上可出现鼻塞、鼻涕带血、耳鸣、听力减退、视物模糊、复视、头痛及颈部淋巴结肿大等症状。

（一）病因

鼻咽癌的病因迄今尚未完全阐明,研究证实可能与以下因素有关:

1. EB 病毒　研究表明非角化鼻咽癌与 EB 病毒（EBV）感染关系密切,鼻咽癌患者血清中的抗 EBV 抗体水平增高,肿瘤细胞表达 EBV 的 DNA 或 RNA。但 EBV 是引发鼻咽癌的直接因素还是间接或辅助因素,目前还不能确定。

2. 环境因素　某些致癌化学物质如多环芳烃类、亚硝胺类及微量元素镍等与鼻咽癌发生也有一定的关系。研究显示在高发区与过量食入咸鱼有关。其他可能的环境因素包括吸烟、酗酒以及职业性暴露于烟雾、化学气体和甲醛等。

3. 遗传因素　流行病学调查显示鼻咽癌患者不仅有明显的地域性,集中在中国南方和非洲某些地区,部分病例还有明显的家族聚集现象,并且高发地区居民移居外地或国外后,其后裔鼻咽癌发病率仍远远高于当地居民。

(二) 病理变化

鼻咽癌多发于鼻咽顶部、咽隐窝和侧壁等部位。

1. 大体类型　早期常表现为局部黏膜粗糙或隆起,逐渐发展为结节型、菜花型、黏膜下浸润型和溃疡型四种形态,其中以结节型最常见,其次为菜花型。黏膜下浸润型鼻咽癌的黏膜可完好或仅轻度隆起,而癌组织在黏膜下广泛浸润生长,临床检查鼻咽部时易被忽略,以至于在原发癌未发现前,已发生颈部淋巴结转移。

2. 组织学分型　鼻咽癌大多数源自鼻咽部黏膜柱状上皮的储备细胞,少数来源于鳞状上皮的基底细胞。2017 年 WHO 将鼻咽癌分为非角化性鳞状细胞癌、角化性鳞状细胞癌和基底样鳞状细胞癌三种组织学类型。

(1) 非角化性鳞状细胞癌(non-keratinizing squamous cell carcinoma):包括未分化型与分化型两种亚型。肿瘤细胞呈实性片状、不规则巢状排列,伴不同程度的淋巴细胞、浆细胞浸润。未分化型更常见,肿瘤细胞界限常不清,呈合体细胞样,具有圆形或卵圆形的泡状核,核仁明显(图 8-26)。分化型瘤细胞体积较小,核浆比低,核染色质丰富,核仁不明显,可见局灶性细胞间桥。

(2) 角化性鳞状细胞癌(keratinizing squamous cell carcinoma):具有明显的鳞状细胞分化,可见角化物和细胞间桥,伴间质结缔组织增生(图 8-27),对放射治疗敏感性差。一般认为与 EBV 无关。

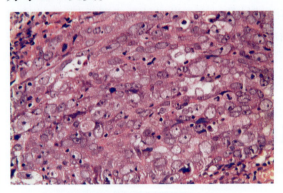

图 8-26　鼻咽未分化型非角化性
鳞状细胞癌(光镜下)
肿瘤细胞呈片状或不规则巢状,细胞界限不清,
呈合体细胞样,泡状核,核仁明显

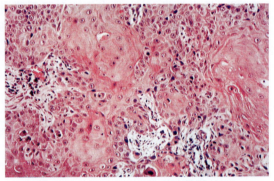

图 8-27　鼻咽角化性鳞状细胞癌(光镜下)
肿瘤细胞具有明显的鳞状细胞分化,癌巢内
可见少量角化物

(3) 基底样鳞状细胞癌(basaloid squamous cell carcinoma):较少见,肿瘤由基底细胞样细胞和鳞状细胞构成,基底细胞样细胞常呈栅栏状排列在癌巢周围。

(三) 扩散途径

1. 直接蔓延　癌组织向上蔓延可侵犯并破坏颅底骨质侵入颅内,以卵圆孔处被破坏最为多见,晚期可破坏蝶鞍,损伤Ⅱ~Ⅵ对脑神经,引起视力下降、上睑下垂、复视、面部感觉麻痹等相应症状;向下蔓延到达口咽、腭扁桃体和舌根;向前侵入鼻腔及眼眶,造成鼻塞及眼球突出,也可由鼻腔向下破坏硬腭和软腭;向后从鼻咽后壁,侵犯上段颈椎骨,少部分侵犯颈段脊髓,引起颈椎疼痛;向外侧可破坏耳咽管侵入中耳,造成听力下降。

2. 淋巴道转移　鼻咽黏膜固有层有丰富的淋巴组织,故早期便可发生淋巴道转移,多在同侧发生转移,后期也可累及双侧。经咽后壁淋巴结转移至颈上深淋巴结,患者常在胸锁乳头肌后缘上 1/3 和 2/3 交界处皮下出现无痛性结节,约半数以上患者以此为首发症状而就诊。

3. 血道转移　肿瘤晚期常经血道转移至骨、肺、肝,其次是肾、肾上腺及胰腺等处。

鼻咽癌因早期症状不明显,易被忽略或误诊,确诊时已多是中、晚期。详细询问病史非常重要,若患者出现不明原因的回吸涕中带血,单侧鼻塞、耳鸣、耳闭塞感、听力下降、头痛、复视或颈深上部淋巴结肿大等症状,应尽早就医,以明确诊断。本病以放疗为主,其疗效和预后与病理组织学类型有关,非角化性鳞状细胞癌对放疗敏感。鼻咽癌放疗后 5 年生存率约为 80%,局部复发和远处转移是主要死亡原因。

二、喉癌

喉癌(laryngeal carcinoma)是来源于喉黏膜上皮组织的恶性肿瘤。好发于 40 岁以上的男性。吸烟、酗酒、环境污染以及 HPV 感染等是其发生的主要危险因素。声音嘶哑是喉癌(声带癌)患者常见的早期症状,发生于声带外侧者可无声嘶症状。

(一)病理变化

1. 大体类型　根据喉镜检查,喉癌最常发生的是声带癌,占全部喉癌的 60%~65%,其次为声门上癌、跨声门癌和声门下癌。肿瘤可呈乳头状、疣状或菜花状隆起,也可形成溃疡。

2. 组织学分型　喉癌的主要组织学类型是鳞状细胞癌,占 95%~98%,腺癌少见,约占 2%。按鳞状细胞癌发展程度可分为:

(1)原位癌:癌仅限于上皮内,累及上皮全层但未突破基底膜。该型少见,可发展为浸润癌,有些也可长期保持而不发展为浸润癌。

(2)早期浸润癌:一般由原位癌突破上皮基底膜向下浸润而成,在固有膜内形成癌巢。

(3)浸润癌:指癌组织已浸润喉壁,常形成溃疡,普通型鳞状细胞癌组织学类型分为高分化、中分化、低分化三型。其中以高分化鳞状细胞癌最多见,癌细胞间可见细胞间桥,有细胞内角化和角化珠形成。低分化者,细胞异型性大,细胞间桥不明显,核分裂象多见,未见细胞内角化和角化珠形成。介于高、低分化之间的为中分化。疣状癌(verrucous carcinoma)是浸润型鳞癌的一种亚型,属于高分化鳞状细胞癌,少见,占喉癌患者的 1%~2%,癌组织向喉腔呈疣状突起,形成菜花状或息肉状肿块,镜下呈乳头状结构,癌细胞分化较好,可有不同程度的局限性浸润。疣状癌生长缓慢,大多不发生转移,与 HPV 感染有关。

(二)扩散途径

喉癌常向黏膜下浸润蔓延,侵犯邻近软组织。向前可破坏甲状软骨、颈前软组织、甲状腺,向后扩散可累及食管,向下蔓延至气管。喉癌转移一般发生较晚,常经淋巴道转移,以颈深上淋巴结居多,其次为颈深下淋巴结。血道转移较少见,主要转移至肺、肝等处。

三、肺癌

肺癌(carcinoma of the lung)是最常见的恶性肿瘤之一,半个世纪以来其发病率和死亡率一直呈明显上升趋势,据统计目前已居全世界恶性肿瘤首位。在过去的 30 年里,我国肺癌的发生率上升了 465%;在许多大城市,其发病率与死亡率已居恶性肿瘤的第一位或第二位。90% 以上患者发病年龄超过 40 岁,男性多见,但近年来,女性发病率逐渐增加,男女发病之比已由 4:1 上升至 2.1:1。早期肺癌常无临床症状,肿瘤进展过程中出现的咳嗽、咯血、胸痛、发热和气急等均为非特异性症状,易被忽视。

(一)病因

肺癌的病因复杂,目前认为主要与以下因素有关。

1. 吸烟　目前国际上公认吸烟是肺癌的首要危险因素。大量研究证明吸烟者肺癌的发病率比不吸烟者高 20~30 倍,且开始吸烟的年龄越早,吸烟累积量越大,患肺癌的危险性越大。香烟燃烧产生的烟雾中含有的化学物质超过上千种,其中已确定的致癌物质有尼古丁、3,4- 苯并芘、焦油等多环芳烃化合物,放射性元素 ^{210}钋、^{14}碳等以及砷、镍、铬等微量元素也都有致癌作用。3,4- 苯并芘等多环芳烃化合物在芳烃羟化酶作用下,转化为致癌物质环氧化物,与 DNA 结合导致细胞突变和恶性转化。由于体内芳烃羟化酶的活性不同,致使吸烟的致癌性存在个体差异。

2. 空气污染　大城市和工业区肺癌发病率和病死率都较高,主要与工业废气、汽车尾气、家庭油烟等排放物中含有较高浓度的 3,4- 苯并芘、二乙基亚硝酸胺及砷等致癌物密切相关。亦有资料表明,肺癌的发病率与空气中 3,4- 苯并芘的浓度呈正相关。此外,家居装饰材料散发的甲醛、氡和氡子体等物质也是肺癌发生的危险因素。

3. 职业因素　长期接触铀、锡等放射性物质,或吸入含石棉、人造矿物纤维、煤焦油、砷、镉、镍等化学致癌粉尘均可诱发肺癌。

4. 遗传和基因改变　各种致癌因素作用于基因,引起基因改变而导致正常细胞癌变。肺癌的主要基因变化包括基因突变、扩增和重排等形式,与肺鳞状细胞癌发生相关的基因有 *SOX2*、*TP63*、*EGFR*、*FGFR1*、*CDKN2A* 等,肺腺癌基因改变包括 *EGFR*、*KRAS*、*BRAF*、*ERBB2/HER2*、*ALK*、*ROS1* 等,其中与临床最相关的是 *EGFR* 突变、*ALK* 基因重排,针对这些基因变异的分子靶向药物已经应用于临床。*TP53*、*RB*、*PIK3CA* 和 *MYC* 基因在肺小细胞癌、鳞状细胞癌和腺癌中均可有改变。

(二) 病理变化

1. 大体类型　根据肺癌的发生部位将其分为中央型、周围型和弥漫型 3 个主要类型,与临床影像学分型基本一致。

(1) 中央型(肺门型):发生在主支气管或叶支气管的肺癌,位于肺门部。此型最常见,占肺癌总数的 60%~70%。早期支气管壁可弥漫增厚,或在管壁形成息肉状、乳头状肿物突出于气管腔内,使管腔狭窄或闭塞,易引起肺不张或肺气肿、肺部感染。随着肿瘤继续生长,破坏支气管壁向周围浸润、扩散,在肺门部形成包绕支气管的巨大肿块。同时,癌细胞经淋巴道转移至支气管和肺门淋巴结,肿大的淋巴结常与肺门肿块融合在一起(图 8-28)。

(2) 周围型:发生于肺段或其远端支气管的肺癌,占肺癌总数的 30%~40%。常在靠近胸膜的肺周边部形成孤立的结节状或球形肿物(图 8-29),直径常为 2~8cm,与周围组织的界限较清楚,但无包膜。可侵犯胸膜,引起胸痛、血性胸腔积液。

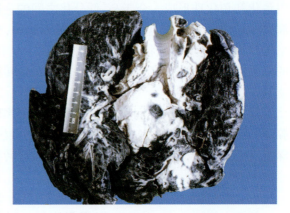

图 8-28　中央型肺癌(肉眼观)
癌组织包绕管壁增厚的支气管,在肺门处形成肿块

(3) 弥漫型:此型较少见,仅占肺癌总数的 2%~5%。起源于末梢的肺组织,沿肺泡管及肺泡弥漫性浸润性生长,形成多数粟粒大小的灰白色结节,布满大叶的一部分或全肺叶,颇似大叶性肺炎之外观。也可形成大小不等的多发性结节散布于多个肺叶内,易与肺转移癌混淆。

关于早期肺癌,国际上尚未统一。目前国内一般认为,中央型肺癌组织仅局限于管壁内生长,不突破外膜,未侵及肺实质,且无淋巴结转移者为中央型早期肺癌;而周围型肺癌结节直径小于2cm,且无局部淋巴结转移者为周围型早期肺癌。

2. 组织学类型　肺癌组织学表现复杂多样,根据2015年WHO关于肺癌的分类,将其分为腺癌、鳞状细胞癌、神经内分泌癌、大细胞癌、腺鳞癌、肉瘤样癌、涎腺型癌和其他不能分类的癌等组织学类型。

(1)腺癌:近年来肺腺癌发病率有明显上升趋势,是女性肺癌最常见的类型,多为非吸烟者。通常发生于较小支气管上皮,大多数(65%)肉眼类型为周围型肺癌,常累及胸膜(77%)。肿瘤为灰白色的肿块,中央区常有瘢痕样纤维化和炭末,伴胸膜回缩。免疫组织化学染色癌细胞常表达TTF1(thyroid transcription factor-1)和Napsin A。

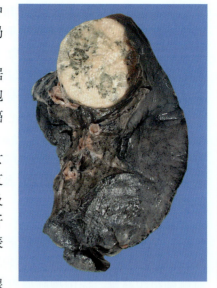

图 8-29　周围型肺癌(肉眼观)
癌组织在靠近胸膜的肺周边部形成
结节状肿块

根据肺腺癌发展过程,分为浸润前病变、微浸润性腺癌和浸润性腺癌。

浸润前病变(preinvasive lesions)包括非典型腺瘤性增生(atypical adenomatous hyperplasia,AAH)和原位腺癌(adenocarcinoma in situ,AIS)。AAH通常≤0.5cm,细胞轻至中度非典型增生,沿肺泡壁呈贴壁状生长,可有核内包涵体,细胞间有裂隙。AIS是指肿瘤细胞严格地沿着肺泡结构贴壁状生长的局限性小腺癌(≤3cm),无间质、血管和胸膜浸润。

微浸润腺癌(minimally invasive adenocarcinoma,MIA)是指以贴壁状生长为主的孤立性小腺癌(≤3cm),任何一个浸润病灶的最大直径≤0.5cm。

浸润性腺癌(invasive adenocarcinoma)根据其分化程度及组织学特点将其分为贴壁状腺癌、腺泡状腺癌(图8-30)、乳头状腺癌、微乳头状腺癌、实性腺癌以及浸润性腺癌变异型,浸润性腺癌变异型又分为浸润性黏液腺癌、胶样腺癌、胎儿性腺癌、肠型腺癌。

(2)鳞状细胞癌:为肺癌的最常见类型。多见于中老年男性,与吸烟关系非常密切。肉眼多为中央型肺癌,常由支气管黏膜上皮经鳞状上皮化生恶变而来。肿瘤生长缓慢,转移较晚。根据分化程度及组织学特点可分为角化性鳞状细胞癌、非角化性鳞状细胞癌和基底样鳞状细胞癌等类型。免疫组织化学检测肿瘤细胞常表达p40、p63和CK5/6。

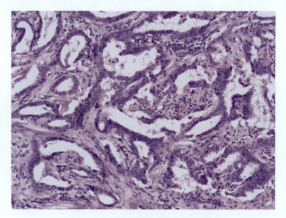

图 8-30　浸润性腺癌(光镜下)
肿瘤组织形态为非贴壁状生长方式,腺
泡状生长

鳞状细胞癌的浸润前病变为鳞状细胞异型增生和原位癌,是一个连续谱系的组织学改变,在气管和支气管的任何部位都可发生单个或多个病灶。

(3)神经内分泌癌:包括小细胞癌、大细胞神经内分泌癌、典型类癌以及非典型类癌等。临床上,小细胞癌常见,好发于中老年人,80%为男性,且与吸烟密切相关。小细胞癌是肺癌中分化最低、恶性度最高的一型,癌细胞生长迅速,侵袭力强,远处转移早,5年生存率仅1%~2%。多发于肺门附近的大支气管,向肺实质浸润生长,易与肺门、纵隔淋巴结融合成团

肺原位腺癌
(光镜下)

肺原位腺癌
(黏液细胞型)
(光镜下)

肺高分化鳞
癌,示角化珠
(光镜下)

肺高分化鳞
癌,示细胞间
桥(光镜下)

肺低分化鳞
癌,示核分裂
象(光镜下)

ER-8-21

肺小细胞癌
(燕麦细胞
癌)(光镜下)

块。手术切除效果差,但对放疗和化疗比较敏感。光镜下,癌细胞小,多为圆形或卵圆形,似淋巴细胞,也可呈短梭形或燕麦形,胞质少,似裸核,称燕麦细胞癌(图8-31);染色质细致,分散,核仁不明显,病理性核分裂象多见。癌细胞呈弥漫分布或呈片状、条索状排列,有时密集成群,由结缔组织分隔,也可围绕小血管排列成假菊形团样结构,常见坏死。电镜下胞质内可见神经内分泌颗粒,可分泌5-羟色胺等物质引起类癌综合征,表现为支气管痉挛、阵发性心动过速、水样腹泻、皮肤潮红及Cushing综合征等。

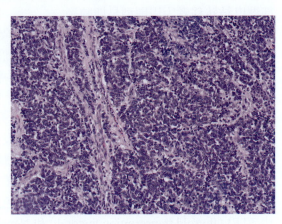

图 8-31 肺小细胞癌(光镜下)

癌细胞呈短梭形,酷似燕麦,胞浆甚少,似裸核,
细胞密集成群,核分裂象多见

(三) 扩散途径

1. 直接蔓延 中央型肺癌常直接侵犯纵隔、心包及周围血管,或沿支气管向同侧甚至对侧肺组织蔓延。周围型肺癌直接扩散侵入邻近肺组织、胸膜、胸腔及胸壁。

2. 转移 肺癌的淋巴结转移常发生较早,且扩散速度较快。据统计,肺癌诊断时有23%患者已经发生区域淋巴结转移。癌组织首先转移至支气管旁、肺门淋巴结,再扩散到纵隔、锁骨上、腋窝及颈部淋巴结。周围型肺癌可进入胸膜下淋巴结,形成胸膜下转移灶并引起血性胸腔积液。血道转移是肺癌的晚期表现,小细胞癌和腺癌的血道转移较鳞状细胞癌更常见,常转移至肝、脑、骨、肾上腺等器官或组织,也可转移至肾、甲状腺和皮肤等处,>20%的肺癌患者有中枢神经的转移。肿瘤沿胸膜表面转移是预后差的表现。

肺癌患者常因早期症状不明显而失去及时治疗机会,预后大多不良。早发现、早诊断、早治疗对于提高肺癌治愈率和生存率至关重要。40岁以上,特别是长期吸烟者,若出现咳嗽、气急、痰血、咯血、胸痛或声音嘶哑等症状应高度警惕,并及时进行影像学、痰液细胞学、呼吸内镜及病理活体组织检查,以期尽早发现,提高治疗效果。

ER-8-22

病案分析:
肺癌

复习思考题

1. 总结本章中所涉及的各型肺部炎症的病理变化特点,并进行临床病理联系,帮助今后在临床上进行鉴别诊断。

2. 慢性支气管炎的发生发展过程如何? 临床上应如何进行防治?

3. 学习各型结核病的病变特点,理解结核病的发生发展过程及各型结核病之间的关系。

(熊 凡 王 萍)

❖❖❖ **第九章** ❖❖❖

消化系统疾病

📎 学习目标

　　1. 熟记慢性胃炎、消化性溃疡病、病毒性肝炎、肝硬化的概念，准确表述上述疾病的病因、发病机制和病理变化，运用病理学知识解释上述疾病的临床表现。

　　2. 能够判断不同类型病毒性肝炎在病因、病理变化、预后等方面的区别。

　　3. 能够推导病毒性肝炎、酒精性肝病、肝硬化、肝癌等病变演化发展的规律。

　　4. 了解消化系统常见恶性肿瘤的特点。

　　消化系统包括消化管和消化腺两部分。消化管是由口腔、咽、食管、胃、小肠、大肠和肛门组成的连续管道系统，管壁自内向外分为黏膜层、黏膜下层、肌层和浆膜层。消化腺包括唾液腺、肝、胰腺及消化管壁内的固有腺体。消化系统主要担负摄食、消化、吸收、排泄、解毒和内分泌等功能。消化系统直接与外界相通，是多种病原微生物和毒物侵入人体的门户，是人体易于患病的部位，其中胃肠道疾病和肝脏疾病属于临床常见病、多发病。

第一节　胃　　炎

　　胃炎（gastritis）是胃黏膜的炎症性疾病，根据临床发病特征可分为急性胃炎和慢性胃炎两类。

一、急性胃炎

　　急性胃炎（acute gastritis）是胃黏膜的急性炎症，常有明确的病因。根据发病原因及胃黏膜病变的不同分为4种类型。

　　1. 急性刺激性胃炎（acute irritated gastritis）　又称单纯性胃炎，多因暴饮暴食、刺激性食物等引起。病变胃黏膜充血、水肿，可伴有黏液增多，上皮细胞坏死可形成糜烂。

　　2. 急性出血性胃炎（acute hemorrhagic gastritis）　多由服药不当、过度饮酒或急性应激引起。病变胃黏膜以出血、糜烂为主，或可见多发性应激性浅表溃疡形成。

　　3. 腐蚀性胃炎（corrosive gastritis）　由吞服强酸、强碱或其他腐蚀性化学物引起。胃黏膜坏死、溶解，可累及深层组织甚至穿孔，病变多较严重。

　　4. 急性感染性胃炎（acute infective gastritis）　少见，可由化脓菌经血道（败血症或脓毒败血症）或胃外伤直接感染所致。胃黏膜充血、水肿、弥漫性中性粒细胞浸润，呈急性蜂窝织炎性改变。

　　由于胃黏膜上皮再生能力很强，大多数急性胃炎的黏膜损伤能修复痊愈，如反复发作则可迁延为慢性胃炎。

二、慢性胃炎

慢性胃炎（chronic gastritis）是胃黏膜的慢性非特异性炎症，临床上十分常见。

（一）病因和发病机制

迄今尚未完全明了，目前认为与以下因素有关：①幽门螺杆菌（helicobacter pylori，Hp）感染：Hp 为革兰氏阴性微需氧菌，呈弯曲螺旋状，常见于胃黏膜上皮细胞表面和黏液层中，不侵入黏膜内腺体。Hp 可分泌尿素酶、细胞毒素相关蛋白及细胞空泡毒素等物质破坏胃黏膜防御屏障而致病，且与消化性溃疡、胃恶性肿瘤如腺癌、淋巴瘤的发生有关；②长期慢性刺激：如刺激性食物、吸烟、酗酒、滥用非甾体抗炎药，以及急性胃炎反复发作等；③含胆汁的十二指肠液反流对胃黏膜屏障的破坏；④自身免疫性损伤。

（二）类型和病理变化

根据胃镜和组织学病变可将慢性胃炎分为慢性非萎缩性胃炎、慢性萎缩性胃炎和特殊类型的胃炎。

1. 慢性非萎缩性胃炎（chronic non-atrophic gastritis） 又称慢性浅表性胃炎、慢性单纯性胃炎，是胃黏膜最常见的病变之一，胃镜检出率高达 20%~40%，以胃窦部最常见。病变以黏膜浅层炎症细胞浸润及固有腺体保持完整为特征。炎症细胞以淋巴细胞、浆细胞为主，有时可见少量嗜酸性粒细胞和中性粒细胞，伴黏膜上皮坏死、脱落，间质水肿，血管扩张充血。胃镜下，病变呈多灶状或弥漫状，黏膜充血、水肿，可伴有点状出血和糜烂，表面灰黄或灰白色黏液性渗出物覆盖（图 9-1A）。临床表现为上腹痛或不适、上腹部坠胀或恶心等症状。该型胃炎大多经治疗或合理饮食而痊愈，少数可转变为慢性萎缩性胃炎。

2. 慢性萎缩性胃炎（chronic atrophic gastritis） 以胃窦部最常见。胃镜下可见胃黏膜明显变薄，皱襞变浅，甚至消失，颜色呈灰白色或灰黄色，黏膜下血管清晰可见，偶有出血及糜烂（图 9-1B）。

光镜下病变特征为：①在黏膜全层内有不同程度的淋巴细胞、浆细胞浸润，并常有淋巴滤泡形成。②病变区固有腺体萎缩，数目减少，体积变小，部分呈囊性扩张，胃小凹变浅。固有腺体萎缩是具有诊断意义的组织学特征。萎缩程度以固有腺体的减少数量进行分级。轻度：腺体减少不超过原有腺体的 1/3；中度：腺体减少介于 1/3~2/3；重度：腺体减少超过2/3。③腺上皮发生肠上皮化生和假幽门腺化生，以肠上皮化生为常见（图 9-2）。肠上皮化生是指病变区胃黏膜上皮被肠型腺上皮替代的现象，分为完全型（Ⅰ型）和不完全型（Ⅱ型）两种类型。不完全型（Ⅱ型）化生又可分为胃型化生（Ⅱa型）和结肠型化生（Ⅱb型）。Ⅰ型完全型化生与小肠上皮相似，Ⅱa型不完全化生的柱状细胞像胃腺窝上皮细胞。组织化学染色可区分三种化生细胞所分泌黏液的特征（表 9-1）。假幽门腺化生是指胃底部的腺体壁细胞和主细胞消失，并被类似幽门腺的黏液分泌细胞所取代。

表 9-1 肠化生特殊染色分型法

类型	特殊染色
Ⅰ型完全型化生	杯状细胞 AB（+），刷状缘 PAS（+），HID（−）
Ⅱa型不完全化生	杯状细胞 AB（+），柱状细胞 PAS（+），HID（−）
Ⅱb型不完全化生	杯状细胞 AB（+），柱状细胞 HID（−）

组化染色：高铁二胺 - 爱先蓝（HID-AB），过碘酸 - 雪夫染色法（PAS）

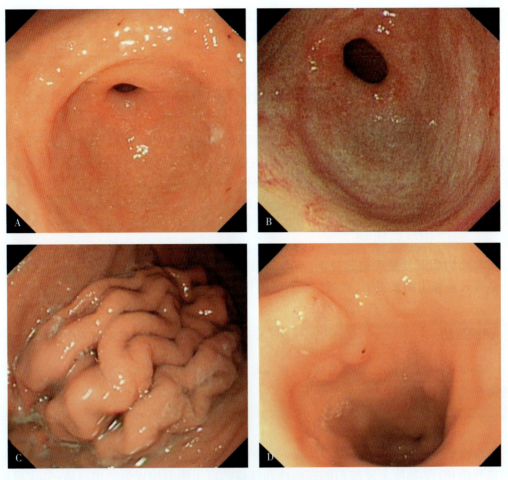

图 9-1　慢性胃炎肉眼观（胃镜下）

A. 非萎缩性胃炎；B. 萎缩性胃炎；C. 肥厚性胃炎；D. 疣状胃炎

因胃腺体萎缩，胃液分泌减少，临床上患者出现消化不良、食欲不佳、上腹部不适等症状。伴有肠上皮化生的萎缩性胃炎，可以通过异型增生进展为胃癌。

中医学认为慢性胃炎多属于"胃脘痛""胃痞"，常由于饮食不节、饥饱失常而致脾胃虚弱或伤及脾阳或耗伤胃阴所致，也可因情志不舒，郁怒伤肝，肝气横逆犯胃而致。

3. 特殊类型的胃炎（specific forms of gastritis）

（1）肥厚性胃炎（hypertrophic gastritis）：病变好发于胃底和胃体，以黏膜层增厚、皱襞肥大加深如脑回状为特征（图 9-1C），黏膜固有层内炎症细胞浸润不明显。可分为 3 种亚型：Menetrier 病、肥厚性高分泌性胃病、继发于胃泌素大量分泌的胃腺体增生。不同亚型的病理变化及临床表现不同。

（2）疣状胃炎（gastritis verrucosa）：病因不明。病变多位于胃窦部，以黏膜表面出现痘疹

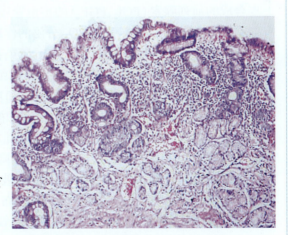

图 9-2　慢性萎缩性胃炎（光镜下）

胃黏膜固有腺体数目减少，体积变小，并见肠上皮化生和假幽门腺化生（箭头示），间质内有大量炎症细胞浸润

知识链接：
乌梅丸

知识链接：
半夏泻心汤

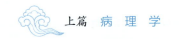

笔记栏

样突起为特征,常伴有中央多发性糜烂、凹陷(图9-1D)。

(3)其他如淋巴细胞性胃炎、嗜酸细胞性胃炎及肉芽肿性胃炎等。

第二节 消化性溃疡病

消化性溃疡病(peptic ulcer disease)是以胃和十二指肠黏膜发生慢性溃疡为特征的一种常见病,又称消化性溃疡。多见于20~50岁的成年人,男性多于女性。临床上,患者有周期性上腹部疼痛、反酸、嗳气等症状。易反复发作,呈慢性经过。溃疡发生在十二指肠者较为多见,约占70%,胃溃疡占25%,胃和十二指肠两者并存的复合性溃疡约占5%。

一、病因和发病机制

溃疡病的病因及发病机制复杂,至今尚未完全明了。目前认为,胃、肠黏膜防御屏障的破坏是导致黏膜组织被胃酸、胃蛋白酶自我消化进而形成溃疡的主要原因。

课堂互动

同学们都知道胃液具有强酸性,然而在正常情况下胃黏膜不会被胃液所消化,这是为什么呢?

正常胃黏膜防御屏障包括:①黏液-碳酸氢盐屏障:起隔离和中和作用,避免胃液对黏膜的自我消化;②黏膜上皮细胞的完整性和旺盛的再生能力构成第二道屏障;③丰富的黏膜血流可清除损伤因子,提供分泌和再生的营养物质;④黏膜表层上皮细胞顶部的类脂质细胞膜及上皮细胞间的紧密连接构成一层脂蛋白层,可阻止胃腔内H^+弥散进入黏膜;⑤黏膜上皮合成的前列腺素(PGI_2、PGE_2)的扩血管作用有利于维持黏膜的血液循环。前列腺素还有抑制胃酸分泌、刺激黏液和HCO_3^-分泌的作用。

导致屏障破坏的常见原因有:① Hp感染:Hp可分泌损伤黏膜上皮和血管内皮的酶(如尿素酶、蛋白酶、磷酸酯酶等)和炎症介质(白细胞三烯等),有利于胃酸直接接触黏膜上皮并进入黏膜内;Hp可促进胃黏膜G细胞增生和胃泌素分泌,导致胃酸分泌增加;Hp还可趋化中性粒细胞,通过氧化损伤破坏黏膜上皮;②神经内分泌功能失调:长期精神因素刺激可引起大脑皮质功能失调,导致自主神经功能紊乱。迷走神经功能亢进可促使胃酸分泌增多,与十二指肠溃疡发生有关;而迷走神经兴奋性降低,胃蠕动减弱,可促进胃溃疡的形成;③胃排空延缓和胆汁反流,反流的胆汁和胰液等破坏胃的黏液层,并损伤胃黏膜上皮;④解热镇痛药、抗癌药、非甾醇类抗炎药如吲哚美辛、布洛芬等均可导致胃黏膜损伤。研究较多的如阿司匹林,除直接刺激胃黏膜外,还可抑制环氧化酶(前列腺素合成的关键酶)的活性而减少前列腺素的合成,影响黏膜的血液循环;⑤环境因素如吸烟、受寒和不良饮食习惯等;⑥遗传因素:溃疡病在一些家族中呈高发倾向,O型血者高发,说明本病的发生可能与遗传因素有关。此外,溃疡的形成与内分泌功能紊乱也有关系,长期使用肾上腺皮质激素可使胃酸分泌增多而致溃疡加重或复发(图9-3)。

综上所述,大脑皮质的高级神经活动障碍,与溃疡病的发生密切相关。这与中医理论"忧思恼怒,久郁伤肝,肝气不舒,横逆犯胃,胃气失其和降,以致胃脘胀痛"的认识是一致的。

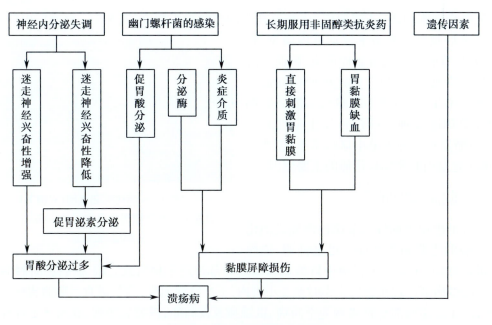

图 9-3 消化性溃疡病发病机制

二、病理变化

肉眼观,胃溃疡多发生于胃小弯近幽门部,常为单个,直径多在 2cm 以内。溃疡呈圆形或卵圆形,边缘整齐,状如刀切,底部平坦有少量渗出物。溃疡底部通常穿越黏膜下层,深达肌层或浆膜层(图 9-4)。由于胃的蠕动,一般胃溃疡的贲门侧较深,幽门侧较浅,切面呈斜漏斗状。溃疡周围黏膜皱襞因受溃疡底部瘢痕收缩牵拉而呈放射状。十二指肠溃疡的形态与胃溃疡相似,多发生在十二指肠球部,溃疡小而浅,直径一般小于 1cm。发生于球部以下的溃疡称为球后溃疡,球部前、后壁同时发生者称为对吻溃疡。

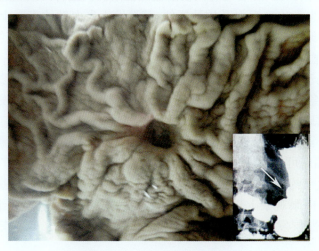

图 9-4 胃消化性溃疡(肉眼观)

溃疡呈圆形,边缘整齐,底部平坦,周围黏膜皱襞呈放射状排列。右下图 X 线片示溃疡部位被钡剂填充,在切线位可见一局限于器官正常轮廓之外的龛影(箭头示)

胃溃疡光镜下模式图

光镜下,溃疡底部由浅到深可分为 4 层:①炎性渗出层:由中性粒细胞为主的炎症细胞和纤维素等构成;②坏死层:由坏死组织构成;③肉芽组织层:由大量新生毛细血管、成纤维细胞及炎症细胞构成；④瘢痕层：由玻璃样变的结缔组织构成（图9-5）。瘢痕层内的中、小动脉因炎症刺激常有增生性动脉内膜炎，致管壁增厚、管腔狭窄或有血栓形成，因而可防止溃疡血管破裂、出血。但这种变化却造成局部血供不足，使溃疡不易愈合。溃疡底部的神经节细胞及神经纤维常发生变性和断裂，有时断端神经纤维呈小球状增生（创伤性神经瘤），这是引起溃疡病疼痛的主要原因。

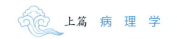

图 9-5 消化性溃疡病（光镜下）
自左上至右下依次为渗出层、坏死层、肉芽组织层、瘢痕层

三、临床病理联系

上腹部出现周期性和节律性疼痛是消化性溃疡病的主要临床特征。可呈钝痛、烧灼痛或饥饿样痛，主要由于胃液中胃酸刺激溃疡局部神经末梢所致。剧痛常提示溃疡穿孔。胃溃疡的疼痛多出现在餐后半小时至2小时内，下次餐前消失，这与进食后刺激胃酸分泌增多有关。十二指肠溃疡常表现为空腹痛、饥饿痛或夜间痛，进餐后缓解，这与迷走神经兴奋性增高，刺激胃酸分泌增多有关。反酸、嗳气与胃幽门括约肌痉挛，胃逆蠕动，以及早期幽门狭窄，胃内容物排空受阻，滞留在胃内的食物发酵等因素有关。

四、结局与并发症

如果溃疡不再继续，表层渗出物和坏死组织被吸收、排出，被溃疡破坏的肌层由肉芽组织增生填充随后发生纤维性修复，周围黏膜上皮再生覆盖表面而溃疡愈合。部分患者可出现下列并发症：

1. 出血 是最常见的并发症，有10%~30%的患者发生出血。轻者因溃疡底部毛细血管破裂，溃疡面有少量出血，患者可有大便潜血试验阳性。重者因溃疡底部大血管被侵蚀破裂，可发生大出血，患者出现呕血及柏油样便，甚至发生失血性休克。十二指肠溃疡并发出血者远较胃溃疡多见，尤其是后壁溃疡，且因其底部易与胰腺或腹后壁组织粘连，血管破裂后往往不易收缩止血。

2. 穿孔 约见于5%的患者。穿孔易发生在肠壁较薄的十二指肠溃疡。穿孔后胃肠内容物漏入腹腔引起急性弥漫性腹膜炎，患者可出现剧烈腹痛，严重者可发生休克。若病变组织在穿孔前已与周围组织粘连，可形成局限性腹膜炎。

3. 幽门狭窄 约见于3%的患者。经久不愈的胃溃疡易形成大量瘢痕，由于瘢痕收缩可引起幽门狭窄，临床可出现反复呕吐，严重者可致碱中毒。

4. 癌变 发生率约为1%，多发生在病程较长、经久不愈的胃溃疡患者。胃溃疡癌变与溃疡型胃癌有时从肉眼观察上较难区别，镜下如溃疡底部有大量肉芽组织，以及溃疡边缘的黏膜肌层与胃壁肌层发生粘连，则可作为胃溃疡癌变的依据。十二指肠溃疡几乎不发生癌变。

第三节 病毒性肝炎

病毒性肝炎（viral hepatitis）是由肝炎病毒引起的以肝细胞变质性炎为主要病变特征的传染病。目前已证实的肝炎病毒有甲型（HAV）、乙型（HBV）、丙型（HCV）、丁型（HDV）和戊型（HEV）五种。临床表现以全身疲乏、黄疸、食欲不振、腹胀、肝区不适等多见。中医可归为"胁痛""黄疸""臌胀""肝瘟"等病症的范畴。病毒性肝炎是世界性疾病，流行地区广泛，各个年龄均可发病，流行情况与社会、经济状况和卫生水平密切相关。我国是乙型肝炎的高流行区，一般人群 HBV 表面抗原流行率为 5%~6%。

一、病因和发病机制

肝炎病毒通常是指一组对肝细胞具有特异性亲和力的嗜肝病毒。各型肝炎病毒具有不同的形态与结构，其传播途径及致病机制也不尽相同（表 9-2）。以甲、乙和丙型病毒性肝炎为代表分述如下：

表 9-2　各型肝炎病毒的主要特征及相应肝炎的特点

病毒	病毒大小、性质	潜伏期（周）	主要传播途径	转成慢性肝炎	暴发型肝炎	转化为肝细胞癌
HAV	27nm 无包膜 单链 RNA	2~6	粪-口	无	0.1%~0.4%	无
HBV	42nm 有包膜 双链 DNA	4~26	血源性、密切接触、母婴	5%~10%	<1%	有
HCV	60nm 有包膜 单链 RNA	2~26	同上	>80%	罕见	有
HDV	35 nm 有包膜 单链 RNA	4~7	同上	共同感染 <5%，重叠感染 80%	共同感染 3%~4%，重叠感染 7%~10%	有
HEV	30~32nm 无包膜 单链 RNA	2~8	粪-口	无	合并妊娠 20%	不详

HDV：一种缺陷病毒，须与 HBV 等嗜肝 DNA 病毒共生时才能复制，感染类型分为两种。
共同感染：指 HDV 与 HBV 同时感染；重叠感染：指在慢性 HBV 感染的基础上重叠感染 HDV。

1. 甲型肝炎　由 HAV 引起，经消化道感染，潜伏期短，可散发或造成流行。HAV 并不直接造成明显的肝细胞损害，而可能通过机体的免疫反应导致肝细胞的损伤。如通过抗体依赖细胞介导的细胞毒性作用（ADCC 效应）及 T 细胞对宿主靶细胞的细胞毒作用，在清除 HAV 的同时，引起肝细胞的损伤。一般长期携带病毒者少见，也不导致慢性肝炎。通常起病急，大多数可痊愈，且对 HAV 再感染有免疫力。极少数发生急性重型肝炎。

2. 乙型肝炎　由 HBV 引起，主要经血液、血液污染的物品、吸毒或密切接触传播。在高发区，母婴传播也很明显。HBV 属于嗜肝 DNA 病毒科，完整的病毒颗粒又称 Dane 颗粒，由外壳和核心组成，前者含有表面抗原（HBsAg），后者含有 HBV-DNA、核心抗原（HBcAg）和 HBeAg 等，HBcAg 一直在感染的肝细胞内，而 HBeAg 则分泌到血液中。HBsAg：有抗原性，无感染性；HBcAg：有抗原性，有感染性；HBeAg：病毒活动的标志。HBV 在中国是慢性肝炎的主要致病原。

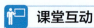

课堂互动

同学们做过乙肝"两对半"检查吗？大家知道"两对半"有哪些指标吗？如何解读"两对半"的检查结果？

HBV 侵入机体后，在肝细胞内复制可使细胞膜表达大量 HBsAg，使肝细胞表面的抗原性发生改变。当病毒由肝入血后，刺激机体免疫系统，CD8+T 淋巴细胞识别并攻击带有病毒抗原的靶细胞，B 淋巴细胞产生特异性抗体，一方面与血中的病毒发生反应，另一方面与带有病毒抗原的肝细胞膜发生反应，从而在消灭病毒的同时也使受感染的肝细胞受到损害，发生坏死或凋亡(图 9-6)。

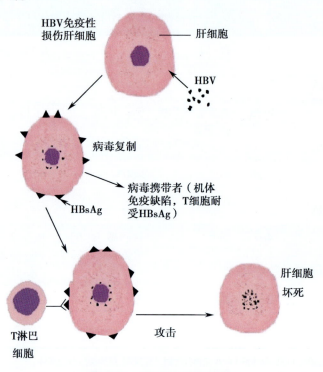

图 9-6 乙型肝炎发病机制

由于人体的免疫状态不同，感染病毒数量与毒力也不同，故肝细胞的损伤程度及病变也不尽相同，因而表现为不同的临床病理类型：

(1) 免疫功能正常：感染病毒数量较少、毒力较弱，则发生急性(普通型)肝炎。感染 HBV 后，细胞毒性 T 细胞(CTL)攻击受染的肝细胞；释放至胞外的 HBV 可被特异性抗体中和而清除，病情好转逐渐痊愈。

(2) 免疫功能过强：感染病毒数量多、毒力强，则发生重型肝炎。由于机体免疫反应过强，短期内 T 细胞毒反应迅速破坏大量感染 HBV 的肝细胞；或短期内形成大量抗原抗体复合物，激活补体，致局部发生超敏反应，造成大量肝细胞坏死；以及由单核巨噬细胞释放 TNF-α、IL-1 和白细胞三烯等炎症介质，促进肝细胞损伤。

(3) 免疫功能不足：病毒在感染细胞内复制，T 淋巴细胞仅能杀伤部分肝细胞，病毒仍可不断释放，且无有效的抗体中和病毒，肝细胞反复被 HBV 侵入，成为慢性肝炎。

(4) 免疫功能耐受或缺陷：病毒在肝细胞内持续存在，机体不能产生有效的免疫反应，致肝细胞损害轻微或不出现肝细胞损害,表现为长期病毒携带者状态。

3. 丙型肝炎　由 HCV 引起,主要经注射或输血传播。目前的研究发现 HCV 导致慢性丙型肝炎的机制与细胞因子(TGF-β1、TNF-α 和 IL-1 等)介导的免疫反应有关。饮酒可促进病毒的复制、激活和肝纤维化的发生。HCV 在西方国家是慢性肝炎的重要致病原。

二、基本病理变化

各型病毒性肝炎病变基本相同,均以肝细胞变质为主,同时伴有不同程度的炎细胞浸润、肝细胞再生和纤维组织增生。

(一)肝细胞变质性病变

1. 肝细胞变性

(1)细胞水肿:为最常见的病变,由肝细胞受损后细胞内水分增多所致。光镜下见肝细胞体积增大,胞浆疏松呈网状、半透明,称为胞浆疏松化。进一步发展,肝细胞肿大呈球形,胞质几乎完全透明,称为气球样变。肝窦因肝细胞肿胀而受压变窄。

(2)嗜酸性变:一般仅累及单个或数个肝细胞,散在于肝小叶内。光镜下见病变肝细胞胞质因水分脱失而浓缩,体积较小,嗜酸性染色增强。

(3)脂肪变性:在丙型肝炎时,肝细胞易发生脂肪变性。

2. 肝细胞死亡　包括肝细胞凋亡和溶解性坏死。

(1)肝细胞凋亡:以往曾被认为是嗜酸性坏死,实质属于细胞凋亡。由上述的嗜酸性变发展而来,胞质进一步浓缩,胞核浓缩消失,最终形成深红色均一浓染的圆形小体,称为嗜酸性小体(Councilman body)。

(2)溶解性坏死:由严重的细胞水肿发展而来。根据肝细胞坏死的范围、分布特征及坏死灶的形态可分为以下 4 种类型:

1)点状坏死(spotty necrosis):或称灶状坏死,为单个或少数几个肝细胞的坏死,伴有炎细胞浸润。常见于急性普通型肝炎(图 9-7)。

2)碎片状坏死(piecemeal necrosis):指肝小叶周边界板处肝细胞的灶性坏死和崩解,伴有淋巴细胞、浆细胞浸润,纤维组织增生。常见于慢性肝炎(图 9-8)。

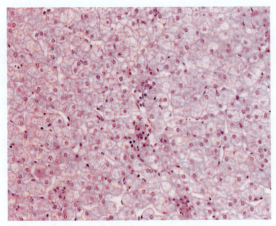

图 9-7　急性普通型肝炎(光镜下)
肝细胞水肿,可见点状坏死,坏死灶内
有炎症细胞浸润

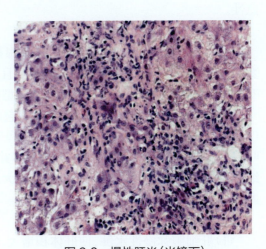

图 9-8　慢性肝炎(光镜下)
肝小叶周边界板处肝细胞坏死,坏死灶内有
大量炎症细胞浸润及纤维组织增生

3)桥接坏死(bridging necrosis):为相邻肝小叶的肝细胞坏死,形成汇管区 - 汇管区、汇管区-小叶中心或小叶中心-小叶中心连续的肝细胞坏死带。常见于较严重的慢性肝炎。

4）亚大块坏死或大块坏死（submassive necrosis or massive necrosis）：为累及数个肝小叶大部分甚至全部肝细胞的坏死（亚大块坏死）或大部分肝的坏死（大块坏死）。常见于重型肝炎（图9-9）。

（二）渗出性病变

在汇管区或肝小叶内的坏死区常有数量不等的炎症细胞浸润，主要为淋巴细胞和巨噬细胞，也可见少量中性粒细胞和浆细胞。

（三）增生性病变

1. 肝细胞再生　坏死的肝细胞可通过邻近肝细胞的分裂增生而修复。再生的肝细胞体积较大，核大深染，可有双核，修复时沿

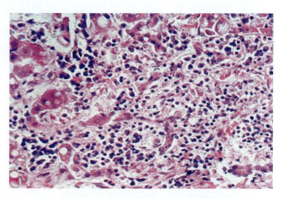

图9-9　急性重型肝炎（光镜下）
肝细胞大片坏死消失，小叶周边残存的肝细胞变性，坏死区有大量炎症细胞浸润

原有的网状支架排列。若坏死严重，原小叶内的网状纤维支架塌陷，再生的肝细胞则排列呈团块状，称为结节状再生。

2. 间质反应性增生和小胆管增生　间质反应性增生包括库普弗（Kupffer）细胞、肝星状细胞及成纤维细胞增生。Kupffer细胞可因多种刺激活化增生，并进入窦腔内变成游走的吞噬细胞，参与炎症反应；肝星状细胞位于Disse腔内，受刺激后活化形成肌成纤维细胞；间叶细胞和静止的纤维细胞被激活亦可转变为肌成纤维细胞，后者合成胶原纤维并参与肝损伤的修复。炎症损伤和修复过程反复进行可导致肝纤维化甚至肝硬化。坏死较严重的慢性肝炎病例，在汇管区或大片坏死灶内，可见小胆管增生。

三、临床病理类型

各型肝炎病毒引起的肝炎其临床表现和病理变化基本相同。从临床病理角度把病毒性肝炎分为普通型和重型肝炎两大类，普通型又可分为急性和慢性肝炎，重型又分为急性和亚急性。

（一）急性（普通型）肝炎

病毒性肝炎中最常见的类型。临床根据患者有无黄疸分为黄疸型和无黄疸型，两者病变基本相同。我国以无黄疸型肝炎居多，且主要为乙型肝炎，一部分为丙型。黄疸型肝炎病变稍重，病程较短，多见于甲型、丁型和戊型肝炎。

1. 病理变化　肉眼观，肝体积增大，包膜紧张，切面边缘外翻，无光泽。光镜下，肝细胞广泛变性，坏死轻微，表现为胞质疏松化和气球样变，肝细胞排列紊乱，肝窦受压变窄；肝小叶内可见散在的点状坏死灶，嗜酸性小体并不常见。坏死灶内、汇管区可见淋巴细胞、巨噬细胞为主的炎细胞浸润。Kupffer细胞肥大、增生（图9-7）。病变较严重者，肝细胞及小胆管内可见胆汁淤积。

2. 临床病理联系

（1）肝细胞弥漫性水肿，使肝体积增大，包膜紧张，临床上常出现肝体积增大、肝区疼痛或压痛等症状。

（2）肝细胞弥漫性水肿，压迫肝窦，造成门静脉循环障碍，使胃肠道淤血、水肿以及胆汁分泌异常等，患者可出现腹胀、食欲下降、厌油腻、呕吐等消化道功能紊乱的症状。

（3）肝细胞坏死后细胞内的酶释放入血，引起血清谷丙转氨酶（丙氨酸转氨酶，ALT）和

谷草转氨酶(天冬氨酸转氨酶,AST)升高。

(4)肝细胞坏死较多时,胆红素的摄取、结合和排泌障碍,加之毛细胆管受压或胆栓形成等,使血液内胆红素增高,甚至出现黄疸。

(5)病原学检测可检出特异性抗原或抗体。

3. 结局　多数患者在 6 个月内可治愈。但乙型、丙型肝炎往往恢复较慢,需半年到 1 年。其中 5%~10% 乙型肝炎、超过 80% 丙型肝炎可转变为慢性肝炎。

(二) 慢性(普通型)肝炎

病毒性肝炎病程持续半年以上者即为慢性肝炎。感染的病毒类型(HBV、HCV)和感染时的年龄是影响慢性化的主要因素,如新生儿及 1 岁以下婴幼儿的 HBV 感染慢性化风险为90%。

1. 病理变化　慢性肝炎典型的组织学特征是汇管区单核细胞浸润。汇管区炎细胞聚集常引起小叶周边部界板破坏而形成不同程度的碎片状坏死。小叶内有肝细胞变性、坏死(点状、桥接坏死)和凋亡。慢性炎症坏死可引起细胞外基质特别是胶原的过度沉积即纤维化,表现为不同程度的汇管区纤维性扩大、纤维间隔形成。在弥漫性纤维化基础上,肝小叶结构紊乱和肝细胞再生结节的形成,则进展为肝硬化。

某些类型的慢性肝炎还具有独特的组织学特征,成为有助于疾病诊断的标志。"毛玻璃样肝细胞"是慢性 HBV 感染的特征性病变。光镜下见肝细胞的胞质内充满嗜酸性细颗粒物质,胞质不透明似毛玻璃样。免疫组化和电镜检查证实这些物质是 HBsAg 颗粒。当肝细胞核内集聚大量 HBcAg 时,核呈细颗粒样,中央轻度嗜酸改变,称为"砂粒样细胞核"。慢性丙型肝炎常发生肝细胞脂肪变性和胆管损伤。

目前临床病理诊断一般采用慢性肝炎组织学分级分期系统(表 9-3),评估肝脏炎症活动度及纤维化程度,明确有无肝硬化,有助于临床诊疗、判断预后和监测疗效。

表 9-3　慢性肝炎分级分期标准(Scheuer)

炎症活动度			纤维化程度	
分级(grade)	汇管区及周围	小叶内	分期(stage)	范围和多少
0	无或轻微炎症	无炎症	0	无
1	仅汇管区炎症	有炎细胞浸润但无肝细胞坏死	1	汇管区纤维性扩大
2	轻度 PN	点状坏死或出现嗜酸性小体	2	汇管区周围纤维化,纤维间隔形成,小叶结构保留
3	中度 PN	严重灶性坏死,可见 BN	3	纤维间隔形成伴小叶结构紊乱,无肝硬化
4	重度 PN	BN 范围广,累及多个小叶	4	可能或肯定的肝硬化

PN:碎片状坏死;BN:桥接坏死。

2. 临床病理联系　慢性肝炎临床表现轻重不一,轻者可无症状或症状轻微,重者可出现发热、疲乏、腹胀、食欲不振、恶心、呕吐和黄疸等。长期或反复发作可出现肝功能持续异常、脾肿大、消化道出血、内分泌紊乱,进展为肝硬化。若在慢性肝炎的基础上,发生新鲜的大片坏死,即转变为重型肝炎。

(三) 重型病毒性肝炎

本型病情严重。根据起病急缓及病变程度,可分为急性和亚急性重型肝炎。

1. 急性重型肝炎　少见,起病急,病变发展迅猛,发病后2~3周即出现肝功能衰竭和昏迷,病死率高。临床上将本型肝炎称暴发型肝炎。

(1)病理变化:光镜下,肝细胞坏死严重而且广泛。肝索解离,肝细胞溶解,出现弥漫的大片融合性坏死(大块坏死)。肝细胞坏死多从肝小叶中央开始并迅速向四周扩展,仅小叶周边部残留少许变性的肝细胞。肝窦明显扩张充血并出血,Kupffer细胞肥大增生,并吞噬细胞碎屑及色素。肝小叶内及汇管区有以淋巴细胞、巨噬细胞为主的炎细胞浸润。残留的肝细胞再生现象不明显(图9-9)。

肉眼观,肝体积明显缩小,尤以左叶为甚,重量减轻至600~800g(正常成人1 300~1 500g),包膜皱缩,质地柔软。肝因明显出血坏死而呈红色或因不同程度胆红素黄染而呈黄绿色,故又称急性红色肝萎缩或急性黄色肝萎缩(图9-10)。

(2)临床病理联系:由于大量肝细胞溶解坏死,可导致急性肝功能衰竭:①胆红素大量入血引起严重的肝细胞性黄疸;②凝血因子合成障碍导致明显的出血倾向;③肝功能衰竭对体内代谢产物的解毒功能障碍引起肝性脑病,或由于胆红素代谢障碍及血液循环障碍等诱发肾衰竭(肝肾综合征)。

(3)结局:本型肝炎预后极差,病死率高达50%~90%。死亡原因主要为急性肝衰竭,

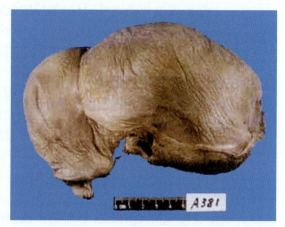

图9-10　急性重型肝炎(肉眼观)
肝体积明显缩小,包膜皱缩,质地柔软

其次为消化道出血、急性肾损伤、DIC等。少数迁延而转为亚急性重型肝炎。

2. 亚急性重型肝炎　多数由急性重型肝炎迁延而来或者一开始病变就比较缓和而呈亚急性经过,少数病例由急性普通型肝炎恶化进展而来。病程可达1个月至数月。

(1)病理变化:光镜下,肝小叶呈亚大块坏死,残留肝细胞结节状再生。由于坏死区网状纤维支架塌陷和胶原化,致使再生的肝细胞失去原有网状支架的依托呈不规则结节状,原有小叶结构消失。坏死区有大量炎症细胞浸润。小叶周边部小胆管增生,可有胆汁淤积形成胆栓。

肉眼观,肝体积不同程度缩小,包膜皱缩,呈黄绿色(亚急性黄色肝萎缩)。病程较长者可形成大小不一的结节,质地略硬。切面黄绿色(胆汁淤积),可见交错存在的坏死区(土黄色或褐红色)及小岛屿状结节。

(2)临床病理联系:患者可出现不同程度肝功能衰竭表现,多数可发展为坏死后性肝硬化。

第四节　酒精性肝病

酒精性肝病(alcoholic liver disease,ALD)是因慢性酒精中毒导致的肝损伤,包括脂肪肝、酒精性肝炎和酒精性肝硬化。据统计,长期大量酗酒者有10%~20%发生ALD。ALD是欧美国家肝硬化的主要病因,在我国有日趋增多的趋势。

一、发病机制

1. NADH/NAD$^+$比值增高　酒精在通过肝乙醇脱氢酶和乙醛脱氢酶代谢过程中使辅

酶Ⅰ(NAD⁺)转变为还原型辅酶Ⅰ(NADH),NADH/NAD⁺比值增高,抑制线粒体三羧酸循环及脂肪酸氧化,导致肝内甘油三酯的堆积。

2. 乙醛和自由基的损害作用　乙醛是酒精的中间代谢产物,具有强烈的脂质过氧化反应和毒性作用。酒精在肝细胞微粒体氧化系统的作用下产生自由基增多。两者均可损伤肝细胞的生物膜结构,影响肝细胞功能。乙醛和自由基在小叶中心区浓度最高,故中心区损伤最重。

3. 刺激肝星状细胞产生胶原　此为酒精性肝硬化的重要机制。

4. 免疫损伤　乙醇自身或通过乙醛导致肝细胞抗原的改变,引起自身免疫损伤。

二、病理变化

酒精性肝病的病理变化主要有脂肪肝、酒精性肝炎和酒精性肝硬化。三者可单独、同时或先后出现。

1. 脂肪肝　为最常见的病变。肝细胞脂肪变最先出现在中央静脉周围,严重者可累及整个小叶。脂肪肝时一般无明显的纤维化。单纯的脂肪肝常无症状,戒酒后可逐渐复原。

2. 酒精性肝炎　肝通常红色或胆绿色相间,常可见结节。光镜下:①肝细胞脂肪变性;②Mallory小体形成:为变性肝细胞胞质内出现的嗜酸性包涵体,电镜下由缠绕一起的细胞角蛋白中间丝构成;③灶状肝细胞坏死伴中性粒细胞浸润。

3. 酒精性肝硬化　为酒精性肝病的终末期病变(见肝硬化)。

第五节　肝　硬　化

肝硬化(cirrhosis)是各种原因所致的肝终末期病变。由于肝细胞弥漫性变性、坏死,继而出现纤维组织增生和肝细胞结节状再生,这三种病变反复交错进行,导致肝小叶结构和血液循环途径逐渐被改建,使肝变形、变硬而形成肝硬化。本病早期可无明显症状,后期则出现不同程度的门静脉高压和肝功能障碍。

一、病因和发病机制

肝硬化的病因很多,病毒性肝炎、慢性酒精中毒、血吸虫病、肝内外胆汁淤积、营养缺乏、药物及毒物的慢性中毒、遗传及代谢性疾病等均可成为肝硬化的始动因素。在欧美国家,因慢性酒精性中毒引起的肝硬化占总数的50%~90%。在我国,病毒性肝炎(尤其是乙型和丙型)是引起肝硬化的主要原因,肝硬化患者肝细胞HBsAg阳性率可高达76.7%,慢性丙型肝炎患者中20%~30%的患者最终可发展为肝硬化。

肝硬化的主要发病机制是进行性的肝纤维化。肝实质的破坏是肝纤维化的前提。各种肝损害因素首先引起肝细胞变性、坏死及炎症反应,继而坏死区网状纤维支架塌陷,网状纤维融合进一步胶原化,导致纤维化过程的开始。初期增生的纤维组织形成小的条索,尚未互相连接形成间隔而改建肝小叶结构,称为肝纤维化。肝纤维化是可逆性病变,如病因去除,在某种程度上可逆转或吸收,如果继续进展,小叶中央区和汇管区及坏死灶内的纤维组织互相连接,分割原有的肝小叶结构,同时残余的肝细胞结节状再生,最终使肝小叶结构和血液循环途径被改建而形成肝硬化。

肝硬化时大量的胶原来自窦周隙内激活并增生的星状细胞,以及汇管区的成纤维细胞,两者均可产生大量的胶原。正常肝窦内皮细胞有大量内皮窗孔,无基膜,因此具有很高的通透性。随着窦状隙内胶原蛋白的不断沉积,内皮细胞窗孔明显减少,使肝窦逐渐演变为毛细血管,导致血液与肝细胞间物质交换障碍,更加重了肝细胞的损伤。另外,再生的肝细胞结节压迫血管系统,造成肝细胞的进一步缺血坏死。

二、基本病理变化

肝硬化的病理组织学特征:①弥漫性全肝性的小叶结构破坏;②肝细胞结节状再生;③弥漫性纤维组织增生。此三种病变形成肝硬化的特征性病变——假小叶。

肝硬化时正常肝小叶结构被破坏,广泛增生的纤维组织分割包绕肝小叶及肝细胞再生结节,形成大小不等、圆形或椭圆形的肝细胞团,称为假小叶(pseudolobule)。假小叶内中央静脉偏位、缺如或有 2 个以上,有时可见汇管区;肝细胞索排列紊乱,肝细胞可有变性、坏死及再生现象。假小叶周围增生的纤维组织常压迫、破坏小胆管,引起小胆管内(肝细胞间)淤胆;同时也可见到新生的细小胆管、无管腔的假胆管及大量淋巴细胞。

三、病理形态类型

肝硬化至今尚无统一分类,传统上按病因分类有:肝炎后肝硬化、酒精性肝硬化、坏死后性肝硬化、胆汁性肝硬化、心源性(淤血性)肝硬化及血吸虫性肝硬化等。有些原因不明称为隐源性肝硬化。在国际上,通常根据大体形态将肝硬化分为三型,即小结节性肝硬化、大结节性肝硬化以及大小结节混合性肝硬化。

(一) 小结节性肝硬化

小结节性肝硬化(旧称门脉性肝硬化),多由普通型肝炎或慢性酒精中毒所致。肉眼观,早期肝体积可正常或略大,质地正常或稍硬。晚期肝体积缩小,重量减轻,硬度增加,色泽变为黄褐色或黄绿色,包膜皱缩。肝表面及切面见弥漫性分布的小结节,结节大小相近,直径一般不超过 3mm,结节周围的纤维间隔纤细(图 9-11)。光镜下,肝小叶结构破坏,假小叶形成(图 9-12),纤维间隔纤细且比较一致。早期酒精性肝硬化可有酒精性肝炎的组织学特征:肝细胞脂肪变性、坏死和 Mallory 小体形成。

小结节性
肝硬化
(光镜下)

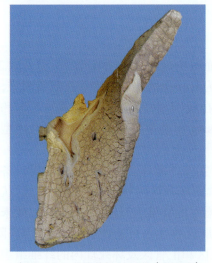

图 9-11 小结节性肝硬化(肉眼观)
肝表面和切面可见弥漫性
分布的小结节

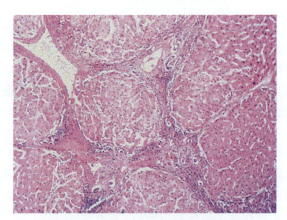

图 9-12 小结节性肝硬化(光镜下)
肝小叶结构破坏,假小叶形成,纤维间隔纤
细且比较一致,假小叶中央静脉缺如

(二) 大结节性肝硬化

大结节性肝硬化(旧称坏死后性肝硬化)是在肝细胞发生大片坏死的基础上形成。多由乙型、丙型肝炎病毒感染所致的亚急性重型肝炎迁延而来,也可由某些药物或化学物质中毒引起。肉眼观,与小结节性肝硬化相比,肝变形明显,结节粗大且大小不均,直径一般大于3mm,最大结节直径可达5cm以上。切面见结节由较宽且厚薄不均的纤维条索包绕(图9-13)。光镜下,肝细胞坏死范围及其形状不规则,故假小叶形态、大小不一,较大的假小叶内有时可见数个完整的肝小叶,有时可见残存的汇管区集中现象,假小叶之间的纤维间隔较宽且厚薄不均,其内炎细胞浸润、小胆管增生均较显著。

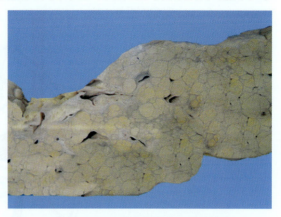

大结节性
肝硬化
(肉眼观)

(三) 大小结节混合性肝硬化

此型肝硬化大体形态上兼有大、小结节,为上述两型的混合。

图 9-13　大结节性肝硬化(肉眼观)
切面见结节大小悬殊,结节周围由较宽
且厚薄不均的纤维条索包绕

四、临床病理联系

肝硬化时肝内血管系统受到严重破坏和改建,导致肝内血管网减少和异常吻合支形成;同时肝实质细胞病变加重,临床上常出现门静脉高压症及肝功能不全的表现。

(一) 门脉高压症

导致门静脉内压力升高的主要原因有:①窦性阻塞:肝内广泛的结缔组织增生,肝血窦闭塞或窦周纤维化,使门静脉血流入肝窦受阻;②窦后性阻塞:假小叶及纤维结缔组织压迫小叶下静脉,使肝窦内血液流出受阻;③窦前性阻塞:肝动脉小分支与门静脉小分支在汇入肝窦前形成异常吻合,压力高的动脉血流入门静脉。

门静脉压升高后,胃、肠、脾脏等器官的静脉血回流受阻。早期由于代偿作用,临床上可无明显症状,晚期可出现:

1. 慢性淤血性脾肿大　肉眼观,脾脏体积增大,重量一般在500g以下(正常140~180g),少数可达800~1 000g。质地变硬,被膜增厚,切面呈褐红色。光镜下,脾窦扩张,窦内皮细胞肥大、增生,脾小体萎缩。红髓内含铁血黄素沉着及纤维组织增生,形成黄褐色的含铁结节。脾脏肿大后可引起脾功能亢进。

2. 腹水　一般至少达到500ml时才能查出,为淡黄色透明的漏出液,量较大时,可致腹部明显膨隆。腹水形成的原因有:①肝窦内压力增高:门静脉压力升高使肝窦静水压增高,液体自窦壁漏入腹腔;同时由于肝窦压力的增加激活肝内压力受体,造成肝肾反射,加重了水钠潴留;②肝合成白蛋白的功能减退,加之蛋白类食物的摄入不足和消化吸收障碍以及血浆白蛋白不断漏入腹腔,导致血浆胶体渗透压显著降低,促进腹水的形成;③肝淋巴液渗滤入腹腔:肝硬化时,肝淋巴液可达20L/d,大大超过了胸导管的回流能力(800~1 000ml/d),致使淋巴液通过肝包膜渗滤入腹腔;④肝功能障碍醛固酮、抗利尿激素灭活减少,血中水平升高,导致水、钠潴留。

3. 侧支循环形成　因门静脉内压力升高,正常需经门静脉回流的血液不得不经侧支循环而分流。①门静脉血经胃冠状静脉、食管静脉丛、奇静脉入上腔静脉,常导致食管下段静脉丛曲张。食管下段静脉丛曲张严重或受摩擦时可发生破裂出血,出血量多时可造成患者死亡;②门静脉血经肠系膜下静脉、直肠静脉丛、髂内静脉进入下腔静脉,引起直肠静脉丛曲张,形成痔,破裂可造成便血;③门静脉血经附脐静脉、脐周静脉网,而后向上经胸腹壁静脉进入上腔静脉,向下经腹壁下静脉进入下腔静脉,引起脐周浅静脉高度扩张,形成"海蛇头"(caput medusae)现象(图 9-14)。

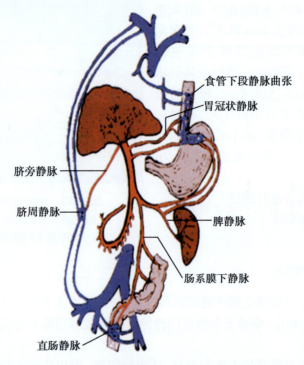

图 9-14　门 - 腔静脉侧支循环形成示意图

4. 胃肠淤血　门静脉压力升高,胃肠静脉血回流不畅,导致胃肠壁淤血、水肿,影响胃的消化吸收功能。患者可出现腹胀、食欲不振等症状。

(二)肝功能障碍

1. 蛋白质合成障碍　肝细胞合成白蛋白减少。同时由于从胃肠道吸收的一些抗原性物质不经肝细胞处理,直接经过侧支循环进入体循环,刺激免疫系统合成球蛋白增多,因而化验检查可出现白蛋白降低且白 / 球蛋白比值下降或倒置现象。

2. 出血倾向　由于肝合成凝血酶原、凝血因子和纤维蛋白原减少以及脾大、脾功能亢进、血小板破坏过多等,肝硬化患者可有鼻出血、牙龈出血、黏膜出血或皮下瘀斑等表现。

3. 胆色素代谢障碍　主要与肝细胞坏死及毛细胆管淤胆有关。晚期患者常有黄疸表现。

4. 对激素的灭活作用减弱　由于肝对雌激素灭活作用减弱,导致雌激素水平升高,体表的小动脉末梢扩张形成蜘蛛状血管痣和肝掌。女性患者出现月经不调、不孕;男性患者可出现睾丸萎缩、乳腺发育等。

5. 肝性脑病及肝肾综合征　肝功能衰竭可导致肝性脑病,为肝硬化患者常见的死亡原因。肝肾综合征可促进肝功能衰竭造成死亡。

五、结局与并发症

肝硬化时肝组织结构已被增生的纤维组织所改建,但是肝组织有强大的代偿能力,只要及时治疗,常可使病变处于相对稳定状态并可维持相当长的时期。如病变持续进展,最终可导致肝功能衰竭而死亡。此外,食管下段静脉丛破裂引起的上消化道大出血,合并肝癌及感染等也是患者常见的死亡原因。

第六节　消化系统常见恶性肿瘤

一、食管癌

食管癌（carcinoma of esophagus）是食管黏膜上皮或腺体发生的恶性肿瘤。我国 80% 的患者发病年龄在 50 岁以后，男性患者多见，我国太行山区、苏北地区、大别山区、川北地区及潮汕地区高发。食管癌早期咽下梗噎感最多见，随病情进展出现进行性吞咽困难。中医学称本病为"噎膈"。

（一）病因

关于食管癌的病因尚无确切的定论，目前认为主要与以下因素有关：

1. 生活习惯　长期食用一些含有较高亚硝酸盐的食品（如熏制或腌制的肉食、酸菜），以及食管黏膜长期受到刺激和损伤（如食用过热、过硬、粗糙的食物，或是长期吸烟、喝酒等），都可诱发食管癌。

2. 慢性炎症　慢性食管疾病如腐蚀性食管灼伤和狭窄、胃食管反流病、贲门失弛缓症或食管憩室等引起的慢性炎症，与食管癌发病有关。

3. 营养因素　我国食管癌高发区环境中铜、钼、锌、镍等微量元素含量较非高发地区偏低，其中钼的含量偏低更为显著。另外，食物中动物蛋白、纤维素和维生素的缺乏，也是食管癌的危险因素。

4. 遗传易感性与癌基因　医学统计调查显示，我国食管癌高发地区有着明显的家族性聚集现象。Rb、$p53$ 等抑癌基因失活及原癌基因 H-ras、c-myc 和 hsl-1 等激活与食管癌发生有关。

（二）病理变化

食管癌好发于食管 3 个生理性狭窄处，以食管中段狭窄处最常见，下段狭窄处次之，上段狭窄处最少见，分为早期和中晚期两类。

1. 早期食管癌　指局限于食管黏膜下层以内的癌，未侵及肌层，无淋巴结转移，包括原位癌、黏膜内和黏膜下癌，术后 5 年生存率可达 90%。X 线检查可见食管管壁僵硬、运动障碍，黏膜紊乱、中断，钡餐充盈缺损、内壁龛影等。肉眼观，病变处黏膜轻度糜烂或表面呈颗粒状、微小乳头状。光镜下，绝大部分为鳞状细胞癌。

2. 中晚期食管癌　指癌细胞侵及食管肌层或以外。根据肉眼形态可分为 4 型（图 9-15）：

（1）溃疡型：肿瘤表面形成大而深的溃疡，边缘隆起，底部凹凸不平、可见渗出物，局部管壁变薄。

（2）蕈伞型：卵圆形肿块，蘑菇样突入管腔，边缘隆起、外翻，表面多有浅溃疡，常累及食管壁的一部分或大部分。

（3）髓质型：最常见，肿瘤向食管壁内浸润性生长，呈缓坡状隆起，表面有深浅不等溃疡，多累及食管大部分或全周，管壁增厚、管腔变小。切面灰白，质地较软。

（4）缩窄型：肿瘤向壁内浸润性生长，多累及食管全周，致食管局部环形狭窄，近端管腔明显扩张，质地较硬。

光镜下，常见组织学类型可分为鳞状细胞癌、腺癌、腺鳞癌等，其中以鳞状细胞癌最常见，占 90% 以上。

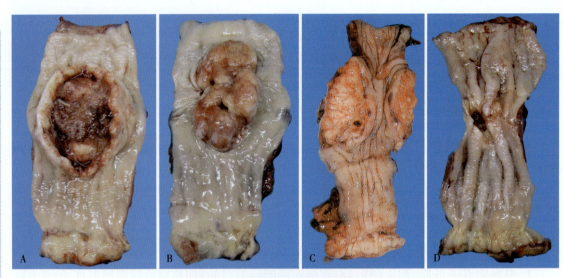

图 9-15　食管癌肉眼类型（肉眼观）
A. 溃疡型；B. 蕈伞型；C. 髓质型；D. 缩窄型

（三）扩散途径

1. 直接蔓延　癌组织穿透食管壁后可向周围组织及器官浸润。食管上段癌可侵及喉、气管及甲状腺组织；中段癌可侵及支气管、胸导管及肺等；下段癌可侵及贲门及心包等处。

2. 转移

（1）淋巴道转移：最常见的转移途径。上段食管癌可侵犯食管旁、喉后、颈深和锁骨上淋巴结，肿大淋巴结压迫喉返神经可引起声嘶。中段食管癌常发生食管旁或肺门淋巴结转移，也可向上或向下转移。下段累及心包旁及腹腔淋巴结，偶可向上转移至上纵隔或颈部锁骨上淋巴结。

（2）血道转移：晚期的转移方式，常转移至肝和肺，也可见于骨、肾、肾上腺、胸膜等处。

二、胃癌

胃癌（carcinoma of stomach）是胃黏膜上皮和腺上皮发生的恶性肿瘤，是常见的恶性肿瘤之一。好发于胃窦部，尤其是胃小弯侧。男性多见，好发于 40~60 岁，近年来发病趋于年轻化。典型临床表现为无规律性上腹部疼痛及进行性消瘦。

（一）病因

胃癌的发生发展是一个多因素、多步骤共同作用的过程，但其病因和发病机制目前尚未明确，可能与以下因素有关。

1. 环境和饮食因素　胃癌的发生有一定的地理分布特征，如日本、智利、哥伦比亚、哥斯达黎加、匈牙利等国家和中国某些地区的发病率高于美国和西欧 4~6 倍。移民流行病学调查显示，在胃癌高发区和低发区之间移民的流动人口，其下一代胃癌发病率出现相应改变，趋于符合当地的发病率。这些现象提示，胃癌的发生可能与生活饮食习惯和环境土壤等关系密切。长期食用熏制食品的地区，胃癌的发病率较高。

2. 幽门螺杆菌（Hp）感染　胃 Hp 感染患者，其胃癌发生的危险性约为未感染 Hp 人群的 6 倍。Hp 在胃内产生氨，进而产生亚硝胺等强致癌物质，以及 Hp 对肿瘤相关基因的调控，都与胃癌的发生有关。

3. 癌前病变　胃癌的发生与慢性萎缩性胃炎、慢性胃溃疡、胃息肉、手术后残胃等伴有胃黏膜大肠型化生、高级别上皮内瘤变有一定关系。

4. 遗传因素 某些家庭中胃癌发病率较高。胃癌患者亲属的胃癌发病率高于正常人4倍。

(二) 病理变化

1. **早期胃癌** 指癌组织仅侵及黏膜层或黏膜下层,未侵及肌层,无论是否伴有局部淋巴结转移。在早期胃癌中,肿瘤直径小于0.5cm者称为微小胃癌;直径在0.6~1.0cm者称为小胃癌;胃镜检查时,在癌变处钳取活检确诊为癌,但手术切除标本经连续切片均未发现癌,称为一点癌。早期胃癌术后5年生存率90%以上,10年生存率75%,其中小胃癌及微小胃癌术后5年生存率高达100%。

肉眼观,大体形态可分为以下3种类型:①隆起型:肿瘤从黏膜表面明显隆起或呈息肉状,此型少见;②表浅型:肿瘤稍隆起于黏膜表面,呈扁平状;③凹陷型:溃疡周边黏膜出现癌性糜烂,此型多见。光镜下,组织学类型主要为管状腺癌,其次为乳头状腺癌,未分化癌少见。

2. **中晚期胃癌(进展期胃癌)** 指癌组织穿过黏膜下层到肌层或侵及全层。此期临床较常见,癌组织浸润越深,预后越差。

肉眼观,大体形态可分为4型:

(1) 息肉型或蕈伞型:癌组织向黏膜表面生长,呈息肉状、蕈伞状、结节状或菜花状突入胃腔(图9-16)。

(2) 溃疡型:溃疡直径多在2cm以上,边缘堤状隆起,呈火山口状,底部不平坦,质脆,易出血(图9-17)。溃疡型胃癌(恶性溃疡)与胃溃疡(良性溃疡)大体形态有一定区别(表9-4)。

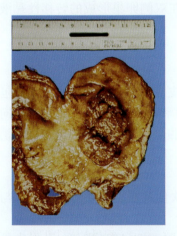

图9-16 息肉型胃癌(肉眼观)

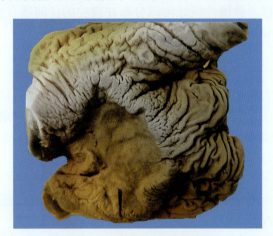

图9-17 溃疡型胃癌(肉眼观)

表9-4 胃良性、恶性溃疡的大体形态鉴别表

	良性溃疡(胃溃疡)	恶性溃疡(溃疡型胃癌)
外形	圆形或椭圆形	不整形,皿状或火山口状
大小	溃疡直径一般 <2cm	溃疡直径常 >2cm
深度	较深	较浅
边缘	整齐、不隆起	不整齐,隆起
底部	较平坦	凹凸不平,有坏死,出血明显
周围黏膜	黏膜皱襞向溃疡集中	黏膜皱襞中断,呈结节状肥厚

（3）浸润型：癌组织可局限性或弥漫性浸润胃壁，致胃壁增厚、变硬，黏膜皱襞消失，与周围正常组织分界不清。典型的弥漫浸润型胃癌胃腔变小，胃壁普遍增厚、变硬，似皮革，称为皮革样胃（linitis plastica）（图9-18）。

（4）胶样癌：大体形态可为上述3种类型中的任何一种，但癌组织能产生大量黏液，呈半透明的胶冻状。

光镜下，组织学类型以腺癌最常见，主要为管状腺癌，其次为乳头状腺癌、黏液腺癌、印戒细胞癌、未分化癌等。

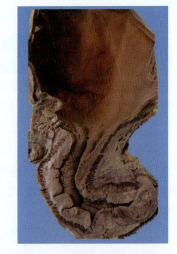

图9-18 浸润型胃癌（肉眼观）
癌组织弥漫浸润使胃壁增厚，胃腔变小，上端的胃腔扩张

（三）扩散途径

1. 直接蔓延 胃癌可沿黏膜或浆膜直接向胃壁内、食管或十二指肠扩散。肿瘤侵及浆膜，容易向周围邻近器官或组织如肝、胰、脾、横结肠、空肠、膈肌、大网膜及腹壁等浸润。

2. 淋巴道转移 为胃癌的主要转移途径。胃下部癌常转移至幽门下、胃下及腹腔动脉旁等淋巴结，而胃上部癌常转移至胰旁、贲门旁、胃上等淋巴结。晚期癌可转移至主动脉周及膈上淋巴结，经胸导管转移至左锁骨上淋巴结。

3. 血道转移 晚期常经门静脉转移至肝，并可达肺、骨、肾、脑等处。

4. 种植性转移 胃癌尤其是黏液腺癌，癌细胞浸润浆膜后，可脱落至腹膜腔，形成种植性转移。种植性病灶可以分布在腹腔的任何器官表面，在双侧卵巢形成的转移性黏液腺癌称 Krukenberg 瘤。

三、大肠癌

大肠癌（carcinoma of large intestine）是大肠黏膜上皮和腺体发生的恶性肿瘤，包括结肠癌和直肠癌。好发于40岁以上的男性。近年来，发病率逐渐增加，且发病年龄趋向年轻化。临床上常见有黏液血便、排便习惯与粪便性状改变、腹痛、腹部包块、梗阻、贫血、消瘦等症状。

（一）病因

1. 饮食习惯及生活方式 高脂肪、高蛋白、低纤维饮食及缺乏运动的生活方式与本病发生有关。

2. 遗传因素 遗传性大肠癌主要有两类：①家族性腺瘤性息肉病癌变，其发生是由于 APC 基因的突变；②遗传性非息肉病性大肠癌，其发生与错配修复基因如 hMSH2、hMLH1 等突变有关。

3. 某些癌前病变或炎症性疾病 如溃疡性结肠炎、肠腺瘤、慢性炎症性肠病、Crohn 病、肠血吸虫病等均与大肠癌发生有关。

（二）病理变化

好发部位以直肠最多见（50%），其余依次为乙状结肠（20%）、盲肠及升结肠（16%）、横结肠（8%）、降结肠（6%）。

目前，WHO 肿瘤分类对大肠癌的定义有明确的界定，癌组织只有穿透黏膜肌层到达黏膜下层才称为癌。原来的上皮重度异型增生和原位癌现统称为高级别上皮内瘤变，黏膜内癌则称为黏膜内瘤变。

大肠癌的肉眼形态一般有以下4型：

1. 隆起型 肿瘤呈结节状、息肉状或菜花状突向肠腔,表面常发生坏死和溃疡,多见于右半结肠(图9-19)。

2. 溃疡型 肿瘤表面形成较深溃疡或呈火山口状,常向肠壁深层浸润生长,此型较多见。

3. 浸润型 癌组织向肠壁深层弥漫浸润,常累及肠管全周导致肠壁增厚、变硬,肠腔环形狭窄,多见于横结肠、降结肠。

4. 胶样型 肿瘤细胞分泌大量黏液使肿瘤切面呈半透明、胶冻状,此型预后较差。

光镜下,组织学类型主要为腺癌,以管状腺癌和乳头状腺癌多见,其次为黏液腺癌、印戒细胞癌。鳞状细胞癌少见,常发生在直肠肛门附近。

分期与预后:除了低分化和黏液性组织学类型与大肠癌的不良预后相关,癌组织浸润深度和有无淋巴结转移亦

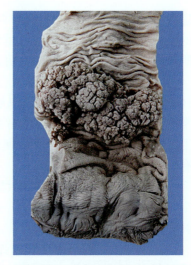

图9-19 隆起型肠癌(肉眼观)

是两个重要的预后因素。目前临床上广泛采用的是WHO的TNM分期,其分期是依据大肠癌组织生长浸润范围以及有无局部淋巴结与远隔脏器转移而定。研究者们发现,肿瘤未突破黏膜肌层的患者5年生存率高达100%,然而一旦浸润到黏膜下层或肌层,5年生存率则明显下降(95%~70%),若伴有淋巴结转移者生存率将进一步降低,而出现肺、肝等远隔器官转移时生存率仅15%或更低。

(三)扩散途径

1. 直接蔓延 癌组织穿透浆膜层,直接浸润到邻近器官,如肝、肾、前列腺、膀胱、子宫、阴道、腹膜等处。

2. 淋巴道转移 为主要的转移途径。结肠癌通常在结肠上、结肠旁、中间和中央4组淋巴结逐级转移,直肠癌先转移至直肠旁淋巴结,然后侵入盆腔和肛周组织。

3. 血道转移 晚期可沿门静脉系统转移至肝,也可转移至肺、脑、骨等器官。

4. 种植性转移 癌组织穿透肠壁全层,癌细胞脱落播散,种植于腹腔及盆腔脏器,常见部位是膀胱直肠陷凹和直肠子宫陷凹。

四、原发性肝癌

原发性肝癌(primary carcinoma of liver)是由肝细胞或肝内胆管上皮细胞发生的恶性肿瘤,简称肝癌,为我国常见的恶性肿瘤之一。肝细胞癌(hepatocellular carcinoma,HCC)是最常见的类型,占70%~85%,其次是肝内胆管癌(intrahepatic cholangiocarcinoma),占10%~15%。发病年龄多在中年以上,男性多于女性。早期肝癌无临床症状,故临床发现时往往已经是晚期,患者常见症状有肝区疼痛、黄疸、腹水、进行性消瘦等。近年来广泛应用血清甲胎蛋白(AFP)及影像学检查,明显提高了早期肝癌的检出率。一些直径在1cm以下的早期肝癌被发现并取得满意的疗效。

(一)病因

尚不清楚。与肝癌有关的因素有肝炎病毒(乙型、丙型)感染、肝硬化、酒精、真菌及其毒素(青霉菌、黄曲霉毒素B_1)、亚硝胺类化合物、华支睾吸虫感染、遗传因素等。

(二)病理变化

1. 肉眼观 肝细胞癌可发生于肝的任何部位。根据2019版WHO肿瘤分类与分期标准,将单个癌结节最大直径小于2cm的肝细胞癌,称之为"小肝癌"。小肝癌属于早期肝癌,

患者多无临床症状,一旦出现症状而来就诊者则大多已处于中晚期。中晚期肝细胞癌肿块的颜色因含有脂肪和胆汁,可呈绿色、黄色或浅褐色。肿块边缘常有炎症和纤维组织构成的假包膜,合并有肝硬化者则更明显。大体形态一般分为以下 3 型:

(1)巨块型:肿瘤体积巨大,直径常超过10cm,多位于肝右叶,质地较软,切面中心常有出血、坏死,瘤体周边常有多少不等的卫星状癌结节,本型不合并肝硬化或仅合并有轻度肝硬化(图 9-20)。

(2)多结节型:最常见,癌结节散在、多个,呈圆形、椭圆形,大小不等,通常合并有肝硬化。

(3)弥漫型:癌组织在肝内弥漫分布,无明显结节形成,通常在肝硬化的基础上发生,易与肝硬化相混淆。

肝内胆管癌的发生与肝硬化无关。肿瘤细胞可沿着肝内胆管系统生长而形成靠

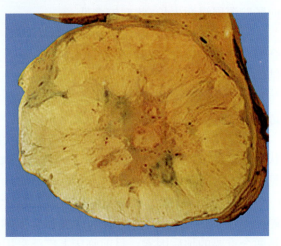

图 9-20　巨块型肝癌(肉眼观)

近左、右肝管的管周肿块,导致大胆管狭窄或阻塞。发生于小胆管者则形成肝实质内的单个肿块,因富含纤维结缔组织,色泽灰白,质地坚实。

2. 组织学类型

(1)肝细胞癌:最多见,来源于肝细胞。高分化者癌细胞类似于肝细胞,分泌胆汁,癌细胞可排列成梁索状、腺管状、巢状,癌细胞间有丰富的血窦样腔隙(毛细血管化),间质少。低分化者癌细胞异型性明显,细胞大小不等,核大,形态不一,可见奇异瘤巨细胞,少见血窦样腔隙,仅见裂隙样血管。

(2)胆管细胞癌:来源于肝内胆管上皮细胞。腺癌结构,分为高分化、中分化、低分化。可分泌黏液,癌组织间有较丰富的纤维性间质。

(3)混合细胞型肝癌:具有肝细胞癌和胆管细胞癌两种成分,最少见。

(三) 扩散途径

肝癌发生肝内血道转移最早,也最常见,癌细胞常沿门静脉分支播散,在肝内形成多处转移癌结节。还可逆行蔓延至肝外门静脉主干,形成癌栓,引起门静脉高压。肝外转移主要通过淋巴道转移至肝门淋巴结、上腹部淋巴结和腹膜后淋巴结。晚期可通过肝静脉转移至肺、肾上腺、脑及骨等处。癌细胞也可从肝表面脱落,种植至腹膜、膈等处引起血性积液。

复习思考题

1. 比较不同类型慢性胃炎的病理变化特征。

2. 简述胃溃疡与十二指肠溃疡在发病机制、病理变化、并发症、临床表现诸方面有何异同。

3. 简述病毒性肝炎的基本病理变化及各型的病变特征。

4. 简述病毒性肝炎、肝硬化、肝癌的病变发展过程及其病变特征。

5. 肠道哪些疾病可形成溃疡? 比较它们的异同。

6. 胃癌的癌前病变有哪些? 其病变特征是什么?

(郑海音　李长天)

第十章

泌尿系统疾病

学习目标

1. 熟记肾小球肾炎、肾盂肾炎的概念,准确表述上述疾病的病因、发病机制和病理变化,运用病理学知识解释上述疾病的临床表现。

2. 能够判断不同类型肾小球肾炎在病因、病理变化、预后等方面的区别。

3. 能够判断不同类型肾小管间质性肾炎在病因、病理变化、预后等方面的区别。

4. 了解泌尿系常见恶性肿瘤的特点。

泌尿系统由肾脏、输尿管、膀胱、尿道及其有关的血管、神经等组成。肾脏是泌尿系统最重要的脏器,其主要功能包括:生成和排泄尿液、排泄代谢产物,从而将人体的代谢废物排出体外,调节水电及酸碱平衡,并以此维持机体内环境的稳定。此外,肾还具有内分泌功能,可通过分泌肾素、促红细胞生成素(erythropoietin,EPO)、前列腺素和 1,25-二羟维生素 D_3 [$1,25-(OH)_2-D_3$]等多种活性物质,分别参与血压调节、红细胞生成和骨骼生长等。

肾的基本结构和功能单位是肾单位(nephron)。人体两侧肾共有约 200 万个肾单位。肾单位由肾小体和与之相连的肾小管两部分组成,肾小体(renal corpuscle)包括血管球(glomerulus,又译为肾小球)和肾小囊(renal capsule,又称肾球囊)两部分(图 10-1、图 10-2)。

1. 肾小球(血管球) 肾动脉的终末支,即入球微动脉,从肾小体的血管极进入肾小囊后分成 4~5 个初级分支,每个分支再分出数个网状吻合的毛细血管祥。初级分支及其所属的毛细血管祥共同构成毛细血管球的小叶或节段,故血管球通常为 4~5 个小叶(或节段)。各小叶的毛细血管祥互相吻合为网,最终汇合为出球微动脉,经血管极离开肾小体,并再度分支形成球后毛细血管网成为肾小管的营养血管。

肾小球的毛细血管丛包括周边部和轴心部。

(1)周边部:即肾小球的滤过膜,由毛细血管内皮细胞、肾小球基膜和脏层上皮细胞组成(图 10-3)。①毛细血管内皮细胞:位于基膜内侧,属于有孔型扁平内皮细胞,胞质满布 70~100nm 的窗孔,切片上呈不连续状。②肾小球基膜(glomerular basement membrane,GBM):厚约 300nm,由内外疏松层和中间的致密层组成,主要由 Ⅳ 型胶原、多种糖蛋白(如层粘连蛋白、纤连蛋白)及带有阴电荷的蛋白聚糖(主要是硫酸肝素蛋白多糖)等多种成分组成。基膜依赖其机械屏障(网眼胶

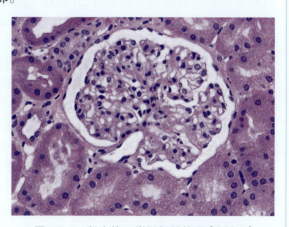

图 10-1 肾小体正常组织结构图(光镜下)

笔记栏

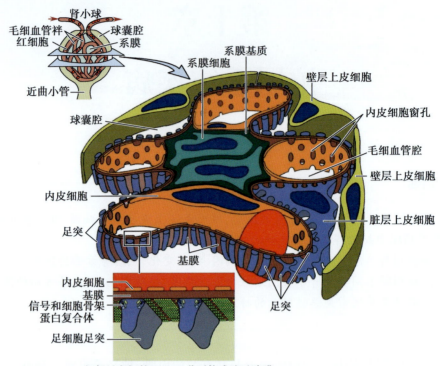

图 10-2　肾小球结构示意图

原)和电荷屏障(多聚阴离子)功能可有效阻止血浆内带负电荷的白蛋白等小分子物质滤过。③脏层上皮细胞(足细胞): 位于基膜外侧,其胞质伸出许多指状突起(称为足突)紧贴基膜的外疏松层,足细胞膜上所带负电荷可使足突相互分离,相邻足突间为 20~30nm 宽的滤过隙,被覆孔径为 7~11nm、厚4~6nm 的滤过隙膜。滤过隙膜主要由 3 种足细胞裂孔膜蛋白构成,Nephrin、podocin、CD2 相关蛋白(CD2-associated protein,CD2AP)(图 10-4)。其中Nephrin 为跨膜蛋白,特异性表达于肾小球,其分子自相邻的足突向滤过隙内延伸,并通过二硫键相连结形成二聚体。Nephrin 足突内部分与 podocin 和CD2AP 分子结合,并通过 CD2AP 与细胞骨架中的

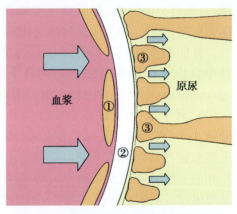

图 10-3　肾小球滤过膜超微结构示意图
①毛细血管内皮细胞；②基膜；
③球囊脏层上皮细胞

肌动蛋白连接。上述蛋白对维持肾小球的滤过屏障的选择性具有重要作用。

(2)轴心部: 即系膜(mesangium)区,由系膜细胞(mesangial cell)和系膜基质(mesangial matrix)组成,每一个终末端的系膜区含有 1~2 个系膜细胞和少量基质,宽度不超过毛细血管的管径,具有支持毛细血管袢的作用。系膜细胞具有收缩功能可参与肾小球血流量调节,具有吞噬作用以摄取和清除进入系膜区的异常物质,还具有合成酶类、细胞因子以及细胞外基质等功能,参与肾小球损伤后的修复过程等。

2. 肾球囊(肾小囊)　由覆在毛细血管袢表面的球囊脏层上皮细胞(足细胞)和肾球囊壁层上皮细胞(单层扁平细胞)组成,壁层上皮细胞在血管极与脏层上皮细胞相延续,在尿极和近曲小管上皮细胞相连接。壁层和脏层上皮细胞之间为肾球囊的囊腔。

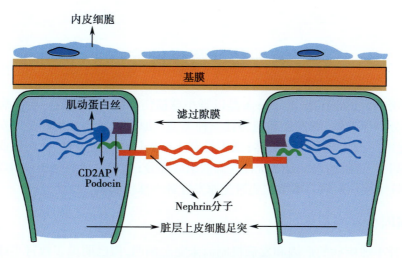

图 10-4　肾小球滤过隙膜蛋白模式图
CD2AP：CD2-associated protein

肾小体毛细血管内皮细胞、系膜细胞、基膜、足细胞和壁层上皮细胞等主要结构的位置关系如图 10-5 所示。

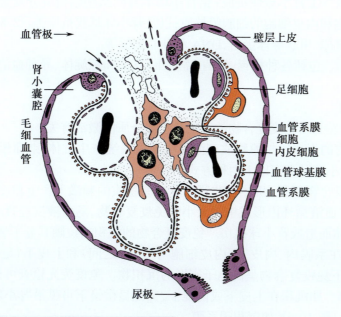

图 10-5　肾小体主要结构位置关系模式图

毛细血管内的血液需要经过滤过膜才能进入球囊形成原尿，并经过肾小管的浓缩和离子交换成为终尿。滤过膜上述 3 层结构的通透性各不相同，毛细血管内皮细胞窗孔的通透性最大，足细胞裂隙膜的通透性最小。正常情况下，由于滤过屏障和电荷屏障的作用，只有水和小分子溶质（分子量在 70kD 以下）可通过肾小球滤过膜，而蛋白质等大分子则不能通过。

泌尿系统疾病包括炎症、肿瘤、代谢性疾病、尿路梗阻、血管疾病和先天性畸形等。本章主要介绍肾小球疾病、肾小管间质性肾炎，以及肾和膀胱常见肿瘤。各种原因引起的肾脏慢性病变后期均可能引起慢性肾衰竭。

第一节　肾小球疾病

肾小球疾病(glomerular diseases),是以肾小球损伤和病变为主的一组疾病。肾小球疾病按病因可分为原发性、继发性和遗传性三种类型。原发性肾小球疾病是原发于肾的独立疾病,肾脏是唯一或主要受累的脏器;继发性肾小球疾病可由免疫性、代谢性或血管性疾病引发肾小球病变,肾脏的病变是系统性疾病的组成部分;遗传性肾病是指一组以肾小球病变为主的遗传性家族性疾病。本节主要讨论原发性肾小球疾病。

一、病因和发病机制

原发性肾小球疾病的病因和发病机制尚未完全阐明,但已明确多数肾小球疾病的肾小球损伤由免疫机制所导致。

(一) 病因

抗原抗体反应是引起肾小球损伤和病变的最主要发病原因。根据其来源可将相关抗原物质大致分为两大类:

1. 内源性抗原　①肾小球性抗原:指肾小球本身的某些结构成分发生变化成为抗原,如足细胞、系膜细胞和内皮细胞的细胞膜抗原,以及肾小球基膜抗原等;②非肾小球性抗原:如免疫球蛋白、核抗原、甲状腺球蛋白、DNA 和肿瘤抗原等。

2. 外源性抗原　包括各种病毒、细菌、寄生虫、真菌和螺旋体、异种血清蛋白、金汞制剂及其他药物等。

(二) 发病机制

肾小球疾病的发病与免疫复合物的形成及炎症介质的激活有关。

1. 免疫复合物的形成　抗原物质刺激机体免疫系统产生抗体,继而形成免疫复合物。免疫复合物引起肾小球肾炎有以下两种方式:

(1)循环免疫复合物沉积:机体在非肾小球抗原物质的刺激下产生相应抗体,当抗原与抗体比例合适时在血液循环内形成中等大小的免疫复合物,随血液流经肾脏并在肾小球内沉积,进而激活补体而造成肾小球损伤。免疫复合物的沉积部位随其分子量大小、所带电荷性质不同,可沉积在系膜内、内皮下(内皮细胞与 GBM 之间)和上皮下(足细胞和 GBM 之间)等部位。电镜下免疫复合物呈高电子密度的沉积物。免疫荧光检查可显示沉积物内的免疫球蛋白或补体。如沉积在上皮下或内皮下,荧光显微镜下可见沿肾小球毛细血管壁呈不连续颗粒状荧光(图 10-6);如沉积于系膜内,则可见系膜区呈团块状荧光(图 10-7)。

(2)原位免疫复合物形成:抗体直接与肾小球本身的抗原成分或植入肾小球的抗原成分发生反应,在肾小球内形成原位免疫复合物,并激活补体造成肾小球损伤。该类抗原目前主要分为两类:① GBM 抗原:其形成可能由于感染或其他因素,使 GBM 结构发生改变,或病原微生物与 GBM 成分有共同抗原性而引起交叉反应。抗体与 GBM 的抗原成分发生反应引起肾炎,免疫荧光检

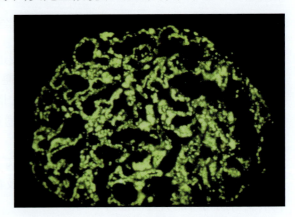

图 10-6　不连续颗粒状荧光(免疫荧光染色)

查可见沿 GBM 呈连续的线形荧光。临床上典型代表为 Goodpasture 综合征（肺出血 - 肾炎综合征）（图 10-8）。②植入性抗原：其形成可能是非肾性抗原随血液流经肾时，通过不同方式与肾小球固有成分结合，刺激机体形成相应抗体并在肾小球内与抗原结合形成免疫复合物。免疫荧光检查可见散在的颗粒状荧光。

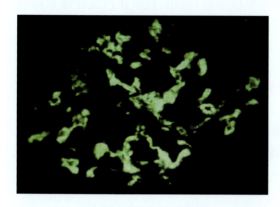

图 10-7　系膜区团块状荧光（免疫荧光染色）

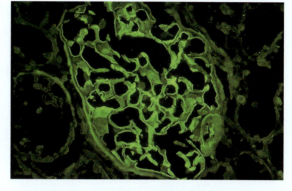

图 10-8　连续线形荧光（免疫荧光染色）

2. 引起肾小球损伤的介质　肾小球内出现抗原抗体复合物或致敏 T 淋巴细胞是肾小球肾炎的始动环节，它们并不直接损伤肾组织，而继发产生的致肾小球损伤介质才是引起肾小球损伤的直接原因。该类介质包括细胞和大分子可溶性生物活性物质两大类。

（1）细胞性成分：①中性粒细胞、巨噬细胞、淋巴细胞、NK 细胞、血小板等在趋化因子的作用下浸润或聚集于肾小球并被激活，产生致炎因子；②系膜细胞在肾小球损伤的应激状态下产生可溶性介质，引起肾小球的炎症反应。

（2）可溶性介质：几乎所有的炎症介质都可引起肾小球损伤，包括补体、酶、氧自由基、代谢产物（花生四烯酸代谢产物、NO 等）、细胞因子、生长因子和凝血系统成分等。

补体 - 白细胞依赖性损伤是引起肾小球病变的一个重要途径。补体激活后产生 C5a 等趋化因子，引起中性粒细胞和单核细胞浸润。中性粒细胞产生多种介质，如蛋白酶、花生四烯酸代谢产物、氧自由基等。蛋白酶使 GBM 降解，花生四烯酸代谢产物引起肾小球滤过率下降，氧自由基引起细胞损伤。病变也可由不依赖白细胞的补体依赖机制引起。由 C5b~C9 构成的膜攻击复合物可引起细胞溶解并刺激系膜细胞和上皮细胞释放氧化剂和蛋白酶。此外，血流动力学的改变、细胞外基质过度合成并沉积等在肾小球硬化病变形成中也都具有重要作用。

二、基本病理变化

肾小球肾炎的病变以增生为主，兼有渗出、坏死等炎症性变化。

（一）增生性病变

1. 固有细胞成分增多　肾小体固有细胞包括内皮细胞、上皮细胞和系膜细胞等。基膜以内的细胞成分（包括内皮细胞和系膜细胞）增生时，可导致毛细血管腔受压狭窄或闭塞。基膜以外的细胞（主要为球囊壁层上皮细胞）增生时可形成新月体，导致球囊腔闭塞和毛细血管球受压。另外，系膜区内的系膜细胞也常受刺激发生增殖，导致系膜区增宽。

2. 基膜增厚和断裂　光镜下可见基膜增厚，由基膜本身的增厚或免疫复合物沉积（包括内皮下、上皮下及基膜内沉积）等造成。PAS 和 PASM 染色可显示基膜的增厚和断裂。

3. 玻璃样变和硬化　肾小球玻璃样变是指光镜下 HE 染色显示均质嗜酸性物质沉积。

ER-10-1

知识链接：肾脏疾病的病理学研究方法

电镜下见细胞外出现无定形物质(血浆蛋白沉积、基膜增厚、系膜基质增多等)。严重时毛细血管管腔狭窄甚至闭塞,肾小球固有细胞数减少甚至消失,胶原纤维增多,最终导致节段性或球性硬化。肾小球玻璃样变和硬化是各种肾小球病变发展的最终结局。

(二) 渗出性病变

主要是中性粒细胞和单个核细胞(淋巴细胞和单核细胞)渗出,血浆蛋白及纤维素亦可渗出。渗出物可浸润于肾小球和肾间质内,也可渗入球囊腔中随尿排出,形成蛋白尿、管型尿等。

(三) 变质性病变

毛细血管壁发生纤维素样坏死,常伴微血栓形成和红细胞漏出。

(四) 肾小管和间质的改变

肾小管上皮细胞常发生变性、管腔内可出现蛋白管型、细胞管型、颗粒管型等。肾间质可发生充血、水肿和炎细胞浸润。肾小球发生硬化、玻璃样变时,所属的肾小管萎缩或消失,间质纤维化。

三、临床表现

肾小球疾病的临床表现常为具有结构和功能相联系的症状组合,即综合征。先介绍几个与综合征相关的概念:①氮质血症:由于肾小球滤过率下降导致含氮的代谢终产物在体内蓄积,引起血中非蛋白氮含量增高,称为氮质血症。最常见的非蛋白氮包括血浆尿素氮、血浆肌酐和血浆尿酸氮等;②尿毒症:肾单位大量破坏,除引起水、电解质、酸碱平衡紊乱和肾的内分泌功能失调外,还有大量代谢终末产物和毒性物质在体内潴留,从而引起一系列自体中毒症状的综合征,常见于急性和慢性肾衰竭晚期。

肾小球疾病的临床表现和病理类型有密切的联系,但并非完全对应。不同的病变可引起相同的临床表现,同一病理类型的病变可引起不同的症状和体征。肾病的临床表现还与病变的程度和阶段等因素有关。

(一) 急性肾炎综合征

急性肾炎综合征(acute nephritic syndrome)起病急,常表现为肉眼血尿、轻至中度蛋白尿、水肿和高血压,严重者可伴有少尿、氮质血症。常见于急性弥漫性增生性肾小球肾炎。

(二) 快速进行性肾炎综合征

快速进行性肾炎综合征(rapidly progressive nephritic syndrome)起病急,进展快,有较严重的血尿、蛋白尿,并迅速出现少尿、无尿,伴氮质血症,进而发生急性肾损伤。常见于新月体性肾小球肾炎。

(三) 肾病综合征

肾病综合征(nephrotic syndrome)患者主要表现为"三高一低"症状:①大量蛋白尿(heavy proteinuria),每日尿蛋白量可达3.5g或以上;②低白蛋白血症(hypoalbuminemia),血浆白蛋白<30g/L;③高度水肿(severe edema);④高脂血症(hyperlipidemia)和脂尿(lipiduria)。多种原发性肾小球肾炎和系统性疾病均可引起肾病综合征。在原发性肾小球病变中,膜性肾小球病、微小病变性肾小球病和局灶性节段性肾小球硬化是引起肾病综合征最常见的原因。此外,肾病综合征也可见于膜增生性肾小球肾炎和系膜增生性肾小球肾炎。某些系统性疾病如糖尿病、系统性红斑狼疮和淀粉样变性病的肾小球病变也可导致肾病综合征。

(四) 无症状性血尿或蛋白尿

无症状性血尿或蛋白尿(asymptomatic hematuria or proteinuria)表现为持续或反复发作

的镜下或肉眼血尿,或轻度蛋白尿,也可两者同时发生。常见于 IgA 肾病或系膜增生性肾小球肾炎。

(五)慢性肾炎综合征

慢性肾炎综合征(chronic nephritic syndrome)主要表现为多尿、夜尿、尿比重降低,以及贫血、高血压和氮质血症等,最终可发展为尿毒症,见于各型肾炎的终末期。

四、肾小球疾病常见病理类型

(一)急性弥漫性增生性肾小球肾炎

急性弥漫性增生性肾小球肾炎(acute diffuse proliferative glomerulonephritis)是临床常见的肾炎类型,以肾小球毛细血管内皮细胞和系膜细胞弥漫性增生,伴中性粒细胞和单核细胞浸润为特征,又称毛细血管内增生性肾小球肾炎。多见于儿童和青年,起病急。大多数病例与 A 组乙型溶血性链球菌感染有关,常在发病前 1~4 周有扁桃体炎、咽喉炎等感染史,故又称为链球菌感染后肾小球肾炎。其他细菌如肺炎球菌、葡萄球菌和某些病毒也可引起本型肾炎。

1. 病理变化　肉眼观,双肾对称性肿大,包膜紧张易于剥离,表面光滑,色红,肾表面可有散在粟粒大小的出血点,故称为"大红肾"或"蚤咬肾",肾切面可见肾皮质肿胀增宽,纹理不清(图 10-9)。光镜下,病变为弥漫性,累及双侧肾绝大部分肾小球。肾小球体积增大,肾小球内皮细胞和系膜细胞增生肿胀,伴有中性粒细胞、单核细胞浸润,压迫毛细血管腔使之变狭窄,肾小球呈缺血状态,球囊腔狭窄甚至闭塞(图 10-10)。严重病例毛细血管袢可发生纤维素样坏死而致破裂出血。肾小球缺血引起出球微动脉及其分支的二级毛细血管网缺血导致肾近曲小管上皮细胞缺血性损伤,常表现为细胞水肿,严重者可发生坏死。肾小管管腔内可见白细胞或红细胞管型、蛋白管型、颗粒管型等。肾间质常见充血、水肿和炎细胞浸润。电镜观察时常发现足细胞与基膜之间(上皮下)有电子致密物沉积,沿基膜外侧突起,呈小丘状,称为驼峰(hump),覆盖沉积物的上皮细胞有足突融合。免疫荧光法可显示 IgG、IgM 和 C3 沿肾小球毛细血管壁呈不连续颗粒状荧光(图 10-6)。

ER-10-2

急性弥漫性增生性肾小球肾炎,示驼峰状电子致密物(电镜下)

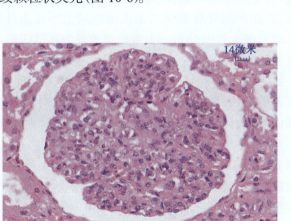

图 10-9　急性弥漫性增生性肾小球肾炎(肉眼观)

图 10-10　急性弥漫性增生性肾小球肾炎(光镜下)

2. 临床病理联系　主要表现为急性肾炎综合征。

(1)尿的变化:①少尿或无尿:由于肾小球内皮细胞及系膜细胞增生肿胀,使毛细血管腔受压变狭窄,造成肾小球缺血,滤过率降低,而肾小管的重吸收功能尚正常,故出现少尿甚至无尿,引起氮质血症。②蛋白尿、血尿、管型尿:由于基膜受损,通透性增高,导致血浆蛋白和红细胞漏出至球囊腔内,出现蛋白尿和血尿;有毛细血管坏死破裂者可出现肉眼血尿。蛋白、红细胞、白细胞和脱落的肾小管上皮细胞可在远端肾小管内浓缩并因酸度升高而发生凝集,最终形成各种管型(透明管型、细胞管型和颗粒管型),随尿排出。

(2)水肿:80%以上患者均有水肿,常为起病的初发症状,表现为晨起眼睑水肿或伴有下肢凹陷性水肿,少数患者可遍及全身。主要是与肾小球滤过减少导致体内水钠潴留、变态反应引起毛细血管通透性增高有关。

(3)高血压:约80%患者出现一过性轻、中度高血压,与水钠潴留引起的血容量增加有关,利尿后血压可逐渐恢复正常。少数患者可出现严重高血压,甚至高血压脑病。

3. 转归 儿童病例多数可在数周或数月内症状消失、病变消退而痊愈。不到1%的患儿症状无改善,转化为新月体性肾小球肾炎。另外1%~2%的患儿病变缓慢进展,转化为慢性肾炎。成人病例预后较差,15%~50%的患者转为慢性肾炎。

(二)新月体性肾小球肾炎

新月体性肾小球肾炎(crescentic glomerulonephritis)以肾球囊壁层上皮细胞增生而形成新月体(crescent)为特征,又称毛细血管外增生性肾小球肾炎。是多种原因所致的一组疾病,可为原发性或继发性,基膜出现裂孔及缺损是触发新月体形成的关键环节。多见于青年人及中年人,起病急,进展快,预后差,又称快速进行性肾小球肾炎。

1. 病理变化 肉眼观,双侧肾对称性肿大,色苍白,皮质表面常见点状出血。光镜下,双侧肾50%以上肾小体受累,可见新月体形成。新月体主要由增生的壁层上皮细胞和渗出的单核细胞构成,还可有中性粒细胞和淋巴细胞浸润。上述成分堆积成层,在球囊腔内毛细血管球周围形成新月形结构或环状结构,称为新月体或环状体。早期新月体以细胞成分为主,为细胞性新月体。以后纤维成分增多,形成纤维-细胞性新月体。最终成为纤维性新月体。新月体可使球囊腔变窄或闭塞,并压迫毛细血管球,使肾小球功能丧失(图10-11)。肾小管上皮细胞水肿,严重时可发生萎缩、坏死。肾间质常有炎细胞浸润、水肿和纤维化。电镜下,肾小球基膜有裂孔及缺损,血液内的红细胞和纤维蛋白原可漏入球囊腔,形成纤维素条索,进而刺激肾球囊壁层上皮细胞增生形成新月体。免疫荧光法可显示IgG和C3可沿肾小球毛细血管壁分布。Ⅰ型病例表现为连续线形荧光、Ⅱ型为颗粒状荧光、Ⅲ型免疫荧光检查结果为阴性。

2. 临床病理联系 以快速进行性肾炎综合征为临床特征。主要表现为血尿,伴中度蛋白尿及管型尿,并有不同程度的高血压和水肿,常迅速出现少尿、无尿和氮质血症。①血尿和蛋白尿系肾小球基膜缺损,使大量红细胞和血浆蛋白漏出所致;②少尿、无尿系弥漫性新月体形成,使肾球囊腔闭塞和肾小球纤维化而致肾小球滤过面积迅速减少所致;③氮质血症是由于肾小球滤过面积严重减少,使血中肌酐、尿素等排出障碍而造成非蛋白氮浓度增高所致。

3. 转归 此型肾炎预后极差,一般与受累肾小球比例密切相关。如形成新月体的肾小球数占总数50%~80%的患者,病情可部分改善,5年生存率约为25%;超过80%的患者,大多在数周或数月内死于尿毒症。

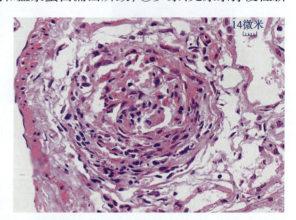

图10-11 新月体性肾小球肾炎(光镜下)

(三) 膜性肾小球病

膜性肾小球病(membranous glomerulopathy)以肾小球毛细血管基膜弥漫性增厚为特征，一般不伴有细胞增生或炎性渗出变化，又称膜性肾病。是引起成人肾病综合征最常见的一种类型，多见于青壮年男性，起病缓慢，病程长。约有 85% 的膜性肾小球病为原发性，可能由肾的自身抗体引起；其余为继发性膜性肾小球病，主要与植入性抗原(包括乙肝病毒、金汞制剂、肿瘤抗原、DNA、梅毒螺旋体、疟原虫、血吸虫、肾内静脉血栓等)引发上皮下免疫复合物沉着，进而导致基膜损坏有关。

1. 病理变化　肉眼观，双肾肿大，颜色苍白，称为"大白肾"；晚期则体积缩小，表面呈细颗粒状。光镜下，肾小球毛细血管壁弥漫性增厚(图 10-12)，经银染色可见上皮下有许多微细的钉状突起，称为钉突(spike)，钉突与 GBM 垂直相连而形如梳齿(图 10-13)；钉突之间为小堆状的免疫复合物，可经 Masson 染色法加以证实。随着病变进展，钉突逐渐增粗、延伸并相互连接将沉积物包裹在内，使基膜高度增厚。晚期，沉积物被分解吸收，基膜内出现许多空隙而呈"虫蚀状"，通透性显著增高。毛细血管管腔被增厚的基膜压迫而逐渐狭小甚至闭塞，而致毛细血管袢塌陷(血管袢硬化)，最后肾小球发生纤维化及玻璃样变(图 10-14)。肾小球内通常未见细胞增生及炎症病变。肾小管上皮细胞肿胀，常有玻璃样小滴。晚期肾小管缺血而萎缩，间质慢性炎细胞浸润伴纤维化。电镜可见上皮下大量电子致密物沉积，后被增生的 GBM 所包围，基膜高度增厚。免疫荧光法可发现 IgG 和 C3 沿肾小球毛细血管壁呈颗粒状荧光。病变后期，无免疫球蛋白或仅显示少量 C3 沉积。

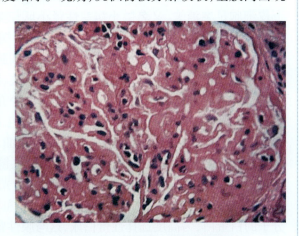

图 10-12　膜性肾小球病(光镜下)

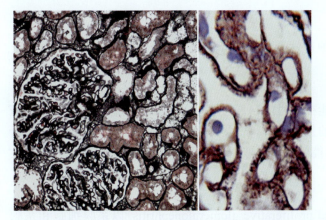

图 10-13　膜性肾小球病(光镜下，PASM 染色)
Ⅱ期，基底膜增厚，钉突形成(PASM 左 ×200，右 ×1 000)

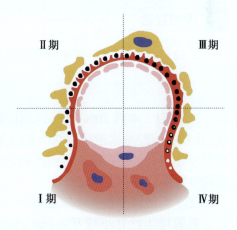

图 10-14　膜性肾小球病模式图

2. 临床病理联系　表现为肾病综合征。

(1)大量蛋白尿：由于基膜严重损伤，通透性显著增加，以致大量血浆蛋白滤出，表现为非选择性蛋白尿，每日排出蛋白量可超过 3.5g。

(2)低蛋白血症：因大量血浆蛋白随尿排出所致。

(3)高度水肿：低蛋白血症使血浆胶体渗透压降低导致血管内液体进入组织间隙，引起水肿。同时血容量减少致使肾小球血流量和滤过率降低,刺激醛固酮和抗利尿激素分泌增多,导致水钠潴留,进一步加重水肿。

(4)高脂血症和脂尿:高脂血症可能与低蛋白血症诱导的肝合成脂蛋白增多有关,也可能与循环血液中脂质颗粒运送障碍及外周脂蛋白分解障碍有关。脂尿是由于 GBM 通透性增高,脂蛋白滤过增多引起。

约 15% 的患者表现为非肾病综合征性蛋白尿。晚期可出现少尿、高血压及肾衰竭。

3. 转归 膜性肾小球病起病隐匿,病程长,大多呈缓慢进展,对肾上腺皮质激素不敏感,患者常在 5~10 年后逐渐出现肾功能损害。20%~35% 的患者预后较好,症状缓解。60%~70% 的早期膜性肾小球病患者(尚未出现钉突)经糖皮质激素和细胞毒药物治疗后可达临床缓解。但随着疾病的进展,病变加重,疗效则较差。

(四)微小病变性肾小球病

微小病变性肾小球病(minimal change glomerulopathy)的病变特点是弥漫性肾小球脏层上皮细胞足突消失,又名微小病变性肾小球肾炎,或称微小病变肾病,是引起儿童肾病综合征的最常见原因。患者多为 2~8 岁儿童,起病缓慢。病因和发病机制尚不清楚,肾小球内虽无免疫复合物沉积,但大量证据表明本病与细胞免疫功能异常有关。细胞因子释放和脏层上皮细胞损伤,可致肾小球滤过膜阴离子丧失,电荷依赖性屏障功能被破坏,引起选择性蛋白尿。最近的研究显示,nephrin 等基因的突变亦与本病的发生有关。

ER-10-5
微小病变性
肾小球病,
示足突融合
(电镜下)

1. 病理变化 肉眼观,双侧肾肿胀,黄白色,切面见肾皮质增厚,并出现黄色放射状条纹。光镜下,未发现肾小球明显病变,但可见肾近曲小管上皮细胞内出现大量脂滴和蛋白小滴,故又有"脂性肾病(lipoid nephrosis)"之称。电镜下,足细胞胞质空泡变性,足突融合、扁平、甚至消失,故又称为足突病或上皮细胞病。荧光显微镜观察未见有免疫球蛋白或补体沉积。

2. 临床病理联系 主要表现为肾病综合征,水肿为最常出现的症状。尿蛋白主要是小分子的白蛋白,为高度选择性蛋白尿,这与膜性肾小球病不同。通常不出现血尿和高血压。

课堂互动

请同学讨论列举哪些病理类型的原发性肾小球肾炎可引起肾病综合征?

---

3. 转归 本病 30%~40% 病例可能在数月内自发缓解。90% 以上的患儿经治疗可以恢复;皮质类固醇激素治疗对 90% 以上的儿童患者有明显疗效,但本病的复发率高达 60%,若反复发作或大量蛋白尿未得到控制,可能转变为系膜增生性肾小球肾炎,进而转变为局灶性节段性肾小球硬化。

(五)系膜增生性肾小球肾炎

系膜增生性肾小球肾炎(mesangial proliferative glomerulonephritis)以系膜细胞和系膜基质弥漫性增生为特征。在我国和亚太地区常见,好发于青少年,男性多于女性。病因和发病机制不清,可能与免疫复合物沉积于肾小球系膜区有关。

1. 病理变化 光镜下,弥漫性系膜细胞增生和系膜基质增多,系膜区增宽。电镜下,系膜细胞和系膜基质增多,部分病例系膜区可见电子致密物沉积。免疫荧光镜检查可见系膜区呈团块状荧光,在我国多为 IgG 和 C3 沉积,在其他国家多为 IgM 和 C3 沉积(又称 IgM 肾病)。

2. 临床病理联系 约 50% 患者有上呼吸道感染的前驱症状,甚至表现为急性肾炎综合征。部分患者表现为隐匿起病。50% 表现为肾病综合征,约 70% 伴有血尿。随着肾的病变程度由轻到重,肾功能不全及高血压的发生率逐渐增加。

3. 转归 多为慢性进行性发展,病变轻者预后较好,病变重者约占 30%,可逐步发展至慢性肾衰竭。

(六) IgA 肾病

IgA 肾病(IgA nephropathy)以肾小球系膜区 IgA 沉积为特征。发病率较高,多见于儿童和青年,常于呼吸道、消化道或泌尿道感染后发病,其发病可能与黏膜产生分泌型 IgA 不能及时清除并沉积于肾小球系膜区有关。本病由 Berger 于 1968 年最先描述,又称 Berger 病(Berger disease)。

1. 病理变化 光镜下病变差异较大,最常见的病变是系膜增生性病变,也可见局灶性节段性增生或硬化病变。少数患者可有新月体形成。电镜检查显示系膜区内有团块状电子致密物沉积。免疫荧光镜下,系膜区多量 IgA 呈颗粒状或融合为团块状沉积,常伴 C3 沉积(图 10-7)。

2. 临床病理联系 临床表现主要为反复发作的镜下或肉眼血尿,可伴轻度蛋白尿。血尿通常持续数天后消失,但每隔数月复发。少数患者可出现肾病综合征或急性肾炎综合征。

3. 转归 多呈慢性病程,部分病例可长期维持正常肾功能,发病年龄大、出现大量蛋白尿、高血压或肾活检时发现血管硬化或新月体形成者预后较差。

(七) 慢性肾小球肾炎

慢性肾小球肾炎(chronic glomerulonephritis)是各种类型肾小球疾病发展到晚期的共同表现,以大量肾小球玻璃样变和硬化为特征,又称慢性硬化性肾小球肾炎(chronic sclerosing glomerulonephritis),是引起慢性肾衰竭的最常见病理类型。多见于成年人,病程长短不一,呈慢性进行性经过,预后差。

1. 病理变化 肉眼观,两侧肾对称性缩小,重量减轻,颜色苍白,质地变硬。肾包膜与肾实质粘连而难于剥离,肾表面呈现弥漫性的细颗粒状,称为继发性颗粒状固缩肾。切面可见肾皮质萎缩变薄,皮髓质分界不清,有时可见微小囊肿形成(为扩张呈囊状的肾小管)。肾盂因组织萎缩而相对扩大,周围常有脂肪组织填充性增生。肾小动脉管壁增厚、管腔狭窄呈哆开状(图 10-15)。光镜下,早期肾小球可表现为相应类型肾炎的改变。随着病变进展,肾小球发生玻璃样变和硬化,其所属肾小管由于缺血而萎缩、消失。肾间质纤维组织增生,伴有淋巴细胞及浆细胞浸润。由于间质中纤维组织的收缩,使病变肾小球互相靠近密集,出现"肾小球集中"现象。病变较轻的肾单位发生代偿性改变,肾小球体积增大,其所属肾小管上皮细胞亦呈代偿性肥大,管腔扩张甚至呈囊状,腔内可出现各种管型(图 10-16)。肾内细、

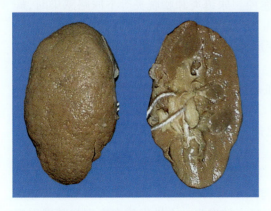

图 10-15 慢性肾小球肾炎(肉眼观)

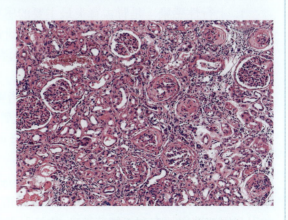

图 10-16 慢性肾小球肾炎(光镜下)

小动脉发生玻璃样变和内膜增厚，管腔狭窄或闭塞。

2. 临床病理联系　晚期临床表现主要为慢性肾炎综合征。

（1）尿变化：多尿、夜尿、低比重尿。由于大量肾单位结构破坏、功能丧失，血液经少数残存肾小球的速度加快，肾小球滤过率增加，超过肾小管重吸收能力，尿浓缩功能降低。

（2）高血压：由于大量肾小球硬化，肾组织严重缺血，肾素分泌增多，肾素 - 血管紧张素系统激活而致血压升高。血压升高反过来可促进全身细、小动脉硬化而使肾缺血加剧，血压持续升高。两者相互影响可引起左心室肥大及左心衰竭。

（3）贫血：肾 EPO 分泌减少和毒性代谢产物积聚均可抑制骨髓造血功能或促进溶血。

（4）氮质血症和尿毒症：①氮质血症：由于肾小球滤过率下降导致含氮代谢产物在体内蓄积；②尿毒症：由于肾单位大量破坏，代谢产物和毒性物质在体内大量潴留并引起一系列自体中毒症状。

3. 转归　本型肾炎病程较长，可达数年或数十年，早期采用中西医结合疗法，可获得较好效果。晚期患者预后差，可采用肾替代治疗（血液透析、肾移植）进行治疗，常因尿毒症、心力衰竭、脑出血或继发感染而死亡。

第二节　肾小管间质性肾炎

肾小管间质性肾炎（tubulointerstitial nephritis）为一组累及肾小管和肾间质的炎性疾病。原发性肾小管间质性损伤主要因生物病原体感染或药物、重金属中毒等导致。慢性肾小管间质性病变可为肾小球病变、血管性病变、多囊肾和代谢性疾病进展的结果。肾小管间质性肾炎临床上分为急性和慢性两类。急性肾小管间质性肾炎主要病变为间质水肿、间质和肾小管内中性粒细胞浸润，常伴发局灶性肾小管坏死。慢性肾小管间质性肾炎主要病变为肾间质中单个核细胞（淋巴细胞和单核细胞）浸润、间质纤维化和肾小管萎缩。本节主要讨论肾盂肾炎、药物和中毒引起的肾小管间质性肾炎。

一、肾盂肾炎

肾盂肾炎（pyelonephritis）是肾盂、肾间质和肾小管的炎症性疾病，临床表现主要有发热、腰痛、脓尿、菌尿、血尿以及膀胱刺激症状等。女性患者多见，为男性的 9~10 倍。

（一）病因和发病机制

肾盂肾炎感染途径主要有：

1. 上行性感染　是肾盂肾炎最主要的感染途径。尿道炎和膀胱炎等下尿路感染时，病原菌沿输尿管或输尿管周围的淋巴管上行到肾盂、肾盏及肾间质而引起炎症。致病菌主要为革兰氏阴性杆菌，以大肠埃希菌为主，其次有变形杆菌、产气杆菌、葡萄球菌等。病变可累及单侧或双侧肾，但多为单侧。

2. 血源性（下行性）感染　较为少见，指败血症或感染性心内膜炎时，细菌随血流进入肾，首先栓塞于肾小球或肾小管周围毛细血管网，局部出现化脓性炎症，继而蔓延到肾盏和肾盂。有时可为全身脓毒血症的肾病变。金黄色葡萄球菌为最常见的致病菌。病变常累及双侧肾。

尿路梗阻是肾盂肾炎的重要诱因，如泌尿道结石或狭窄、肿瘤压迫、前列腺增生等所致尿路完全或不完全梗阻引起尿流不畅，或尿道发育畸形易引起尿液反流，使病菌不易被冲走和引起尿液潴留而有利于细菌繁殖，均可促进肾盂肾炎的发生。女性发病率高则与其尿道口距离肛门和阴道较近,易受到病菌污染、尿道短而宽易使病菌侵入尿道,以及妊娠子宫压迫输尿管易引起不完全梗阻等因素有关。此外,尿道黏膜损伤(如留置导尿管、膀胱镜及其逆行造影、尿道手术等损伤泌尿道黏膜)、尿液反流、机体免疫力下降等也与肾盂肾炎的发生有关。

(二)类型

肾盂肾炎可分为急性和慢性两种类型。

1. **急性肾盂肾炎**　是肾盂、肾间质和肾小管的化脓性炎症,主要由细菌感染引起,偶见于真菌或病毒感染。

(1)病理变化:可累及一侧或双侧肾。肉眼观,肾肿大、充血,表面及切面可见肾实质内有多个条索状、大小不等的黄色脓肿。肾盂黏膜充血、水肿,上行性感染病例可见肾盂黏膜有脓性渗出物。光镜下,组织学特征为灶状间质性化脓性炎或脓肿形成、肾小管腔内充满脓液和肾小管坏死,肾小球较少受累(图 10-17)。上行性感染引起的肾盂肾炎首先累及肾盂黏膜,以后病变逐渐向肾髓质和皮质扩展。血行感染引起的肾盂肾炎首先累及肾皮质,尤其是肾小球及其周围的间质,以后病灶逐渐扩大,破坏邻近组织,并向肾盂蔓延。

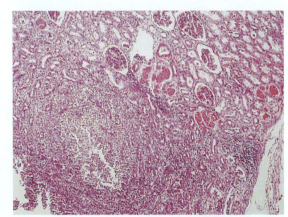

图 10-17　急性肾盂肾炎(光镜下)

(2)临床病理联系:起病急,常出现:①发热、寒战、白细胞增多等表现,由急性化脓性炎引起;②腰痛和肾区叩击痛,是肾肿大使肾包膜紧张所致;③脓尿、菌尿、管型尿,是肾间质脓肿破坏肾小管和肾盂黏膜表面化脓,使脓细胞和细菌随尿排出引起,白细胞管型对本病有诊断意义;④血尿,为肾组织和肾盂黏膜出血所致;⑤膀胱刺激征(尿频、尿急、尿痛),为下尿路感染所致。

(3)转归:急性肾盂肾炎预后好,大多数患者经抗生素治疗后症状可在数天内消失,但尿中细菌持续存在可使病情复发。若治疗不彻底或尿路梗阻等诱因未消除可转变为慢性。

2. **慢性肾盂肾炎**　表现为慢性间质性炎症、纤维化和瘢痕形成,常伴有肾盂和肾盏的纤维化和变形。除细菌感染外,膀胱输尿管反流和尿路阻塞等因素也与发病有关。

(1)病理变化:肉眼观,双侧肾大小不相等,病变不对称,体积缩小,质地变硬,表面可见粗大不规则的凹陷性瘢痕,切面皮髓质分界不清,肾乳头萎缩,肾盏、肾盂因瘢痕收缩而变形,肾盂黏膜增厚、粗糙(图 10-18)。光镜下,病灶呈不规则的灶状或片状,分布于相对正常的肾组织之间,表现为肾间质、肾盂黏膜大量纤维组织增生和慢性炎细胞浸润,急性发作时可见中性粒细胞浸润。部分肾小管萎缩、消失,部分肾小管代偿性扩张,其管腔内充满均质红染的蛋白管型,形状颇似甲状腺滤泡(图 10-19)。早期肾小球一般不受累,晚期亦可发生肾小球纤维化和玻璃样变。

(2)临床病理联系:由于肾小管浓缩功能下降,患者表现为多尿、夜尿和低钠、低钾血症及代谢性酸中毒。肾组织缺血可致肾素分泌增加,出现高血压。晚期肾组织破坏严重可出现氮质血症和尿毒症。

(3)转归:病程较长,常反复发作,急性发作时的临床表现与急性肾盂肾炎相似。若消除诱因并及时治疗可控制病情;若双肾受累范围大而严重,肾单位的大量破坏终将导致高血压和肾衰竭等严重后果,是慢性肾衰竭的常见原因之一。

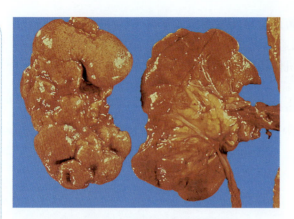

图 10-18 慢性肾盂肾炎（肉眼观）

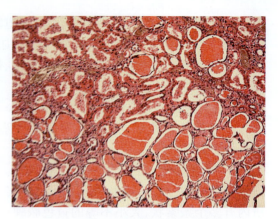

图 10-19 慢性肾盂肾炎（光镜下）

二、药物和中毒引起的肾小管间质性肾炎

药物和中毒可诱发肾间质的免疫反应,引起急性过敏性间质性肾炎(acute hypersensitivity interstitial nephritis),也可造成肾小管的慢性损伤,最终导致慢性肾功能不全。

课堂互动

请同学们根据所学病理学和药理学等知识,讨论并列举可导致肾小管-间质性肾炎的相关药物。

（一）急性药物性间质性肾炎

1. 病因和发病机制　急性药物性间质性肾炎(acute drug-induced interstitial nephritis)可由抗生素、利尿剂、非甾体抗炎药及其他药物引起。药物作为半抗原与肾小管上皮细胞或细胞外成分结合,产生抗原性,引起 IgE 的形成和/或细胞免疫反应,导致肾小管上皮细胞和基膜的免疫损伤和炎症反应。

2. 病理变化　光镜下,肾间质的改变差异很大,一般表现为肾间质水肿,弥漫性淋巴细胞和单核细胞浸润,大量嗜酸性粒细胞和中性粒细胞浸润,少量浆细胞和嗜碱性粒细胞,偶见间质性肉芽肿。肾小管上皮细胞出现严重的空泡变性和颗粒变性,刷状缘脱落,管腔扩张;肾小球及肾血管基本正常。免疫荧光检查多为阴性。电镜除了进一步证实光镜所见,在非甾体抗炎药引起肾小球微小病变时还可见脏层上皮细胞足突广泛融合。

3. 临床病理联系

(1)全身过敏反应:皮疹、发热、外周血嗜酸性粒细胞增多。

(2)尿化验异常:无菌性白细胞尿、血尿和蛋白尿。在非甾体抗炎药引起肾小球微小病变时,呈肾病综合征表现。肾小管功能异常时可出现肾性糖尿等。

(3)肾功能损害:约 50% 的患者血清肌酐水平增高,也可出现少尿等急性肾损伤的表现。

4. 转归　及时停用导致肾损伤的药物后病情可缓解,常需要数月时间肾功能得以完全恢复正常。少数老年患者的肾功能难以恢复。

（二）马兜铃酸肾病

马兜铃酸肾病(aristolochic acid nephropathy,AAN)是一种以肾间质纤维化和肾小管萎缩为主要病理表现的慢性间质性肾病,与摄取含马兜铃酸的植物有关。含有马兜铃酸的植物有马兜铃、关木通、广防己、青木香、天仙藤、寻骨风等。马兜铃酸的肾毒性成分为马兜铃内酰胺，蓄积于肾组织中可导致肾小管上皮细胞的毒性损伤与持续修复不良、肾小管上皮细胞坏死或凋亡、肾间质成纤维细胞增生或活性增高。通常无明显的炎细胞浸润。

急性马兜铃酸肾病表现为急性肾损伤，急性肾小管坏死为其病理特征。马兜铃酸肾病也可表现为肾小管功能障碍、酸中毒等。慢性马兜铃酸肾病多起病隐匿，服药数年后出现氮质血症或慢性肾衰竭。少数病例进展迅速，从出现尿异常到发生尿毒症仅 1 年时间。

本病目前尚无成熟的治疗方案。首先停用马兜铃类药物，早中期患者用皮质激素治疗可缓解病情，其余为对症治疗。

第三节　泌尿系统常见肿瘤

一、肾细胞癌

肾细胞癌（renal cell carcinoma）简称肾癌，是起源于肾小管上皮细胞的一种腺癌，占肾所有恶性肿瘤的 80%~85%，占成年人所有恶性肿瘤的 2%~3%。好发年龄 60~70 岁，男性为女性的 2 倍。吸烟、肥胖、高血压、接触镉等为发病的危险因素。

（一）肾细胞癌的主要类型

根据遗传学、组织病理学的综合研究，WHO 于 2016 年对肾细胞癌的分类进行了修订，主要类型有透明细胞性肾细胞癌、乳头状肾细胞癌、嫌色性肾细胞癌等多种类型。

1. 透明细胞性肾细胞癌（clear cell renal cell carcinoma）　为最常见的类型，占肾细胞癌的 70%~80%。显微镜下肿瘤细胞体积较大，圆形或多边形，胞质丰富，透明或颗粒状，间质有丰富的毛细血管和血窦（图 10-20）。95% 的病例为散发的，遗传性和散发性病例均有 3p14~3p26 染色体片段的缺失，缺失区域含有 VHL 基因（3p25.3）。60% 的散发性病例其未缺失的 VHL 等位基因发生突变或高甲基化失活，表明 VHL 具有抑癌基因的特征。VHL 蛋白具有限制低氧诱导的血管生成作用，因此，VHL 蛋白的缺失可导致血管生成和肿瘤生长。

2. 乳头状肾细胞癌（papillary renal cell carcinoma）　占肾细胞癌的 10%~15%。肿瘤细胞排列呈乳头状或小管乳头状结构。乳头中央为纤细的纤维血管轴心，间质内可见泡沫样组织细胞、砂砾体及胆固醇结晶，被覆上皮可为单层排列的小细胞，也可为假复层排列、胞质嗜酸性的瘤细胞。有遗传性和散发性两种类型，但没有 3 号染色体的异常。该病的致病基因是位于 7 号染色体长臂的 3 区 1 带（7q31）的 MET 原癌基因，编码肝细胞生长因子的酪氨酸激酶受体。7 号染色体的重复导致 MET 基因产物增加，刺激近端肾小管上皮细胞异常增生发展为乳头状肾细胞癌。另外，染色体的异位涉及邻近 c-myc 基因的染色体 8q24，也和某些类型的乳头状肾细胞癌有关。

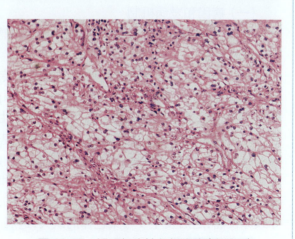

图 10-20　透明细胞性肾细胞癌（光镜下）
癌细胞呈多角形或立方形，轮廓清晰，细胞排列成片，间质少。细胞质透明，核居中

3. 嫌色性肾细胞癌（chromophobe renal cell carcinoma）　占肾细胞癌的 5%。起源

于集合管的细胞,该细胞染色较深。显微镜下细胞大小不一,细胞膜较明显,胞质淡染或略嗜酸性,核周常有空晕。染色体检查发现有包括 1、2、6、10、17 和 21 的多个染色体丢失和亚二倍体。一般而言,该病预后较好。

(二)病理形态

肾细胞癌多见于肾的上下极,上极者更为常见。表现为直径 3~15cm 的单个圆形肿物。切面灰白色或淡黄色,可伴有灶状出血、坏死、软化或钙化等改变,显示红、黄、灰、白等多种颜色相交错的多彩的特征(图 10-21)。肿瘤界限清楚,可有假包膜形成。乳头状癌可为多灶性和双侧性。肿瘤较大时常伴有出血和囊性变。肿瘤可蔓延至肾盏、肾盂和输尿管,并可侵犯肾静脉。静脉内柱状的瘤栓可延伸到下腔静脉甚至右心。

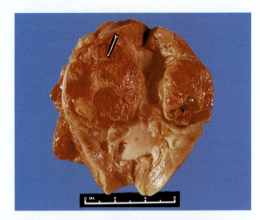

图 10-21 肾细胞癌(肉眼观)

(三)临床病理联系

肾细胞癌早期症状不明显,发现时肿瘤体积常较大。血尿、腰痛和肾区肿块是具有诊断意义的三个典型症状,但三者同时出现的概率较小。无痛性血尿是肾癌的主要症状,早期为镜下血尿,间歇性。肿瘤可产生异位激素和激素样物质,患者出现红细胞增多症、高钙血症、Cushing 综合征和高血压等副肿瘤综合征表现。肾细胞癌容易血道转移至肺和骨,也可发生局部淋巴结、肝、肾上腺和脑的转移。患者的预后取决于病理类型和是否有转移。

二、膀胱尿路上皮肿瘤

肾盂、输尿管、膀胱被覆着尿路上皮(urothelium),过去曾称为移行上皮(transitional epithelium),尿路上皮或移行上皮的增生性病变、良性及恶性肿瘤是尿路的常见疾病。尿路上皮肿瘤可发生于肾盂、输尿管、膀胱和尿道,但以膀胱最为常见,好发于 50 岁以后的男性,男女之比为 3∶1。膀胱肿瘤中约 95% 起源于上皮组织,属于移行上皮肿瘤(transitional cell tumor)或尿路上皮肿瘤(urothelial tumor)范畴。膀胱也可发生鳞状细胞癌、腺癌和间叶组织起源的肿瘤,但均少见。

(一)病因和发病机制

吸烟、苯胺染料、病毒性感染、埃及血吸虫感染、辐射和膀胱黏膜的慢性炎症可能是膀胱癌的诱发因素。

尿路上皮肿瘤具有遗传异质性。细胞遗传学研究表明 30%~60% 的病例 9 号染色体是单体或发生 9p 或 9q 的缺失,还有 17p、13q、11p 和 14q 的缺失等其他改变。9 号染色体的改变多见于浅表乳头状肿瘤,偶见于非侵袭性的扁平肿瘤。9p 的缺失影响到 p16 抑癌基因。许多侵袭性尿路上皮癌发生 17p(含 p53 基因)的缺失或者 p53 基因的突变,p53 基因的改变与尿路上皮癌的进展有关。13q 缺失累及 Rb 基因,多见于浸润性肿瘤。基于上述研究结果提出膀胱癌发生的分子模式有二:① 9p 和 9q 的抑癌基因缺失可导致浅表的乳头状肿瘤,部分病例在此基础上发生 p53 基因的缺失或突变,继而肿瘤发生浸润;② p53 基因突变导致原位癌,之后发生 9 号染色体的缺失,进展为浸润癌。

(二)病理变化

根据 WHO 和国际泌尿病理学会 2016 年的分类,将尿路(移行)上皮肿瘤主要分为以下类型:①尿路上皮乳头状瘤:占膀胱肿瘤的 1% 或更少,多见于青年,肿瘤有纤细的血管纤维轴心,表面被覆多层、分化良好的尿路上皮细胞,切除甚少复发;②内生性乳头状瘤:由正常或轻微不典型的细胞组成,以内生性方式生长的良性肿瘤;③低度恶性潜能的乳头状尿路上皮肿瘤:与乳头状瘤相似,但细胞增生显著,被覆上皮细胞层次增多,复发率较高(25%~47%);④恶性潜能未定的尿路上皮增生:常见于有尿路上皮乳头状肿瘤病史者,尿路上皮明显增厚,但无或轻度细胞非典型,未形成真性乳头;⑤非浸润性低级别乳头状尿路上皮癌:呈比较规则的乳头状结构,细胞排列紧密、极性正常,小灶状细胞异型性改变,如核浓染、少量核分裂象(多见于基底部)、轻度核多形性。临床常见血尿,48%~71%的患者复发,少数可发生浸润;⑥非浸润性高级别乳头状尿路上皮癌:乳头状结构,易见分支和融合现象,细胞排列紊乱、极性消失(图10-22),细胞异型性明显,核染色质增多、粗糙,易见核分裂象,可见病理性核分裂象;⑦尿路上皮原位癌:累及被覆上皮全层;⑧浸润性尿路上皮癌:癌细胞穿过基膜,在间质和肌层中浸润性生长。不到10%的比例为低级别乳头状尿路上皮癌,80%为高级别乳头状尿路上皮癌,并易发生转移。

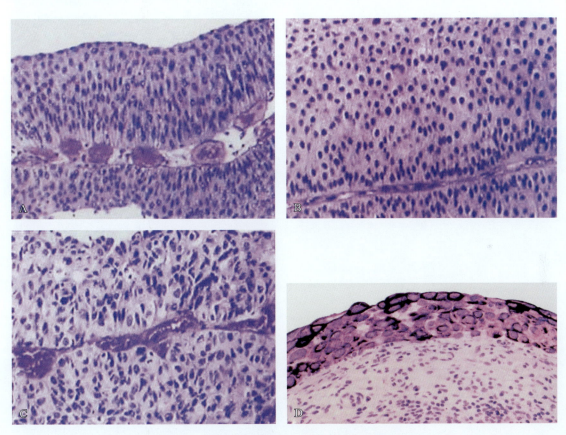

图 10-22　非浸润性膀胱尿路上皮肿瘤(光镜下)
A. 低度恶性潜能的乳头状尿路上皮肿瘤;B. 非浸润性低级别乳头状尿路上皮癌;
C. 非浸润性高级别乳头状尿路上皮癌;D. 尿路上皮原位癌

(三)临床病理联系

多为无痛性肉眼血尿。临床经过取决于肿瘤的良恶性、位置和侵袭性,尤其以侵袭性最为重要。恶性者易于复发,如侵犯到输尿管和尿道口可导致泌尿道梗阻(肾盂积水、肾盂肾炎、肾盂积脓);侵犯膀胱壁或并发感染时,患者有尿急、尿频、尿痛等膀胱刺激症状。高级别乳头状尿路上皮癌患者的10年生存率仅为40%左右。其他三种类型的尿路上皮肿瘤的10年生存率可达90%以上,少数患者(低于10%)进展为高级别肿瘤。

ER-10-12

思政元素:
肾脏病学家
陈香美院士

复习思考题

1. 试述肾小球肾炎的免疫发病机制。
2. 试比较各型肾小球肾炎的病理变化特点,并分析其临床病理联系。
3. 试比较慢性肾小球肾炎与慢性肾盂肾炎的异同点。
4. 学习"药物和中毒引起的肾小管 - 间质性肾炎"对临床诊疗有什么启示?

（张 悦 姜晓刚）

第十一章

生殖系统和乳腺疾病

✎ **学习目标**

1. 能够准确表述生殖系统和乳腺常见炎症性疾病、肿瘤性疾病的病理变化特点，运用病理学知识解释上述疾病的临床表现。

2. 能够对生殖系统和乳腺常见的临床症状进行初步鉴别诊断，结合病理诊断结果可以进行准确诊断。

生殖系统和乳腺的常见疾病包括炎症、肿瘤、内分泌紊乱引起的疾病及妊娠相关疾病。生殖系统炎症虽然比较常见，但病理变化相对比较单一，因此，生殖系统和乳腺肿瘤是本章学习的重点。

第一节 子宫颈疾病

一、慢性子宫颈炎

慢性子宫颈炎（chronic cervicitis）是指由病原微生物引起的以子宫颈慢性非特异性炎症为特征的疾病，为育龄期女性最常见的妇科疾病，临床上主要表现为白带增多，有时白带带血并伴有下腹部坠胀、腰酸等症状。

（一）病因及发病机制

慢性子宫颈炎多是急性子宫颈炎未及时彻底治疗反复发作而致。常见的病原微生物有链球菌、肠球菌、葡萄球菌、沙眼衣原体、人乳头状瘤病毒（HPV）和单纯疱疹病毒。此外，分娩、机械损伤、子宫颈分泌物过多和阴道内酸性环境的改变等因素也常是慢性子宫颈炎的诱发因素，利于病菌入侵而促进炎症的发生。

（二）病理变化

光镜下，子宫颈黏膜充血水肿，间质内有淋巴细胞、浆细胞和巨噬细胞等慢性炎细胞浸润（图 11-1），可伴有子宫颈腺上皮增生及鳞状上皮化生。肉眼观，常见以下病变：①子宫颈腺体囊肿：当化生的鳞状上皮增生并覆盖和阻塞子宫颈管腺体开口处时，使黏液潴留，腺腔扩张成小囊肿，称为子宫颈腺囊肿，也称纳博特囊肿（Nabothian cyst），简称纳氏囊。②子宫颈息肉：慢性炎性刺激使子宫颈黏膜上皮、腺体和间质结缔组织局限性增生，在黏膜表面形成单个或多个带蒂的肿物，称为子宫颈息肉。③子宫颈糜烂：是慢性子宫颈炎最常见的病变，当子宫颈阴道部的鳞状上皮坏死脱落，形成浅表的缺损称为子宫颈真性糜烂，较少见。临床上常见的子宫颈糜烂实际上是子宫颈管黏膜柱状上皮增生向子宫颈阴道部的鳞状上皮缺损处延伸,并覆盖创面。由于柱状上皮较薄,易显露其下面血管而呈红色,病变黏膜呈边界清楚的红色糜烂区,似无上皮覆盖,故称子宫颈糜烂,实际上不是真性糜烂,是成年女性的正常表现。镜下观,黏膜"糜烂"处被单层柱状上皮覆盖,固有膜内充血水肿,大量的淋巴细胞和浆细胞浸润。随后,柱状上皮逐渐化生为鳞状上皮,称为糜烂愈复。若同时伴有异型性增生,有可能发展为鳞状细胞癌。④子宫颈肥大:子宫颈因慢性炎症刺激,间质充血,淋巴细胞浸润,结缔组织和腺体可明显增生,致使子宫颈肥厚增大,称为子宫颈肥大。

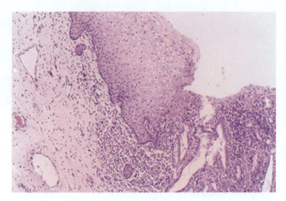

图 11-1 慢性子宫颈炎(光镜下)

子宫颈黏膜腺体增生,间质充血水肿,可见淋巴细胞、浆细胞和巨噬细胞浸润

二、子宫颈上皮内瘤变和子宫颈癌

子宫颈癌(cervical carcinoma)是女性生殖系统常见的恶性肿瘤。多发生于 40~60 岁的女性。由于子宫颈癌普查工作的广泛开展,特别是薄层液基细胞学的推出以及 HPV-DNA 的检测,子宫颈上皮内瘤变的检出率明显增多,患者得到早期治疗,5 年生存率和治愈率显著提高。

病因和发病机制尚未完全明了,流行病学调查发现,子宫颈癌的发生主要与 HPV 感染密切相关,尤其是 HPV-16、HPV-18 为高风险性亚型。HPV 病毒内的 E6 和 E7 基因是病毒癌基因,编码的 E7 蛋白与视网膜母细胞瘤基因 RB 结合使抑癌基因 $p16$ 失活,导致上皮细胞周期发生紊乱,启动癌变过程,两者结合还可以释放 E2F 转录因子,持续促进细胞增殖促使癌变。另外,还与早婚、多产、子宫颈裂伤、包皮垢及雌激素刺激等多种因素有关。

(一) 子宫颈上皮内瘤变

子宫颈上皮异型增生至原位癌这一演变过程称为子宫颈上皮内瘤变(cervical intraepithelial neoplasia,CIN),常发生在子宫颈鳞状、柱状上皮交界处。表现为上皮细胞大小形态不一,核增大深染,核浆比例增大,核分裂象增多,细胞极性紊乱。根据鳞状上皮异型增生的程度和范围,将 CIN 分为 3 级:CIN Ⅰ级,异型细胞局限于上皮下 1/3 层;CIN Ⅱ级,异型细胞累及上皮层的下 1/3 至 2/3 层;CIN Ⅲ级,包括重度异型增生和原位癌,异型细胞超过上皮全层的 2/3,细胞增生明显,各层均可见核分裂象及病理性核分裂象(图 11-2)。子宫颈原位癌是指异常增生的细胞累及子宫颈黏膜上皮全层,但未突破基底膜。原位癌的细胞可由表面沿着基底膜通过宫颈腺口蔓延至宫颈腺体内,取代部分或全部腺上皮,但仍未突破腺体的基底膜,称为原位癌累及腺体。CIN Ⅰ级到 CIN Ⅲ级呈逐渐演变的过程,最终发展为 CIN Ⅲ级和浸润癌的概率和所需时间与上皮内瘤变的程度有关。

近年提出的子宫颈鳞状上皮内病变(squamous intraepithelial lesion,SIL)概念,将 SIL 分成两类:低级别鳞状上皮内病变(low-grade squamous intraepithelial lesion,LSIL)和高级别鳞状上皮内病变(high-

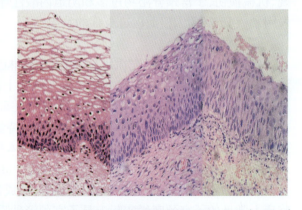

图 11-2 子宫颈上皮内瘤变Ⅰ级、Ⅱ级、Ⅲ级(光镜下)

grade squamous intraepithelial lesion,HSIL)。LSIL 相当于 CIN Ⅰ 级,HSIL 相当于 CIN Ⅱ 级和 CIN Ⅲ 级。

(二) 子宫颈癌

1. 病理变化　子宫颈癌肉眼观可分为 4 型:①糜烂型:病变处黏膜潮红、呈颗粒状,质脆,触之易出血,组织学上多属原位癌和早期浸润癌;②外生菜花型:癌组织主要向子宫颈表面生长,形成乳头状或菜花状突起,表面常有坏死和浅表溃疡形成(图 11-3);③内生浸润型:癌组织主要向子宫颈深部浸润生长,使宫颈前后唇增厚变硬,表面常较光滑,早期不易发现;④溃疡型:癌组织除向深部浸润外,表面同时有大块坏死脱落,形成溃疡,似火山口状。

镜下观,子宫颈癌组织学类型以鳞状细胞癌居多,约占 80%,腺癌占 15%,其余 5% 为腺鳞癌和神经内分泌癌。

(1)子宫颈鳞状细胞癌:几乎所有的子宫颈浸润性鳞状细胞癌都由子宫颈 SIL 发展而来,其演变过程为 SIL—原位癌—浸润癌。依据其进展程度,分为早期浸润癌和浸润癌。

早期浸润癌指癌细胞突破基底膜,向固有膜间质内浸润,在固有膜内形成一些不规则的癌细胞巢或条索,但浸润深度不超过基膜下 5mm、浸润宽度不超过 7mm。一般肉眼不能判断,只有在显微镜下才能确诊。浸润癌指癌组织向间质内浸润性生长,浸润深度超过基膜下 5mm 者。病理组织学类型有角化性鳞状细胞癌、非角化性鳞状细胞癌、基底样鳞状细胞癌、疣状癌、乳头状鳞状细胞癌等。(图 11-4)。

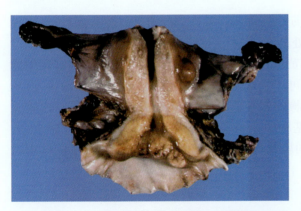

图 11-3　子宫颈癌(外生菜花型)(肉眼观)
子宫颈管内癌组织灰白色,浸润性生长,呈菜花样凸起

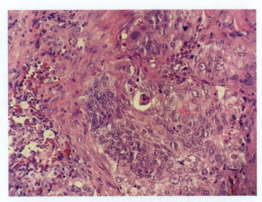

图 11-4　子宫颈鳞状细胞癌(光镜下)
癌组织浸润至子宫间质,无癌珠形成

(2)子宫颈腺癌:依据腺癌组织结构和细胞分化程度亦可分为高分化、中分化和低分化 3 型。中分化腺癌在子宫颈腺癌中最常见。子宫颈腺癌对放疗和化学药物疗法均不敏感,预后较差。

子宫颈腺癌(光镜下)

2. 扩散

(1)直接蔓延:癌组织可直接蔓延侵犯临近组织,向上浸润破坏子宫颈,但很少侵犯子宫体。向下可侵犯阴道壁,向前可侵及膀胱,向后可累及直肠,向两侧可侵及输尿管、宫旁及盆壁组织。

(2)淋巴道转移:是子宫颈癌最常见和最重要的转移途径。癌组织首先转移至子宫旁淋巴结,然后依次至闭孔淋巴结、髂内淋巴结、髂外淋巴结、髂总淋巴结、腹股沟淋巴结及骶前淋巴结,晚期可转移至锁骨上淋巴结。

(3)血道转移:较少见,晚期可转移至肺、肝和骨。

3. 临床病理联系　早期子宫颈癌常无自觉症状,与子宫颈糜烂不易区别。随病变进

笔记栏

展,因癌组织破坏血管,患者出现不规则阴道流血及接触性出血。因癌组织坏死继发感染,或癌组织刺激宫颈腺体分泌亢进,使白带增多,有特殊腥臭味。晚期因癌组织浸润盆腔神经,可出现下腹部及腰骶部疼痛。当癌组织侵及膀胱及直肠时,可引起尿路阻塞,子宫膀胱瘘或子宫直肠瘘。

临床上,子宫颈癌的预后取决于癌的累及范围,原位癌与早期浸润癌经过及时治疗,绝大多数预后良好,局限于子宫颈的浸润癌,术后5年的生存率达75%,当侵及直肠和膀胱,或已经远处转移的患者,其5年的生存率仅有10%。因此对于已婚妇女,定期做子宫颈细胞学检查,是发现早期子宫颈癌的有效措施。

第二节　子宫体疾病

一、子宫内膜异位症

子宫内膜异位症(endometriosis)是指在子宫内膜以外的部位出现子宫内膜腺体和间质,80%发生于卵巢,其余依次发生于子宫阔韧带、直肠阴道陷窝、盆腔腹膜、腹部手术瘢痕、脐部、阴道、外阴和阑尾等。临床症状因子宫内膜异位的位置不同而表现不一,患者常表现为痛经或月经不调。

病因不明,目前有以下几个观点:月经期子宫内膜经输卵管反流至腹腔器官;子宫内膜因手术种植在手术切口或经血流播散至远处器官;体腔上皮化生为子宫内膜。

病理变化:肉眼观,病变处为紫红或棕黄色,结节状,质软如桑葚,可与周围器官发生纤维性粘连,主要受激素影响,异位子宫内膜可产生周期性反复性出血。如发生在卵巢,反复出血可致卵巢体积增大,形成囊腔,内含黏稠的咖啡色液体,称巧克力囊肿。如子宫内膜腺体及间质异位于子宫肌层中(距子宫内膜基底层2mm以上),称作子宫腺肌病。光镜下,可见与正常子宫内膜相似的子宫内膜腺体、间质及含铁血黄素。病程长时仅见增生的纤维组织和含有含铁血黄素的巨噬细胞。

二、子宫内膜增生症

子宫内膜增生症(endometrial hyperplasia)是由于雌激素(内源性或外源性)过多引起的子宫内膜增生性疾病,临床主要表现为不规则阴道出血和月经量过多。育龄期和更年期妇女均可发病。

肉眼观,子宫内膜弥漫性或灶性增厚,厚度超过5mm。光镜下,依据细胞形态和腺体结构增生和分化程度的不同,分为三种类型。单纯性增生、非典型增生和子宫内膜腺癌,无论是从形态学还是生物学都为一连续的演变过程。

1. 单纯性增生(simple hyperplasia)　腺体增多、密集,某些腺体扩张成小囊。腺体的上皮为单层或假复层,细胞无异型性。约1%可进展为子宫内膜腺癌(图11-5)。

2. 复杂性增生(complex hyperplasia)　以往称腺瘤型增生,腺体增生明显,拥挤且不规则,间质少,无细胞异型性。约3%发展为腺癌(图11-6)。

3. 非典型增生(atypical hyperplasia)　腺体显著拥挤,出现背靠背现象。腺腔内可见乳头状增生,上皮细胞有明显异型性,极向紊乱,细胞核大深染,核浆比例增加,可见多少不等的核分裂象。在单纯性和复杂性增生的基础上,均可以伴有非典型增生,复杂性增生伴有非典型增生更容易发展为子宫内膜样腺癌。

图11-3

子宫内膜非典型增生(光镜下)

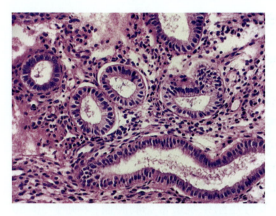

图 11-5 子宫内膜单纯性增生（光镜下）

子宫内膜腺体增多伴扩张，上皮细胞假复层，
无异型性

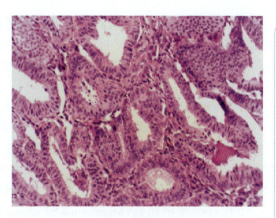

图 11-6 子宫内膜复杂性增生（光镜下）

子宫内膜腺体增生明显，腺体拥挤，上皮细胞复
层化，细胞无异型性

三、子宫肿瘤

（一）子宫内膜样癌

子宫内膜样癌（endometrical adenocarcinoma）是由子宫内膜上皮细胞发生的恶性肿瘤，是子宫内膜癌最常见的病理类型，多见于 50 岁以上的绝经期和绝经期后妇女，以 55~65 岁多见。临床主要表现为不规则阴道出血和白带增多。病因病机尚未阐明，目前认为可能与过量雌激素长期刺激有关，近年来由于更年期激素替代疗法的应用，发病率呈上升趋势。

1. 病理变化 肉眼观，子宫内膜样癌分为弥漫型和局限型。弥漫型表现为子宫内膜弥漫性增厚，或形成不规则的乳头状突起，癌组织灰白质脆，易坏死脱落，有时可向子宫肌层浸润（图 11-7）；局限型是指肿瘤局限于子宫内膜的某一区域，多见于子宫底或子宫角部，常呈息肉或菜花状突入宫腔，也可侵及子宫肌层。如果癌组织小而表浅，可在刮宫诊断时全部被清除，在切除的子宫内找不到癌组织。

光镜下，根据癌组织内子宫内膜腺体比例和细胞分化程度，癌组织可分为高分化、中分化、低分化，以高分化腺癌最多见（图 11-8）。高分化腺癌：腺管增多，排列拥挤紊乱，细胞轻度异型；中分化：增生的腺体不规则，癌细胞异型性明显；低分化：癌细胞分化差，极少形成

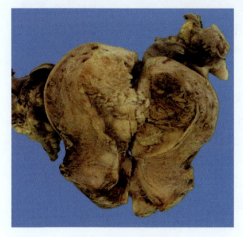

图 11-7 子宫内膜样癌（弥漫型）（肉眼观）

切面见癌组织灰白色，弥漫增厚，充满子宫腔

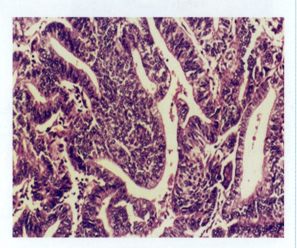

图 11-8 子宫内膜样癌（光镜下）

腺体不规则，排列紊乱，癌细胞异型性明显

腺样结构,多成实体片状排列,核异型性明显,核分裂象多见。约1/3的子宫内膜样癌伴有鳞状细胞分化。

2. 扩散　子宫内膜样癌以直接蔓延为主,预后主要与子宫壁的浸润深度有关。晚期可经淋巴道转移,血道转移比较少见

3. 临床病理联系　临床主要表现为阴道不规则流血,刮宫进行组织学检查,可早期发现。部分患者可有阴道分泌物增多,继发感染则呈脓性,有腥臭味。晚期,癌组织侵犯盆腔神经,可引起下腹部及腰骶部疼痛等症状。

(二)子宫平滑肌肿瘤

子宫平滑肌肿瘤分为三类,分别是平滑肌瘤、平滑肌肉瘤和恶性潜能未定的平滑肌。

1. 子宫平滑肌瘤(leiomyoma of uterus)　是女性生殖系统最常见的肿瘤,多见于30~50岁的妇女。绝经期以后可逐渐萎缩。其发病可能与长期过度雌激素刺激有关,有一定的遗传倾向。

(1)病理变化:肉眼观,肿瘤可发生在子宫的任何部位,常发生于子宫肌层、黏膜下或浆膜下(图11-9)。肿瘤可单发或多发,多者达数十个,称多发性子宫肌瘤。肿瘤大小不等,小者仅镜下可见,大者可超过30cm,肿瘤多呈球形、质韧、表面光滑、界清、无包膜。切面灰白,编织状或旋涡状。当肿瘤生长过快或供血不足时,可出现玻璃样变、黏液样变、出血坏死或钙化等改变。当肿瘤局部发生梗死伴有出血时,肉眼呈暗红色,称为红色变性。光镜下,瘤细胞与正常子宫平滑肌细胞相似,呈梭形,无明显异型性,核分裂象少见,排列成束状或编织状,肿瘤与周围正常平滑肌界限清楚(图11-10)。

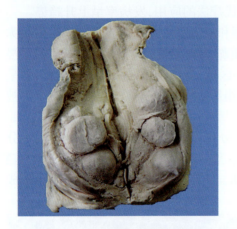

图 11-9　子宫平滑肌瘤(肉眼观)
肿瘤位于子宫肌层,界清,无包膜。
切面灰白,挤压子宫腔

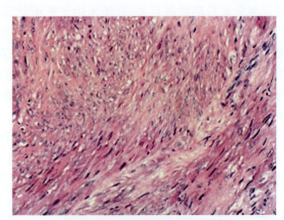

图 11-10　子宫平滑肌瘤(光镜下)
瘤细胞呈梭形,束状或旋涡状排列

(2)临床病理联系:肿瘤较小时多数患者没有症状,部分患者可出现月经量过多,或不规则阴道流血,下腹部不适及局部肿块。肿块较大时出现压迫症状,压迫膀胱引起的尿频,肌瘤蒂扭转致血流中断时可引起突发性疼痛。另外,平滑肌瘤可导致自然流产,胎儿先露异常和绝经后流血。

2. 子宫平滑肌肉瘤(leiomyosarcoma)　是子宫最常见的恶性间叶性肿瘤,占所有子宫恶性肿瘤的1%,常发生于围绝经期和绝经后妇女,随年龄的增加发病率逐渐升高。多数子宫平滑肌肉瘤起源于子宫未分化的间叶细胞,很少有良性平滑肌瘤恶变而来。

(1)病理变化:肉眼观,多数肿瘤体积较大,不规则,具有侵袭性,颜色较深,呈灰色、黄色或棕色,质地软,编织状或旋涡状结构不清楚。镜下,与平滑肌瘤相比,平滑肌肉瘤细胞更密

集,细胞异型明显,核分裂增多,有时肿瘤组织出现凝固性坏死,边界不清(图 11-11)。

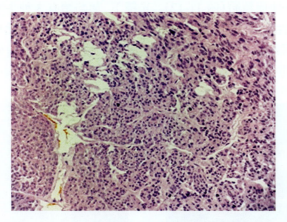

图 11-11　子宫平滑肌肉瘤(光镜下)

瘤细胞密集呈梭形或椭圆形,大小不等,形状不一,核分裂增多

(2)临床病理联系:平滑肌肉瘤是高度恶性肿瘤,呈侵袭性生长,切除后有很高的复发倾向,一半以上可通过血流转移到肺、骨、脑等远隔器官,也可在腹腔内播散。

第三节　滋养层细胞疾病

滋养层细胞疾病(gestational trophoblastic diseases,GTD)包括葡萄胎、侵袭性葡萄胎、绒毛膜癌和胎盘部位滋养细胞肿瘤等,其共同特征为滋养层细胞异常增生。患者血清和尿液中人绒毛膜促性腺激素(human chorionic gonadotropin,HCG)含量高于正常妊娠,是临床诊断、随访观察和评价疗效的辅助指标。

一、葡萄胎

葡萄胎(hydatidiform mole)又称水泡状胎块,以绒毛间质高度水肿,滋养层细胞不同程度增生为特征的一种良性病变,因形成串状水泡状或葡萄状而得名。与妊娠有关,可发生于育龄期的任何年龄,以 20 岁以下和 40 岁以上女性多见,这可能与卵巢功能不足有关,主要表现为闭经、阴道出血或排出葡萄状物。

(一)病因和发病机制

目前未明,可能与染色体的异常有关。完全性葡萄胎的染色体均来自父方,核型为46XX,可能父方的单倍体精子 23X 与无原核的空卵结合自我复制而成纯合子 46XX 的核型,少部分是空卵在受精时和两个精子结合(23X 和 23Y),染色体核型为 46XY,由于缺乏母方功能性 DNA,是一个无胚胎的妊娠。部分性葡萄胎的核型绝大多数为三倍体核型,69XXX,或 69XXY,极偶然的情况下为 92XXXY。由带有母方染色体的正常卵细胞(23X)和一个没有发生减数分裂的双倍体精子(46XY)或两个单倍体精子(23X 或 23Y)结合所致,可见到胚胎的部分发育。通过免疫组化检测母系转录因子产物 P57,可以辅助鉴别完全性还是部分性葡萄胎。

(二)病理变化

肉眼观,子宫明显增大,超过相应妊娠月份的体积,病变局限于宫腔内,不侵入肌层。胎盘绒毛高度水肿,形成大量成串的大小不等薄壁水泡,水泡间有结缔组织相连,形似葡萄。

若所有绒毛均呈葡萄状,称为完全性葡萄胎;若仍保留部分正常绒毛,伴或不伴有胎儿或其附属器官时,称为部分性葡萄胎(图 11-12)。光镜下,葡萄胎有 3 种主要病变:①绒毛因间质高度疏松水肿黏液变性而肿大;②绒毛间质内血管消失,或见少量无功能的毛细血管,内无红细胞;③合体滋养层细胞和细胞滋养层细胞有不同程度增生,并有轻度异型性,滋养层细胞增生为葡萄胎的最重要特征(图 11-13)。

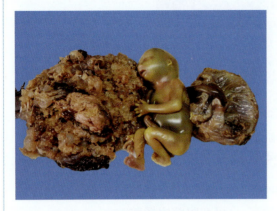

图 11-12 部分性葡萄胎(肉眼观)
胎盘绒毛呈大小不等的透明水泡,可见胎儿

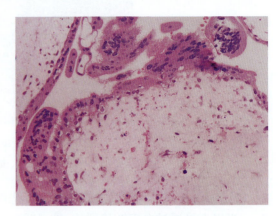

图 11-13 完全性葡萄胎(光镜下)
绒毛间质高度水肿,血管消失,滋养层细胞明显增生

(三)临床病理联系

由于胎盘绒毛水肿、增生致子宫体积明显增大,超出相应月份正常妊娠子宫体积。因胚胎早期死亡,听不到胎心,亦无胎动。由于滋养层细胞增生,患者血和尿中 HCG 明显增高,尿妊娠试验强阳性,是协助诊断的重要指标。滋养层细胞有较强的侵袭血管能力,故妊娠早期就可出现阴道不规则流血,偶有葡萄状物流出。疑似葡萄胎时,大多数患者可经超声检查确诊。

葡萄胎经彻底清宫后,绝大多数能痊愈。约有 11% 患者可转变为侵袭性葡萄胎,2%~3% 可恶变为绒毛膜上皮癌。因葡萄胎有恶变潜能,故清宫后应定期监测血清 HCG,HCG 持续升高提示恶变倾向。部分性葡萄胎的胚胎通常在妊娠的第 10 周死亡,在刮宫组织中可见部分胚胎成分,和完全性葡萄胎不同,极少演化成绒毛膜上皮癌。

二、侵袭性葡萄胎

侵袭性葡萄胎(invasive mole)是介于葡萄胎和绒毛膜上皮癌之间的交界性肿瘤,多继发于葡萄胎后,也有一开始即为侵袭性葡萄胎者。其特征是水泡状绒毛侵入子宫肌层,引起肌层出血和坏死,形成暗红色结节。光镜下,滋养层细胞增生程度和异型性比良性葡萄胎显著,肌层有水泡状绒毛结构是侵袭性葡萄胎的病理诊断要点。有无绒毛结构是本病与绒毛膜上皮癌的主要区别。

临床上,患者血、尿妊娠试验 HCG 持续阳性,阴道持续或间断不规则出血。绒毛可向外侵袭累及宫旁周围组织,也可经血道栓塞到肺、脑等器官,但绒毛可自然消退,不会在栓塞部位继续生长。有时阴道壁转移可见暗红色出血结节,破溃时可发生大出血。大多数侵袭性葡萄胎对化疗敏感,预后良好。

三、绒毛膜癌

绒毛膜癌(choriocarcinoma)简称绒癌,是源于绒毛滋养层细胞的高度恶性肿瘤。绝大多数与妊娠有关,约半数继发于葡萄胎,25%继发于自然流产,22%发生于正常分娩后,其余发生于早产和异位妊娠等。20岁以下和40岁以上女性多见。

(一) 病理变化

肉眼观,癌肿呈结节状,单个或多个,呈暗红或紫蓝色,质较软,大者可突入宫腔,常侵入深肌层穿透宫壁达浆膜外,甚至侵入盆腔或子宫旁组织内形成出血性肿块(图11-14)。光镜下,癌组织由分化不良的细胞滋养层和合体细胞滋养层两种癌细胞组成,细胞异型性明显,核分裂象易见。癌细胞排列成巢状或条索状,无绒毛和水泡状结构。肿瘤自身无间质血管,依靠侵袭周围血管获取营养,故癌组织和周围正常组织有明显出血坏死(图11-15)。

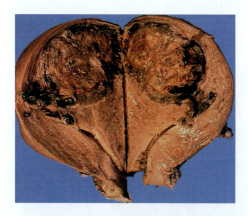

图 11-14　子宫绒毛膜癌(肉眼观)
癌组织位于子宫底部,紫红色,结节状,
可见出血、坏死(箭头示)

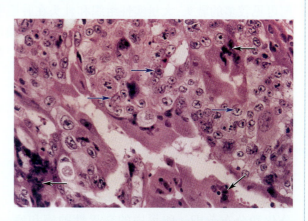

图 11-15　子宫绒毛膜癌(光镜下)
由细胞滋养层和合体细胞滋养层两种癌细胞组成,
细胞异型性明显,肿瘤内无间质和血管

(二) 扩散

绒毛膜癌易侵袭破坏血管,常通过血道转移,以肺最常见,其次为脑、胃肠道、肝和阴道壁等。少数病例在原发灶切除后,转移灶可自行消退。

(三) 临床病理联系

癌组织侵袭破坏血管,阴道常出现持续不规则流血,子宫增大,血或尿中HCG显著升高。血道转移灶可出现相应症状。如肺转移可出现咯血,脑转移可出现头痛、呕吐、瘫痪及昏迷,肾转移可出现血尿等症状。绒癌对化疗敏感,大多患者可治愈,即便发生转移的病例治愈率也可达到70%,甚至治愈后可正常妊娠。

第四节　卵巢肿瘤

卵巢肿瘤是女性常见肿瘤,其组织结构复杂,肿瘤种类繁多,依照其组织发生可分为三大类:①上皮性肿瘤:浆液性肿瘤、黏液性肿瘤、子宫内膜样肿瘤、透明细胞肿瘤等;②发生于卵巢性索-间质的肿瘤:颗粒-间质细胞肿瘤、支持-间质细胞肿瘤等;③发生于生殖细胞肿瘤:畸胎瘤、无性细胞瘤、卵黄囊瘤、胚胎性癌、绒毛膜癌等。

一、卵巢上皮性肿瘤

卵巢上皮性肿瘤是最常见的卵巢肿瘤,占所有卵巢肿瘤的90%,可分为良性、恶性和交界性。过去认为绝大多数上皮肿瘤来源于覆盖在卵巢表面的腹膜间皮细胞,由胚胎时期覆盖在生殖嵴表面的体腔上皮转化而来，目前认为是来源于输卵管伞端上皮，依据上皮的类型分为浆液性、黏液性和子宫内膜样等。

(一) 浆液性肿瘤

浆液性囊腺瘤(serous cystadenoma)是卵巢最常见的肿瘤，其中浆液性囊腺癌占全部卵巢癌的40%。良性和交界性肿瘤多发于30~40岁的女性，而囊腺癌患者年龄偏大。双侧同时发生者多见。

肉眼观，典型的浆液性囊腺瘤由单个或多个纤维分隔的囊腔组成，囊内含清亮液体，偶混有黏液。浆液性囊腺瘤囊内壁光滑，一般无上皮性增厚和乳头状突起。交界性浆液性肿瘤可见较多的乳头，大量实性组织和乳头在肿瘤中出现时应疑为癌。

镜下，浆液性囊腺瘤囊腔被覆单层立方或矮柱状上皮，有纤毛，与输卵管上皮相似，有时可见较宽的乳头状结构形成，细胞形态较一致，无异型性(图11-16)。交界性浆液性肿瘤上皮细胞层次增加，可达2~3层，乳头增多，细胞异型，核分裂象增加。浆液性囊腺癌细胞层次超过3层，伴有明显的间质浸润，细胞异型性明显，核分裂象多见，乳头分支多而复杂，呈树枝状分布，或呈未分化的特点，常可见砂粒体(钙化小体)(psammoma bodies)。

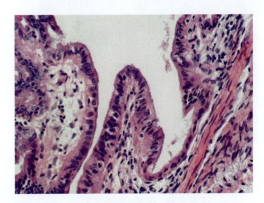

图11-16 卵巢浆液性乳头状囊腺瘤(光镜下)
肿瘤呈乳头状，表面覆盖单层立方上皮，无异型性

浆液性肿瘤的生物学行为取决于肿瘤的分化和分布范围。卵巢内的交界性肿瘤和癌的5年生存率分别是100%和75%，而累及腹膜的同样肿瘤则分别是90%和25%。因为交界性肿瘤可在多年后复发，5年后患者仍存活并不意味着已经治愈。

(二) 黏液性肿瘤

黏液性囊腺瘤(mucinous cystadenoma)较浆液性肿瘤少见，占所有卵巢肿瘤的30%。多为良性，交界性和恶性占15%。发病年龄与浆液性肿瘤相同。

卵巢黏液性囊腺瘤(肉眼观)

肉眼观，多为单侧、多房性。肿瘤大小不一，圆形囊性，表面光滑，切面由多个大小不一的囊腔组成，腔内充满富于糖蛋白的黏稠液体，囊腔内面光滑，偶见乳头。体积巨大者可超过25kg。如肿瘤查见较多乳头和实性区域，或有出血，坏死及包膜浸润，则有可能为恶性。

光镜下，黏液性囊腺瘤的囊腔被覆单层高柱状上皮，核在基底部，核的上部充满黏液，无纤毛，和胃及小肠的上皮相似(图11-17)。交界性黏液性肿瘤含有较多的乳头结构，细胞层次增加，一般不超过3层，镜下特征和交界性浆液性囊腺瘤相似。黏液性囊腺癌上皮细胞明显异型，形成复杂的腺体和乳头结构，可有出芽、搭桥及实性巢状区，如能确认有间质明显破坏性浸润，则可诊断为癌(图11-18)。

黏液性囊腺癌的预后取决于临床分期，一般好于浆液性囊腺癌。如卵巢黏液性肿瘤的囊壁破裂，上皮和黏液种植在腹膜上，在腹腔内形成胶冻样肿块，称为腹膜假黏液瘤(pseudomyxoma peritoneal)。

二、卵巢生殖细胞肿瘤

来源于生殖细胞的肿瘤约占所有卵巢肿瘤的1/4。儿童和青春期卵巢肿瘤的60%为生殖细胞肿瘤，绝经期后则很少见。原始生殖细胞具有向不同方向分化的潜能，由原始性生殖细胞组成的肿瘤称作无性细胞瘤，原始生殖细胞向胚胎的体壁细胞分化称为畸胎瘤；向胚外组织分化,瘤细胞和胎盘的间充质细胞或它的前身相似,称作卵黄囊瘤;向覆盖在胎盘绒毛表面的细胞分化,则称为绒毛膜癌。

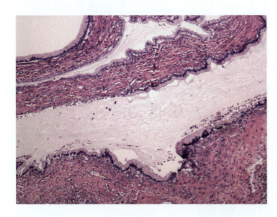

图 11-17　卵巢黏液性囊腺瘤(光镜下)
肿瘤囊腔被覆单层高柱状上皮,核在基底部,
胞质内充满黏液

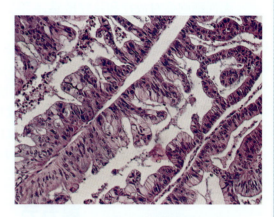

图 11-18　卵巢黏液性囊腺癌(光镜下)
上皮细胞多层排列,异型明显,形成复杂的腺体
和乳头结构,富含黏液

(一)畸胎瘤

畸胎瘤多由 2 个或 3 个胚层组织成分混杂组成。占所有卵巢肿瘤的 15%~20%,好发于 20~30 岁女性。

1. **成熟性畸胎瘤(mature teratoma)** 又称囊性成熟性畸胎瘤,是最常见的生殖细胞肿瘤。肉眼观,肿瘤呈囊性,充满皮脂样物,囊壁上可见头节,表面附有毛发,可见牙齿。镜下,肿瘤由 3 个胚层的各种成熟组织构成。常见皮肤、毛囊、汗腺、脂肪、肌肉、骨、软骨、呼吸道上皮、消化道上皮、甲状腺和脑组织等(图 11-19)。

2. **未成熟性畸胎瘤(immature teratoma)** 在肿瘤组织中查见未成熟组织。占 20 岁以下女性所有恶性肿瘤的 20%,平均发病年龄为 18 岁,随年龄的增大,发病率逐渐减少。肉眼观,肿瘤呈实体分叶状,可含有许多小的囊腔。镜下,在与成熟性畸胎瘤相似的组织结构背景上,可见

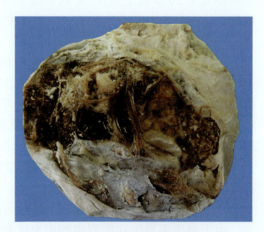

图 11-19　成熟性畸胎瘤
肿瘤呈囊性,充满皮脂样物,附有毛发,可见牙齿

未成熟神经组织组成的原始神经管和菊形团结构,偶见神经母细胞瘤的成分。此外,常见未成熟的骨或软骨组织。预后和肿瘤分化有关,高分化的肿瘤一般预后较好,而主要由未分化的胚胎组织构成的肿瘤则预后较差。

(二)无性细胞瘤

卵巢无性细胞瘤(dysgeminoma)是由未分化、多潜能原始生殖细胞组成的恶性肿瘤,同一肿瘤发生在睾丸则称为精原细胞瘤(seminoma)。大多数患者的年龄在 11~30 岁。无性细胞瘤仅占卵巢恶性肿瘤的 2%,精原细胞瘤则是睾丸最常见的肿瘤。

肉眼观,肿瘤一般体积较大,质实,表面结节状,切面质软鱼肉样。镜下,细胞体积大而一致,细胞膜清晰,胞质空亮,充满糖原,细胞核居中,有 1~2 个明显的核仁,核分裂象多见。瘤细胞排列成巢状或条索状,瘤细胞巢周围的纤维间隔中常有淋巴细胞浸润,并可有

结核样肉芽肿结构。约15%的无性细胞瘤含有和胎盘合体细胞相似的合体细胞滋养层成分。

无性细胞瘤对放疗和化疗敏感,5年生存率可达80%以上。晚期主要经淋巴道转移至髂部和主动脉旁淋巴结。

(三)胚胎性癌

知识链接:
卵巢性索间
质肿瘤

胚胎性癌(embryonal carcinoma)主要发生在20~30岁的青年人,比无性细胞瘤更具有浸润性,是高度恶性的肿瘤。肿瘤边界不清,可见出血和坏死。镜下见肿瘤细胞排列成腺管、腺泡或乳头状,分化差的细胞则排列成片状。肿瘤细胞呈上皮样,细胞大,显著异型,细胞之间界限不清,细胞核大小形态不一,核仁明显,常见核分裂象和瘤巨细胞。若伴有畸胎瘤、绒毛膜癌和卵黄囊瘤成分,应视为混合性肿瘤。

第五节　前列腺疾病

一、前列腺增生症

良性前列腺增生(benign prostatic hyperplasia)又称结节状前列腺增生或前列腺肥大,以前列腺上皮和间质(包括纤维组织和平滑肌)增生为其主要病变,常有不同程度的排尿困难。本病多见于50岁以上男性,发病率随年龄的增加而递增。病因和发病机制尚未完全清楚,可能与体内雌激素和雄激素平衡失调有关。

(一)病理变化

前列腺增生
症(光镜下)

肉眼观,前列腺体积增大,可达正常的2~4倍,呈结节状,颜色和质地与增生的成分有关,以纤维和平滑肌增生为主者,色灰白,质地较韧,和周围正常前列腺组织界限不清;以腺体增生为主者呈淡黄色,质地较软,切面可见大小不一的筛孔样腔隙,挤压可见乳白色前列腺液体流出,镜下,前列腺的腺体、平滑肌和纤维组织可有不同程度的增生。增生腺体的上皮细胞可向腔内出芽呈乳头状,增生的腺体相互聚集或在增生的间质中散在随机排列,腔内常含有红色、同心圆层状的浓缩分泌物(淀粉小体)。有时伴有钙盐沉着,增生的腺体周围均有基膜存在。

(二)临床病理联系

由于增生多发生在前列腺的中央区和移行区,尿道前列腺部受压而产生尿道梗阻的症状和体征,患者可有排尿困难,尿流变细,滴尿、尿频和夜尿增多。时间久者,继而产生尿潴留和膀胱扩张。尿液潴留可进一步诱发尿路感染或肾盂积水,严重者最后可致肾衰竭。一般认为,前列腺增生极少发生恶变。

二、前列腺癌

前列腺癌(prostatic cancer)是源自前列腺上皮的恶性肿瘤,多发在50岁以后,发病率随年龄增加逐步提高,其发病率和病死率在欧美国家仅次于肺癌,居所有癌肿的第2位。在我国发病率近年来呈逐渐上升趋势。去势手术(切除睾丸)或服用雌激素可抑制肿瘤生长,说明雄激素和前列腺癌的发生相关。和正常前列腺一样,前列腺癌上皮细胞也具有雄激素受体,激素和受体结合可促进肿瘤生长。

(一)病理变化

肉眼观,大多数肿瘤发生在前列腺周围区,形成单个或多个灰白结节,境界不清,质地较实沙砾样,偶见出血坏死。镜下,多数为分化较好的腺癌,癌细胞形成明显的腺样结构,腺体不规则,排列拥挤,可见背靠背现象。腺上皮细胞层次增多,并有细胞异型性,核分裂象很少见。在低分化癌中,癌细胞排列成条索、巢状或片状。

(二) 临床病理联系

早期前列腺癌可无明显症状,肛诊检查可直接扪及结节。5%~20% 的前列腺癌可发生局部浸润和远处转移,常直接向精囊和膀胱底部浸润,后者可引起尿道梗阻。血道转移主要转移到骨、肺和肝,骨转移中以脊椎骨最常见,其次为股骨近端、盆骨和肋骨。男性肿瘤骨转移应首先想到前列腺癌转移的可能。淋巴转移首先至闭孔淋巴结,随之到内脏淋巴结、胃底淋巴结、髂骨淋巴结、骶骨前淋巴结和主动脉旁淋巴结。

前列腺腺癌
(光镜下)

第六节　乳 腺 疾 病

一、乳腺增生性疾病

乳腺增生性疾病是以乳腺终末导管小叶为单位的一大类良性增生性病变,表现为乳腺上皮和间质的增生和化生,组织学病变多样,种类繁多,诊断名称不一。现简单介绍两个常见的乳腺增生性疾病。

1. 乳腺腺病　好发于中年女性,以乳腺小叶腺泡、末梢导管和结缔组织增生为特征。患者乳腺局部伴周期性疼痛,一般不形成明显肿块,但结节性腺病可形成界限清楚的较硬肿物。常见的组织学类型有:①小叶增生;②盲管腺病;③腺管状腺病;④大汗腺性腺病;⑤旺炽性腺病;⑥硬化性腺病;⑦微腺性腺病;⑧结节性腺病等。

2. 乳腺纤维囊性变　最常见的乳腺疾患,是一组以末梢导管和腺泡高度扩张呈囊状为主要特征,伴有间质纤维组织和上皮不同程度增生的非肿瘤性病变。肉眼可见多发性、大小不等的囊腔,常为双侧多灶小结节性分布,边界不清,相互聚集的小囊肿和增生的间质纤维组织相间交错,可产生斑驳不一的外观。镜下见中小导管或腺泡扩张呈囊状,囊壁上皮萎缩或增生,部分上皮细胞增生成乳头状突入囊腔,乳头顶部相互吻合,构成筛状结构,当囊肿上皮细胞出现非典型增生性病变时,容易发生癌变,可视为癌前病变。

二、乳腺纤维腺瘤

纤维腺瘤(fibroadenoma)是青年妇女最常见的乳腺良性肿瘤,多为单个发生,偶为多个,单侧或双侧乳腺上部发生。本病发生在卵巢功能活跃时期,故认为与雌激素的刺激有关。

肉眼观,圆形或卵圆形结节状,与周围组织界限清楚,切面灰白色、质韧、略呈分叶状,可见裂隙状区域,常有黏液样外观。光镜下,肿瘤主要由增生的纤维间质和腺体组成,腺体圆形或卵圆形,或被周围的纤维结缔组织挤压呈裂隙状;间质通常较疏松,富于黏多糖,也可较致密,发生玻璃样变或钙化(图11-20)。

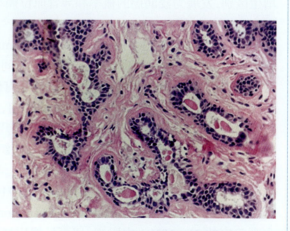

图 11-20　乳腺纤维腺瘤(光镜下)
由增生的腺体和间质组成

知识链接：
乳腺癌的分
子亚型与
预后

三、乳腺癌

乳腺癌（carcinoma of breast）是来自乳腺终末导管和小叶上皮的恶性肿瘤。在我国发病率呈缓慢上升趋势，已跃居女性恶性肿瘤第 1 位。乳腺癌常发于 40~60 岁的妇女，癌肿多见于乳腺外上限，其次是乳腺中央区和其他象限。男性乳腺癌罕见，约占全部乳腺癌的 1%。

乳腺癌的发病机制尚未完全阐明，雌激素长期作用、家族遗传倾向，环境因素和长时间大剂量接触放射线均和乳腺癌发病有关。5%~10% 的乳腺癌患者有家族遗传倾向，研究发现抑癌基因 *BRCA1* 与 *BRCA2* 是目前已知的最主要的两种乳腺癌易感基因，*BRCA1* 基因突变主要发生在家族性乳腺癌人群中，在散发病例中较少被发现，其突变阳性率在家族性乳腺癌和卵巢癌人群中为 80% 左右。在无 *BRCA1* 突变的遗传性乳腺癌中，70% 的病例与 *BRCA2* 基因突变有关。

（一）病理变化

乳腺癌组织形态十分复杂，类型较多，根据是否浸润大致上分为两大类。

1. 非浸润性癌（non-invasive carcinoma）　分为导管原位癌和小叶原位癌，两者均来自终末导管 - 小叶单元上皮细胞。癌细胞局限于基底膜以内，未向间质或淋巴管、血管浸润。

（1）导管原位癌（ductal carcinoma in situ，DCIS）：癌细胞局限于扩张的导管内，导管基膜完整。依据肿瘤细胞核的异型性和核核分裂象的多少，以及有无导管内中心区域的粉刺样坏死，将 DCIS 分为 3 级，低级别、中级别和高级别。高级别癌细胞常表现为大且多形性，核仁明显，核分裂象多见，管腔内常伴有大量坏死碎屑（图 11-21）（粉刺样坏死）。坏死物中常有钙化。低级别 DCIS，癌细胞有小的单形性的细胞组成，细胞大小一致，核仁不明显，核分裂象少见，在导管内排列成实性、乳头状或筛状等多种形式。中级别 DCIS，细胞异型性介于高级别和低阶别之间。

80%~85% 的 DCIS 无临床症状，需要乳腺 X 检查才能发现，有些临床上表现为可触及肿物，伴有病理性乳头溢液。活检证实为导管原位癌的如果不经任何治疗，30% 可发展为浸润癌。高级别的 DCIS 转为浸润癌的概率更高。

（2）小叶原位癌（lobular carcinoma in situ）：扩张的乳腺小叶末梢导管和腺泡内充满呈实体排列的癌细胞，癌细胞体积较导管内癌的癌细胞小，大小形状较为一致，核圆形或卵圆形，核分裂象罕见。增生的癌细胞未突破基膜。一般无癌细胞坏死，亦无间质的炎症反应和纤维组织增生。临床上一般不形成明显的肿块。30% 的患者累及双侧乳腺，不易与乳腺小叶增生区别，发展为浸润癌的概率和导管原位癌相似。

2. 浸润性癌（invasive carcinoma）

（1）非特殊型浸润性癌（invasive carcinoma of nonspecific type）：即浸润性导管癌，由导管原位癌发展而来，癌细胞突破导管基膜向间质浸润，是最常见的乳腺癌类型，约占乳腺癌的 70%。肉眼观，肿瘤呈灰白色，质硬，切面有砂粒感，无包膜，与周围组织分界不清，活动度差。常可见癌组织呈树根状侵入邻近组织内，大者可深达筋膜。癌肿侵及乳头又伴有大量纤维组织增生时，可出现乳头下陷。如癌组织阻塞真皮内淋巴管，皮肤水肿，而毛囊汗腺处的皮肤相对下陷，呈橘皮样外观。光镜下，组织学形态多样，高分化者形成腺样结构，低分化癌的细胞排列成巢状、团索状，细胞异型性明显，核分裂象多见，常见局部肿瘤细胞坏死。癌细胞在致密增生的纤维间质内浸润生长（图 11-22）。

（2）浸润性小叶癌（invasive lobular carcinoma）：由小叶原位癌穿透基膜向间质浸润所致，占乳腺癌的 5%~10%。肉眼观，切面呈橡皮样，色灰白柔韧，与周围组织无明确界限。光镜下，癌细胞呈单行串珠状或细条索状浸润于纤维间质之间，或环形排列在正常导管周围。癌细胞小,大小一致,核分裂象少见,细胞形态和小叶原位癌的瘤细胞相似。大约20%的浸润性小叶癌累及双侧乳腺,在同一乳腺中呈弥漫性多灶性分布,因此不容易被临床和影像学检查发现。该瘤的扩散和转移亦有其特殊性,常转移至脑脊液、浆膜表面、卵巢、子宫和骨髓。

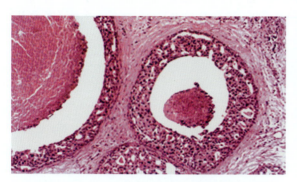

图 11-21 高级别导管原位癌(光镜下)

导管内癌细胞排列紧密,大小不一,胞质嗜酸,中央坏死

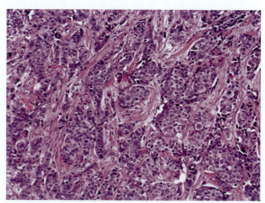

图 11-22 乳腺非特殊型浸润性癌(光镜下)

癌细胞排列成巢状、团索状,在纤维间质内浸润生长

3. 特殊类型癌 主要有伴髓样特征的癌(carcinoma with medullary features)、小管癌、黏液癌、神经内分泌癌、大汗腺癌、化生性癌、富于脂质癌、分泌性癌等。

炎性乳癌不是特殊的组织类型,是指癌组织广泛浸润并阻塞皮肤淋巴管,乳腺红肿无明显肿块,易与乳腺炎症混淆而延误诊断。往往发现时已转移,切除后复发快,预后差。

(二)扩散

1. 直接蔓延 癌细胞沿乳腺导管直接蔓延,可累及相应的乳腺小叶腺泡。侵及乳头、皮肤、筋膜、胸大肌和胸壁。

2. 淋巴道转移 淋巴道转移是乳腺癌最常见的转移途径。首先转移至同侧腋窝淋巴结,晚期可至锁骨下淋巴结、逆行转移至锁骨上淋巴结。位于乳腺内上象限的乳腺癌常转移至乳内动脉旁淋巴结,进一步至纵隔淋巴结。少部分病例可通过胸壁浅部淋巴管或深筋膜淋巴管转移到对侧腋窝淋巴结。

3. 血道转移 晚期乳腺癌可经血道转移至肺、骨、肝、肾上腺和脑等组织或器官。

(三)临床病理联系

乳腺癌早期为无痛性肿块,不易被发现,当患者偶然自我发现或在体检时发现时,约50%的病例已发生局部淋巴结转移。癌肿侵及乳头并伴有大量纤维组织增生时,癌周围增生的纤维组织收缩,可导致乳头下陷。癌组织阻塞真皮内淋巴管,可致皮肤水肿,而毛囊汗腺处皮肤相对下陷,呈橘皮样外观。晚期乳腺癌形成巨大肿块,在癌周围浸润蔓延,形成多个卫星结节。若癌组织穿破皮肤,可形成溃疡。

四、男性乳腺发育

男性乳腺发育(gynecomastia)是指由于乳腺腺体和间质的共同增生引起的乳腺肥大,常由雌激素过多引起。例如肝功能不全所致的雌激素过多,可导致男性乳腺发育。单侧或双侧均可发生。在乳晕下出现纽扣样结节性增大,大者像女性青春期乳腺。光镜下,可见导管周围密集的玻璃样胶原纤维增生,导管数量增多,导管上皮乳头状增生,细胞形态规则,呈柱状或立方状,很少有小叶形成。该病变易于在临床检查时发现,但必须和少见的男性乳腺癌鉴别。

病案分析:
乳腺癌

思政元素:
关爱女性
健康

男性乳腺发育(光镜下)

复习思考题

1. 简述宫颈上皮异型增生→原位癌→宫颈浸润癌的病变特点及发展关系。
2. 试比较葡萄胎、侵袭性葡萄胎及绒毛膜癌病变的异同点。
3. 简述乳腺癌的病理类型及病变特点。

（高爱社）

第十二章
淋巴造血系统疾病

学习目标

1. 能够通过观察病理变化鉴别淋巴结的良性病变和恶性病变。
2. 能够通过观察病理变化鉴别霍奇金淋巴瘤和非霍奇金淋巴瘤。
3. 熟记淋巴瘤、髓系肿瘤的相关概念、分类、病变特点、临床表现和预后。
4. 了解组织细胞和树突状细胞肿瘤的特点。

淋巴造血系统包括淋巴样组织（lymphoid tissue）和髓样组织（myeloid tissue）两个部分。淋巴样组织包括胸腺、脾、淋巴结和在人体广泛分布的淋巴组织，如扁桃体、胃肠道黏膜下的淋巴组织等。髓样组织主要由骨髓造血细胞和外周血细胞构成。

造血系统的疾病种类繁多，主要表现为各种成分的量和/或质的变化。本章主要介绍淋巴结的一些常见良性、恶性病变，并根据 WHO 关于淋巴造血组织肿瘤的新版分类（2017年，第4版），以细胞来源为线索，重点介绍常见的几种淋巴组织肿瘤、髓系肿瘤、组织细胞和树突状细胞肿瘤。

第一节　淋巴结的良性病变

淋巴结作为人体重要的免疫器官和防御屏障，常受到各种因子的刺激，淋巴结内的细胞成分，主要是淋巴细胞、组织细胞和树突状细胞会出现增生，导致淋巴结肿大。根据病因、组织病理学变化及临床表现，可将淋巴结的良性病变分为三类：反应性淋巴结炎、特异性淋巴结炎和原因不明的淋巴增生性疾病（如巨大淋巴结增殖症以及伴巨大淋巴结病的窦组织细胞增生症等）。

一、反应性淋巴结炎

反应性淋巴结炎（reactive lymphadenitis）是淋巴结最常见的良性增生性病变。局部炎症病灶内的病原体、毒素或毒性代谢产物通过淋巴管引流到局部淋巴结，引起淋巴组织增生，淋巴结肿大。全身感染可累及全身淋巴结。虽然引起淋巴结炎的原因多种多样，但其病理变化基本相似，缺乏特异性，故称为非特异性淋巴结炎，可分为急性和慢性两种类型。

（一）急性非特异性淋巴结炎

急性非特异性淋巴结炎常见于局部感染的引流淋巴结。发炎的淋巴结肿胀，灰红色。光镜下可见淋巴滤泡增生，生发中心扩大，有较多核分裂象。化脓菌感染时滤泡生发中心可发生坏死，形成脓肿。临床上局部淋巴结肿大，有疼痛和触痛，形成脓肿时有波动感，皮肤发红,可穿破皮肤形成窦道。

(二) 慢性非特异性淋巴结炎

慢性非特异性淋巴结炎常引起淋巴结反应性增生(reactive hyperplasia of the lymph node),根据病因不同,淋巴结的形态学改变分为 3 种类型:

1. 淋巴滤泡增生 常由体液免疫反应引起。见于非特异性炎症、类风湿关节炎及 HIV 感染的早期。淋巴滤泡的数量增多、体积增大,滤泡大小不等、生发中心扩大并且细胞成分多样;滤泡境界清楚,淋巴套结构清晰完整(图 12-1)。

2. 副皮质区增生 常由细胞免疫反应引起。多见于活跃的病毒感染,特别是传染性单核细胞增多症、病毒性疫苗接种后及某些药物反应等。病变特征是淋巴结的副皮质区增宽,可见活化的 T 免疫母细胞。常伴有血管内皮细胞增生和淋巴窦扩张。

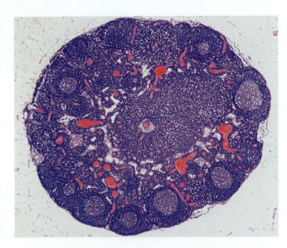

图 12-1 慢性非特异性淋巴结炎,淋巴滤泡增生(光镜下)

淋巴滤泡增生,生发中心明显扩大,周围有套区细胞围绕;生发中心细胞成分多样,核较大

3. 窦组织细胞增生 多见于肿瘤引流区的淋巴结,也见于淋巴造影后的淋巴结和伴巨大淋巴结病的窦组织细胞增生症。表现为淋巴窦腔明显扩张,窦内组织细胞(巨噬细胞)明显增生和内皮细胞肥大。

二、特异性淋巴结炎

特异性淋巴结炎的特点为淋巴结的病变常作为全身性疾病的一部分,多由特殊的病原微生物引起,有特殊的病理形态学改变,临床上可能需要特殊的检测及特殊的药物治疗。

(一) 结核性淋巴结炎

结核性淋巴结炎是淋巴结最常见的特殊感染。其典型病变是形成结核结节和干酪样坏死,临床上常表现为一组淋巴结肿大,颈部淋巴结多见(详见第八章呼吸系统疾病第三节结核病)。

(二) 淋巴结真菌感染

淋巴结的真菌感染少见,通常是作为机体全身感染的一部分而存在的,多发生于儿童和老人。淋巴结感染的真菌有曲菌、新型隐球菌和组织胞浆菌等。曲菌感染的基本病变是化脓性炎及脓肿形成,新型隐球菌感染为肉芽肿性炎,组织胞浆菌感染的病灶中常见组织细胞增生和肉芽肿性炎。

(三) 组织细胞坏死性淋巴结炎

FR-12-1

组织细胞性坏死性淋巴结炎(光镜下)

组织细胞坏死性淋巴结炎可能与人类疱疹病毒 6 型感染有关。好发于年轻女性,患者颈部淋巴结轻度肿大、轻微疼痛,常伴有发热。病理变化为淋巴结被膜下和副皮质区不规则的片状凝固性坏死,可见明显的核碎片,中性粒细胞稀少或缺如;坏死灶及周边可有大量的组织细胞(巨噬细胞)和前体浆细胞样树突细胞活跃增生,常见吞噬核碎片的现象。该疾病有自限性,多数患者在 2~3 个月内自愈。

(四) 猫抓病

猫抓病是由立克次体感染引起的自限性淋巴结炎。患者在被猫抓伤或咬破皮肤后 1~2

周出现引流区淋巴结肿大,多位于腋下和颈部,皮损部位出现红斑状丘疹、脓疱或痂皮。病理变化为肉芽肿形成,肉芽肿中央可见中性粒细胞浸润形成微小脓肿,脓肿外周有上皮样细胞增生,一般无朗汉斯巨细胞。大多数患者淋巴结肿大在 2~4 个月后自行消退。

(五) 传染性单核细胞增多症

传染性单核细胞增多症与 EBV 感染有关。青少年多发,自限性。可有发热、咽痛、淋巴结肿大、肝脾肿大。外周血淋巴细胞增多,可见不典型单核样细胞。淋巴结副皮质区可见异型 T 淋巴细胞和 T 免疫母细胞,滤泡增大。

第二节 淋巴组织肿瘤

淋巴组织肿瘤(lymphoid neoplasms)是指来源于淋巴细胞及其前体细胞的恶性肿瘤,包括淋巴瘤、淋巴细胞白血病、毛细胞白血病和浆细胞肿瘤等。淋巴组织肿瘤可发生在淋巴结、骨髓、脾脏、胸腺和结外淋巴组织等处。发生肿瘤性(克隆性)增殖的细胞为淋巴细胞(B 细胞、T 细胞、NK 细胞等)及其前体细胞。淋巴瘤(lymphoma)是指原发于淋巴结和结外淋巴组织等处淋巴细胞的恶性肿瘤,占所有恶性肿瘤的 3%~4%,占我国各种恶性肿瘤发病的第 11 位。淋巴瘤分为霍奇金淋巴瘤(Hodgkin lymphoma,HL)和非霍奇金淋巴瘤(non-Hodgkin lymphoma,NHL)两大类,后者包括 B 细胞、T 细胞和 NK 细胞肿瘤。80%~85% 的淋巴瘤是 B 细胞来源,其次为 T/NK 细胞来源,组织细胞源性肿瘤罕见。

B 和 T 细胞都来自骨髓干细胞,在骨髓中由骨髓干细胞发育为前体 B、T 细胞(又称淋巴母细胞),然后分别在骨髓和胸腺内发育为成熟的未受到抗原刺激的初始 B、T 细胞,再经过血液循环进入外周淋巴器官。在抗原刺激后,初始 B、T 细胞都可发生转化,生成效应细胞(记忆 B 细胞、效应 T 细胞和浆细胞)。其中初始 B 细胞首先迁移到外周淋巴器官初级滤泡的套区,介导体液免疫应答,在受到抗原刺激后,在生发中心先转化为中心母细胞,然后才转化为中心细胞,并在生发中心外发育成为免疫母细胞和浆细胞。图 12-2 为淋巴细胞分化模式图。淋巴组织肿瘤可以看成是被阻断在 B 细胞和 T 细胞分化过程中某一阶段淋巴细胞的单克隆性增生所致。

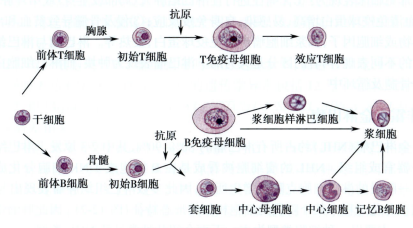

图 12-2 淋巴细胞分化模式图

WHO 关于淋巴组织肿瘤的分类(2017 年,第 4 版)将淋巴瘤分为前体淋巴细胞肿瘤、成熟 B 细胞肿瘤、成熟 T 和 NK 细胞肿瘤和霍奇金淋巴瘤(表 12-1)。淋巴瘤的确诊主要依靠

性滤泡主要由中心细胞和中心母细胞组成。中心细胞的细胞核形状不规则、有裂沟,核仁不明显,胞质少;中心母细胞较正常淋巴细胞大2~3倍或更大,核圆形或有凹陷,染色质空泡状,有1~3个靠近核膜的小核仁。中心母细胞的数量越多则越具侵袭性。与正常淋巴滤泡生发中心不同,肿瘤性滤泡缺乏细胞凋亡及吞噬现象。

(2)免疫表型和细胞遗传学:瘤细胞表达B细胞抗原CD19、CD20、CD10、Bcl-6和单克隆性的sIg。大多数病例的瘤细胞还表达bcl-2蛋白,这是由于肿瘤细胞有t(14;18)易位,使14号染色体上的*IgH*基因和18号染色体上的*bcl-2*基因拼接,导致*bcl-2*基因高表达,由于正常生发中心不表达*bcl-2*基因,因此,bcl-2蛋白是区别反应性增生的滤泡和滤泡淋巴瘤的肿瘤性滤泡的重要标记。

(3)临床表现:常见于中年人。多个淋巴结无痛性肿大,脾脏和骨髓常被累及。多数病例预后较好,五年存活率超过70%,但部分患者可转化为弥漫性大B细胞淋巴瘤,预后差。

3. 弥漫性大B细胞淋巴瘤(diffuse large B-cell lymphoma,DLBCL) 是一组弥漫性增生的大B细胞恶性肿瘤,具有侵袭性,是最常见的NHL类型,占所有NHL的30%~40%。DLBCL可原发于淋巴结或结外任何部位,也可以是由其他低度恶性淋巴瘤发展和转化而来,如CLL/SLL。

(1)病理变化:正常的淋巴结或结外淋巴组织结构由弥漫性的肿瘤组织侵占取代。肿瘤细胞形态相对单一,体积较大的异型的淋巴细胞弥漫浸润,瘤细胞的直径为小淋巴细胞的3~5倍。细胞形态多样,类似中心母细胞、免疫母细胞、间变大细胞或浆母细胞。中心母细胞有多个靠近核膜的核仁,免疫母细胞为单个中央核仁(图12-3)。

(2)免疫表型和细胞遗传学:瘤细胞表达B细胞分化抗原CD19、CD20和CD79a,多数表达sIg。由FL转化来的病例还表达bcl-2蛋白,并存在t(14;18)染色体易位。最常见的分子遗传学改变是位于3q27上的*Bcl-6*基因突变。约30%的DLBCL存在致*Bcl-6*断裂的易位,而*Bcl-6*启动子的获得性突变更为常见。

(3)临床表现:老年男性患者略多,也可见于儿童和青年。预后较差。短期内出现淋巴结迅速增大或结外肿块,累及肝、脾时常表现为大的破坏性肿物,但很少累及骨髓。若不治疗,患者会在短期内死亡。采用加强化

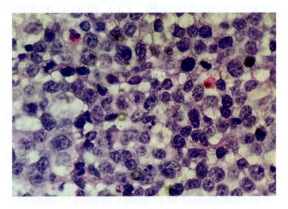

图12-3 弥漫性大B细胞淋巴瘤(光镜下)
体积较大的肿瘤性淋巴细胞弥漫排列,核大,染色质块状,形态各异,可见小核仁

疗,60%~80%的患者可完全缓解,约50%的患者可达临床治愈。

4. Burkitt淋巴瘤(Burkitt lymphoma,BL) 是淋巴滤泡生发中心细胞或生发中心后B细胞起源的高度侵袭性肿瘤。主要流行于非洲地区,是非洲儿童最常见的恶性肿瘤,与EBV感染有关。20%~30%的散发性BL和免疫缺陷相关性BL病例也伴有EBV感染。

(1)病理变化:淋巴结的结构破坏,中等大小、相对形态单一的淋巴细胞弥漫性浸润。高分裂指数和高凋亡是该肿瘤的特征性表现。瘤细胞之间散在分布着胞质内吞噬有细胞残屑和核碎片的反应性巨噬细胞,构成"满天星(starry sky)"图像。

(2)免疫表型和细胞遗传学:瘤细胞表达单克隆性IgM,成熟B细胞分化抗原,如CD19、CD20、CD79a,滤泡生发中心细胞标记Bcl-6和CD10等。反映细胞增殖活性的Ki-67表达几乎100%阳性。几乎所有BL都存在与第8号染色体上*c-myc*基因有关的易位,最常

见的是 $t(8;14)(q24;q32)$。

（3）临床表现：多见于儿童和青年人。肿瘤一般不累及淋巴结。地方性 BL 常发生于淋巴结外的器官和组织，最常累及颌骨，表现为颌面部巨大包块。散发性 BL 常发生在回盲部。BL 属于高度侵袭性淋巴瘤，生长快，但及时治疗多数儿童和年轻患者可治愈。

（三）成熟 T 细胞和 NK 细胞肿瘤

成熟 T 细胞肿瘤起源于成熟 T 细胞或胸腺后 T 细胞。NK 细胞与 T 细胞密切相关，并且具有部分相同的免疫表型和功能特性，因此将两者归为一类。在我国常见，其发病率占所有 NHL 的 37.5%，最常见的类型是鼻型 NK/T 细胞淋巴瘤。

1. 外周 T 细胞淋巴瘤，非特殊类型（peripheral T-cell lymphoma,not otherwise specified, PTCL-NOS）　是一组胸腺后成熟 T 淋巴细胞发生的异质性的侵袭性肿瘤，不能归入目前 WHO 分类中任何独特类型的成熟 T 细胞淋巴瘤，约占 NHL 的 7%~10%，占所有成熟 T 细胞淋巴瘤的 30%。

（1）病理变化：组织病理表现多样。病变特点是淋巴结的结构有不同程度的破坏，肿瘤细胞在副皮质区浸润或呈弥漫浸润，有较多高内皮血管及瘤细胞侵袭血管现象。瘤细胞的大小和形态各异，细胞核形态极不规则，常伴有炎性细胞背景，如小淋巴细胞、嗜酸性粒细胞、浆细胞和上皮样组织细胞等。

（2）免疫表型和细胞遗传学：瘤细胞表达 T 细胞分化抗原，如 CD2、CD3 和 CD4 等，但某些病例有部分 T 细胞抗原的丢失，如 CD5 和 CD7。大多数病例有 T 细胞受体（*TCR*）基因的克隆性重排，但缺乏特征性的细胞遗传学改变。

（3）临床表现：老年男性多见，多数患者有全身淋巴结肿大，可出现嗜酸性粒细胞增多、皮疹、发热和体重下降等症状，同时或仅有结外病变，如皮肤、胃肠道、胸肺、肝脾和骨髓受累等。临床上进展快，对治疗反应差，易复发，预后不良，5 年生存率为 20%~30%。

2. 结外 NK/T 细胞淋巴瘤（extranodal NK/T-cell lymphoma,ENKTCL）　是 NK 细胞或细胞毒性 T 细胞来源的侵袭性肿瘤，分为两个临床亚型，即鼻 NK/T 细胞淋巴瘤（占 70%~80%）和鼻外 NK/T 细胞淋巴瘤（占 20%~30%）。该肿瘤以鼻及鼻副窦受累最常见，其次是皮肤、消化道和附睾等。该肿瘤在我国相当常见，是最常见的结外非 B 细胞淋巴瘤，属 EBV 相关淋巴瘤。

（1）病理变化：基本病变特点是在凝固性坏死和多种炎细胞混合浸润的背景上，肿瘤性淋巴样细胞散布或呈弥漫性分布。瘤细胞大小不等、形态多样，细胞核形态不规则而深染，不见核仁或有 1~2 个小核仁。瘤细胞常浸润血管壁，即血管中心性浸润，致使管腔狭窄和闭塞。

（2）免疫表型和细胞遗传学：瘤细胞表达 NK 细胞相关抗原 CD56；也表达部分 T 细胞抗原 CD2、胞质型 CD3、CD45RO，以及细胞毒性分子，如 T 细胞内抗原 -1（T-cell intracellular antigen 1,TIA-1）、穿孔素和颗粒酶 B 等。可见多种染色体畸变，最常见的是 6q21-25 缺失；大多数病例可检出 EBV 编码的小 RNA 分子（EBER）。

（3）临床表现：高峰发病年龄在 40 岁前后，男女之比约为 4∶1。鼻塞，出血并鼻部破坏。发生于鼻部者对化疗反应不一，发生于其他部位者治疗效果差。

3. 蕈样霉菌病 / 塞扎里综合征（Sézary syndrome）　两者均起源于成熟的归巢至皮肤的 CD4$^+$T 细胞。蕈样霉菌病（mycosis fungoides,MF）是低度恶性的皮肤 T 细胞淋巴瘤，病程经过缓慢，可大致分为红斑期、斑块期和瘤块期三个阶段，后期可发生皮肤外的扩散，累及淋巴结和内脏器官。Sézary 综合征是 MF 的变异型，以出现红皮病、淋巴结肿大和外周血中肿瘤性 T 细胞为特征。光镜下可见真皮浅层及血管周围有多数瘤细胞和嗜酸性粒细胞、淋巴

鼻型结外 NK/T 细胞淋巴瘤（光镜下）

细胞、浆细胞、组织细胞等多种炎细胞浸润。瘤细胞高度异型性，胞质透明。真皮内瘤细胞常侵入表皮，在表皮内聚集成堆，称为 Pautrier 微脓肿。好发年龄 40~60 岁。病变局限于皮肤者预后较好，扩散至血液和内脏者疗效很差。

二、霍奇金淋巴瘤

霍奇金淋巴瘤（HL）是一个独特的淋巴瘤类型，占所有淋巴瘤的 10%~20%。Thomas Hodgkin 医师首先认识并描述了该肿瘤。HL 有以下特点：①好发于年轻人；②通常原发于淋巴结，好发于颈部，逐渐扩散累及各淋巴结；③光镜下，可见独特的瘤巨细胞 Reed-Sternberg（R-S）细胞，瘤细胞仅占所有细胞成分的 0.1%~10%；④各种炎细胞及不同程度的纤维化；⑤极少数的病例（约 5%）后期可累及骨髓，但不发生白血病转化；⑥现已证实 98% 以上病例的 R-S 细胞有 Ig 基因克隆性重排，支持 R-S 细胞起源于滤泡生发中心 B 细胞的观点。50% 以上有 EBV 感染。

（一）基本病理变化

HL 多发生于颈部和锁骨上淋巴结，其次是腋下、纵隔、腹膜后和主动脉旁淋巴结。晚期可累及脾、肝和骨髓等器官。大体上病变淋巴结肿大，逐渐累及多个淋巴结并相互融合，切面灰白鱼肉状。HL 的组织学特征是细胞类型的多样化，表现为以淋巴细胞为主的多种炎细胞混合浸润背景下，少量肿瘤细胞（R-S 细胞及其变异型细胞）的散在分布。

1. 反应性非肿瘤细胞　也称背景细胞，即多种炎细胞，包括淋巴细胞、浆细胞、中性粒细胞、嗜酸性粒细胞、组织细胞、成纤维细胞和胶原纤维等。

2. 肿瘤细胞　包括典型 R-S 细胞及其变异型 R-S 细胞。

（1）典型的 R-S 细胞：诊断性 R-S 细胞，是一种直径 15~45μm 的双核或多核瘤巨细胞，胞质丰富，略嗜酸或嗜碱性，核圆形或椭圆形；核膜厚，核内有一大而醒目的、直径与红细胞相当的、包涵体样的嗜酸性核仁，核仁周围有空晕。双核 R-S 细胞的两个核呈面对面排列，彼此对称，形似镜中之影，又称"镜影细胞（mirror image cell）"（图 12-4）。

（2）单核 R-S 细胞：指具有上述形态特征的单核的瘤细胞，又称霍奇金细胞（Hodgkin cell）。该细胞的出现提示 HL 的可能性，但不足以确诊。

（3）陷窝细胞（lacunar cell）：瘤细胞体积大，核多叶有皱褶，核膜薄，染色质稀疏，有一个或多个较小的嗜碱性核仁。用甲醛固定的组织，细胞质收缩至核膜附近，与周围细胞之间形成透明的空隙，好似细胞位于陷窝内（图 12-5）。

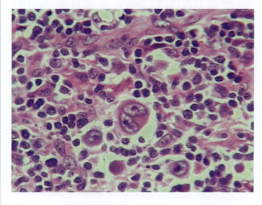

图 12-4　霍奇金淋巴瘤，双核 R-S 细胞（光镜下）
双核的经典型 R-S 细胞，两核对称

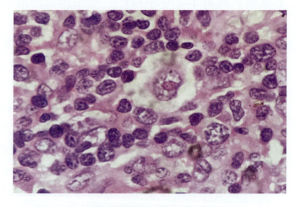

图 12-5　霍奇金淋巴瘤，陷窝细胞（光镜下）
瘤细胞体积大，核分叶状，细胞质收缩，似位于陷窝中

(4) LP 细胞 (lymphocyte predominant cell): 亦称"爆米花"细胞 (popcorn cell), 瘤细胞体积大, 多分叶状核, 染色质稀少, 有多个小的嗜碱性核仁, 胞质淡染 (图 12-6)。

(5) 多形性 R-S 细胞: 也称多核瘤巨细胞, 瘤细胞体积大, 形态极不规则, 多形性明显, 核分裂象多见, 可见多极核分裂。

(6) 木乃伊细胞 (mummified cell): 属于变性或凋亡的 R-S 细胞, 核固缩浓染, 胞质嗜酸性, 即所谓木乃伊化, 又称"干尸"细胞 (图 12-7)。

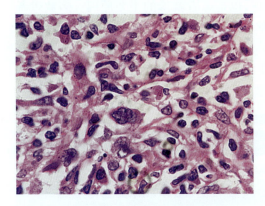

图 12-6 霍奇金淋巴瘤, LP 细胞 (光镜下)
瘤细胞核大, 分叶状, 如爆米花样

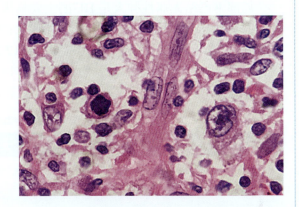

图 12-7 霍奇金淋巴瘤, 木乃伊细胞 (左侧)
和单核 R-S 细胞 (右侧) (光镜下)
左侧木乃伊细胞核固缩浓染, 胞质嗜酸性;
右侧单核 R-S 细胞为单核的瘤巨细胞

(二) 组织学分型

在 WHO 分类中, 将 HL 分为两大类: 结节性淋巴细胞为主型霍奇金淋巴瘤 (nodular lymphocyte-predominant Hodgkin lymphoma, NLPHL) 和经典型霍奇金淋巴瘤 (classical Hodgkin lymphoma, CHL)。NLPHL 的瘤细胞为 LP 细胞, 因特征性地表达成熟 B 细胞的免疫表型而单独列出, 以区别于 CHL。淋巴结活检如有典型的 R-S 细胞和适当的背景改变可诊断 HL, 免疫组化染色, 如 CD30、CD15 等可协助诊断。

1. 结节性淋巴细胞为主型霍奇金淋巴瘤 (NLPHL) 不常见, 约占所有 HL 的 5%。患者多为男性, 年龄在 30~50 岁。主要表现是颈部和腋下淋巴结肿块。淋巴结结构全部或部分为结节性浸润取代, 或结节性及弥漫性浸润取代。肿瘤细胞主要是 LP 细胞 (图 12-6), 散在于大量增生的小淋巴细胞和少量组织细胞的背景细胞中; 几乎无坏死和纤维化。瘤细胞表达 B 细胞标记, CD20 和 CD79a, 不表达 CD15。瘤细胞未见 EBV 感染的证据。绝大多数患者预后极好, 少数病例可转化为弥漫性大 B 细胞淋巴瘤。

2. 经典型霍奇金淋巴瘤 (CHL) CHL 有两个发病高峰年龄, 分别在 15~35 岁和 50 岁以后, 以前者多见。CD30、CD15 和 PAX5 是最常用于 CHL 诊断和鉴别诊断的抗原标记。根据病变组织中背景细胞成分与肿瘤细胞形态, CHL 可分为 4 个亚型。

(1) 结节硬化型 (nodular sclerosis, NS): 最常见, 占 CHL 的 40%~70%, 多见于青年妇女。组织学特点为至少存在一个胶原纤维包绕的结节, 肿瘤细胞为陷窝细胞 (图 12-5), 散在分布。EBV 感染率低。NS 极少转化为其他亚型的 CHL。

(2) 混合细胞型 (mixed cellularity, MC): 较常见, 占 CHL 的 20%~25%, 多见于男性、年长者。肿瘤细胞主要为诊断性 R-S 细胞及单核 R-S 细胞, 分散在各种炎细胞背景中。约有 75% 病例存在 EBV 感染。后期 MC 可转变为淋巴细胞减少型 CHL。

(3) 富于淋巴细胞型 (lymphocyte-rich, LR): 较少见, 约占 CHL 的 5%。病变组织中有大量小淋巴细胞呈结节性或弥漫性增生,诊断性 R-S 细胞散在分布于小淋巴细胞为主的背景中,约 40% 的病例伴 EBV 感染。此型预后较好。

(4)淋巴细胞减少型(lymphocyte depletion,LD):最少见,约占 CHL 的 1%~5%。病变组织中只有极少量的淋巴细胞,而有大量的 R-S 细胞或多形性 R-S 细胞。LD 好发于 HIV 阳性者,在某些地区 EBV 感染率接近 100%。在 HL 中预后最差。

(三)临床表现与分期

局部淋巴结无痛性肿大是 HL 的主要临床表现,也是患者就诊的主要原因。多数患者就诊时为临床 Ⅰ 期或 Ⅱ 期,常无系统性症状;而临床 Ⅲ 期、Ⅳ 期患者或 CHL-MC、CHL-LD 常有发热、盗汗、体重减轻等系统性症状(表 12-2)。HL 的扩散是可预知的,首先是局部淋巴结肿大,然后是脾、肝,最后是骨髓和淋巴结外病变。基于这一扩散方式,HL 的临床分期在评估患者预后和选择治疗方案上具有重要的指导意义。

表 12-2　霍奇金淋巴瘤的临床分期

分期	肿瘤累及范围
Ⅰ 期	病变局限于单一区域的淋巴结或 1 个结外器官或部位(如胸腺、脾、Waldeyer 环)
Ⅱ 期	病变局限于膈肌同侧的 2 个或 2 个以上区域的淋巴结,或直接蔓延至相邻的结外器官或部位
Ⅲ 期	累及膈肌两侧的淋巴结,或再累及 1 个结外器官或部位
Ⅳ 期	弥漫或播散性累及 1 个或多个结外器官,如肝和骨髓等

第三节 髓 系 肿 瘤

髓系肿瘤(myeloid neoplasm)是骨髓内具有多向分化潜能的造血干细胞克隆性增生。骨髓中的多能干细胞可以向两个方向分化:向髓细胞方向克隆性增生形成粒细胞、单核细胞、红细胞和巨核细胞系别的肿瘤,统称为髓系肿瘤;向淋巴细胞方向克隆性增生则形成淋巴组织肿瘤。髓系肿瘤多表现为白血病。

白血病(leukemia)是骨髓造血干细胞克隆性增生形成的恶性肿瘤,其特征为骨髓内异常的白细胞弥漫性增生取代正常骨髓组织,入血并累及全身组织器官,造成贫血、出血和感染。白血病在我国各种恶性肿瘤死亡率中居第 6 位或第 7 位,在儿童和青少年的恶性肿瘤中居第 1 位。白血病可分为急性和慢性。与白血病有关的可能病因,包括病毒、放射线和苯,以及细胞毒药物治疗诱发的突变(如烷化剂、拓扑异构酶 Ⅱ 抑制剂)等。

在 WHO 分类中髓系肿瘤分为六大类:①急性髓系白血病及相关的前体细胞肿瘤(acute myeloid leukemia and related precursor neoplasms):以不成熟髓细胞克隆性增生在骨髓内聚集,以及骨髓造血抑制为特征;②骨髓增殖性肿瘤(myeloproliferative neoplsms,MPN):以终末分化的髓细胞数量的增加,极度增生的骨髓象,以及外周血细胞数量的明显增加为特征;③骨髓增生异常综合征(myelodysplastic syndrome,MDS):以外周血细胞减少、骨髓中细胞发育异常、无效造血和发生急性髓系白血病的风险增高为特征;④骨髓增生异常 / 骨髓增殖性肿瘤(myelodysplasitic/myeloproliferative neoplsms,MDS/MPN):具有 MDS 和 MPN 重叠的特点,表现为不同程度的有效造血及发育异常;⑤伴有嗜酸性粒细胞增多和 *PDGFRA*、*PDGFRB* 或 *FGFR1* 基因异常的髓系和淋巴肿瘤:是主要依据遗传学异常界定的疾病,使用酪氨酸激酶抑制剂治疗有效;⑥急性未明系别白血病(acute leukemia of ambiguous lineage,

ALAL)：没有明确沿单一系列分化证据的白血病。本节重点介绍临床上较为常见的急性髓系白血病和骨髓增殖性肿瘤中的慢性髓系白血病。

一、急性髓系白血病

急性髓系白血病（acute myeloid leukemia，AML）是原始髓系细胞的克隆性增生，是形态学、细胞遗传学、临床表现、治疗及预后均不同的一组疾病。其病变特点是：①原始髓系细胞的克隆性增生，发病高峰在 15~39 岁（原始细胞一般 ≥ 20%）；②具有遗传学异常（染色体的易位及倒置、基因突变）如：$t(15;17)$ 染色体易位抑制造血干细胞的成熟分化；③骨髓内原始、幼稚细胞弥漫性增生，取代原有骨髓组织；④外周血白细胞呈现质和量的变化（白细胞总数升高可达 $100 \times 10^9/L$ 以上）；⑤脏器窦性浸润：淋巴结副皮质区及窦内、脾红髓、肝窦内浸润；在有单核细胞的 AML 可累及皮肤和牙龈。

髓系肉瘤（myeloid sarcoma）是髓系原始细胞在骨髓外的器官或组织聚集增生而形成的肿块，多见于 AML，好发于扁骨和不规则骨，瘤组织因含有原卟啉或绿色过氧化物酶，新鲜时呈绿色，但当暴露于空气后，绿色迅速消退，用还原剂可使绿色重现，故也称绿色瘤（chloroma）。

临床上 AML 表现为贫血、乏力、发热、肝脾肿大及皮肤或黏膜出血，后期出现恶病质。骨髓穿刺及血涂片、活检，基因检测，MPO（髓过氧化物酶）染色阳性可辅助诊断。经化学药物治疗，约 60% 可完全缓解，但 5 年存活率仅为 15%~30%。病程一般在半年内或半年左右。

ER-12-10

急性早幼粒白血病细胞伴有 $t(15;17)$ 染色体易位（光镜下）

二、骨髓增殖性肿瘤

骨髓增殖性肿瘤（myeloproliferative neoplsms，MPN）是骨髓中具有多向分化潜能的造血干细胞克隆性增生的一类肿瘤。肿瘤细胞可分化为成熟的红细胞、血小板、粒细胞和单核细胞。常见的 MPN 包括：慢性髓系白血病、真性红细胞增多症、原发性骨髓纤维化和特发性血小板增多症等。下面仅介绍 MPN 中最常见的 *BCR-ABL1* 阳性的慢性髓系白血病（chronic myelogenous leukemia，CML）。

BCR-ABL1 阳性的 CML 也称为慢性粒细胞白血病，起源于骨髓多能干细胞。以定位于费城染色体（Philadelphia chromosome，Ph）的 *BCR-ABL1* 融合基因的形成为遗传学特征，多见于中老年人。骨髓内各分化阶段粒细胞增生，外周血白细胞数量增加，中、晚幼粒及杆状核细胞为主，可达 $(20~100) \times 10^9/L$。临床上主要表现为贫血、乏力、体重下降、巨脾。贫血和脾脏明显肿大是 CML 的重要体征。临床经过有慢性期、加速期和急变期。分子靶向治疗（酪氨酸激酶的阻断剂伊马替尼）可使 90% 的患者血象完全缓解，骨髓移植治愈率可达 75%。病程可超过 1 年或数年。

ER-12-11

慢性粒细胞白血病（光镜下）

第四节 组织细胞和树突状细胞肿瘤

组织细胞（巨噬细胞）和树突状细胞在人体免疫系统的功能属于抗原提呈细胞，都起源于骨髓干细胞。组织细胞肉瘤可发生在淋巴结、皮肤、软组织和肠道，部分患者有全身性的表现，伴有多器官累及。多发生于成人，中位年龄 52 岁。真性组织细胞肉瘤罕见，过去曾被认为是组织细胞来源的恶性肿瘤，近年来经过临床病理研究、免疫表型检测和基因重排分析，结果表明其实为一组异质性的、侵袭性的 NHL，只有极少数的病例才是真正的组织细

ER-12-12

知识链接：Langerhans 细胞组织细胞增生症

笔记栏

肉瘤。树突状细胞肿瘤少见,包括 Langerhans 细胞组织细胞增生症、Langerhans 细胞肉瘤、指状树突状细胞肉瘤、滤泡树突状细胞肉瘤等。

复习思考题

1. 如何理解反应性淋巴结炎与非霍奇金淋巴瘤病理学变化的不同?
2. 霍奇金淋巴瘤与非霍奇金淋巴瘤病理学变化的区别点是什么?
3. 急性髓系白血病与慢性髓系白血病区别的要点有哪些?

(张宏颖)

第十三章

免疫性疾病

学习目标

1. 通过学习免疫异常所致疾病的发生机制,理解免疫应答过低、过高及对自身组织产生免疫应答时的临床表现及后果。
2. 能准确表述自身免疫病、免疫缺陷病的发病机制、特点和类型。
3. 熟记组织移植排斥反应的相关概念、病理变化。

免疫反应是机体在进化过程中所获得的"识别自身、排斥异己"的一种重要生理功能。免疫性疾病(immune diseases)是指免疫调节失去平衡影响机体的免疫应答而引起的疾病,广义的免疫性疾病还包括先天或后天性因素导致的免疫系统结构或功能的异常。本章简要介绍自身免疫病(对自身组织产生免疫应答)、免疫缺陷病(免疫应答过低)以及器官、骨髓移植的排斥反应(免疫应答过高)。

第一节　自身免疫病

自身免疫病(autoimmune disease)是指机体自身产生的抗体或致敏淋巴细胞破坏、损伤自身组织和细胞成分,导致组织和器官功能障碍的原发性免疫性疾病。自身抗体的存在并不等同于自身免疫病,自身抗体可存在于无自身免疫病的正常人,特别是老年人,如抗甲状腺球蛋白、胃壁细胞、细胞核 DNA 的抗体等。此外,受损或抗原性发生变化的组织可激发自身抗体的产生,如心肌梗死后,机体能产生相应的抗心肌自身抗体,但此抗体并无致病作用,而是一种继发性自身免疫反应。因此,要确定自身免疫病的存在,一般需依据:①有自身免疫反应存在;②排除继发性免疫反应的可能;③排除其他病因的存在。

一、自身免疫病的发病机制

免疫耐受是指机体对某种特定的抗原不产生免疫反应,自身耐受是指机体对自身组织抗原不产生免疫应答。自身免疫耐受的丧失是自身免疫病发生的根本原因,遗传因素或某些微生物感染也可能是促发因素。

(一) 免疫耐受的丧失及隐蔽抗原的暴露

免疫耐受的机制十分复杂,根据 T 细胞、B 细胞的成熟程度不同,接触的自身抗原的量及方式不同,可通过下述不同机制获得耐受状态:①克隆消除(clonal deletion):是指未成熟或成熟的 T 细胞、B 细胞在中枢或外周免疫器官中接触自身抗原,诱导自身反应性细胞克隆死亡并被除去;②克隆无变应性(clonal anergy):在某些情况下,T 细胞、B 细胞虽然仍有与

225

知识链接：导致 Th 细胞"免疫不应答"功能丧失的两种机制

抗原反应的 T 细胞受体或膜免疫球蛋白表达，但对该抗原递呈功能上呈无应答或低应答状态；③ T 细胞外周抑制（peripheral suppression by T cell）：抑制性 T 细胞抑制其他自身反应性 T 细胞的功能。

下列情况可导致自身致耐受的丧失：

1. Th 细胞"免疫不应答"功能丧失　许多自身抗原属于半抗原和载体的复合体，其中 B 细胞识别的是半抗原的决定簇，T 细胞识别的是载体的决定簇，引起免疫应答时两种信号缺一不可。机体对这类抗原的耐受往往出现在相应 Th 细胞（helper T cell）处于克隆消除或克隆无变应状态。分子修饰和协同刺激分子表达是导致 Th 细胞"免疫不应答"功能丧失的两种机制。

2. 活化诱导的 T 细胞凋亡功能丧失　在正常情况下，T 细胞识别自身抗原可能会收到信号，然后通过 Bcl-2（Bim）- 线粒体凋亡途径或者 Fas-Fas 受体系统，诱导自身凋亡。如果 T 细胞激活时不能诱导细胞凋亡，则自身反应 T 细胞在外周组织中持续增殖。

3. 交叉免疫反应　与机体某些组织抗原成分相同的外来抗原称为共同抗原。由共同抗原刺激机体产生的共同抗体，可与相应组织发生交叉免疫反应，引起免疫损伤。例如 A 组 B 型溶血性链球菌细胞壁的 M 蛋白与人体心肌纤维的肌膜有共同抗原，链球菌感染后，抗链球菌抗体可与心肌纤维发生交叉反应，引起炎症反应，导致风湿性心肌炎。

4. Tr 细胞和 Th 细胞功能失衡　Tr 细胞（regulatory T cell）和 Th 细胞对自身反应性 B 细胞的调控作用十分重要，当 Tr 细胞功能过低或 Th 细胞功能过强时，则可有多量自身抗体形成。系统性红斑狼疮小鼠模型的研究验证了这一结论。

5. 隐蔽抗原释放　有些器官组织的抗原成分从胚胎期开始就与免疫系统隔离，成为隐蔽抗原，机体对这些组织、细胞的抗原成分无免疫耐受性。一旦由于外伤、感染或其他原因使隐蔽抗原释放，则可引发自身免疫反应。例如一侧眼球外伤后，可导致双侧眼球发生交感性眼炎。

（二）遗传因素

自身免疫病的易感性与遗传因素密切相关：①一些自身免疫病具有家族史，如系统性红斑狼疮、自身免疫性溶血性贫血、自身免疫性甲状腺炎等；②有些自身免疫病与人类主要组织相容性复合体（major histocompatibility complex，MHC）的表达产物人类白细胞抗原（human leukocyte antigen，HLA），特别是 HLA- Ⅱ类抗原相关，如系统性红斑狼疮与 DR_2、DR_3 有关，类风湿关节炎与 DR_1、DR_4 有关；③在转基因大鼠可诱发自身免疫病。如人类强直性脊柱炎与 HLA-B_{27} 基因关系密切。HLA 基因在自身免疫病中的确切作用尚未完全清楚。

（三）微生物因素

细菌、支原体和病毒等各种微生物的感染可导致自身免疫病的发生。其方式包括：①在微生物作用下，自身抗原决定簇发生改变，或微生物抗原与组织的抗原结合形成复合抗原，从而使 Th 细胞"免疫不应答"功能丧失；②某些病毒（如 EBV）或细菌产物可激活非特异性多克隆 B 细胞和 T 细胞增生，从而产生自身抗体或破坏 T 细胞的无反应性；③导致 Tr 细胞功能丧失；④微生物感染引起组织坏死和局部炎症，使共同刺激分子表达升高，破坏 T 细胞的无反应性；⑤存在自身抗原。

此外，自身免疫病多见于女性，提示女性激素可能对某些自身免疫病有促进发生的作用。

二、自身免疫病的类型

自身免疫病可分为器官或细胞特异性和系统性两种类型（表 13-1）。前者的病理损害和功能障碍仅限于抗体或致敏淋巴细胞所针对的某一器官或某一类细胞。后者的自身抗原为多器官、组织的共有成分,如细胞核、线粒体等,故能引起多器官组织的损害,因其病变主要出现在多种器官的结缔组织或血管内,又称为胶原血管病或结缔组织病。

表 13-1 自身免疫病的常见类型

器官或细胞特异性自身免疫病	系统性自身免疫病
桥本甲状腺炎	系统性红斑狼疮
自身免疫性溶血性贫血	类风湿关节炎
恶性贫血伴自身免疫性萎缩性胃炎	干燥综合征
自身免疫性脑脊髓炎	炎性肌病
自身免疫性血小板减少症	系统性硬化
胰岛素依赖型糖尿病	结节性多动脉炎
重症肌无力	
溃疡性结肠炎	
膜性肾小球肾炎	

(一)系统性红斑狼疮

系统性红斑狼疮(systemic lupus erythematosus,SLE)是一种比较常见的全身性自身免疫病,由抗核抗体为主的多种自身抗体引起。年轻女性多见,男女之比接近 1∶10。临床表现复杂多样,主要有发热及皮肤、肾、关节、心、肝、浆膜等组织损害,病程迁延反复,预后不良。

1. 病因与发病机制　免疫耐受的终止和破坏导致大量自身抗体产生是本病发生的根本原因。遗传因素、免疫因素以及药物、性激素、紫外线损伤等均可能影响 SLE 的免疫耐受。抗核抗体是其中最主要的自身抗体,可分为 4 类:①抗 DNA 抗体;②抗组蛋白抗体;③抗 RNA-非组蛋白抗体;④抗核仁抗原抗体。临床上常用间接免疫荧光法检测患者血清中抗核抗体的类型,其中抗双股 DNA 和抗核糖核蛋白(Smith 抗原)抗体具有相对特异性,阳性率分别为 40%~70% 和 15%~30%。此外,许多患者血清中还存在抗血细胞(包括红细胞、血小板和淋巴细胞)的自身抗体。

SLE 的组织损伤与自身抗体的存在有关,多数内脏病变为免疫复合物所介导的 Ⅲ 型变态反应,其中主要为 DNA-抗 DNA 复合物所致的血管和肾小球病变;其次为特异性抗红细胞、粒细胞、血小板自身抗体,经 Ⅱ 型变态反应导致相应血细胞的损伤和溶解,引起全血细胞减少。抗核抗体并无细胞毒性,但能攻击变性或胞膜受损的细胞,一旦它与细胞核接触,即可使细胞核肿胀,呈均质一片,并被挤出胞体,形成狼疮小体,为诊断 SLE 的特征性依据。狼疮小体呈圆形或椭圆形,HE 染色嗜苏木素蓝染,故又称苏木素小体。中性粒细胞和巨噬细胞被狼疮小体所趋化,并在补体存在时发挥吞噬作用。吞噬了狼疮小体的细胞称狼疮细胞。

2. 病理变化　病变多种多样,基本病变为急性坏死性小动脉、细动脉炎,几乎累及全身各器官。活动期病变以纤维素样坏死为主。慢性期血管壁纤维化明显,管腔狭窄,血管周围淋巴细胞浸润伴水肿及基质增加。狼疮细胞是 SLE 的特异性改变,而其他改变均不具有特异性。

(1)皮肤:约 80%SLE 患者有不同程度的皮肤损害,以面部蝶形红斑最典型,亦可累及躯干和四肢。光镜下,表皮常有萎缩、角化过度、毛囊角质栓形成、基底细胞液化等病变,表皮和真皮交界处水肿,基底膜、小动脉壁和真皮的胶原纤维可发生纤维素样坏死,血管周围淋巴细胞浸润。免疫荧光证实真皮与表皮交界处有 IgG、IgM 及 C3 的沉积，形成颗粒或团块状的荧光带，即"狼疮带"，对本病有诊断意义。

（2）肾：约 60%SLE 患者出现以狼疮性肾炎为主要表现的肾损害。原发性肾小球肾炎的各种组织学类型在狼疮性肾炎时均可出现，但以弥漫增生性（40%~50%）最常见，晚期可发展为硬化性肾小球肾炎。其中，弥漫增生性狼疮性肾炎中内皮下大量免疫复合物的沉积是 SLE 急性期的特征性病变，苏木素小体的出现有明确的诊断意义（图 13-1）。肾衰竭是 SLE 患者的主要死亡原因。

（3）心：约 50% 的病例有心脏受累，以心瓣膜非细菌性疣赘性心内膜炎最为典型，赘生物常累及二尖瓣或三尖瓣。光镜下，赘生物由纤维蛋白和坏死碎屑及炎症细胞构成，后期发生机化。

（4）关节：约 95% 的病例有不同程度的关节受累，表现为滑膜充血水肿，单核细胞、淋巴细胞浸润，紧邻上皮处浅表部位的结缔组织内可出现纤维素样坏死灶。

（5）脾：体积略增大，包膜增厚，常见滤泡增生。红髓中出现大量浆细胞。最突出的变化是小动脉外膜纤维化，形成洋葱皮样结构。

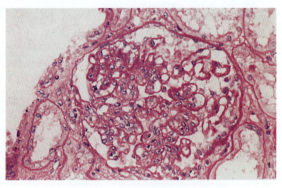

图 13-1 狼疮性肾炎（光镜下）

肾小球呈典型的"白金耳样"，反映内皮下广泛免疫复合物沉积

病案分析：系统性红斑狼疮

（二）类风湿关节炎

类风湿关节炎（rheumatoid arthritis，RA）是以多发性和对称性增生性滑膜炎为主要表现的慢性全身性自身免疫病。由于炎症的加剧和缓解反复交替进行，常引起关节软骨和关节囊的破坏，最终导致关节强直、畸形。本病高发年龄 25~55 岁，也可见于儿童。女性发病率比男性高 3~5 倍。绝大多数患者血浆中有类风湿因子（rheumatoid factor，RF）及其免疫复合物存在。

1. 病因和发病机制 尚不清楚，可能与遗传因素、免疫因素及感染因素有关，主要表现在以下三个方面：①细胞免疫：滑膜病变中浸润的淋巴细胞大部分是活化的 $CD4^+Th$ 细胞。而 $CD4^+Th$ 细胞可分泌多种细胞因子和生长因子，从而激活其他免疫细胞和巨噬细胞，后者可分泌一些炎症介质和组织降解因子。其中，IL-1 和 TGF-β 可引起滑膜细胞和成纤维细胞增殖，刺激滑膜细胞和软骨细胞分泌蛋白水解酶和基质降解酶，导致滑膜和关节软骨的破坏。②体液免疫：近 80% 患者的血清或滑膜液中存在 IgG 分子 Fc 片段的自身抗体，即 RF。血清中 RF 最主要的成分是 IgM，亦有 IgG、IgA 和 IgE 等。RF 的出现及滴度高低与疾病的严重程度一致，因而可作为临床诊断及预后判断的重要指标。血液循环中的 RF 在本病发生中的意义尚不确定，但存在于关节的 RF 被认为是导致炎症反应的原因，如滑膜液中 IgG 型 RF 可形成免疫复合物，固定并激活补体，吸引中性粒细胞和单核细胞游出，通过 Ⅲ 型变态反应引起组织损伤。③感染：导致 T 细胞激活和 RF 形成的原因可能与 EB 病毒、支原体、小 DNA 病毒和分枝杆菌等感染有关。

2. 病理变化 类风湿关节炎是一种全身性疾病，可在全身多个部位出现病变。

（1）关节病变：最常累及手、足小关节，其次是肘、腕、膝、踝、髋及脊椎等关节，常为多发性、对称性。受累关节主要表现为慢性滑膜炎：①滑膜细胞增生肥大，呈多层，有时可形成绒毛状突起；②滑膜下结缔组织多量淋巴细胞、巨噬细胞和浆细胞浸润，常形成淋巴滤泡；

③血管新生明显；④高度血管化、炎细胞浸润、增生状态的滑膜覆盖于关节软骨表面形成血管翳（pannus）。随着血管翳逐渐向心性伸展和覆盖整个关节软骨表面，关节软骨严重破坏，最终血管翳充满关节腔，发生纤维化和钙化，引起永久性关节强直，并在病程中晚期，造成关节梭形肿胀、畸形（图 13-2）。

（2）关节以外的病变：全身多种器官组织可被累及。类风湿小结是关节以外类风湿病中最常见病变，1/4 患者见于皮下，其次为肺、脾、心包、大动脉和心瓣膜，对本病具有一定特征性。光镜下，小结中央为大片纤维素样坏死，周围有呈栅状或放射状排列的上皮样细胞，再外围为肉芽组织。心和肺等器官和组织除类风湿小结以外，还可见血管炎和淋巴细胞、浆细胞和巨噬细胞浸润等改变。病变累及浆膜可致纤维素性胸膜炎或心包炎。血管病变主要是累及大、小血管的坏死性血管炎。

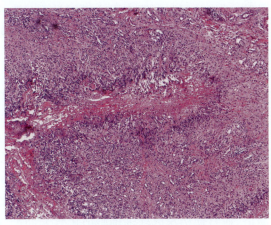

图 13-2　皮下类风湿结节（光镜下）
围绕纤维素样物的栅栏状排列的上皮样细胞，
其外为肉芽组织

（三）干燥综合征

干燥综合征（Sjögren syndrome）是指由于泪腺、唾液腺受免疫损伤所致的以眼干、口干等为临床特征的自身免疫病。本病可单独存在（原发性），也可与其他自身免疫病同时存在（继发性），最常见的是与类风湿关节炎、SLE 同时存在。好发于 35~45 岁女性。

1. 发病机制　不明。研究提示，本病的靶器官是腺管上皮。可能发病机制：①由于常伴发 SLE 和类风湿关节炎，提示本病的发生与免疫性损伤有关；②患者 B 细胞功能过度，因为有高 γ- 球蛋白血症、抗核抗体及 RF 的存在，其原因可能是 Th 细胞的作用；③两种特征性抗核糖核蛋白成分的自身抗体抗 SS-A 和抗 SS-B，对本病的诊断有参考价值。原发性患者 HLA-DR$_3$ 出现频率增加，而伴有类风湿关节炎的患者与 HLA-DR$_4$ 相关，提示原发性和继发性干燥综合征的发病机制不同。

2. 病理变化　病变主要累及泪腺和唾液腺，其他外分泌腺包括呼吸道、胃肠道及阴道的腺体也可受累。受累腺体主要表现为大量淋巴细胞和浆细胞浸润，有时可形成淋巴滤泡并有生发中心形成，伴腺体结构破坏。导管细胞增生，形成实体性团块即上皮肌上皮岛（epimyoepithelial island）。泪腺结构破坏导致角膜上皮干燥、炎症及溃疡形成（干燥性角膜结膜炎）；唾液腺的破坏可引起口腔黏膜干裂及溃疡形成；呼吸道受累可导致相应的鼻炎、喉炎、支气管炎和肺炎。近 25% 患者（尤其是抗 SS-A 抗体阳性患者）可累及中枢神经系统、皮肤、肾和肌肉。肾的病变主要表现为间质性肾炎伴肾小管运输障碍，极少发生肾小球肾炎。

ER-13-3
干燥综合征
之唇腺活检
（光镜下）

（四）炎性肌病

炎性肌病（inflammatory myopathy）不常见，分为 3 种类型：皮肌炎、多发性肌炎及包涵体肌炎。3 种类型可单独发生，也可与其他类型的自身免疫病伴发，如系统性硬化。

1. 皮肌炎　病变累及皮肤及肌肉，特点是皮肤出现典型的红疹及对称性缓慢进行性肌无力。最初累及近端肌肉，远端肌肉受累及运动障碍发生较晚。1/3 的患者由于口、咽及食管肌肉受累造成吞咽困难。有些患者可出现肌肉以外的表现，包括间质性肺病、血管炎和心肌炎，此外，皮肌炎有较高内脏恶性肿瘤的发病率。典型病变为肌束周边有少量萎缩的肌纤维，此外可见小血管周围及周围结缔组织炎细胞浸润、肌纤维坏死及再生。

2. 多发性肌炎　是以肌肉损伤和炎症反应为特征的自身免疫病。病变与皮肌炎相似但缺乏皮肤损害。临床主要表现为双侧对称性肌肉无力，常起始于躯干、颈部和四肢的肌肉。光镜下主要表现为淋巴细胞浸润及肌纤维的变性和再生。

3. 包涵体肌炎 是近年来发现的一种炎性肌病，初始累及远端肌肉，特别是膝部伸肌及腕、手指的屈肌。肌肉无力可以是不对称的。病变特点为血管周围炎细胞浸润，肌细胞内有空泡，周围有嗜碱性颗粒，空泡状的肌纤维含有淀粉样沉积物，刚果红染色阳性。该病隐匿发展，患者多在 50 岁以上。

（五）系统性硬化

系统性硬化（systemic sclerosis）以全身多个器官间质纤维化和炎性改变为特征，主要累及皮肤，也可见于胃肠道、肾、心、肌肉及肺。本病可发生于任何年龄，但 30~50 岁多见，男女之比约为 1:3。临床上分为两类：①弥漫性：特点是在发病时皮肤广泛受累伴快速进展及早期内脏受累；②局限性：相对局限的皮肤受累，如手指、前臂、面部及其他部位，内脏受累较晚，预后相对较好。

1. 病因和发病机制 病因不明。纤维化是本病的特征性病变，其启动可能与免疫系统激活、血管损伤及成纤维细胞活化有关，但三者之间的关系及相互作用机制尚不清楚。

2. 病理变化 主要累及皮肤、胃肠道、肾、心、肌肉及肺等部位。

（1）皮肤：病变由指端开始，逐渐累及前臂、肩、颈及面部。光镜下，早期仅表现为真皮水肿，血管周围 CD4$^+$Th 细胞浸润。随着病变进展，真皮胶原纤维明显增加，表皮萎缩变平，皮肤附属器萎缩消失，真皮内小血管壁增厚、玻璃样变。有时可出现局灶性或弥漫性皮下组织钙化，尤其是局限性系统性硬化患者更易发生钙化，并可出现雷诺现象（Raynaud phenomenon）、食管蠕动障碍、手指硬化和毛细血管扩张等病变，即 CREST 综合征。晚期患者手指细而呈爪状，关节活动受限，有时指端坏死甚至脱落，面部无表情呈假面具状。

（2）其他器官：约 80% 患者消化道受累，主要表现为管壁进行性萎缩和纤维化，伴血管周围淋巴细胞浸润，小血管壁进行性增厚。约 2/3 患者可出现肾异常，主要累及叶间动脉，表现为内膜黏液样变性，伴内皮细胞增生及随后的管壁纤维化，引起动脉管腔狭窄，部分病例伴有细动脉纤维素样坏死。约 50% 患者死于肾衰竭。50% 患者可出现肺动脉管壁增厚及弥漫性间质纤维化。关节受累可导致关节周围结缔组织硬化，但没有关节的破坏。骨骼肌受累可发生肌肉萎缩。

ER-13-4
系统性硬化
的皮肤病变
（光镜下）

ER-13-5
系统性硬化
手指改变
（肉眼观）

第二节 免疫缺陷病

免疫缺陷病（immunodeficiency disease）是指由免疫系统发育不全或遭受损害而致免疫功能缺陷所引发的一组疾病。常分为原发性和继发性两种类型。免疫缺陷病的临床表现因其性质不同而异：①体液免疫缺陷患者产生抗体的能力低下，因而发生连绵不断的细菌感染。淋巴组织内无生发中心，也无浆细胞存在，血清免疫球蛋白定量测定有助于这类疾病的诊断；②细胞免疫缺陷患者可表现为严重的病毒、真菌、胞内寄生菌（如结核分枝杆菌等）及某些原虫的感染。患者的淋巴结、脾及扁桃体等淋巴样组织发育不良或萎缩，胸腺依赖区和周围血中淋巴细胞减少，功能下降，迟发性变态反应微弱或缺如。免疫缺陷患者除表现难以控制的机会性感染外，自身免疫病及恶性肿瘤的发病率也明显增高。

一、原发性免疫缺陷病

原发性免疫缺陷病又称先天性免疫缺陷病，较少见，与遗传有关，多发于婴幼儿，出现反复感染,严重威胁生命。按免疫缺陷性质的不同,可分为体液免疫缺陷为主、细胞免疫缺陷为主以及两者兼有的联合性免疫缺陷三大类(表13-2)。此外,补体缺陷、吞噬细胞功能缺陷等非特异性免疫缺陷也属于此类疾病。

表 13-2 原发性免疫缺陷病的常见类型

体液免疫缺陷为主	细胞免疫缺陷为主	联合性免疫缺陷病
原发性丙种球蛋白缺乏症	DiGeorge 综合征	重症联合性免疫缺陷病
孤立性 IgA 缺乏症	Nezelof 综合征	Wiskott-Aldrich 综合征
普通易变免疫缺陷病	黏膜皮肤念珠菌病	毛细血管扩张性共济失调症
		腺苷酸脱氢酶缺乏症

二、继发性免疫缺陷病

继发性免疫缺陷病又称获得性免疫缺陷病,更为常见,可发生于任何年龄。许多疾病可伴发继发性免疫缺陷病,如感染(风疹、麻疹、巨细胞病毒感染、结核病等)、恶性肿瘤(霍奇金淋巴瘤、白血病、骨髓瘤等)、自身免疫病(SLE、类风湿关节炎等)、免疫球蛋白丧失(肾病综合征)、免疫球蛋白合成不足(营养缺乏)、淋巴细胞丧失(药物、系统感染等)和免疫抑制剂治疗等。本节仅介绍发病率日增且病死率极高的获得性免疫缺陷综合征(acquired immunodeficiency syndrome,AIDS),即艾滋病。

艾滋病由 HIV 感染引起,其特征为免疫功能缺陷伴机会性感染、继发性肿瘤及神经系统症状,临床表现为发热、乏力、体重下降、全身淋巴结肿大及神经系统症状。本病 1981 年首先由美国疾病控制中心报道,目前已遍布全球。艾滋病自 1985 年传入我国以来,经过播散,现已进入流行期,HIV 在普通人群中已大面积存在,故其防治工作任务艰巨。

(一)病因和发病机制

1. 病因 本病由 HIV 感染所引起。HIV 属反转录病毒科,为单链 RNA 病毒。已知 HIV 分为 HIV-1 和 HIV-2 两个亚型,HIV-1 遍布全球,HIV-2 主要分布在西非和印度。目前我国存在 HIV-1 和 HIV-2 两个病毒类型及其 8 种亚型。HIV-1 病毒结构已清楚,由病毒核心和外膜组成。病毒核心由两条 RNA 链(病毒基因组)、反转录酶和核心蛋白 p17 及 p24 构成,外覆来自宿主细胞的脂质膜,膜上嵌有由病毒编码的糖蛋白即外膜蛋白 gpl20 和跨膜蛋白 gp41(图 13-3),在感染宿主细胞过程中发挥重要作用。HIV-1 基因组包括 9 个基因,其中 gag、pol 和 env 基因分别编码核心蛋白、反转录酶和膜上的糖蛋白,有 3 个基因(tat、rev 和 nef 基因)具有调控病毒复制功能。已发现一些人通过血液途径感染了缺乏 nef 基因的 HIV,并未发展为 AIDS,提示可将病毒调控蛋白(如 nef 基因编码的蛋白)作为抗 AIDS 药物的靶点,或采用缺乏关键调控蛋白的 HIV 突变体作为疫苗。

HIV 主要存在于宿主血液、精液、子宫、阴道分泌物和乳汁中,患者和无症状病毒携带者是本病的传染源。AIDS 的传播途径包

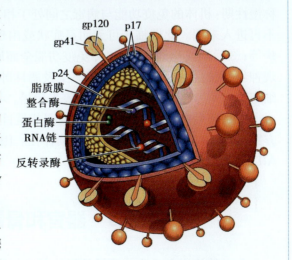

图 13-3 HIV-1 结构模式图

括：①性接触传播：最为常见；②血行传播：使用被病毒污染的针头作静脉注射、含有病毒的血液和血制品的应用；③母-婴传播：母体病毒经胎盘感染胎儿或通过哺乳、黏膜接触等方式感染婴儿；④其他：医务人员或实验室人员职业性传播，少见；约5%的感染不能确定其传播途径。

2. 发病机制　HIV主要累及免疫系统和中枢神经系统。

(1) 免疫系统：严重的细胞免疫缺陷是AIDS的主要特征。主要是HIV选择性地侵犯和破坏$CD4^+T$细胞。HIV有选择性地与$CD4^+$细胞结合，包括$CD4^+T$细胞、巨噬细胞和树突状细胞(细胞表面表达少量$CD4^+$)。HIV在$CD4^+T$细胞内复制、储存、释放后侵犯其他靶细胞。HIV释放时溶解破坏在免疫应答中起核心作用的$CD4^+T$细胞，导致一系列细胞免疫功能缺陷；单核巨噬细胞和树突状细胞感染HIV后不会迅速死亡，反而成了HIV的储存场所，在病毒扩散中起重要作用。此外，B细胞和其他淋巴细胞功能均有不同程度受损和破坏，促使各种严重的机会性感染和肿瘤发生。

(2) 中枢神经系统：受感染的单核巨噬细胞可携带病毒通过血-脑屏障，引起中枢神经系统感染。脑组织中的小胶质细胞也是HIV的靶细胞。HIV不感染神经元。

(二) 病理变化

1. 淋巴组织的变化　早期淋巴结肿大，淋巴滤泡明显增生，生发中心活跃，髓质内较多浆细胞。随后滤泡外层淋巴细胞减少或消失，小血管增生，生发中心被零落分割。副皮质区的$CD4^+T$细胞进行性减少，浆细胞增多。晚期淋巴细胞几乎消失殆尽，淋巴结呈现一片荒芜，仅有少许巨噬细胞和浆细胞残留，有时可见机会性感染的病原体充满淋巴结。脾、胸腺也表现为淋巴细胞减少。

2. 继发机会性感染　约80%的AIDS死亡患者合并多发性机会性感染。大部分患者可经历一次或多次卡氏肺孢菌感染。其他感染还包括：中枢神经系统感染弓形虫或新型隐球菌而导致脑炎或脑膜炎；消化道常感染白念珠菌、沙门菌、鸟型结核杆菌等，可引起假膜性炎、化脓性炎，从口腔到肠道可见多处炎症及溃疡。

3. 继发恶性肿瘤　可继发Kaposi肉瘤，非霍奇金淋巴瘤及子宫颈癌等。

(三) 临床病理联系

本病潜伏期较长，一般经数月至10年或更长时间才发展为AIDS，按病程可分为3个阶段：①早期或称急性期：HIV感染引起病毒血症，3~6周后出现咽痛、发热、肌肉酸痛等非特异性症状。但由于患者尚有较好的免疫反应能力，2~3周后这些症状可自行缓解；②中期或称慢性期：机体的免疫功能与病毒之间处于相互抗衡的阶段，在某些病例此期可长达数年或不再进入末期。此期临床可无明显症状或出现明显的全身淋巴结肿大，常伴发热、乏力、皮疹等；③后期或称危险期：机体免疫功能全面崩溃，患者有持续发热、乏力、消瘦、腹泻，并出现神经系统症状、明显的机会性感染及恶性肿瘤，血液化验可见淋巴细胞明显减少，$CD4^+T$细胞减少尤为显著，细胞免疫反应丧失殆尽。

本病预后差，抗病毒治疗和免疫调节是目前的主要治疗原则。然而即使采用最优化的方案，患者淋巴细胞内的病毒仍持续存在。因此，大力开展预防AIDS的健康教育，对防止AIDS流行至关重要。

第三节　器官和骨髓的移植排斥反应

由于某些病变或疾病而导致机体某种细胞、组织或器官出现不可复性的结构及功能损害时,将相应健康细胞、组织或器官植入机体的过程称为移植(transplantation),是临床重要的治疗疾病的手段之一。接受细胞或组织、器官移植的个体称为受体,提供移植物的个体称为供体。根据供体来源可将移植分为:①自体移植(autoplastic transplantation);②同种异体移植(allotransplantation);③异种移植(heterotransplantation)。移植成功的关键取决于供体的移植物能否适应新的受体环境而被受体容纳和接受,即移植免疫反应的问题。移植免疫反应目前分为两类:①宿主抗移植物反应,即移植排斥反应;②移植物抗宿主反应。

一、移植排斥反应及机制

移植排斥反应(transplant rejection)是宿主免疫系统针对移植物组织相容性抗原分子产生的由细胞和/或抗体介导的变态反应。人类主要组织相容性抗原多存在于白细胞中,故又称为人白细胞抗原(human leucocyte antigen,HLA),移植物与宿主 HLA 的差异程度决定了排斥反应的轻重。

(一)单向移植排斥理论

1. 宿主抗移植物反应 在免疫功能正常的个体,接受异体移植物后,若不经任何免疫抑制处理,将立即发生宿主免疫系统对移植物的排斥反应,即宿主抗移植物反应(host versus graft reaction,HVGR)。HVGR 导致移植物被排斥,既有细胞免疫也有体液免疫参与。

(1)T 细胞介导的排斥反应:T 细胞介导的迟发性变态反应与细胞毒作用对移植物的排斥起着重要作用。移植物中的淋巴细胞、树突状细胞等具有丰富的 HLA-Ⅰ、HLA-Ⅱ,是主要的致敏原。

(2)抗体介导的排斥反应:包括:①超急性排斥反应,发生在移植前循环中已有 HLA 抗体存在的受者。该抗体来自过去曾多次妊娠、接受输血,或感染过某些表面抗原与供体 HLA 有交叉反应的细菌或病毒。器官移植后立即发生排斥反应,此乃由于固定于移植物血管内皮的 HLA 抗体激活补体,引起血管内皮受损,导致血管壁的炎症、血栓形成和组织坏死等过敏排斥反应;②在原来并未致敏的个体中,随着 T 细胞介导的排斥反应的形成,可同时有抗 HLA 抗体形成,造成移植物损伤。

2. 移植物抗宿主病 在机体免疫功能缺陷时,移植物中的免疫活性细胞(骨髓、胸腺移植时)可被宿主的组织相容性抗原活化,产生针对宿主组织细胞的免疫应答,导致宿主全身性的组织损伤,即移植物抗宿主病(graft versus host disease,GVHD)。

(二)双向移植排斥理论

无论实体器官移植还是骨髓移植,HVGR 和 GVHD 均可以同时发生,只是不同的移植类型两者表现的强度不等。现认为,微嵌合现象和双向移植排斥理论是产生器官移植排斥反应的主要机制。双向移植排斥理论的主要观点有:①具有血管的器官移植一旦血流接通后,即发生细胞迁移,移植物中的过路细胞可移出移植物进入受体体内并分布于全身各组织;而受者的白细胞可进入移植物内。在强有力的免疫抑制的情况下,宿主往往不能完全清除过路细胞。因此,在实体器官移植和骨髓移植中,都可同时发生 HVGR 和 GVHD;②在持续的免疫抑制剂作用下,这种相互免疫应答可因诱导各种免疫调节机制而逐渐减弱,最终达到一种无反应状态,形成供、受体白细胞共存的微嵌合现象(microchimerism);③微嵌合状态长期存在可导致受者对供者器官的移植耐受,具有过路细胞越多的器官,越易形成移植耐受;④不成熟树突状细胞在微嵌合体形成的移植耐受中发挥关键作用。

二、实体器官移植排斥反应的病理变化

实体器官移植排斥反应按形态变化及发病机制的不同分为超急性排斥反应、急性排斥

反应和慢性排斥反应 3 类。下面以肾移植中各类排斥反应的病理变化为例加以介绍,其他组织器官的移植排斥病理变化与此类似。

(一)超急性排斥反应

一般于移植后数分钟至数小时出现。本型的发生与受者血循环中已有供体特异性 HLA 抗体存在,或受者、供者 ABO 血型不符有关,本质为Ⅲ型变态反应。病理变化以广泛分布的急性小动脉炎、血栓形成和组织缺血性坏死为特征。移植肾迅速由粉红色转变为暗红色,伴出血或梗死,出现花斑状外观。现因术前已广泛采用了组织交叉配型,故本型已少见。

(二)急性排斥反应

较常见。未经治疗者此反应可发生在移植后数天内;而经免疫抑制治疗者,可在数月或数年后突然发生。可以细胞免疫为主,主要表现为间质内单个核细胞浸润;也可以体液免疫为主,以血管炎为特征;有时两种病变可并存。

1. 细胞型排斥反应 常发生在移植后 1 个月内,临床上表现为骤然发生的移植肾衰竭。光镜下可见肾间质明显水肿,伴以 CD4$^+$ 和 CD8$^+$T 细胞为主的单个核细胞浸润。肾小球及肾小管周围毛细血管中有大量单个核细胞,并侵袭肾小管壁,可引起局部肾小管坏死(图 13-4)。

2. 血管型排斥反应 抗体及补体的沉积引起血管损伤,随后出现血栓形成及相应部位的梗死。此型更常出现的是亚急性血管炎,表现为成纤维细胞、平滑肌细胞和泡沫状巨噬细胞增生所引起的血管内膜增厚,常导致管腔狭窄或闭塞。

(三)慢性排斥反应

慢性排斥反应多由急性排斥反应延续发展而成,常于移植术后数月至 1 年后发生,表现为慢性进行性的移植器官损害,直至肾衰竭。其突出病变是血管内膜纤维化,引起管腔严重狭窄,肾间质除纤维化外尚有单核细胞、淋巴细胞及浆细胞浸润(图 13-5)。

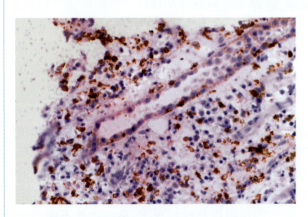

图 13-4 移植肾急性排斥反应(光镜下)

细胞型排斥反应,肾间质明显水肿伴以 CD8$^+$T 细胞为主的单个核细胞浸润,侵袭肾小管壁

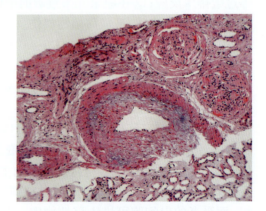

图 13-5 移植肾慢性排斥反应(光镜下)

肾动脉显著增厚、纤维化;肾间质纤维化伴单核细胞、淋巴细胞及浆细胞浸润

三、骨髓移植排斥反应的病理变化

骨髓移植可纠正受者造血系统及免疫系统不可逆的严重疾病,目前已应用于造血系统肿瘤、再生障碍性贫血、免疫缺陷病和某些非造血系统肿瘤等疾病的治疗。骨髓移植所面临的两个主要问题是移植物抗宿主病(GVHD)和移植排斥反应。

(一) 移植物抗宿主病

当具有免疫活性细胞或其前体细胞的骨髓,移植入由于原发性疾病或因采用药物、放射线照射而导致免疫功能缺陷的受者体内时,可能发生移植物抗宿主病(GVHD)。当受者接受骨髓移植后,来自于供者骨髓的免疫活性细胞可识别受者组织并产生免疫应答,使 CD4+ 和 CD8+T 细胞活化,导致受者组织损害。GVHD 可分为急性和慢性两类,急性 GVHD 一般在移植后 3 个月内发生,可引起肝、皮肤和肠道上皮细胞坏死。肝小胆管破坏可导致黄疸;肠道黏膜溃疡可导致血性腹泻;皮肤损害主要表现为局部或全身性斑丘疹。慢性 GVHD 可以是急性型的延续,或在移植 3 个月后自然发生,其皮肤病变类似于系统性硬化。

GVHD 为致死性并发症,虽可在移植前通过 HLA 配型降低其排斥反应的强度,但不能彻底根除。目前,可能的解决途径为去除供者骨髓中的 T 细胞,临床观察发现,此途径虽可降低 GVHD 的发生率,却使移植失败和白血病复发的概率增加,说明多功能 T 细胞不仅可介导 GVHD,也为移植物的存活及去除白血病细胞所必需。

(二) 移植排斥反应

同种异体骨髓移植的排斥反应由宿主的 T 细胞和 NK 细胞介导。T 细胞介导的排斥反应机制与实体器官的排斥反应机制相同,而供体骨髓细胞因为不能与 NK 细胞表面表达的宿主自身 HLA- Ⅰ 分子抑制性受体结合,而被 NK 细胞直接破坏。

复习思考题

1. 系统性红斑狼疮(SLE)的基本病理变化是什么? 可累及哪些器官?
2. 艾滋病的预防原则是什么?
3. 临床上开展实体器官和骨髓移植应如何降低排斥反应?

(张宏颖)

第十四章

内分泌系统疾病

学习目标

1. 熟记弥漫性非毒性甲状腺肿、弥漫性毒性甲状腺肿和糖尿病的概念,准确表述上述疾病的病因、发病机制和病理变化,运用病理学知识解释上述疾病的临床表现。

2. 能够通过观察病理变化鉴别弥漫性非毒性甲状腺肿、弥漫性毒性甲状腺肿、甲状腺炎、甲状腺腺瘤和甲状腺腺癌。

3. 了解各型甲状腺肿瘤的病理特点。

4. 通过学习糖尿病分类和发病机制,理解其病变特点以及和临床表现之间的关系。

内分泌系统(endocrine system)包括内分泌腺、内分泌组织(如胰岛)和散在于各系统或组织内的内分泌细胞(称为 APUD 细胞)。内分泌腺或散在的内分泌细胞分泌的高效能的生物活性物质(即激素)经过组织液或血液传递发挥调节作用。按激素的化学性质可分为含氮激素和类固醇激素两大类,前者主要在粗面内质网和高尔基复合体内合成,分泌颗粒有膜包绕;后者在滑面内质网内合成,不形成有膜包绕的分泌颗粒。大多数激素经血液运输至远距离的靶细胞或组织发挥作用,称为远距离分泌(telecrine);某些激素可不经血液运输,仅由组织液扩散作用于邻近细胞,称为旁分泌(paracrine);有的激素作用于分泌激素细胞本身,称为自分泌(autocrine);还有的内分泌细胞的激素不分泌至细胞外,原位作用于该细胞内的效应器上,称为胞内分泌(intracrine)。内分泌系统与神经系统共同调节机体的生长发育和代谢,维持体内平衡或稳定。当内分泌系统的器官组织、细胞发生疾病或受异常刺激时可引起激素分泌增多或减少,导致功能的亢进或减退,使相应靶器官组织增生、肥大或萎缩。内分泌系统疾病很多,本章主要介绍部分常见病、多发病。

第一节 垂 体 疾 病

垂体位于颅骨蝶鞍垂体窝内,分为腺垂体和神经垂体两部分。腺垂体又分为远侧部、中间部及结节部三部分,远侧部最大,又称垂体前叶;神经垂体分为神经部和漏斗两部分;神经部和中间部合称垂体后叶。垂体内有不同形态和功能的内分泌细胞,并分泌不同激素(图 14-1)。

一、下丘脑及垂体后叶疾病

下丘脑 - 垂体后叶轴的功能性或器质性病变可引起内分泌功能异常,可出现各种综合征,如尿崩症(diabetes insipidus)等。尿崩症是由于抗利尿激素(ADH)缺乏或减少而出现的多尿、低比重尿、烦渴和多饮等临床综合征。根据病因可分4类:①因垂体后叶释放ADH不足引起,称为垂体性尿崩症;②因肾小管对血内正常ADH水平缺乏反应,称为肾性尿崩症;③因下丘脑-垂体后叶轴的肿瘤、外伤、感染等引起,称为继发性尿崩症;④原因不明者,称为特发性或原发性尿崩症。以上以继发性尿崩症较为多见。

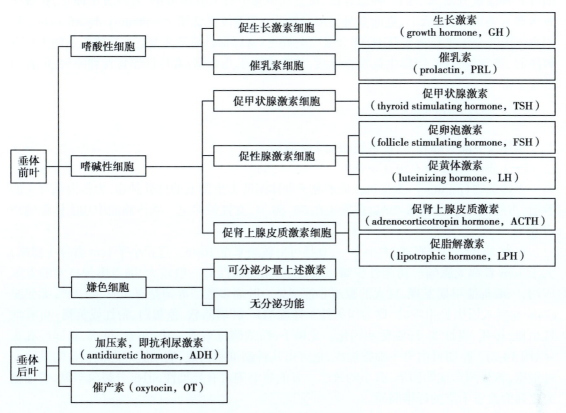

图14-1 垂体的正常分泌功能

二、垂体前叶功能亢进与低下

(一)垂体前叶功能亢进

垂体前叶功能亢进(hyperpituitarism)常由前叶的某一种或多种激素分泌增加引起(多由前叶功能性肿瘤引起),少数由下丘脑或靶器官的反馈抑制作用消失所致。如:①垂体性巨人症(pituitary gigantism)及肢端肥大症(acromegaly):本病多由垂体生长激素细胞腺瘤分泌过多的生长激素所致,如果在青春期以前即骨骺未闭合时发生,表现为垂体性巨人症;如果在青春期后,骨骺已闭合时发生,表现为肢端肥大症。②高催乳素血症(hyperprolactinemia):一部分是由于垂体催乳激素细胞腺瘤分泌过多的催乳素引起,另一部分由下丘脑病变或药物所致,女性表现为溢乳-闭经综合征,男性表现为性功能下降,乳房可溢乳。③性早熟症(precocious puberty):由下丘脑-垂体过早分泌释放促性腺激素所致,表现为女孩6~8岁、男孩8~10岁前出现性发育现象。常因中枢神经系统疾病(如脑肿瘤、脑积水等)或遗传异常等原因引起。④垂体性Cushing综合征(见本章第三节)。

(二)垂体前叶功能低下

任何原因造成垂体前叶75%以上组织的破坏都能引起垂体功能低下,偶尔也可因下丘脑病变引起,主要病因是肿瘤、外科手术或外伤、血液循环障碍等,使垂体前叶激素分泌减少。较常见的如:① Simmond 综合征:主要是由于炎症、肿瘤、血液循环障碍、损伤等原因使垂体前叶各种激素分泌障碍的一种综合征,导致相应激素的靶器官如甲状腺、肾上腺、性腺等萎缩,病程呈慢性经过,以出现恶病质、过早衰老及多种激素分泌低下和产生相应临床症状为特征;② Sheehan 综合征:多由于分娩时大出血或休克引起垂体缺血性萎缩、坏死,导致前叶各种激素分泌减少的一种综合征,典型病例见分娩后乳腺萎缩、乳汁分泌停止,相继出现各器官萎缩、功能低下,进而全身萎缩和老化;③垂体性侏儒症(pituitary dwarfism):是指因垂体前叶分泌生长激素(GH)部分或完全缺乏(常伴促性腺激素缺乏),导致儿童期生长发育障碍,表现为骨骼、躯体生长发育迟缓,体型停滞于儿童期,常伴性器官发育障碍,但智力发育正常。

三、垂体常见肿瘤

垂体发生的肿瘤较多,最常见的是垂体腺瘤。

(一)垂体腺瘤

垂体腺瘤(pituitary adenoma)是来源于垂体前叶上皮细胞的良性肿瘤,为鞍内最常见的肿瘤,占颅内肿瘤的 10%~20%,多发生在 30~60 岁,女性较多见。垂体腺瘤中功能性腺瘤约占 65%。

1. 病理变化 肉眼观,大小不一,直径可由数毫米至 10cm。直径小于 1cm 者称小腺瘤,大于 1cm 者称大腺瘤。功能性腺瘤一般较小,无功能性的一般较大,随着影像技术的发展应用,一般都能早期发现,巨大的腺瘤非常罕见。肿瘤多数境界清楚有包膜,约 30% 无包膜(当肿瘤侵入周围脑组织时,称为侵袭性垂体腺瘤)。肿瘤质软、色灰白、粉红或黄褐;可有灶性出血、坏死、囊性变、纤维化和钙化。光镜下,瘤细胞排列成片块、条索、巢状、腺样或乳头状(图 14-2)。腺瘤可由单一细胞构成,也可由几种瘤细胞构成,瘤细胞形态似正常的垂体前叶细胞,核呈圆形或卵圆形,有小的核仁。有的瘤细胞可有异型性,但核分裂象罕见,瘤细胞巢之间为血管丰富的纤维间质。

2. 肿瘤分类 利用内分泌激素检测、免疫组织化学、电镜观察等,将形态和功能特点相结合进行分类,一般分为以下 7 种类型:①催乳素细胞腺瘤:为垂体腺瘤中最多的一种(约占 30%),约半数功能性垂体腺瘤为此瘤,瘤细胞多由嫌色性或弱嗜酸性细胞构成,血中催乳素(RPL)水平增高,免疫组化染色 PRL 阳性,出现溢乳-闭经综合征。②生长激素细胞腺瘤:约占垂体腺瘤的 10%~15%,主要由嗜酸性和嫌色性瘤细胞构成,血液中生长激素(GH)水平增高,免疫组化染色 GH 阳性,可出现巨人症或肢端肥大症。③促肾上腺皮质激素细胞腺瘤:占垂体腺瘤的 10%~15%,瘤细胞嗜碱性,免疫组化染色 ACTH 阳性,部分患者可出现 Cushing 综合征和 Nelson 综合征(双肾上腺切除术后全身皮肤、黏膜色素沉着)。④促性腺激素细胞腺瘤:占 5%~15%,由嫌色性或嗜碱性瘤细胞构成,瘤细胞可同时产生促黄体素(LH)和促卵泡素(FSH)两种激素,免疫组化染色 LH 或 FSH 阳性,或两者均阳性,可无临床表现或性功能减退。⑤促甲状腺细胞腺瘤:约占 1%,瘤细胞为嫌色性和嗜碱性,免疫组化染色 TSH 阳性,大多数患者有甲

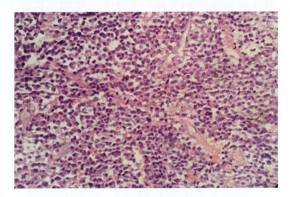

图 14-2 垂体腺瘤(嫌色性细胞为主)(光镜下)

状腺功能低下,仅少数患者"甲亢"及血中 TSH 升高。⑥多种激素细胞腺瘤:约占 10%,多数为 GH 细胞及 PRL 细胞混合腺瘤,瘤细胞免疫组化染色呈多种激素阳性。⑦无功能性细胞腺瘤:由嫌色性瘤细胞构成,包括两种情况:一种是经免疫组化染色和电镜检测显示瘤细胞有激素分泌或分泌颗粒存在,但没有相应临床症状;另一种是瘤细胞确实没有激素分泌。

3. 临床表现 主要为:①可分泌某种激素过多,表现相应的功能亢进;②肿瘤浸润、破坏、压迫垂体,使其激素分泌障碍,表现为功能低下;③肿瘤压迫视神经表现为视野损失、视力下降或失明等。

(二)垂体腺癌

垂体腺癌(pituitary adenocarcinoma)罕见。单纯从瘤细胞形态很难区别腺瘤和腺癌。有人认为转移是诊断垂体腺癌的重要依据,当垂体腺瘤出现确切的脑脊液或其它器官转移时,诊断为垂体腺癌。垂体腺癌可有或无分泌激素功能。

第二节 甲状腺疾病

一、弥漫性非毒性甲状腺肿

弥漫性非毒性甲状腺肿(diffuse nontoxic goiter)亦称单纯性甲状腺肿(simple goiter),主要是由于缺碘使甲状腺素分泌不足,TSH 分泌增多,甲状腺滤泡上皮增生,滤泡内胶质堆积而使甲状腺肿大。一般不伴甲状腺功能亢进。本病多呈地域性分布,又称地方性甲状腺肿;少数也可为散发性,全国各地均有发病。

(一)病因及发病机制

1. 缺碘 地方性水、土、食物中缺碘或机体在青春期、妊娠和哺乳期对碘需求量增加而相对缺碘,均可引起甲状腺素合成减少,通过反馈刺激垂体 TSH 分泌增多,甲状腺滤泡上皮增生,摄碘功能增强。如果持续长期缺碘,一方面滤泡上皮增生,另一方面所合成的甲状腺球蛋白没有碘化而不能被滤泡上皮细胞吸收利用,滤泡腔内胶质堆积,滤泡腔扩张,使甲状腺肿大。用碘化食盐和富含碘的食品可治疗和预防本病。

2. 致甲状腺肿因子的作用 ①水中大量钙和氟可影响肠道碘的吸收,且使滤泡上皮细胞质内钙离子增多,从而抑制甲状腺素分泌,引起甲状腺肿大;②某些食物(如卷心菜、木薯、菜花、大头菜等)可致甲状腺肿;③硫氰酸盐及过氯酸盐妨碍碘向甲状腺聚集;④药物如硫脲类药、磺胺药,锂、钴及高氯酸盐等,可抑制碘离子的聚集或碘离子有机化。

3. 高碘 常年饮用含高碘的水,使过氧化物酶的功能基团过多地被占用,影响酪氨酸氧化,导致碘的有机化过程受阻,甲状腺呈代偿性肿大。

4. 遗传与免疫 家族性甲状腺肿的原因是激素合成中有关酶的遗传性缺乏,如过氧化物酶、去卤化酶的缺陷及碘酪氨酸耦联缺陷等。有人认为甲状腺肿的发生有自身免疫机制参与。

(二)病理变化

根据弥漫性非毒性甲状腺肿的发生、发展过程和病变特点,将其分为 3 个时期。

1. 增生期 又称弥漫性增生性甲状腺肿。肉眼观,甲状腺弥漫性对称性中度增大,重量一般不超过 150g(正常为 20~40g),表面光滑。光镜下,滤泡上皮增生呈立方或低柱状,伴小滤泡形成,胶质较少,间质充血。

2. 胶质贮积期 又称弥漫性胶样甲状腺肿。因长期持续缺碘,胶质大量贮积。肉眼观,甲状腺弥漫性对称性显著增大,重 200~300g,其至可达 500g 以上,表面光滑,切面呈淡褐色或棕褐色,半透明胶冻状(图 14-3)。光镜下,部分滤泡上皮增生,可有小滤泡形成或乳头状增生,大部分滤泡上皮复旧变扁平,滤泡腔高度扩大,腔内大量胶质贮积(图 14-4)。

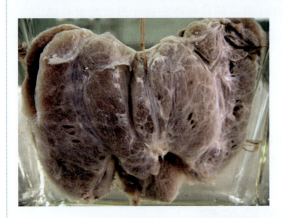

图 14-3　弥漫性胶样甲状腺肿(胶质贮积期)
(肉眼观)

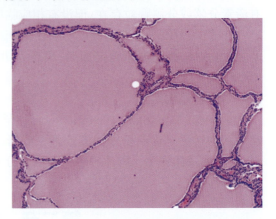

图 14-4　弥漫性胶样甲状腺肿(胶质贮积期)
(光镜下)

3. 结节期　又称结节性甲状腺肿。滤泡上皮局灶性增生、复旧或萎缩不一致,纤维组织增生,分隔滤泡,形成结节。肉眼观,甲状腺呈不对称结节状增大,结节大小不一,有的结节境界清楚,多无完整包膜(图 14-5),切面可有出血、坏死、囊性变、钙化和瘢痕形成。光镜下,部分滤泡上皮呈柱状或乳头样增生,小滤泡形成,部分上皮复旧或萎缩,胶质贮积,间质纤维组织增生、分隔包绕形成大小不一的结节状病灶(图 14-6)。

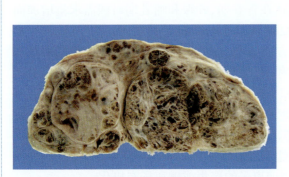

图 14-5　结节性甲状腺肿(结节期)(肉眼观)

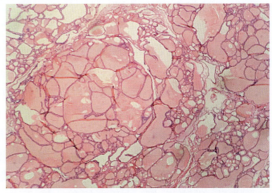

图 14-6　结节性甲状腺肿(结节期)(光镜下)

(三) 临床病理联系

本病主要表现为甲状腺肿大,部分患者后期由于压迫引起声音嘶哑、吞咽和呼吸困难,少数患者可伴有甲状腺功能亢进或低下等症状,极少数可癌变。

二、弥漫性毒性甲状腺肿

弥漫性毒性甲状腺肿(diffuse toxic goiter)又称 Graves'disease(格雷夫斯病),是临床上甲状腺功能亢进症(甲亢)的主要病因之一。约有 1/3 患者有眼球突出,故又称为突眼性甲状腺肿。本病多见于女性,男女之比 1:4~1:6,以 20~40 岁最多见。

(一) 病因及发病机制

本病目前认为是一种自身免疫性疾病,病因可能与下列因素有关:①自身免疫因素:患者血中球蛋白增高,并有多种抗甲状腺的自身抗体,且常与一些自身免疫病并存;另外,血中存在与 TSH 受体结合的抗体,具有类似 TSH 的作用。②遗传因素:某些患者亲属中也患有此病或其他自身免疫病。③精神创伤、感染等因素:精神因素常常是主要诱因,可能是通过干扰了免疫系统而促进自身免疫病的发生。

(二)病理变化

肉眼观,甲状腺弥漫性对称性增大,为正常的 2~4 倍(60~100g),表面光滑,血管充血,质软韧,切面灰红呈分叶状,胶质少,质实如肌肉样。光镜下:①滤泡上皮增生呈高柱状,有的呈乳头样增生,有增生的小滤泡形成;②滤泡腔内胶质稀薄,滤泡周边胶质出现许多大小不一的上皮细胞的吸收空泡;③间质血管丰富,充血,淋巴组织增生,可形成淋巴滤泡(图 14-7)。免疫荧光:滤泡基底膜上有 IgG 的沉积。手术前经碘治疗后的甲状腺,其病变有所减轻,甲状腺体积缩小、质变实,光镜下见上皮细胞变矮、增生减轻,胶质增多变浓,吸收空泡减少,间质血管减少、充血减轻,淋巴细胞也减少。除甲状腺病变外全身可有淋巴组织增生、胸腺和脾增大,心脏肥大、心肌和肝细胞变性、坏死及纤维化等改变。眼球外突是由于眼球外肌水肿、球后纤维脂肪组织增生、淋巴细胞浸润和黏液水肿等原因引起。

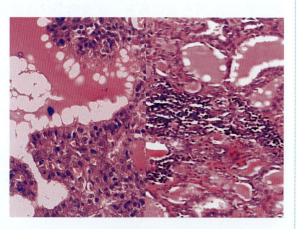

图 14-7 弥漫性毒性甲状腺肿(光镜下)

知识链接:弥漫性毒性甲状腺肿时的主要临床表现

(三)临床病理联系

临床上主要表现为甲状腺肿大,基础代谢率升高(如多食、消瘦、乏力等)和突眼症,还可有神经兴奋性升高,如心悸、怕热、多汗、脉搏快、手震颤等;血中 T_3、T_4 高,吸碘率高。

三、甲状腺功能减退

甲状腺功能减退是甲状腺素合成和释放减少或缺乏而出现的综合征。根据年龄不同可表现为克汀病或黏液水肿。

(一)病因及发病机制

甲状腺功能减退的主要原因有:①缺碘、药物、先天或后天性甲状腺素合成障碍;②甲状腺先天发育异常;③自身免疫性疾病;④甲状腺实质性损伤,如肿瘤、炎症、手术、放射等;⑤垂体或下丘脑病变。

(二)类型

1. 克汀病又称呆小症 主要由于在胎儿和婴儿期从母体获得或合成甲状腺素不足或缺乏引起,导致生长发育障碍形成侏儒,并伴有智力低下等特征的疾病。

2. 黏液水肿 由于甲状腺功能减退,组织间质内出现大量类黏液(氨基多糖)积聚。光镜下可见间质胶原纤维分解、断裂变疏松,充以 HE 染色为蓝色的胶状液体。临床上可出现怕冷、嗜睡、月经周期紊乱,动作、说话及思维减慢,皮肤发凉、粗糙及非凹陷性水肿。

四、甲状腺炎

甲状腺炎(thyroiditis)一般分为急性、亚急性和慢性 3 种。急性甲状腺炎多是由细菌感染引起的化脓性炎症,较少见;亚急性甲状腺炎一般认为是与病毒感染有关的炎症;慢性甲状腺炎又分为慢性淋巴细胞性甲状腺炎(自身免疫性疾病)和纤维性甲状腺炎(目前病因不明)。

(一)亚急性甲状腺炎

亚急性甲状腺炎(subacute thyroiditis)是一种与病毒感染有关的肉芽肿性炎症,又称肉芽肿性甲状腺炎。女性多于男性,中青年多见。肉眼观,甲状腺呈不均匀结节状,轻、中度增大,质实橡皮样。切面病变呈灰白或淡黄色,可见坏死或瘢痕,常与周围组织有粘连。光镜下,病变呈灶性分布,范围大小不一,部分滤泡被破坏,胶质外溢,导致肉芽肿形成,伴异物巨细胞反应但无干酪样坏死(图14-8);大量中性粒细胞及不等量嗜酸性粒细胞、淋巴细胞和浆细胞浸润,可形成微脓肿。修复期多核巨细胞消失,滤泡上皮细胞再生、间质纤维化、瘢痕形成。

(二)慢性甲状腺炎

1. 慢性淋巴细胞性甲状腺炎(chronic lymphocytic thyroiditis) 是一种自身免疫性疾病,亦称桥本甲状腺炎(Hashimoto thyroiditis)、自身免疫性甲状腺炎(autoimmune thyroiditis)。多见于中年女性,临床上常为甲状腺无痛性弥漫性肿大,晚期一般有甲状腺功能低下的表现,患者血中可检出多种自身抗体。

病理变化:肉眼观,甲状腺弥漫性对称性肿大,稍呈结节状,质较韧,重量一般为60~200g,被膜轻度增厚,但与周围组织无粘连,切面呈分叶状,色灰白或灰黄。光镜下,甲状腺实质广泛破坏、萎缩,主要的特点是大量淋巴细胞浸润及淋巴滤泡形成(图14-9)。

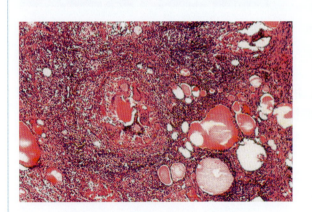

图 14-8 亚急性甲状腺炎(光镜下)

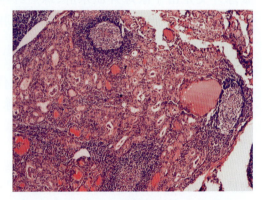

图 14-9 慢性淋巴细胞性甲状腺炎(光镜下)

2. 慢性纤维性甲状腺炎(chronic fibrous thyroiditis) 原因不明,罕见,又称 Riedel 甲状腺肿或慢性木样甲状腺炎。男女之比为 1:3,年龄为 30~60 岁。

病理变化:肉眼观,甲状腺中度肿大,病变范围和程度不一,表面呈结节状,切面灰白,质硬似木样,与周围组织明显粘连。光镜下,甲状腺滤泡萎缩消失,最主要的特征是大量纤维组织增生、玻璃样变,有少量淋巴细胞浸润,但不形成淋巴滤泡。

本病与淋巴细胞性甲状腺炎的主要区别是:①本病向周围组织蔓延、侵犯、粘连;②本病虽有淋巴细胞浸润,但不形成淋巴滤泡;③本病有显著的纤维化及玻璃样变,质硬。

五、甲状腺常见肿瘤

甲状腺发生的肿瘤种类较多,组织学分类也不一样,下面简要介绍常见的甲状腺肿瘤。

(一)甲状腺腺瘤

甲状腺腺瘤(follicular adenoma)是甲状腺滤泡上皮发生的常见良性肿瘤。中青年女性多见。肿瘤生长缓慢，肉眼观，多为单发，圆形或类圆形，有完整包膜（图 14-10），直径 3~5cm，常压迫周围组织，切面多为实性，色暗红或棕黄，可并发出血、囊性变、钙化和纤维化。组织学形态多种多样（图 14-11），根据其组织结构可分为 6 种类型：①胚胎型腺瘤，又称梁状和实性腺瘤；②胎儿型腺瘤，又称小滤泡型腺瘤；③单纯性腺瘤，又称正常大小滤泡型腺瘤；④胶样型腺瘤，又称巨滤泡型腺瘤；⑤嗜酸细胞型腺瘤，又称 Hürthle（许特莱）细胞腺瘤；⑥非典型腺瘤。

甲状腺腺瘤（肉眼观）

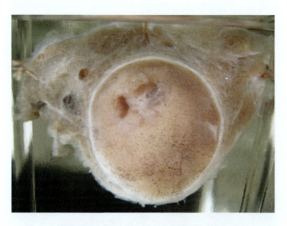

图 14-10　甲状腺腺瘤（肉眼观）

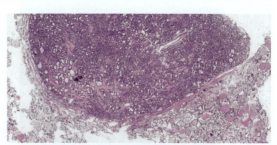

图 14-11　甲状腺腺瘤（光镜下）

在临床病理诊断工作中，甲状腺腺瘤易与结节性甲状腺肿混淆，两者的鉴别要点见表 14-1：

表 14-1　甲状腺腺瘤与结节性甲状腺肿的区别

	甲状腺腺瘤	结节性甲状腺肿
结节数目	单发	多发
包膜	完整	不完整
结节内外的组织形态	组织结构不一致	组织结构较一致
周围甲状腺组织	有受压现象	无受压现象

（二）甲状腺癌

甲状腺癌（thyroid carcinoma）是较常见的恶性肿瘤，任何年龄均可发生，以 40~50 岁多见。多数甲状腺癌患者甲状腺功能正常，仅少数引起甲状腺功能亢进或低下。常见以下 4 种组织学类型。

1. 乳头状癌（papillary carcinoma）　最常见的类型，约占甲状腺癌的 85%，肿瘤生长慢，恶性程度较低，预后较好，10 年生存率达 80% 以上，局部淋巴结转移较早，但与生存率无关。预后与肿瘤大小、血管侵犯及有无远处转移有关。肉眼观，肿瘤一般呈圆形，大小不等，无包膜，质地较硬，切面灰白，部分病例有囊形成，囊内可见乳头，称为乳头状囊腺癌，肿瘤常伴有纤维化和钙化。光镜下，癌细胞多排列成复杂分支的乳头结构，乳头中心有纤维血管间质，间质内常见呈同心圆状的钙化小体，即砂粒体（图 14-12），有助于诊断。

甲状腺乳头状癌（肉眼观）

病案分析：甲状腺乳头状癌

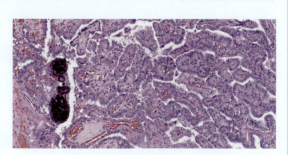

图 14-12　甲状腺乳头状癌（光镜下）
癌细胞排列成复杂分支的乳头结构，左侧可见砂粒体形成

乳头表面的癌细胞可呈单层或多层,可出现核沟、核重叠及核内包涵体现象,癌细胞分化程度不一,核染色质少,常呈透明或毛玻璃状,无核仁。

2. 滤泡癌(follicular carcinoma) 发病率仅次于甲状腺乳头状癌而居第 2 位,一般比乳头状癌恶性程度高,预后差,多见于 40 岁以上女性,早期易血道转移。肉眼观,结节状,包膜不完整,切面灰红、质软(图 14-13)。光镜下,肿瘤由不同分化程度的滤泡组成(图 14-14),有时分化好的滤泡癌很难与腺瘤区别,需在肿瘤包膜处多取材,根据有无包膜、血管侵犯来明确诊断。分化差的呈实性巢片状,瘤细胞异型性明显,滤泡少而不完整。

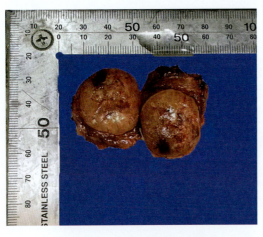

图 14-13　甲状腺滤泡癌(肉眼观)

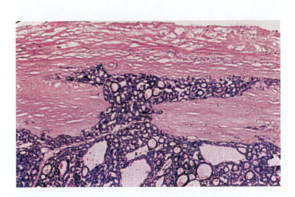

图 14-14　甲状腺滤泡癌(光镜下)

3. 髓样癌(medullary carcinoma) 是由滤泡旁细胞(即 C 细胞)发生的恶性肿瘤,又称 C 细胞癌,占甲状腺癌的 5%~10%,属于 APUD 瘤,40~60 岁为高发年龄,有家族倾向性,90% 的肿瘤分泌降钙素,产生严重腹泻和低钙血症。有的还同时分泌其他多种激素和物质。肉眼观,单发或多发,可有假包膜,边界清楚,直径 1~11cm,切面质实而软,灰白或黄褐色。光镜下,瘤细胞圆形或多角形、棱形,核呈圆形或卵圆形,核仁不明显。瘤细胞呈实体、巢状、乳头状或滤泡状排列,间质内淀粉样物质沉着是主要特点。免疫组化染色降钙素(CT)、突触素(Syn)阳性,而甲状腺球蛋白(Tg)阴性。

4. 未分化癌(undifferentiated carcinoma) 又称间变性癌或肉瘤样癌,较少见,多发生在 50 岁以上,女性较多见。生长快,早期即可发生浸润和转移,恶性程度高,预后差,多在确诊后 1 年内死亡。肉眼观,肿块较大,形状不规则,广泛浸润、无包膜。切面灰白,常有出血、坏死。光镜下,癌细胞异型性明显,核分裂象多。组织学上可分为小细胞型、棱形细胞型、巨细胞型和混合细胞型。

第三节　肾上腺疾病

一、肾上腺皮质功能亢进与低下

肾上腺皮质分泌三大类激素,即糖皮质激素、盐皮质激素、肾上腺雄激素或雌激素。每种激素分泌过多或过少时均可引起相应的临床综合征。

(一) 肾上腺皮质功能亢进

1. Cushing 综合征　又称皮质醇增多症(hypercortisolism),由于长期分泌过多的糖皮质激素,促进蛋白质异化、脂肪沉积,表现为满月脸、向心性肥胖、高血压、皮肤紫纹、多毛、糖耐量降低、月经失调、性欲减退、骨质疏松、肌无力等临床表现。本病成人多于儿童,常见于20~40岁,女性多见,病因及病变常分为4类:①垂体性:又称垂体性 Cushing 综合征,常因垂体肿瘤或下丘脑功能紊乱,分泌过多 ACTH 或下丘脑分泌皮质激素释放因子过多,血清中 ACTH 增高。双肾上腺弥漫性中度肥大,重量可达 20g(正常约 8g),切面皮质厚度可超过2mm。光镜下主要为肾上腺网状带和束状带细胞增生。②肾上腺性:由于肾上腺肿瘤或增生,分泌大量皮质醇,致血中 ACTH 降低。双肾上腺显著增生、肥大,可超过 50g。光镜下主要为网状带及束状带细胞弥漫增生,也可以束状带细胞为主的结节状增生。③异位性:为异位分泌的 ACTH 引起。最常见的原因为小细胞肺癌,其他如恶性胸腺瘤、胰岛细胞瘤等,血中 ACTH 增高。④医源性:长期大量使用糖皮质激素(如地塞米松等),患者可因垂体 - 肾上腺皮质轴受到抑制而引起肾上腺皮质萎缩。

2. 醛固酮增多症(hyperaldosteronism) 分为原发性和继发性两种。①原发性醛固酮增多症:大多数由肾上腺肿瘤引起,少数为肾上腺皮质增生所致。临床主要表现为高钠血症、低钾血症及高血压。钠潴留所致的血容量增多可抑制肾素释放,导致血清中肾素降低。光镜下主要为球状带细胞增生。②继发性醛固酮增多症:指各种疾病(由肾上腺以外的各种疾病)引起肾素 - 血管紧张素分泌过多,刺激球状带细胞增生引起继发性醛固酮分泌增多。临床表现主要为高尿钾、低钾血症及高血压等。

(二) 肾上腺皮质功能低下

肾上腺皮质功能低下(adrenocortical insufficiency)是指各种因素引起肾上腺皮质激素过少出现的综合征。本病分为急性、慢性两类:①急性肾上腺皮质功能低下:主要原因是皮质大片出血或坏死、血栓形成或栓塞、重症感染或应急反应及长期使用皮质激素治疗后突然停药等。②慢性肾上腺皮质功能低下:又称 Addison 病。少见,主要病因为双肾上腺结核病和特发性肾上腺萎缩,极少数为肿瘤转移和其他原因。双肾上腺皮质破坏严重,约达 90%以上,主要临床表现为皮肤和黏膜及瘢痕处黑色素沉着增多、低血糖、低血压、食欲减退、肌力低下、易疲劳、体重减轻等。

特发性肾上腺萎缩(idiopathic adrenal atrophy)又称自身免疫性肾上腺炎,是一种自身免疫性疾病。多见于青年女性,患者血中常有抗肾上腺皮质细胞线粒体和微粒体抗体。肉眼观,双侧肾上腺高度萎缩,皮质变薄;光镜下,皮质萎缩,内有大量淋巴细胞和浆细胞浸润。

二、肾上腺肿瘤

(一) 肾上腺皮质肿瘤

1. 肾上腺皮质腺瘤(adrenocortical adenoma) 是肾上腺皮质细胞发生的良性肿瘤。大多数皮质腺瘤是非功能性,少数为功能性,可引起醛固酮增多症或 Cushing 综合征。女性多于男性,约 2:1,且儿童多见。肉眼观,肿瘤一般单发,较小,直径 1~5cm,多有完整包膜,切面实性,金黄色或棕黄色,可见出血或小囊变区,偶有钙化;光镜下,主要由富含类脂质的透明细胞构成;少数瘤细胞胞质嗜酸性。瘤细胞与正常皮质细胞相似,核较小,瘤细胞排列成团,由富含毛细血管的少量间质分隔(图 14-15),肿瘤对周围组织有压迫现象。

2. 肾上腺皮质腺癌(adrenocortical adenocarcinoma) 少见,多发生于 12 岁以下儿童。皮质腺癌多为功能性,分化差者癌细胞异型性明显,易发生局部浸润和转移。分化好者,细胞异型性小,需与皮脂腺瘤鉴别,两者鉴别主要根据包膜、血管侵犯和转移。

(二) 肾上腺髓质肿瘤

肾上腺髓质来自神经嵴,可发生神经母细胞瘤、神经节细胞瘤和嗜铬细胞瘤。以下仅介

ER-14-6

肾 上 腺 皮质 腺 瘤 (肉眼观)

绍嗜铬细胞瘤。

嗜铬细胞瘤(pheochromocytoma)是肾上腺髓质嗜铬细胞发生的一种少见的肿瘤,又称肾上腺内副神经节瘤,多见于40~50岁,无性别差异,约90%来自肾上腺髓质,约10%发生在肾上腺髓质以外的器官或组织内。肉眼观,常为单侧单发,肿瘤大小不一,平均重约100g,多数有完整包膜,切面灰红或黄褐色,常有出血、坏死及囊性变。光镜下,瘤细胞呈片状、索状、腺泡状排列,瘤细胞有一定程度的多形性,可出现瘤巨细胞,胞质内可见大量嗜铬颗粒,间质为血窦。

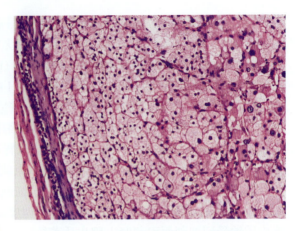

图 14-15 肾上腺皮质腺瘤(光镜下)

免疫组化染色 CgA、Syn 阳性。目前尚无组织学标准评价嗜铬细胞瘤的生物学行为,2017年 WHO 取消了"良性、恶性"分类,所有肿瘤均有转移潜能,用"转移性"替代"恶性"的诊断。临床上可表现为阵发性或持续性高血压、头痛、出汗、心悸、基础代谢率升高和高血糖等,甚至可出现心力衰竭、肾衰竭、脑血管意外和猝死。

第四节 胰 岛 疾 病

胰腺的胰岛内主要由 4 种内分泌细胞组成:① A 细胞:分泌胰高血糖素,占 15%~25%;② B 细胞:分泌胰岛素,占 60%~70%;③ D 细胞:分泌生长抑素,占 5%~10%;④ PP 细胞:分泌胰多肽,约占 2%。此外,在胚胎和新生儿胰腺内及胰腺导管黏膜内还有分泌胃泌素的 G 细胞等。胰腺的各种内分泌细胞可以增生或形成肿瘤,引起有关激素的分泌过多和功能亢进;也可以变性、萎缩、引起有关激素分泌不足和功能低下。

一、糖尿病

糖尿病(diabetes mellitus)是一种体内胰岛素相对或绝对不足,由于靶细胞对胰岛素敏感性降低,或胰岛本身存在结构上的缺陷而引起的糖、脂肪和蛋白质代谢紊乱的一种慢性疾病。主要特点是持续性血糖增高和糖尿。临床上表现为多饮、多食、多尿和体重减轻(即"三多一少"),本病发病率日益增高,已成为世界性的常见病、多发病。

(一)分类、病因及发病机制

糖尿病一般分为原发性糖尿病(primary diabetes mellitus)和继发性糖尿病(secondary diabetes mellitus)。原发性糖尿病(即日常所称糖尿病)又分为 1 型和 2 型两型。

1. 原发性糖尿病

(1)1 型或幼年型(即胰岛素依赖型糖尿病):约占糖尿病的 10%,青少年发病,起病急,病情重,发展快,胰岛 B 细胞严重受损,细胞数目明显减少,胰岛素分泌绝对不足,血中胰岛素降低,引起糖尿病,易出现酮症酸中毒,治疗依赖胰岛素。目前认为本型是在遗传易感性的基础上由病毒感染或受毒性物质等诱发的针对 B 细胞抗原的一种自身免疫性疾病。

(2)2 型或成年型(即非胰岛素依赖型糖尿病):约占糖尿病的 90%,成年发病,肥胖者多见,起病缓慢,病情较轻,发展较慢,胰岛 B 细胞数目正常或轻度减少,血中胰岛素可正常、增多或降低,不易出现酮症酸中毒,一般可以不依赖胰岛素治疗。本型病因、发病机制不清楚,目前认为是遗传、环境和炎症等因素相互作用所致。

2. 继发性糖尿病指因其他疾病(如炎症、肿瘤、手术或其他损伤)造成胰岛广泛损伤或某些内分泌疾病(如肢端肥大症、Cushing 综合征、甲亢、嗜铬细胞瘤和类癌综合征等)引起胰岛素分泌不足所致的糖尿病。

(二)病理变化

1. 胰岛病变　不同类型、不同时期病变不同。1 型糖尿病早期为非特异性胰岛炎,胰岛 B 细胞颗粒脱失、空泡变性、坏死、消失,胰岛变小、数目减少,纤维组织增生、玻璃样变;2 型糖尿病早期病变不明显,后期 B 细胞减少,常见胰岛淀粉样变性。

2. 血管病变从毛细血管到大、中、小动脉均可有不同程度的病变,发病率较一般人群高、发病早、病变严重。毛细血管和细、小动脉内皮细胞增生、玻璃样变性、血管壁增厚、变硬;大、中动脉有动脉粥样硬化或动脉中层钙化,粥样硬化病变程度严重。

3. 肾脏病变　①肾体积增大:由于糖尿病早期肾血流量增加,肾小球滤过率增高,导致早期肾体积增大,通过治疗可恢复正常。②结节性肾小球硬化:表现为肾小球系膜内有结节状玻璃样物质沉积,结节增大可使毛细血管祥闭塞,肾小球玻璃样变。③弥漫性肾小球硬化:主要损害肾小球毛细血管壁和系膜,肾小球基底膜弥漫增厚,毛细血管祥变窄或完全闭塞,最终导致肾小球玻璃样变。④肾小管 - 间质性损害:肾小管上皮细胞糖原沉积,出现颗粒样或空泡样变性,晚期肾小管萎缩。肾间质纤维化和炎细胞浸润。⑤血管损害:糖尿病累及所有的肾血管,多数损害的是肾动脉,引起动脉硬化,特别是入球和出球微动脉。⑥肾乳头坏死:常见于糖尿病患者伴急性肾盂肾炎时,肾乳头坏死是缺血合并感染所致。

4. 视网膜病变　早期表现为微小动脉瘤和视网膜小静脉扩张,继而渗出、水肿、微血栓形成、出血等非增生性视网膜病变;还可因血管病变引起缺氧,刺激纤维组织增生、新生血管形成等增生性视网膜病变,甚至引起视网膜剥离,导致失明。此外,糖尿病易合并白内障。

5. 神经系统病变　表现为节段性脱髓鞘和轴索脱失或变性,周围神经可因血管病变引起缺血性损伤或症状,如肢体疼痛、麻木、感觉丧失、肌肉麻痹、足下垂、腕下垂等,脑细胞也可发生广泛变性。

6. 其他组织或器官病变　可出现糖尿病足、皮肤黄色瘤、肝脂肪变和糖原沉积、骨质疏松、糖尿病性外阴炎、化脓性和真菌性感染等。

二、胰腺神经内分泌肿瘤

胰腺神经内分泌肿瘤(pancreatic neuroendocrine neoplasm,PNEN)曾称胰岛细胞瘤(islet cell tumor),好发部位依次为胰尾、体、头部,异位胰腺也可发生。常见于 20~50 岁成人,无性别差异。根据临床表现又可分为功能性和无功能(无症状)性两类,功能性胰腺神经内分泌肿瘤包括胰岛素瘤、胃泌素瘤、胰高血糖素瘤、血管活性肠肽瘤。胰腺神经内分泌肿瘤在 HE 染色切片上不能区别种类,常需特殊染色、电镜及免疫组织化学加以鉴别。肉眼观,肿瘤多为单个,为 1~5cm 或更大,圆形或椭圆形,境界清楚,包膜完整或不完整,切面色浅灰红或暗红色,质软、均质,可继发纤维化、钙化、囊性变;光镜下,瘤细胞排列形式多样,可呈岛片状排列(似巨大的胰岛)或团块状,还可呈实性、弥漫、不规则排列,各种结构可混合或单独排列。间质为毛细血管,有多少不等的胶原纤维分隔瘤细胞,可见黏液样变性、淀粉样变性、钙化等继发改变。瘤细胞形似胰岛细胞,形态较一致,细胞核呈圆形或椭圆形、短梭形,染色质细颗粒状,可见小核仁,核分裂象少见,偶见巨核细胞。

第五节 弥散性神经内分泌肿瘤

弥散性神经内分泌系统(dispersed or diffuse neuroendocrine system,DNES)是指广泛分布在全身各部位的一些弥散性内分泌细胞和细胞群。这些细胞具有相同的特点：它们能吸取胺的前身，使之脱羧基并转变为胺类物质(amine precursor uptake & decarboxylation,APUD)。具有这种特性(或能力)的所有细胞统称为 APUD 细胞系统；由于这种细胞 HE 和甲苯胺蓝染色时胞质着色浅，呈透亮状，故称为透明细胞；银染色时显示嗜银性或亲银性，常称之为嗜(或亲)银细胞。电镜下这些细胞可含有神经内分泌颗粒，又称之为神经内分泌细胞。

(一) DNES 细胞的分布、形态特点和鉴别

DNES 细胞分布广，并以单个或数个成群细胞形式夹杂在上皮细胞内，HE 和甲苯胺蓝染色着色浅，光镜下极难鉴别。目前鉴别 DNES 细胞的方法主要有：①免疫组织化学；②银染色；③电镜；④原位杂交等。

已知的 DNES 细胞有几十种，它们分布在人体不同组织和器官的上皮内。以脑和胃肠道最多，肺、胰、胆道、肝、咽喉、鼻、唾液腺、泌尿生殖道以及皮肤等部位均有分布。

(二) DNES 肿瘤

由 DNES 细胞发生的在组织形态上相似的特殊肿瘤，称为 DNES 肿瘤，也称为 APUD 瘤。DNES 肿瘤多发生在胃肠道、肺、皮肤等。胃肠道 DNES 肿瘤最常见的有胃泌素瘤、生长抑素瘤和类癌。肺 DNES 肿瘤常见的有类癌、大细胞神经内分泌癌和小细胞癌，免疫组化染色 CgA、Syn、CD56、TTF-1 均阳性。皮肤的 DNES 肿瘤为 Merker 细胞癌。

复习思考题

1. 试分析弥漫性非毒性甲状腺肿和弥漫性毒性甲状腺肿的区别。
2. 简述甲状腺乳头状癌的病理变化。

(贾永峰)

第十五章

神经系统疾病

📑 学习目标

　　1. 能够准确表述中枢神经系统感染性疾病(流行性脑脊髓膜炎、流行性乙型脑炎)的病因、发病机制、基本病理变化及并发症。
　　2. 能够准确表述阿尔茨海默(Alzheimer)病、帕金森(Parkinson)病的病理变化特点。
　　3. 了解神经系统常见肿瘤的类型、病变特点及其临床病理联系。

　　神经系统是人体内结构和功能最精细和复杂的系统,按解剖结构可分为中枢神经系统(脑、脊髓)和周围神经系统(脑神经、脊神经),按功能可分为躯体神经系统和自主神经系统。神经系统具有特殊的解剖和生理功能,因而具有与其他器官不同的病理学特点,如神经系统病变定位与功能障碍关系密切,临床上可根据临床表现做出相应病变的定位诊断;相同病变发生在不同部位,可引起临床完全不同的表现和后果;不同性质的病变(如颅内炎症、肿瘤及出血等)可引起颅内压升高等相似的后果。

　　神经系统疾病主要由感染、变性、肿瘤、血管病变、外伤、中毒、免疫障碍、遗传、先天发育异常、营养缺陷、代谢障碍等引起,主要临床表现为运动、感觉、反射、自主神经以及高级神经活动功能障碍。本章主要介绍神经系统疾病常见的感染性疾病、变性疾病和肿瘤等。神经系统疾病与其他系统或器官的功能代谢障碍可互为因果。

第一节　中枢神经系统感染性疾病

　　引起中枢神经系统感染的常见病原微生物包括细菌、病毒、真菌、寄生虫、立克次体、螺旋体和朊蛋白等,可侵犯中枢神经系统的实质、被膜及血管,引起脑(脊髓)炎、脑(脊髓)膜炎和脑膜脑炎等。病原微生物侵入途径,见表 15-1。

表 15-1　中枢神经系统病原微生物侵入途径

侵入途径	常见原因
血源性感染	最常见,如脓毒血症的感染性栓子等
直接感染	创伤或医源性(腰椎穿刺)感染
局部扩散	乳突炎、中耳炎、鼻窦炎、颅骨开放性骨折等
经神经感染	如单纯疱疹病毒可沿嗅神经、三叉神经,狂犬病病毒可沿周围神经侵入中枢神经系统

笔记栏

一、流行性脑脊髓膜炎

流行性脑脊髓膜炎(epidemic cerebrospinal meningitis)是由脑膜炎奈瑟球菌(*N meningitidis*)经呼吸道传染引起的脑脊髓膜的急性化脓性炎症。儿童及青少年为好发人群。冬春季节多见,散发或流行,因此称为流行性脑脊髓膜炎,简称流脑。临床上可出现发热、头痛、呕吐、皮肤黏膜瘀点或瘀斑,脑膜刺激症状,脑脊液呈化脓性改变,部分患者可出现中毒性休克。根据临床病程及病理变化的特点,常可分为普通型和暴发型2种类型。其中普通型最常见,约占全部病例的90%以上;暴发型起病急骤,病情凶险,病死率高,以儿童多见。

(一)病因和发病机制

脑膜炎奈瑟球菌是具有荚膜、能抵抗体内白细胞吞噬作用的化脓性细菌。该菌可存在于正常人的鼻咽部黏膜,通过咳嗽、喷嚏等,由飞沫经呼吸道传播。细菌进入上呼吸道后,大多数人只引起局部炎症,成为带菌者。当机体抗病能力降低或菌量多、毒性强时,细菌可经呼吸道黏膜进入血流,大量繁殖,并产生内毒素,引起菌血症或败血症。2%~3%机体免疫力低下的患者,细菌可到达脑(脊)膜引起化脓性炎。细菌可在蛛网膜下腔的脑脊液循环中迅速繁殖、播散。

(二)普通型流脑

1. 病理变化　根据病情进展,一般可分为以下3期:

(1)上呼吸道感染期(前驱期):细菌在鼻咽部黏膜繁殖,经2~4天潜伏期后,出现上呼吸道感染症状,病变表现为黏膜充血、水肿,少量中性粒细胞浸润,腺体分泌增多等。1~2天后,部分患者可进入败血症期。

(2)败血症期:细菌通过黏膜入血,在血液中生长繁殖,产生内毒素。主要病变为血管内皮损伤、小血管炎、细菌性栓塞和血栓形成。因而大部分患者可出现皮肤和黏膜的瘀点、瘀斑。

(3)脑膜炎症期:本期的特征性病变是脑脊髓膜的化脓性炎症。肉眼观,脑脊髓膜血管高度扩张充血,病变严重的区域,蛛网膜下腔充满灰黄色脓性渗出物,覆盖于脑沟脑回表面,以致脑表面沟回结构模糊不清(图15-1)。由于炎性渗出物的阻塞,脑脊液循环发生障碍,可引起不同程度的脑室扩张。光镜下,蛛网膜下腔增宽,其中有大量中性粒细胞、纤维素和少量淋巴细胞、巨噬细胞浸润,血管高度扩张充血(图15-2)。邻近的脑皮质可有轻度水肿,严重病例也可出现神经细胞变性等脑实质炎性损伤,称脑膜脑炎。若动脉、静脉管壁受累发生

流行性脑脊髓膜炎(高倍镜)

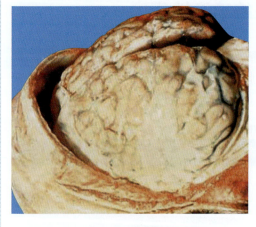

图15-1　流行性脑脊髓膜炎(肉眼观)
脑蛛网膜下腔见大量脓液积聚,致脑表面沟回结构不清

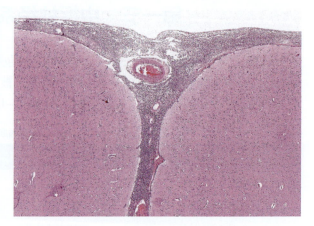

图15-2　流行性脑脊髓膜炎(光镜下)
软脑膜血管扩张充血,蛛网膜下腔含大量中性粒细胞

脉管炎和血栓形成,也可导致脑实质缺血性损伤。

2. 临床病理联系

(1)败血症症状:患者可出现低热、咽痛、咳嗽等上呼吸道感染症状,并在细菌入血引发败血症后,出现高热、头痛、呕吐、外周血白细胞增高、全身皮肤黏膜瘀点、瘀斑等症状。此期血培养可呈阳性,瘀点、瘀斑处刮片常可找见细菌。

(2)脑膜刺激症状:表现为颈项强直和克尼格征(Kernig sign)阳性。颈项强直是由于炎症累及脊髓神经根周围的蛛网膜及软脑(脊)膜,使神经根在通过椎间孔处受压,当颈部或背部肌肉运动时,牵引受压的神经根而产生疼痛,颈部肌肉发生保护性痉挛而呈僵硬紧张状态。在婴幼儿,其腰背部肌肉也常发生保护性痉挛,形成角弓反张的体征。克尼格征又称屈髋伸膝征,是由于腰骶节段脊神经后根受到炎症波及而受压。当屈髋伸膝时,因坐骨神经受到牵引而发生疼痛。

课堂互动

> 结合解剖学知识,思考流行性脑脊髓膜炎患者出现颈项强直和角弓反张的原因。

(3)颅内压升高:因脑膜血管充血或脓性渗出物阻塞蛛网膜粒导致脑脊液回流障碍等原因,可使颅内压升高,如伴有脑水肿则颅内压升高更显著。表现为剧烈头痛、喷射性呕吐、昏迷、视神经盘水肿甚至形成脑疝,小儿前囟饱满等症状体征。

(4)脑脊液改变:脑脊液压力增高,混浊或呈脓性,蛋白含量增多,糖量减少,涂片及培养均可找到脑膜炎奈瑟球菌。

3. 结局与并发症　如能及时治疗,大多数患者都能痊愈,只有很少数患者可发生以下后遗症:①脑积水:由于脑膜粘连,脑脊液循环障碍所致;②脑神经受损麻痹:如耳聋、视力障碍,面神经麻痹等;③脑缺血、脑梗死:因颅底部动脉炎症引起的阻塞性病变所致。个别颅内高压患者若抢救不及时,可危及生命。

(三)暴发型流脑

少数病例(主要是儿童)起病急骤,病情凶险,病死率高,称为暴发型流脑。根据其临床病理特点,可分为以下两型:

1. 败血症型　多见于儿童,主要出现败血症、中毒性休克、DIC 等临床表现,而脑膜的炎症病变较轻。出现皮肤、黏膜下广泛性出血点、瘀斑和周围循环衰竭,同时双侧肾上腺广泛出血以及急性肾上腺衰竭,这种综合表现称为沃 - 弗综合征(Waterhouse-Friderichsen syndrome)。其发生机制是由于脑膜炎奈瑟球菌败血症时,大量内毒素释放入血引起中毒性休克和 DIC,导致病情进一步恶化的结果。

2. 脑膜脑炎型　除脑膜炎外,软脑膜下脑组织也受累,可见中性粒细胞浸润,甚至脑组织坏死,可发生广泛脑水肿和颅内压急剧增高。严重者,肿胀的脑组织可向压力较低的腔隙突出嵌入,形成急性脑疝。

二、流行性乙型脑炎

流行性乙型脑炎(epidemic encephalitis B)是乙型脑炎病毒引起的、脑实质的急性变质性炎。多在夏秋之交流行,与冬季发生的甲型昏睡型脑炎不同,故称为乙型脑炎。本病起病急,病情重,病死率高。儿童发病率高,尤以 10 岁以下的儿童居多。

ER-15-2

病案分析:
流脑

（一）病因和发病机制

病原体是嗜神经性乙型脑炎病毒。传染源为乙型脑炎患者和中间宿主家畜、家禽。传播媒介为库蚊、伊蚊和按蚊等。带病毒的蚊子叮人吸血时,病毒可侵入人体,先在血管内皮细胞及全身单核巨噬细胞系统中繁殖,然后入血引起短暂病毒血症。机体免疫力强、血脑屏障健全者,病毒不能进入脑组织致病,成为隐性感染,并获得特异性免疫力,多见于成人。免疫功能低下、血脑屏障不健全者,病毒可侵入中枢神经系统。由于受感染的神经细胞表面有膜抗原存在,故机体可通过体液免疫或细胞免疫反应引起神经细胞损伤。

（二）病理变化

病变主要累及脑实质,以大脑皮质、基底核和视丘最为严重。小脑皮质、丘脑及脑桥次之,脊髓病变轻微。

肉眼观,脑膜充血、水肿,脑回变宽,脑沟变浅。重者脑实质切面上有散在点状出血,也可见散在粟粒或针尖大的软化灶,其境界清楚,弥散或聚集成群,以顶叶及丘脑等处最为明显。

光镜下,可见以下病变:

1. 神经细胞变性、坏死 病毒在神经细胞内增殖,破坏其代谢、功能和结构,表现为神经细胞肿胀,尼氏小体消失,胞质内出现空泡,核偏位等,严重者可发生坏死。在变性坏死的神经细胞周围,常有增生的少突胶质细胞围绕,称为神经细胞卫星现象(图15-3)。小胶质细胞可侵入变性坏死的神经细胞内,称为噬神经细胞现象(图15-4)。

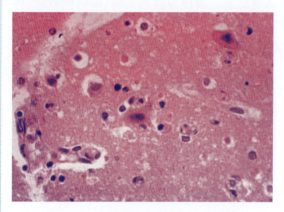

图 15-3 流行性乙型脑炎,神经细胞
卫星现象(光镜下)
在退变的神经元周围见多个少突胶质细胞围绕

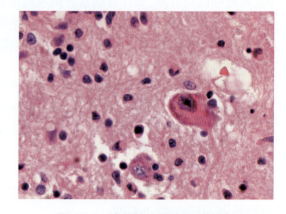

图 15-4 流行性乙型脑炎,噬神经
细胞现象(光镜下)
在退变的神经元内见小胶质细胞侵入

流行性乙型
脑炎,筛状
软化灶(低
倍镜)

流行性乙型
脑炎,筛状
软化灶(高
倍镜)

2. 软化灶形成 神经组织发生局灶性液化性坏死,形成质地疏松,染色较淡的筛网状病灶,称为软化灶(图15-5),对本病有诊断意义。软化灶可被吸收,或由增生的胶质细胞所取代而形成胶质瘢痕或胶质结节。

3. 血管变化和炎症反应 脑实质血管高度扩张充血,有时可见小出血灶;血管周围间隙增宽,以淋巴细胞为主的炎症细胞常呈袖套状围绕在血管周围,形成淋巴细胞血管套(图15-6)。

4. 胶质细胞增生 主要是小胶质细胞呈弥漫性或局灶性增生。增生的小胶质细胞可聚集成群,形成小胶质细胞结节(图15-7),多位于坏死的神经细胞附近或小血管旁。

（三）临床病理联系

本病早期有高热、全身不适等病毒血症症状。出现脑实质炎性损害和神经细胞广泛变性、坏死的患者可出现嗜睡、昏迷等症状。脑神经核团受损严重者可出现上运动神经元损害症状。脑桥和延髓受损严重者可出现吞咽困难,甚至呼吸、循环衰竭。脑实质血管高度扩张充血,血管壁通透性增加,可导致脑水肿,出现颅内压升高的临床表现,严重者可引起脑疝。小脑扁桃体疝时,由于延髓的呼吸和心血管中枢受挤压,可引起呼吸、循环衰竭,甚至死亡。

(四) 结局和并发症

多数患者经治疗后可痊愈。少数病例因脑组织病变较重而恢复较慢,有的不能完全恢复而留有痴呆、语言障碍、脑神经麻痹和肢体瘫痪等后遗症。少数病变严重者可因呼吸循环衰竭或并发小叶性肺炎而死亡。

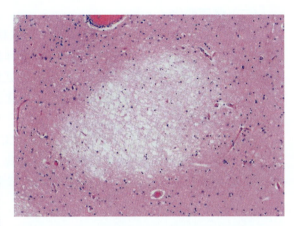

图 15-5 流行性乙型脑炎,筛状软化灶(光镜下)
脑组织内可见圆形或卵圆形境界清楚的筛状软化灶

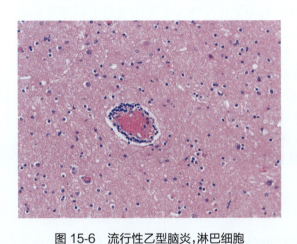

图 15-6 流行性乙型脑炎,淋巴细胞血管套(光镜下)
脑组织小血管周围可见淋巴细胞和巨噬细胞浸润,形成血管浸润套

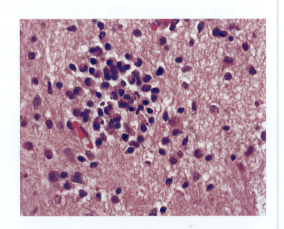

图 15-7 流行性乙型脑炎,小胶质细胞结节(光镜下)
小胶质细胞呈局灶性增生,形成胶质结节

三、海绵状脑病

海绵状脑病(spongiform encephalopathies)是一组由变异朊蛋白引起的以中枢神经系统慢性海绵状退行性变为特征的疾病,包括 Creutzfeldt-Jakob 病、Kuru 病、致死性家族性失眠症、Gerstmann-Straussler 综合征,以及疯牛病、羊瘙痒症和猫抓病等一类人畜共患疾病。海绵状脑病的传播途径多种多样,潜伏期长。目前对海绵状脑病尚无有效的预防和治疗措施。

(一) 病因和发病机制

该病的发病机制独特。致病因子不是普通的病原微生物,而是一种被称为 prion 的糖脂蛋白,即朊蛋白(prion protein,PrP)。正常的朊蛋白(PrP^c)是神经元的跨膜蛋白,为 α- 螺旋结构,可被完全降解。病理状态下,其蛋白构型转变为 β- 折叠,这种异常的朊蛋白(PrP^{sc})不能被降解,并具有传染性,可将宿主的 PrP^c 构象转变成具有致病作用的 PrP^{sc}。PrP^{sc} 可在神经系统中沉积并导致病变发生,故称为朊蛋白病(PrP 病)。目前将朊蛋白病归为一种蛋白质构型病,其具体的发病机制尚不甚明确。

(二)病理变化

病变主要累及大脑皮质和深部灰质(尾状核和壳核),呈灶性分布。肉眼观,大脑出现萎缩表现。光镜下,神经元胞质内及神经毡(由神经突起、胶质细胞突起构成的网状结构)出现大量空泡,呈海绵状外观。电镜下,空泡内可见含有与细胞膜碎片相似的卷曲结构。病变还可伴有不同程度的神经元缺失和反应性胶质化,但无炎症反应。

(三)临床表现

多累及 70 岁以上的老人,基因突变所致家族性病变也可累及年轻人。临床表现多样,无发热,多以人格改变起病,继而出现进行性智力减退,快速进行性痴呆,常伴有步态异常和肌肉阵发性痉挛。大多数患者病情呈进行性发展,常在起病后 7 个月内死亡。

第二节　神经系统变性疾病

神经系统变性疾病是一组原因不明、以神经元原发性变性为主要病变的中枢神经系统慢性进展性疾病。病变特点在于选择性地累及某 1~2 个功能系统的神经元细胞,进而引起受累部位特定的临床表现。其共同病理特点有:①受累神经细胞萎缩或消失;②星形胶质细胞反应性增生;③无炎症反应。多种变性疾病与异常蛋白蓄积有关。

常见的变性疾病有:①阿尔茨海默病和 Pick 病:累及大脑皮质,主要表现为痴呆;② Parkinson 病、Huntinton 病、进行性核上麻痹和多系统萎缩:累及基底节和脑干,主要表现为运动障碍;③ Friedriech 共济失调和共济失调性毛细血管扩张症:累及小脑和脊髓,主要表现为共济失调;④肌萎缩性脊髓侧索硬化及脊髓性肌萎缩:累及运动神经元,主要表现为肌无力。

一、阿尔茨海默病

知识链接:
老年性痴呆
概况

知识链接:
AD 研究进展

阿尔茨海默病(Alzheimer disease,AD)是以进行性痴呆为主要临床表现的大脑变性疾病,是老年人群痴呆的最主要原因。AD 多在 50 岁以后起病,随着世界人口的老龄化,其发病率有增高趋势,65 岁以前发病者称早老性痴呆,65 岁以后发病者称老年性痴呆。临床表现为记忆力减退,情感障碍,智力、定向、判断力和行为失常等进行性精神状态衰变,后期患者可陷入意识模糊状态。患者通常在发病后 5~10 年内因继发感染和全身衰竭而死亡。

(一)病因及发病机制

本病的发病可能与遗传因素、受教育程度低、金属离子(如铝)蓄积及继发性递质改变有关。目前虽然对本病的形态、生化、遗传等方面的异常改变有较多研究,但确切的病因和发病机制尚未阐明。

(二)病理变化

肉眼观,大脑皮质呈弥漫性萎缩,尤以额叶、颞叶和顶叶最为显著,脑回变窄,脑沟增宽。切面可见代偿性脑室扩张。光镜下,可见老年斑、神经原纤维缠结、颗粒空泡变性和 Hirano 小体形成等主要病理变化。但这些病变在无特殊病变的老龄脑均可见到,故均属非特异性病变。

1. 老年斑(senile plaques,SP)　又称神经斑,多见于海马、杏仁核和新皮质,是 β-淀粉样蛋白(amyloid β-protein,Aβ)在神经元细胞外异常沉积而形成的,退变的神经轴突围绕中心淀粉样物质形成圆球形结构,直径为 20~200μm。① HE 染色:呈嗜伊红染色的团块状,中心周围有空晕环绕,外围有不规则嗜银颗粒或丝状物质。②银染色:斑块中心为一均匀的嗜银团(图 15-8)。③免疫组化染色：显示淀粉样中心含 Aβ。Aβ 沉积的周围也可缺乏退变的神经突起，称为弥漫性斑块，可能是老年斑形成的早期阶段。④电镜下：老年斑由多个异常扩张弯曲的变性轴突终末及淀粉样细丝构成。

2. 神经原纤维缠结(neurofibrillary tangles，NFTs)　多见于皮质神经元，尤其是内嗅区皮质、海马、杏仁核、基底前脑和中缝核的锥体细胞，是神经原纤维增粗扭曲形成缠结的细胞内病变。①HE 染色：呈淡蓝染模糊的细丝状结构；②银染色：清晰显示细丝状结构(图 15-9)；③电镜下：由 7~10nm 双螺旋缠绕的微丝构成，过磷酸化的 tau 蛋白是其主要成分。

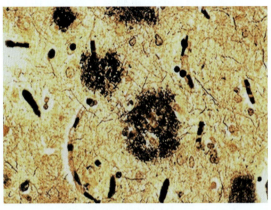

图 15-8　阿尔茨海默病，老年斑(光镜下，镀银染色)
可见患者脑内出现多个由嗜银性颗粒及细丝组成的老年斑

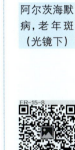
ER-15-7　阿尔茨海默病，老年斑(光镜下)

ER-15-8　阿尔茨海默病，老年斑(光镜下，镀银染色)

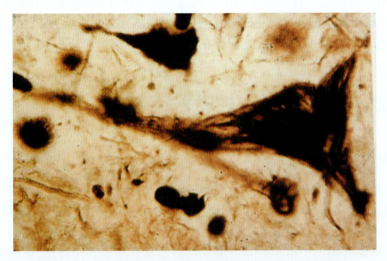

图 15-9　阿尔茨海默病，神经原纤维缠结(光镜下，镀银染色)
Bielschowsky 银染色显示患者脑皮质锥体细胞神经原纤维缠结呈团块状

ER-15-9　阿尔茨海默病，神经原纤维缠结(光镜下，镀银染色)

3. 颗粒空泡变性　多见于海马锥体细胞。表现为神经细胞胞质中出现小空泡，内含嗜银颗粒。

4. Hirano 小体　多见于海马锥体细胞。为神经细胞树突近端棒状嗜酸性包涵体，经证实大多为肌动蛋白。

相比较而言，神经原纤维缠结和老年斑对 AD 更具有诊断意义，但也只有当它们数目增多达到诊断标准，并具有特定的分布部位时，结合临床才能作出 AD 的诊断。

ER-15-10　知识链接：AD 的预防和治疗

二、帕金森病

帕金森病(Parkinson's disease，PD)，又称原发性震颤性麻痹(paralysis agitans)，是一种以纹状体黑质损害为主的缓慢进行性疾病。临床表现为静止性震颤、肌强直、运动迟缓、假面具样面容、起步及止步困难、姿势及步态不稳等。好发年龄为 50~80 岁。病程常在 10 年以上，多死于继发感染或跌倒损伤。

（一）病因及发病机制

本病病因和发病机制尚不完全清楚。认为其发生与黑质多巴胺能神经元损害有关。

1. 环境因素 经流行病学调查发现，许多环境因素可增加 PD 的易感性，其中 1- 甲基 -4 苯基 -1,2,3,6- 四氢吡啶（MPTP）是最密切环境因素，可引起黑质神经元死亡，并出现 Lewy 小体样包涵体。

2. 遗传因素 目前已发现有 6 种基因与常染色体显性或隐性 PD 有关，其中以 *PARK-1* 基因最为重要，其突变后可导致 α 共核蛋白的功能丢失，形成包涵体，从而增加自身氧化并可与铁结合，导致对多巴胺毒性和对凋亡信号敏感性增加。

目前认为，PD 的发病是由于患者存在一种针对外界环境因素的遗传易感性，引起多巴胺神经元损伤，导致多巴胺不足，而胆碱能神经功能相对亢进，引起神经功能紊乱。

（二）病理变化

肉眼观，PD 的特征性改变是黑质和蓝斑脱色。光镜下，病变处神经黑色素细胞丧失，残留的神经细胞中有特征性的 Lewy 小体形成。电镜下，该小体由中心致密细丝和周围较松散细丝构成。

临床上，用左旋多巴来补充脑组织中多巴胺不足或用抗胆碱能药物抑制乙酰胆碱的作用，对 PD 有一定疗效。某些晚期 PD 患者可出现痴呆症状，而部分 AD 患者大脑皮质神经元也可检出 Lewy 小体。AD 与 PD 之间存在何种内在联系，尚有待于进一步研究。

第三节 神经系统常见肿瘤

一、中枢神经系统肿瘤

中枢神经系统肿瘤是指起源于脑、脊髓或脑脊膜的原发性和转移性肿瘤。中枢神经系统原发性肿瘤占大多数，其中胶质瘤约 40%，脑膜瘤约 15%，听神经瘤约 8%。儿童中枢神经系统恶性肿瘤中最常见的为胶质瘤和髓母细胞瘤，其发病率仅次于白血病。转移性肿瘤中常见的是转移性肺癌。中枢神经系统原发性肿瘤具有一些共同特点，如肿瘤无论级别高低，都可在脑内广泛浸润，引起严重后果；肿瘤预后与发生的部位相关；恶性肿瘤主要的转移方式是脑脊液转移，很少转移至中枢神经系统以外；临床表现都可表现为压迫或破坏周围脑组织而引起局部神经症状（如瘫痪、视野缺损和癫痫等）和颅内压增高（头痛、呕吐和视乳头水肿等）。WHO 采用四级法对中枢神经系统肿瘤进行分级，Ⅰ 级、Ⅱ 级为低级别肿瘤，预后较好，Ⅲ 级、Ⅳ 级为高级别肿瘤，预后差。

（一）胶质瘤

胶质瘤（glioma）包括星形细胞瘤（astrocytic tumor）、少突胶质细胞瘤（oligodendroglial tumor）和室管膜瘤（ependymal tumor）。

1. 星形细胞瘤 是胶质瘤最常见的类型，约占中枢神经系统原发性肿瘤的 30%，中枢神经系统的任何部位均可发生，但以大脑额叶、颞叶最多见。男性发病高于女性，好发年龄为 30~40 岁。星形细胞瘤常显示多种遗传学改变，其中 *p53* 基因突变是最显著、最常见的改变。

肉眼观，肿瘤可为数厘米至巨大肿块不等，边界不清，常为灰白色，质地不一，可出现胶冻状外观或大小不等的囊腔等。

光镜下，肿瘤细胞形态多样。根据肿瘤细胞密度、肿瘤细胞核的多形性、核分裂象、血管增生程度以及瘤组织坏死情况等,可进行星形细胞瘤组织学分级。免疫组织化学染色,胶质纤维酸性蛋白(glial fibrillary acidic protein,GFAP)呈阳性反应有助于星形细胞瘤诊断。电镜下,可见中间丝成束排列于瘤细胞胞质中。

星形细胞瘤包括一组分级不同的肿瘤,其中弥漫性星形细胞瘤最常见。

(1)弥漫性星形细胞瘤(WHO Ⅱ级):占所有星形细胞瘤的10%~15%,中枢神经系统任何部位均可发生,以额叶和颞叶最常见。30~40岁多见。组织学上,肿瘤细胞排列疏松,细胞密度呈中等程度增加。分化良好,偶见核异型。临床上常表现为癫痫、头痛和局部神经损伤的相应症状和体征。弥漫性星形细胞瘤预后较好,术后平均生存期为6~8年。可进展为间变型星形细胞瘤或胶质母细胞瘤。

(2)间变型星形细胞瘤(WHO Ⅲ级):组织学上瘤细胞密度增加,核异型性明显,核分裂象增多,血管增生等。该瘤易发展为胶质母细胞瘤,预后较差。

(3)胶质母细胞瘤(WHO Ⅳ级):是星形细胞瘤中恶性程度最高的类型。额叶为最经典的发病部位,颞叶、顶叶和枕叶也是好发部位。肉眼观,肿瘤境界常不清,常伴出血和坏死,广泛侵及周围组织,并可穿过胼胝体呈蝴蝶状生长。光镜下,可见到较为突出的病理学形态特点:①瘤细胞异型性明显:瘤细胞密集排列,核异型性显著,畸形怪异的单核或多核瘤巨细胞多见;②假栅栏状排列:是肿瘤细胞围绕大量出血坏死区形成的栅栏状结构,是胶质母细胞瘤区别于间变型星形细胞瘤的主要组织学特征;③肾小球样小体:毛细血管内皮细胞明显增生、肿大,呈巢团状,甚至高度增生的血管丛呈肾小球样的球状,称肾小球样小体。该型肿瘤发展迅速,预后差,术后生存1年的患者不到50%。

(4)毛细胞型星形细胞瘤(WHO Ⅰ级):瘤细胞平行或束状排列,呈细梭形或毛发状,特征性结构为分布于细胞间,呈球形、棒状或胡萝卜状嗜酸性毛玻璃样团块的Rosenthal纤维。

2. 少突胶质细胞瘤　起源于少突胶质细胞或胶质前体细胞。

(1)少突胶质细胞瘤(WHO Ⅱ级):近年其发病率呈明显升高趋势,占胶质瘤的5%~6%。好发年龄为40~45岁,男性稍高于女性。好发于大脑半球的皮质和白质,50%~65%发生于额叶。

肉眼观,瘤体多呈球形,边界较清,质软,灰红色,可呈胶冻状。常伴有出血、囊性变和钙化等。肿瘤呈浸润性生长,大脑深部的少突胶质细胞瘤可突入脑室内生长。光镜下,中等密度肿瘤细胞呈弥漫浸润性生长。瘤细胞分化良好,大小和形态一致,类似少突胶质细胞。核圆形居中,核周胞质透亮,形成核周空晕,呈现典型的"蜂窝样"结构特点。血管呈丛状结构,形成典型的致密鸡爪样分枝毛细血管网。可伴有不同程度的钙化和砂粒体形成。

(2)间变型少突胶质细胞瘤(WHO Ⅲ级):指瘤细胞分化差,异型性明显,核分裂象多见的少突胶质细胞瘤。好发部位和大体形态与少突胶质细胞瘤相似。

少突胶质细胞瘤生长缓慢,临床上常表现为癫痫或局部性瘫痪。是目前胶质瘤中唯一对化疗敏感的肿瘤,平均术后生存期10余年。间变型少突胶质细胞瘤生长迅速,预后差,中位存活时间为3.5年。

3. 室管膜瘤　包括室管膜下瘤(WHO Ⅰ级)、黏液乳头型室管膜瘤(WHO Ⅰ级)、室管膜瘤(WHO Ⅱ级)和间变型室管膜瘤(WHO Ⅲ级)。其中室管膜瘤最常见,占神经上皮肿瘤的2%~9%,儿童和青少年多见。可发生于脑室系统任何部位,以第四脑室和脊髓最为多见。肉眼观,瘤体呈境界清楚的球形或分叶状,切面灰白或灰红色,可伴出血,囊性变和钙化。光镜下,最具特征的组织学特征是菊形团形成,包括瘤细胞围绕管腔排列形成室管膜菊形团,或围绕血管排列并以细胞突起与血管壁相连形成假菊形团,有时可形成乳头状排列。室管膜瘤临床上易引起脑脊液循环障碍,出现脑积水和颅内压升高。但本瘤生长缓慢,预后较

ER-15-11
弥漫性星形细胞瘤,纤维型(光镜下)

ER-15-12
弥漫性星形细胞瘤,肥胖型(光镜下)

ER-15-13
间变型星形细胞瘤(光镜下)

ER-15-14
胶质母细胞瘤(光镜下)

ER-15-15
少突胶质细胞瘤(光镜下)

ER-15-16
组图(2幅):室管膜瘤(低倍镜、高倍镜)

好,术后可存活 8~10 年。

(二) 髓母细胞瘤

髓母细胞瘤(WHO Ⅳ级)是中枢神经系统中最常见的胚胎性肿瘤,起源于小脑的胚胎性外颗粒层细胞,或室管膜下基质细胞。占儿童脑肿瘤的 20%。约 75% 的儿童髓母细胞瘤位于小脑蚓部,并突入第四脑室,部分病例可累及小脑半球。

肉眼观,肿瘤组织呈灰红色、鱼肉状。光镜下,肿瘤由圆形或卵圆形、胞质少、胞核深染且多形性明显、核分裂象多见的高密度瘤细胞构成。典型的结构是瘤细胞环绕嗜银性神经纤维中心呈放射状排列,形成 Homer-Wright 菊形团。该菊形团的出现提示神经元分化,具有一定的诊断意义。髓母细胞瘤最常见的遗传学异常是出现 17q 等臂染色体(30%~40%),并伴有染色体 17 三体。

临床上,患者常出现共济失调、步态不稳等表现,由于脑脊液循环受阻,可出现颅内高压表现。本瘤易发生脑脊液播散,恶性度高,预后差。但患者在手术切除加上正规辅助治疗后,5 年生存率可达 60%~75%。

(三) 神经元和混合性神经元 - 胶质肿瘤

1. 节细胞瘤(WHO Ⅰ级)和节细胞胶质瘤(WHO Ⅰ~Ⅱ级) 可发生在中枢神经系统任何部位,颞叶(>70%)最常见。约占中枢神经系统肿瘤的 0.4%。发病年龄 2 个月 ~70 岁不等。肿瘤体积较小,界限清楚,切面呈灰红色,可伴囊性变及钙化,质稍硬。节细胞瘤由不规则、大多具有发育异常特点的神经元和突起构成,瘤组织内混杂有髓鞘和无髓鞘的神经纤维。节细胞胶质瘤组织学特征是混合性神经元和胶质细胞成分,并表现出明显的异质性。如胶质细胞异型性明显,生长活跃,则为间变型节细胞胶质瘤(WHO Ⅲ级)。电镜下,特征性表现为肿瘤性神经元内见致密核心的颗粒。

2. 中枢神经细胞瘤(WHO Ⅱ级) 好发于侧脑室前部(50%),可长入侧脑室或第三脑室。光镜下,肿瘤组织是由成片的形态一致的圆形瘤细胞组成,细胞小,核圆形,胞质透明,可见 Homer-Wright 假菊形团,瘤细胞有神经元分化的特点。该肿瘤一般能被完全切除,预后较好,偶可复发和恶性变。

(四) 脑膜瘤

脑膜瘤(meningioma)(多数相当于 WHO Ⅰ级)发生率仅次于星形细胞瘤,是颅内和椎管内常见的肿瘤之一,占颅内肿瘤的 13%~26%。好发于中老年人,高峰年龄为 50~70 岁,女性多于男性。起源于蛛网膜帽状细胞(脑膜皮细胞),故颅内脑膜瘤大部分发生于大脑凸面,常与大脑镰相关,其他好发部位有蝶骨嵴、嗅沟、小脑桥脑角以及脊髓胸段脊神经在椎间孔的出口处。多数脑膜瘤在中枢神经肿瘤中预后最好,良性,生长缓慢,易于手术切除,复发率和侵袭力均很低。

脑膜瘤常为单发,偶可多发。肉眼观,肿瘤常呈球形或分叶状,包膜完整,易与脑组织分离。切面常为灰白色,质韧,有时切开时有砂粒感。大小与肿瘤发生部位有一定关系,可压迫周围脑组织。光镜下,脑膜瘤的组织学类型很多,如脑膜上皮样型、砂粒体型、纤维型、过渡型或混合型以及其他少见类型。脑膜上皮样型特征性改变是肿瘤细胞呈大小不等同心圆状或旋涡状排列;砂粒体型主要是脑膜瘤中央的血管壁常有透明变性,可钙化形成砂粒体;纤维型表现为瘤细胞呈长梭形,致密交织束状排列,其间可见网状纤维或胶原纤维;过渡型或混合型主要为脑膜上皮样型和纤维型图像的过渡或混合。少数脑膜瘤细胞异型性增大、生长活跃、可出现坏死,甚至出现转移,称为恶性脑膜瘤或间变型脑膜瘤(WHO Ⅲ级)。

二、外周神经肿瘤

外周神经肿瘤根据来源和部位分为两大类：一类为神经鞘膜来源的神经鞘瘤和神经纤维瘤；另一类为发生在交感神经节和肾上腺髓质伴有不同程度神经细胞分化的肿瘤，包括良性的节细胞神经瘤和恶性的神经母细胞瘤。本部分只简要介绍神经鞘瘤和神经纤维瘤。

（一）神经鞘瘤

神经鞘瘤（neurilemoma）又称施万细胞瘤（schwannoma），起源于胚胎期神经嵴来源的神经膜细胞或施万细胞。是最常见的外周神经良性肿瘤，相当于 WHO Ⅰ 级。几乎可发生于身体任何部位，常见于头颈部及四肢屈侧。是椎管内最常见的肿瘤，占椎管内肿瘤的 25%~30%。脑神经鞘瘤主要发生在听神经的前庭（又称听神经瘤）、小脑桥脑角和三叉神经等。

肉眼观，肿瘤多呈圆形或分叶状，包膜完整，常与其所发生的神经粘连。切面呈灰白色、灰黄色，有时可见出血、囊性变。光镜下，常见两种形态结构：①束状型（Antoni A 型）：由梭形细胞构成，细胞分界不清，核呈梭形或卵圆形，紧密排列成栅栏状或不完全的旋涡状；②网状型（Antoni B 型）：由分布稀疏的细胞呈网状排列，常有小囊腔形成。以上两种结构常同时存在于同一肿瘤中，且有过渡，但多数以其中一种类型为主。

因肿瘤大小和部位不同，临床表现各异。肿瘤小，可无症状。体积较大的肿瘤因压迫神经，可沿神经引起放射疼痛、麻痹。颅内听神经瘤可引起耳鸣、听觉障碍等症状。大多数神经鞘瘤能手术根治，可复发，极少发生恶变。

（二）神经纤维瘤

神经纤维瘤（neurofibroma）是多发生于皮肤或皮下的良性肿瘤，相当于 WHO Ⅰ 级。可单发也可多发，多发者又称为神经纤维瘤病。

肉眼观，神经纤维瘤无包膜，可有 3 种肉眼形态：①孤立的局限性结节，分界清楚；②在皮下及皮下组织弥漫分布，分界不清；③呈丛状结节，沿较大的神经干呈蠕虫样多结节生长。光镜下，肿瘤组织由增生的施万（Schwann）细胞、神经束膜样细胞和成纤维细胞构成，交织排列，可侵及邻近组织。常伴大量网状纤维和胶原纤维及疏松的黏液样基质。若细胞密度增大、核异型并见病理性核分裂象，提示恶变可能。

恶性外周神经鞘膜瘤（malignant peripheral nerve sheath tumor，MPNST）约占软组织肉瘤的 5%，多起源于外周型神经纤维瘤，而神经鞘瘤恶变者少见。形态与纤维肉瘤相似，瘤细胞异型性明显，核分裂象多见，并伴有血管增生和细胞坏死。临床上多见于成年人，肿瘤侵袭性强，进展快，预后差，相当于 WHO Ⅱ~Ⅳ 级，5 年和 10 年生存率分别为 34% 和 23%。

复习思考题

1. 流行性脑脊髓膜炎与流行性乙型脑炎的病因、传染途径、累及部位、病变特点和临床病理联系有何不同？

2. 中枢神经系统常见肿瘤有哪些？其恶性程度如何？

3. 神经系统疾病主要分为哪几类？累及部位和病理变化性质各是什么？

（潘彦舒）

PPT 课件

◆◆◆ 第十六章 ◆◆◆

常见传染病与寄生虫病

> **学习目标**
>
> 　　1. 通过学习常见传染病的传染性、流行性，阐明传染病的发生和周围生活环境的关系，传染病的发展趋势，理解今后临床工作的基本防控措施。
> 　　2. 认识不同疾病的病因、发病机制、病理变化，确定疾病的本质，疾病的发生发展过程，提供有效的预防和准确的治疗原则。
> 　　3. 运用疾病的概念、临床病理联系、结局和并发症等基本知识，初步阅读临床检验报告，提供对疾病的诊断，鉴别诊断以及治疗方案。
> 　　4. 传染病、性传播疾病、寄生虫病是危害人类的重要疾病，根据不同种类，应用基础知识理论做好防治知识宣传，预防接种，加强体育锻炼，养成良好的卫生生活习惯。

　　传染病（infectious disease）是指由病原体侵入人体所引起的具有传染性的一类疾病，在一定条件下，能在人群中引起局部或广泛的流行。病原体中，病原微生物占绝大多数，包括细菌、病毒、衣原体、立克次体、支原体、螺旋体和真菌等，其中以细菌和病毒的危害性最大。传染病可在世界各地流行，严重威胁人类的健康，其发生发展具有一定的社会性，与社会人群的卫生条件、教育水平和生活习惯有一定关系。

　　传染病在人群中发生或流行是一个复杂过程，必须同时具备传染源、传播途径和易感人群三个基本环节。病原体入侵人体，常有一定的传染途径和方式，并定位于某个组织或器官，形成特征性病变，引起相应的临床表现。病原体侵入人体后能否引起发病，既取决于感染病原体的数量、毒力和侵袭力，也取决于人体内在的抗病能力。多数传染病通过人体免疫力的增强和适当的治疗而痊愈，并可获得一定时期或终身免疫，但有些传染病也可引起严重的后遗症甚至死亡。

　　寄生虫病（parasitosis）是寄生虫作为病原体引起的疾病。寄生虫病在人群、动物群或人和动物之间的传播，受到生物因素、自然因素和社会因素的影响，也具有地理分布的区域性、明显的季节性和人兽共患病的自然疫源性等特点。寄生虫病是世界范围内的常见病，在广大发展中国家依然有一定规模流行。

病原微生物
侵入机体及
播散示意图

　　中华人民共和国成立以来，在中国共产党的英明决策下，贯彻"预防为主、标本兼治、分类指导、综合治理、联防联控"的工作方针，因地制宜地实行以控制传染源为主的综合防治策略，成功降低了伤寒、阿米巴病、血吸虫病、性传播疾病等的发病率和病死率。在这个过程中，诸多前辈在防治传染病和寄生虫病、改善人民群众健康状况方面做出了巨大贡献。中国展现出巨大的魄力，众志成城，取得了惊人的成果，通过中西医结合手段成功救治了众多病患，并将"中国经验"向世界分享。

知识链接：
病原体在
宿主体内的
播散

本章主要介绍常见传染病、性传播性疾病和寄生虫病。

第一节　伤　　寒

伤寒（typhoid fever）是由伤寒杆菌引起、经消化道传播、发生在单核巨噬细胞系统的急性特异性增生性炎。病变特征是形成伤寒肉芽肿，以回肠末端淋巴组织的病变最为显著。临床主要表现为持续高热、脾肿大、相对缓脉、皮肤玫瑰疹和外周血白细胞减少等。肠出血和肠穿孔为主要及严重并发症。

一、病因与发病机制

伤寒杆菌属沙门菌属中的 D 族，革兰氏阴性。具有菌体 "O" 抗原、鞭毛 "H" 抗原和表面 "Vi" 抗原，均能使人体产生相应的抗体，但这些并非保护性抗体。其中以 "O" 及 "H" 抗原性较强，可用血清凝集试验（肥达反应，Widal reaction）以辅助诊断。"Vi" 抗原见于新分离（特别是从患者血液分离）的菌株，能干扰血清中的杀菌效能和吞噬功能，是伤寒杆菌的重要毒力因子，其抗原性不强，但有助于发现带菌者。伤寒杆菌菌体裂解时所释放的内毒素是致病的主要因素。

伤寒患者或带菌者是本病的传染源。细菌随尿、粪排出，污染食物、饮用水和牛奶或以苍蝇为媒介，经口入消化道而感染。儿童及青壮年多见。全年均可发病，以夏、秋两季最多。

进入消化道的伤寒杆菌可在胃内被胃酸杀灭。但当感染菌量较大或胃内酸度降低时，细菌可进入小肠并穿过肠黏膜上皮细胞侵入肠壁淋巴组织，尤其是回肠末端的集合淋巴小结和孤立淋巴小结，沿淋巴管到达肠系膜淋巴结。病菌在肠壁淋巴组织内被巨噬细胞吞噬，并在细胞内生长繁殖。同时，细菌可沿着淋巴管扩散经胸导管入血引起一过性菌血症。入血的细菌被全身增生的单核巨噬细胞吞噬、繁殖，这一阶段患者无明显临床症状，故称潜伏期，约 10 日。随后，大量的细菌及内毒素再次释放入血，引起败血症，造成全身中毒症状，细菌随之散布到全身各器官和皮肤等处引起病变。此为病程第 1 周，血培养伤寒杆菌阳性。在发病的第 2~3 周，胆囊内的大量细菌随胆汁再次进入小肠，使原已致敏的小肠淋巴组织发生强烈超敏反应而坏死，坏死组织脱落、溃疡形成，此期粪便培养伤寒杆菌阳性。在发病的第 4 周，随着机体免疫力增强，细菌被清除，病变转向愈合。

二、病理变化与临床病理联系

伤寒杆菌引起的炎症是以巨噬细胞增生为特征的急性特异性增生性炎。主要累及全身单核巨噬细胞系统，尤其是肠壁淋巴组织、肠系膜淋巴结、肝、脾和骨髓等处。增生活跃的巨噬细胞胞质内常吞噬有伤寒杆菌、红细胞和坏死细胞碎片，吞噬红细胞的作用尤为明显，这种巨噬细胞称为伤寒细胞。伤寒细胞聚集成团，形成小结节称为伤寒肉芽肿（typhoid granuloma）或伤寒小结（typhoid nodule）（图 16-1），是伤寒的特征性病变，具有病理诊断价值。

（一）肠道病变

以回肠下段集合和孤立淋巴小结的病变最为常见和明显。按病变发展过程分 4 期，每期大约持续 1 周。

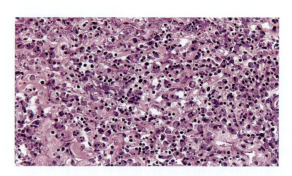

图 16-1　伤寒肉芽肿（光镜下）
由大量的伤寒细胞组成，胞质内可见被吞噬的红细胞和淋巴细胞

ER-16-3

肠伤寒
（光镜下）

1. 髓样肿胀期　起病第 1 周。肉眼观，回肠下段淋巴组织略肿胀，隆起于黏膜表面，色灰红，质软。以集合淋巴小结最为明显，呈圆形或椭圆形，外形似大脑的沟回（图 16-2）。光镜下，可见淋巴小结中形成典型的伤寒肉芽肿。

2. 坏死期　起病第 2 周。肉眼观，肿胀的淋巴组织在中心部发生灶性坏死，失去正常光泽，色灰白或被胆汁染成黄绿色，并逐步融合扩大。中央坏死区凹陷而周围淋巴组织肿胀凸起，外形呈脐状。光镜下，坏死组织呈一片红染无结构的物质。

3. 溃疡期　起病第 3 周。坏死肠黏膜脱落后形成溃疡，溃疡边缘隆起，底部凹凸不平。集合淋巴小结发生的溃疡呈椭圆形，其长轴与肠的长轴平行。孤立淋巴小结处的溃疡小而圆。

溃疡一般侵及黏膜下层，严重者可深达肌层及浆膜层，甚至穿孔。肠穿孔是伤寒的最严重并发症，穿孔后可引起弥漫性腹膜炎。如侵及小动脉，可引起出血，出血严重者可致失血性休克。

4. 愈合期　起病第 4 周。溃疡处肉芽组织增生将其

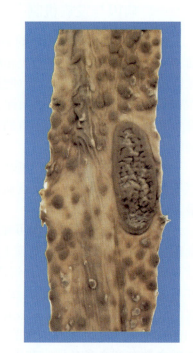

图 16-2　伤寒髓样肿胀期（肉眼观）
回肠下段淋巴组织增生显著，呈椭圆形，表面形似大脑的沟回

填平，溃疡边缘上皮再生覆盖而愈合。溃疡愈合后一般不留瘢痕，少数较大且较深的溃疡可形成瘢痕，但一般不会引起肠腔狭窄。

由于抗生素的早期使用，现已很难见到上述四期的典型病变。

（二）其他单核巨噬细胞系统的病变

肠系膜淋巴结、肝、脾及骨髓由于巨噬细胞的活跃增生而致相应组织器官肿大。光镜下，可见伤寒肉芽肿和灶性坏死。骨髓产生中性粒细胞减少，可能与巨噬细胞增生压迫和细菌毒素抑制有关。骨髓中巨噬细胞摄取的病菌较多，细菌培养阳性率高。

（三）其他器官的病理变化

多由伤寒杆菌内毒素引起。心肌细胞水肿，甚至坏死；肾小管上皮细胞水肿，可发生免疫复合物性肾炎；皮肤出现淡红色小丘疹（玫瑰疹）；膈肌、腹直肌和股内收肌常发生凝固性坏死，患者有肌痛和皮肤感觉过敏；多数患者胆囊无明显炎症，但有细菌长期存在，成为慢性带菌者，为重要的传染源，在流行病学上具有重要意义。

临床上患者发热,可高达40℃,体温曲线呈梯形变化。因胃肠道病变,患者可有食欲减退、腹部不适、腹胀、腹泻或便秘,右下腹轻度压痛。内毒素损害心肌或造成迷走神经兴奋性增高可导致相对缓脉;中枢神经系统病变可导致表情淡漠;皮肤可因特异性超敏反应出现玫瑰疹;因骨髓造血功能被抑制,致使外周血白细胞明显减少。

本病预后较好,一般情况下,经过4~5周可痊愈,并可获得较稳定的免疫力。若治疗不当可导致并发症,其中溃疡期多发生肠出血和肠穿孔,较为严重。小儿患者常因免疫力下降,并发支气管肺炎。

第二节　细菌性痢疾

细菌性痢疾(bacillary dysentery)简称菌痢,是由痢疾杆菌引起,经消化道传播,发生在肠道的纤维素性炎。全年均可发病,夏、秋季节多见。好发于儿童,其次是青壮年。病变多局限于结肠,以其表面形成假膜为特征,假膜脱落形成不规则浅表溃疡。临床上主要表现为腹痛、腹泻、里急后重和黏液脓血便。

一、病因与发病机制

痢疾杆菌属志贺菌,革兰氏阴性。按抗原结构和生化反应分为4型:福氏菌、宋内菌、鲍氏菌和志贺菌,均能产生内毒素,志贺菌尚可产生强烈的外毒素。患者和带菌者是本病的传染源。痢疾杆菌随粪便排出后可直接或间接(苍蝇为媒介)污染食物、饮用水和日常用品,经口入消化道而传播。

痢疾杆菌对黏膜的侵袭力是主要的致病因素,细菌进入消化道后,是否致病取决于多种因素。当侵入细菌数量多、毒力强或人体全身或局部防御功能降低时,未被胃酸杀灭的细菌进入肠道,侵入结肠后,先在上皮细胞内繁殖,随后侵入黏膜固有层,产生内毒素引起肠黏膜炎症反应,黏膜坏死和浅表溃疡形成。内毒素吸收入血,引起毒血症。志贺杆菌释放的外毒素,是导致水样腹泻的主要原因。

二、病理变化与临床病理联系

菌痢的病变主要发生于结肠,尤以直肠和乙状结肠为重。严重者可累及整个结肠甚至回肠下段,很少有肠道以外的组织发生病变。根据肠道病变特征以及临床经过的不同,分为以下3种类型。

(一)急性细菌性痢疾

典型病变过程为:初期时急性卡他性炎,其后为特征性假膜性炎,随之假膜脱落形成溃疡,最后愈合。

早期黏液分泌亢进,黏膜充血、水肿,中性粒细胞和巨噬细胞浸润,可见点状出血。进一步发展,黏膜浅层坏死,有大量纤维素渗出,并与坏死组织、炎细胞、红细胞及细菌一起形成特征性的假膜性炎(图16-3)。假膜首先出现于黏膜皱襞的顶部,糠皮状,可融合成片。假膜多呈灰白色,或暗红色(出血明显)、灰绿色(胆色素浸染)。大约1周,假膜开始脱落,形成大小不等、形状不一、较浅表的"地图状"溃疡(图16-4)。经适当治疗或病变趋向愈合时,周围健康组织再生,缺损得以修复。

ER-16-4
组图(2幅):
急性细菌性
痢疾(肉眼
观、光镜下)

263

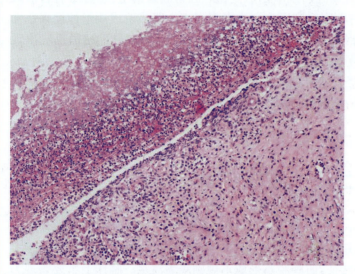

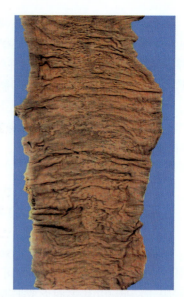

图 16-3　急性细菌性痢疾（光镜下）
结肠黏膜表面有纤维素、坏死组织、中性粒细胞等构成的假膜

图 16-4　急性细菌性痢疾（肉眼观）
结肠黏膜表面溃疡大小不等，形状
不规则如地图状

临床上由于毒血症可出现发热、头痛、乏力、食欲减退、中性粒细胞增多等感染症状。病变肠管蠕动亢进并有痉挛，引起阵发性腹痛、腹泻等症状。由于炎症刺激直肠壁内的神经末梢及肛门括约肌，导致里急后重和排便次数增多，最初为稀便混有黏液，后转为黏液脓血便，偶尔排出片状假膜。经适当治疗大多痊愈，少数病例可转为慢性。

（二）慢性细菌性痢疾

菌痢病程超过 2 个月者称为慢性菌痢。多由急性菌痢转变而来，以福氏菌感染者居多。有的病程可长达数月或数年，在此期间肠道病变此起彼伏，新旧病灶混杂。由于组织的损伤和修复反复交替进行，溃疡边缘不规则，黏膜常过度增生而形成息肉。肠壁各层有慢性炎细胞浸润、纤维组织增生、瘢痕形成，从而使肠壁不规则增厚、变硬，严重者可致肠腔狭窄。

临床上少数慢性菌痢患者可无明显的症状和体征，也可有腹痛、腹胀、腹泻等肠道症状。若炎症加剧，表现出急性菌痢的症状时，称慢性菌痢急性发作。大便培养持续阳性，为慢性带菌者，常成为传染源。

（三）中毒性细菌性痢疾

多见于 2~7 岁儿童，病原菌常为毒力较低的福氏或宋内痢疾杆菌。发病机制尚未阐明，可能与患者的特异性体质有关。临床表现为起病急骤，严重的全身中毒症状，如高热、惊厥、昏迷。肠道病变轻微，常为卡他性炎或滤泡性肠炎，发病后数小时即可出现中毒性休克或呼吸、循环衰竭。

第三节　流行性出血热

流行性出血热（epidemic hemorrhagic fever，EHF）是由汉坦病毒引起的一种自然疫源性急性传染病，病变以出血性血管炎为特征。全年均可发生，尤以冬季多发。本病广泛流行于欧洲、亚洲和南美洲等国家。我国是本病的高发区，发病率有上升趋势。临床以发热、出血、休克和肾损害为主要表现，若治疗不及时或重症病例多在短期内死于急性肾损伤。

一、病因和发病机制

流行性出血热由感染汉坦病毒引起。鼠类是最主要的宿主和传染源,我国可分为野鼠型、家鼠型和实验室感染型。据国内外不完全统计,有170多种脊椎动物能自然感染汉坦病毒属病毒。

含病毒的排泄物可经呼吸道、消化道、接触、垂直传染和虫媒传播而进入人体。其发病机制尚未清楚,多项研究提示,汉坦病毒进入人体后,可能的靶细胞是血管内皮细胞、巨噬细胞和淋巴细胞,繁殖后进一步侵入周围实质细胞或释放入血。一方面直接导致感染脏器的损伤;另一方面激发机体的免疫反应和各种细胞因子的释放。特别是损伤免疫器官及免疫活性细胞,导致免疫功能失调和免疫性损伤是本病的重要发病基础。

二、病理变化与临床病理联系

(一)病理变化

流行性出血热的基本病变是全身小血管损害引起的出血性炎症。表现为小动脉、小静脉和毛细血管内皮细胞肿胀、脱落,甚至管壁发生纤维素样坏死,微血栓形成。全身皮肤、黏膜和各脏器广泛出血,导致严重的血液循环障碍和实质细胞变性、坏死,以肾、心、垂体等脏器病变最为显著。

肾体积肿大,表面及被膜下可见充血及点状出血。切面可见皮质肿胀、变性坏死,因贫血呈苍白色,髓质病变突出,高度充血、出血,呈暗红色。肾小球毛细血管充血,肾小管上皮细胞变性、坏死,肾小管管腔内可见各种管型,肾间质高度充血、水肿和弥漫性出血。心以右心房及右心耳内膜下大片状出血为特征性病变,严重时波及心肌及心外膜。垂体前叶病变显著,表现为充血、出血,甚至大片状出血和广泛的凝固性坏死。其他组织和脏器如皮肤、睑结膜、软脑膜、脑、肝、肺、肾上腺、胰腺、胃肠等均可有不同程度的充血、出血,血栓形成和灶性坏死。

(二)临床病理联系

临床上典型的流行性出血热分为5期:①发热期:起病急骤,高热,"三痛"(头痛、眼眶痛、腰痛),"三红"(面部、颈部和胸部潮红);②低血压休克期:热退病重是本期的特点,表现为脸色苍白、心慌、多汗、血压下降和脉搏增快等;③少尿期:表现为少尿、无尿、酸中毒、水电解质平衡紊乱、氮质血症和肾衰竭,此期病死率最高;④多尿期:以尿量逐渐增多为标志,易发生低钾血症;⑤恢复期:症状和体征逐渐恢复正常,精神、食欲好转。

约2/3以上病例病情较轻,预后较好。严重者病程长,并发症多,出血的原因除了血管壁损害外,血小板减少、DIC等也参与其中,预后差,病死率高。

第四节　狂　犬　病

狂犬病(rabies)是由狂犬病毒侵犯中枢神经系统引起的一种人兽共患病。病死率极高,一旦发病几乎全部死亡,全世界仅有数例存活报道。临床表现为狂躁,恐惧不安,对声、光、风、痛较敏感,咽肌痉挛等,其特征性症状为恐水现象,故又名"恐水症"。

一、病因与发病机制

狂犬病毒属于弹状病毒科,外形呈弹状,一端圆凸,一端平,表面具有包膜,内含有单链

RNA，是引起狂犬病的病原体，主要通过皮肤黏膜感染。绝大多数狂犬病为犬、猫咬伤或抓伤所致。其他温血动物猪、马、牛等也可传播本病。全年均可发病。

狂犬病毒进入人体，沿周围传入神经到达中枢神经系统，因此头、颈部、上肢等处咬伤和创口面积大而深者发病机会多。狂犬病毒主要存在于患病动物的延髓、大脑皮质、小脑和脊髓中。唾液腺和唾液中也常含有大量病毒，人被患狂犬病的动物咬伤、抓伤或经黏膜感染均可引起狂犬病，病毒一般不入血。

二、病理变化与临床病理联系

（一）病理变化

病理变化主要为急性弥漫性脑脊髓炎，尤以与咬伤部位相当的背根节及脊髓段、大脑的海马以及延髓、脑桥、小脑等处为重，表现为充血、水肿及微小出血。镜下可见变性和炎症改变，在神经细胞胞质中，可发现具诊断价值的嗜酸性包涵体，称为内基小体（Negri body）。内基小体呈圆形或卵圆形，边缘整齐，HE 染色为红色（图 16-5）。

（二）临床病理联系

发病初期多数患者可有低热、食欲不振、头痛、周身不适等酷似"感冒"症状。逐渐进入高度兴奋状态，表现为极度恐惧不安、恐水、怕风、发作性咽肌痉挛、呼吸困难、流涎等。特殊症状的患者见水、闻流水声、饮水或仅提及饮水时，均可出现严重咽肌痉挛，常伴声嘶及脱水。

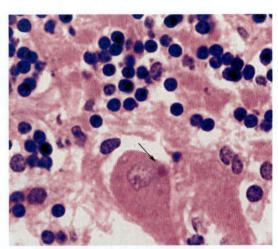

图 16-5　Negri 小体（光镜下）
小脑浦肯野细胞胞质内可见圆形嗜酸性包涵体
（箭头所示）

痉挛后出现弛缓性瘫痪，眼肌、颜面部肌肉也可受累，可因呼吸和循环衰竭而迅速死亡。

任何疑似接触狂犬病毒，如被动物咬伤、抓伤，应立即到医院对伤口进行清洗消毒，必须接种狂犬疫苗，注射越早免疫效果越好，避免发病。

第五节　性传播性疾病

性传播性疾病（sexually transmitted diseases，STD），亦称性病（veneral diseases），是指通过性行为而传播的一类疾病。传统的性病只包括梅毒、淋病、软下疳、性病性淋巴肉芽肿和腹股沟淋巴肉芽肿。近十余年 STD 已多达 20 余种。本节仅叙述淋病、尖锐湿疣和梅毒。

一、淋病

淋病（gonorrhea）是由淋球菌引起的急性化脓性炎，是最常见的 STD。病变主要累及泌尿生殖系统，多发生于 15~30 岁年龄段，以 20~24 岁最常见。

（一）病因与发病机制

患者及无症状带菌者是本病的主要传染源。主要通过性交直接传染，也可通过染菌手指、衣物等传染。淋球菌对柱状上皮和尿道上皮有特别的亲和力，通过黏附和侵入两个步骤进入上皮组织，并进一步上行蔓延引起周围邻近器官的化脓性炎症，少部分病例可经血行播散引起身体其他部位的病变。

（二）病理变化与临床病理联系

病变特征为化脓性炎，伴肉芽组织形成以及纤维化。在受染的第 2~7 天，尿道黏膜和尿道附属腺体呈现急性化脓性炎，表现为黏膜充血，水肿，脓性渗出物自尿道口流出。男性病变蔓延到后尿道、前列腺、精囊和附睾等，女性累及外阴、阴道腺体、子宫颈及输卵管等。急性炎症之后伴随肉芽组织修复和瘢痕形成。

临床上，男性淋病患者首发症状为尿频、尿急、尿痛，尿道口红肿，溢出黄色黏稠脓性或血性分泌物；女性患者出现尿痛、下腹痛和阴道脓性渗出物排出。未经治疗者，感染上行蔓延可引起相应部位的临床表现。严重病例可发生淋病性败血症，甚至导致 DIC。

二、尖锐湿疣

尖锐湿疣（condyloma acuminatum）是由人乳头状瘤病毒（HPV）引起的 STD。多见于 20~40 岁。好发于潮湿温暖的黏膜和皮肤交界部位。男性常见于阴茎冠状沟、龟头、系带、尿道口或肛门附近。女性多见于阴蒂、阴唇、会阴部及肛周。

（一）病因与发病机制

HPV 属乳多空病毒科，是双链环状 DNA 病毒，人类是其唯一的自然宿主。已经确定的 HPV 型别大约有 100 余种，低危险型别 HPV 包括 HPV6、11、42、43、44 等类型，在尖锐湿疣病变中以 6 型、11 型最为常见。尖锐湿疣主要通过性接触传播，也可通过带有病毒的污染物或非性接触而间接感染。HPV 具有宿主和组织特异性，对人皮肤、黏膜，尤其是外生殖器及其周围上皮细胞有高度亲嗜性。病毒复制可诱导上皮细胞增生。感染后的进程和转归与病毒类型和数量以及机体免疫状态有关。

（二）病理变化与临床病理联系

本病潜伏期通常为 3 个月。病变初起为小而尖的突起，逐渐扩大，呈淡红或暗红色，表面凹凸不平，呈疣状颗粒，有时可融合成鸡冠或菜花状，颜色逐渐加深。疣体表面湿润，质软，触之易出血。光镜下，表皮角质层轻度增厚，为角化不全细胞，棘层肥厚，呈疣状或乳头状增生，表皮突增粗延长，浅层的凹空细胞具诊断意义。凹空细胞较正常细胞大，核增大居中，圆形、椭圆形或不规则形，染色深，可见双核或多核，偶见核分裂，核周胞质空泡状。真皮层可见毛细血管及淋巴管扩张，大量慢性炎细胞浸润（图 16-6）。

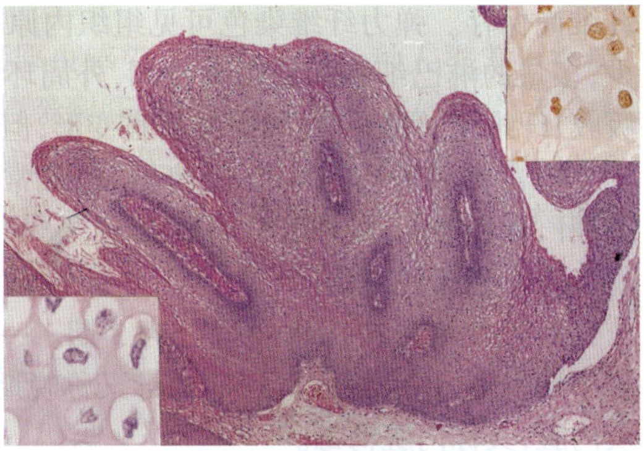

图 16-6　尖锐湿疣（光镜下）

表皮呈乳头状增生，角质层角化不全；棘层肥厚，散在或成群的凹空细胞；左下角为凹空细胞；右上角免疫组化染色凹空细胞

临床上有局部瘙痒、烧灼感，1/3 病例可自行消退。本病有癌变的可能，与 HPV 感染部位和病毒类型有关，约 15% 的阴茎癌既往患有尖锐湿疣。目前用原位杂交、原位 PCR 技术检测 HPV 的 DNA 有助于诊断。

尖锐湿疣
（光镜下）

三、梅毒

梅毒（syphilis）是由梅毒螺旋体引起的慢性 STD。流行于世界各地。

（一）病因与发病机制

梅毒螺旋体是梅毒的病原体，梅毒患者为唯一的传染源。95% 以上通过性交传播，少数

烧瓶状溃疡为特征,根据病程可分为急性期和慢性期。

(1)急性期病变:早期在肠黏膜表面可见多数散在的灰黄色针头大小微隆起的点状坏死或浅溃疡,周围有充血出血带。随后,坏死灶增大,呈圆形纽扣状。滋养体在肠黏膜层内不断繁殖,破坏组织,并突破黏膜肌层进入黏膜下层。由于黏膜下层组织疏松,阿米巴易于向四周蔓延,坏死组织液化脱落后,形成口小底大的烧瓶状溃疡,边缘呈潜行性(图16-9、图16-10),对本病具有诊断意义。溃疡间黏膜正常或表现轻度卡他性炎。严重病例,邻近溃疡在黏膜下层形成隧道样互相沟通,其表面黏膜可大片坏死脱落,形成边缘潜行的巨大溃疡。少数溃疡可深达肌层、浆膜层造成肠穿孔,引起腹膜炎。

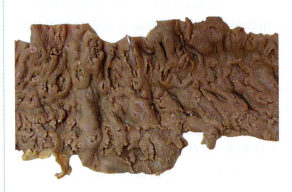

图 16-9 结肠阿米巴病(肉眼观)
肠黏膜可见大小不一、形状不规则的溃疡

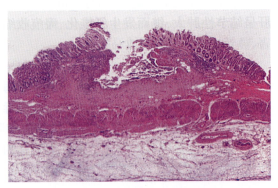

图 16-10 结肠阿米巴病(光镜下)
典型口小底大的烧瓶样溃疡

光镜下,病变以组织的液化性坏死为主要特征,在溃疡边缘与正常组织交界处及肠壁的小静脉腔内可找到阿米巴滋养体。

临床上,因结肠炎症刺激,可出现腹痛、腹泻,为暗红色果酱样稀便(黏液、血液及坏死溶解的肠壁组织),伴腥臭,粪检时可找到阿米巴滋养体。因直肠及肛门病变较轻,故里急后重症状不明显,全身中毒症状也很轻微。肠阿米巴病的并发症有肠穿孔、肠出血、肠腔狭窄、阑尾炎及阿米巴肛瘘等,亦可引起肠外器官的病变。急性期多数可治愈,少数因治疗不及时而转入慢性期。

(2)慢性期病变:病变甚为复杂。由于新旧病变共存,坏死、溃疡和组织增生反复交替发生,导致黏膜增生形成息肉,肠壁可因纤维组织增生、瘢痕形成而增厚变硬,甚至引起肠腔狭窄。有时可因上皮组织、肉芽组织增生过多,形成局限性包块,称为阿米巴肿,可引起肠梗阻,临床上要与结肠癌鉴别。

(二)肠外阿米巴病

肠外阿米巴病(extraintestinal amoebiasis)可见于许多器官,以肝、肺及脑为常见。

1. 阿米巴肝脓肿 阿米巴肝脓肿(amoebic liver abscess)是最常见的肠外阿米巴病。阿米巴滋养体侵入肠壁小静脉,经门静脉入肝,肝右叶多见。肉眼观,一般为单个,脓肿大小不一,大者几乎占据整个肝右叶。脓肿内容物呈棕褐色果酱样,由液化性坏死物质和陈旧性血液混合而成,脓肿壁上附有尚未彻底液化坏死的门管区结缔组织等,呈破棉絮状外观。周围组织炎症反应不明显。光镜下,脓液为液化性淡红色无结构物质,在坏死组织与正常组织交界处可查见阿米巴滋养体。慢性脓肿周围可有肉芽组织及纤维组织包绕。

临床上,阿米巴肝脓肿常表现为长期发热,伴有肝大,右上腹痛及压痛,全身消耗等症状。若治疗不及时,可继续扩大并向周围组织穿破,引起膈下脓肿、腹膜炎、肺脓肿或脓胸、胸膜 - 肺 - 支气管瘘等。

2. 阿米巴肺脓肿　阿米巴肺脓肿（amoebic pulmonary abscess）少见，大多数由阿米巴肝脓肿穿过横膈直接蔓延而来。脓肿多位于右肺下叶，常为单个，大小不一，有时因横膈被穿破，肺脓肿常与肝脓肿互相连通。脓肿腔内含咖啡色液化坏死物质，如破入支气管，坏死物质被排出后形成空洞。临床上患者有类似肺结核症状，咳出褐色脓样痰，其中可检出阿米巴滋养体。

3. 阿米巴脑脓肿　阿米巴脑脓肿（amoebic cerebral abscess）极少见，往往是肝或肺脓肿内的阿米巴滋养体经血液循环进入脑而引起。

二、血吸虫病

血吸虫病（schistosomiasis）是由血吸虫寄生于人体引起的寄生虫病。主要病变是由虫卵引起的肉芽肿形成，常发生在肝脏和结肠。在我国只有日本血吸虫病流行，主要分布于长江中下游及其以南省份。近年来，有些地区的发病率有所回升或发现新疫区。

（一）病因与发病机制

日本血吸虫的生活史可分为虫卵、毛蚴、胞蚴、尾蚴、童虫及成虫等阶段。成虫以人体或其他哺乳动物为终宿主，寄生在门静脉-肠系膜静脉系统内，自毛蚴至尾蚴的发育繁殖阶段以钉螺为中间宿主。

虫卵随患者或病畜的粪便排入水中，卵内的毛蚴成熟孵化，破壳而出，钻入钉螺体内，经过母胞蚴及子胞蚴阶段后，发育成尾蚴，然后离开钉螺，再次入水。当人或畜与疫水接触时，尾蚴钻入皮肤或黏膜并脱去尾部发育为童虫，童虫进入小静脉或淋巴管，随血流经右心到肺，由肺静脉回流入体循环。只有进入肠系膜静脉的童虫，才能发育为成虫，其余多在移行中夭折。雌雄成虫交配后产卵。虫卵随门静脉入肝，或逆流入肠壁组织，虫卵成熟后可破坏肠黏膜而进入肠腔，并随粪便排出体外，重演生活周期。

血吸虫发育的不同阶段，虫卵、尾蚴、童虫及成虫等均可对宿主引起不同的损伤和复杂的免疫反应，以虫卵引起的病变最严重，对机体的危害也最大。

血吸虫生活史

（二）病理变化与临床病理联系

1. 尾蚴引起的损害　尾蚴侵入皮肤后，引起皮肤的炎症反应，称为尾蚴性皮炎。可见局部瘙痒的小丘疹，表现为真皮充血、出血及水肿，中性粒细胞及嗜酸性粒细胞浸润，以后主要为巨噬细胞浸润。数日后小丘疹可自然消退。

2. 童虫引起的损害　童虫在体内移行可引起血管炎和血管周围炎，以肺组织受损最为明显。表现为肺组织充血、水肿、点状出血及嗜酸性粒细胞和巨噬细胞浸润，但一般病变轻，时间短。临床上，患者可出现发热、一过性咳嗽和痰中带血等症状。

3. 成虫引起的损害　成虫对机体的损伤作用较轻，可能与成虫表面含有宿主的抗原有关。成虫借口、腹吸盘吸附于血管壁引起静脉内膜炎和静脉周围炎。肝、脾内单核巨噬细胞增生，并常吞噬有黑褐色的血吸虫色素。死亡虫体周围组织坏死，大量嗜酸性粒细胞浸润，形成嗜酸性脓肿。

4. 虫卵引起的损害　虫卵沉着所引起的损伤是最主要的病变。虫卵主要沉着于乙状结肠壁、直肠壁和肝，也可见于回肠末段、阑尾、升结肠等处。未成熟虫卵无毒液分泌，所引起的病变轻微。成熟虫卵含成熟毛蚴，其头腺分泌物有抗原性，引起特征性虫卵结节（血吸虫性肉芽肿）形成。根据病变发展过程分为急性虫卵结节和慢性虫卵结节。

（1）急性虫卵结节：成熟虫卵引起的一种局限性、结节状病灶。肉眼观，为灰黄色、粟粒至绿豆大的小结节，直径0.5~4mm。光镜下，结节中心为成熟虫卵，卵壳薄，卵内毛蚴呈梨状、红色。虫卵周围可见红染的放射状火焰样物质，即抗原抗体复合物（所谓Hoeppli现象）

（图 16-11），其周围是大量变性、坏死的嗜酸性粒细胞聚集，状似脓肿，称为嗜酸性脓肿（图 16-12）。其间可见菱形或多面形折光性强的蛋白质晶体，即 Charcot-Leyden 结晶，系嗜酸性粒细胞的嗜酸性颗粒互相融合而成。随着病程的发展，肉芽组织逐渐向虫卵结节中央生长，并出现围绕结节呈放射状排列的上皮样细胞，嗜酸性粒细胞显著减少，构成晚期急性虫卵结节，逐渐演变成慢性肉芽肿性虫卵结节。

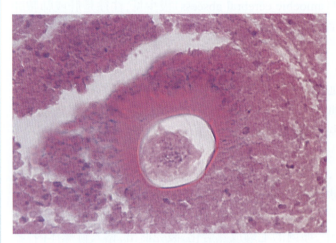

图 16-11 Hoeppli 现象（光镜下）
血吸虫卵卵壳周围呈放射状红染的抗原抗体复合物

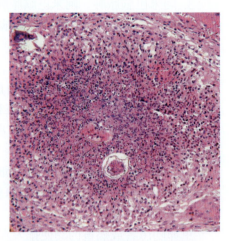

图 16-12 嗜酸性脓肿（光镜下）
脓肿内可见血吸虫虫卵及大量的嗜酸性粒细胞

（2）慢性虫卵结节：急性虫卵结节经 10 余日后，虫卵内毛蚴死亡，病灶内坏死物质逐渐被巨噬细胞清除，随后病灶内巨噬细胞变为上皮样细胞和少量异物巨细胞，病灶周围有淋巴细胞浸润和肉芽组织增生，形态上似结核样肉芽肿，故称为假结核结节，即慢性虫卵结节（图 16-13）。进一步发展，成纤维细胞增生，胶原纤维形成，出现略呈同心圆排列的纤维性虫卵结节，最后，结节发生纤维化、玻璃样变，中央的卵壳碎片及钙化的死卵可长期存留。

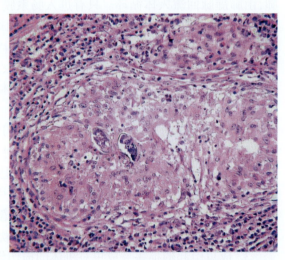

图 16-13 慢性虫卵结节（光镜下）
由血吸虫卵壳、上皮样细胞、异物巨细胞、淋巴细胞和成纤维细胞构成的慢性肉芽肿

（三）主要脏器的病理变化及其后果

1. 结肠 病变常累及全部结肠，以乙状结肠和直肠最为显著，虫卵沉积在结肠黏膜及黏膜下层，引起急性虫卵结节形成。表现为黏膜充血、水肿，可见灰黄色细颗粒状扁平隆起的小结节，直径 0.5~4mm。继之，病灶中央可发生坏死脱落，形成大小不一、边缘不规则的浅表溃疡，虫卵随之脱落入肠腔，在粪便中可查见虫卵。临床上出现腹痛、腹泻等痢疾样症状。

随着病变的发展，虫卵结节最后纤维化，虫卵也逐渐死亡及钙化。因肠黏膜反复发生溃疡和肠壁纤维化，瘢痕形成，最终导致肠壁增厚变硬，甚至肠腔狭窄或肠梗阻。此外，部分肠黏膜萎缩，皱襞消失，部分呈息肉状增生。少数病例可并发管状或绒毛状腺瘤甚至腺癌。由于肠壁结缔组织增生，虫卵难于排入肠腔，故晚期患者粪便中不易查见虫卵。

ER-16-10
慢性血吸虫病，结肠病变（肉眼观）

2. 肝　虫卵随门静脉血流入肝,病变主要在门管区,以左叶更为明显。急性期肝肿大,表面及切面可见多少不等的灰白或灰黄色、粟粒或绿豆大小的结节。光镜下,急性虫卵结节主要分布在门管区附近,肝细胞可因而受压萎缩,也可有变性及小灶性坏死。Kupffer 细胞增生并吞噬血吸虫色素。慢性或晚期,若少量或轻度感染,临床上一般无明显症状,仅在门管区有少量慢性虫卵结节和纤维化。若长期反复或重度感染,门管区周围有大量纤维组织增生,肝因严重纤维化而变硬、变小,导致血吸虫性肝硬化(图 16-14)。肝表面不平,有浅的沟纹分割成若干大小不等稍隆起的分区,严重时形成粗大结节。切面上,增生的结缔组织沿门静脉分支呈树枝状分布,故称为干线型或管道型肝硬化。由于虫卵结节主要见于门管区,肝小叶并未遭受严重破坏,故不形成明显假小叶,与门脉性肝硬化不同。由于门静脉分支虫卵栓塞、静脉内膜炎、血栓形成和机化,以及门静脉周围纤维组织增生,使肝内门静脉分支阻塞和受压,从而造成明显的门静脉高压。临床上常出现腹水、脾大、食管静脉曲张等后果。

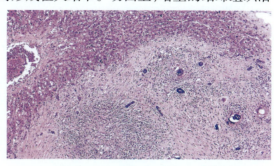

图 16-14　血吸虫性肝硬化(光镜下)
门管区周围有大量纤维组织增生,肝内严重纤维化

3. 脾　早期脾略肿大,主要由于成虫的代谢产物引起的单核巨噬细胞增生所致。晚期由于门静脉高压引起脾淤血并进行性肿大,可形成巨脾,重量可达 4 000g。脾质地坚韧,被膜增厚,切面暗红色,脾小体不明显,常见棕黄色的含铁小结,由陈旧出血灶伴有铁质及钙盐沉着和纤维组织增生构成,有时可见梗死灶。光镜下,脾窦扩张充血,窦内皮细胞及网状细胞增生,窦壁纤维组织增生而变宽,脾小体萎缩减少,单核巨噬细胞内可见血吸虫色素沉着。脾内偶见虫卵结节。临床上可出现贫血、白细胞减少和血小板减少等脾功能亢进症状。

4. 异位寄生　由于成虫主要寄生在门脉系统,故虫卵沉积于肝肠组织内。如果成虫或虫卵出现在门脉系统以外的组织和器官时,称异位寄生。肺血吸虫病是常见的异位血吸虫病。在部分急性病例,肺内可出现多数急性虫卵结节,其周围肺组织出现充血、水肿和炎性渗出物,X 线类似肺的粟粒性结核。临床上常有咳嗽、气促、哮喘和肺部啰音等表现。脑血吸虫病主要见于大脑顶叶,也可累及额叶及枕叶。表现为急、慢性虫卵结节形成和胶质细胞增生。临床上出现急性脑炎、癫痫发作和疑似脑内肿瘤的占位性病变。近年来发现由血吸虫感染引起、肾小球内 IgG 及补体 C3 的沉着、属于Ⅲ型超敏反应的免疫复合物肾炎。

儿童长期反复重度感染血吸虫病,严重影响肝功能,以致某些激素不能被灭活,影响其生长发育,表现为身体矮小,面容苍老,第二性征发育迟缓,称血吸虫病侏儒症。

复习思考题

1. 传染病有哪些共同特征?
2. 常见消化道传染病有哪些? 其病因、病变特点和临床病理联系有哪些区别?
3. 试述尖锐湿疣的病因、典型病变特征及临床表现。
4. 试述梅毒的基本病理变化、后天性梅毒的三期表现。
5. 试述血吸虫病的病因、感染途径及主要病理变化。

(杜艳伟)

下篇

病理生理学

第十七章

水、电解质代谢紊乱

学习目标

1. 通过对水及常见电解质代谢紊乱的原因、发病机制、病理生理改变及对机体影响的学习，熟记水及常见电解质代谢紊乱的特点。

2. 了解如何运用实验室检查和临床表现，为临床判断水、电解质代谢紊乱的类型奠定理论基础，能针对水、电解质代谢紊乱的病因展开健康教育。

体液由水和溶解于其中的电解质、低分子有机化合物及蛋白质等构成，是人体完成新陈代谢的场所。机体体液容量、电解质浓度和渗透压的稳定，是维持细胞新陈代谢及机体生理功能的基本保证。

第一节　水、钠代谢紊乱

一、正常水、钠平衡

（一）体液的容量与分布

健康成年男性的体液总量约占体重的 60%（女性约 50%），其中，40% 分布在细胞内，即细胞内液（intracellular fluid, ICF）；20% 分布在细胞外，即细胞外液（extracellular fluid, ECF）。细胞外液又包括血浆（约占体重的 5%），组织间液（约占体重的 15%）以及少量跨细胞液（约占体重的 1%）。体液的含量受年龄、性别、胖瘦等因素的影响。一般来说，年龄越大体液含量越少，女性及肥胖者体液含量少。婴幼儿体液所占比例明显高于成人，但增加的主要是细胞外液，加上小儿体表面积大、新陈代谢旺盛，肾浓缩功能差等因素，所以小儿体内外水的交换率较高；在病理条件下，如摄水不足或水分丢失，小儿将比成人更易出现水、电解质代谢紊乱。

（二）电解质在体液中的分布及含量

体液中的电解质一般以离子形式存在，细胞外液中阳离子以 Na^+ 为主，其次为 K^+、Ca^{2+}、Mg^{2+} 等；阴离子以 Cl^- 为主，HCO_3^- 次之。细胞内液阳离子主要是 K^+；阴离子主要是 HPO_4^{2-} 和蛋白质离子。电解质在细胞内外分布和含量虽然有明显差别，但各部分体液中阳离子和阴离子的电荷总数都是相等的，故维持电中性，细胞内外液的渗透压也基本相同。

体液的渗透压由其所含的微粒总数所决定，包括阳离子、阴离子的个数和非电解质的分子个数，正常血浆渗透压为 280~310mOsm/L。

（三）水、钠的主要生理功能

1. 水的主要生理功能　水参与水解、水化等多种反应，并为一切生化反应提供场所；水是良好的溶剂，有利于营养物质和代谢废物的运输；水的比热大，蒸发热高，对体温调节有重要作用；水具有润滑作用。此外，结合水（与蛋白质结合的水）能够保证肌肉具有独特的机械功能。

2. 钠的主要生理功能　钠是细胞外液中主要阳离子，对维持细胞外液的渗透压和血容量有着重要作用；参与可兴奋细胞静息电位的维持和动作电位的形成，具有维持神经、肌肉兴奋性以及心正常功能活动等作用；可通过细胞膜进入细胞内，参与细胞内液的调节。

（四）水、钠的平衡

1. 水的平衡　水的来源有饮水、食物含水和代谢水。机体排水的途径有肾、消化道、皮肤和肺。水的排出量基本等于水的摄入量（见表17-1）。正常成人每天最低尿量约为500ml，加上皮肤和肺的不感蒸发和粪便排出量，每天最低排出的水约为 1 500ml。要维持水的平衡，每天需水 1 500~2 000ml，称日需要量。

表 17-1　正常成人每日水的摄入和排出量

摄入	（ml）	排出	（ml）
饮水	1 000~1 500	皮肤蒸发	500
食物水	700	呼吸蒸发	350
代谢水	300	粪便	150
		尿液	1 000~1 500
合计	2 000~2 500		2 000~2 500

2. 钠的平衡　正常成人体内含钠总量为 40~55mmol/kg，其中 60%~70% 是可交换的，约 40% 是不可交换的，主要结合在骨基质中。血钠浓度的正常范围是 130~140mmol/L，细胞内液中钠浓度仅为 10mmol/L 左右。

天然食物中含钠很少。摄入的钠几乎全部经小肠吸收，体内的钠主要经肾排出。肾排钠的特点是：多吃多排，少吃少排，不吃不排。此外，钠也可随粪便和皮肤少量排出。

（五）体液容量与渗透压的调节

细胞外液容量和渗透压的相对稳定是通过神经 - 内分泌系统调节实现的。机体通过渴感中枢调节水的摄入，通过醛固酮、ADH、心房钠尿肽（atrial natriuretic peptide，ANP）等内分泌激素调节肾的水和电解质排出量，维持摄入量和排出量的平衡，以保持体液容量的恒定。体液分布的正常依赖细胞内、外渗透压的平衡。机体主要通过调节细胞外液钠离子浓度，影响阴、阳离子的总量，进而调节细胞外液的渗透压，维持细胞内、外体液渗透压的平衡。因此，钠代谢紊乱可导致体液容量的异常，水、钠代谢紊乱往往同时发生。

二、水、钠代谢紊乱的分类

水、钠代谢紊乱是临床上常见的病理过程。临床上水、钠代谢紊乱常同时或先后发生。两者相互关联、相互影响，并引起体液容量和渗透压改变，所以水、钠代谢紊乱常常一并讨论。水、钠代谢紊乱分类如下（见表17-2）。

ER-17-1

知识链接：
水通道蛋白

表 17-2　水、钠代谢紊乱分类一览表

根据体液容量分类			根据血钠浓度分类	
体液容量减少	低渗性脱水（低血钠性细胞外液减少）	高钠血症	低容量性高钠血症	
	高渗性脱水（高血钠性细胞外液减少）		高容量性高钠血症	
	等渗性脱水（正常血钠性细胞外液减少）		等容量性高钠血症	
体液容量增加	水中毒（低血钠性体液容量增加）	低钠血症	低容量性低钠血症	
	水肿（高血钠性体液容量增加或正常血钠性体液容量增加）		高容量性低钠血症	
			等容量性低钠血症	

三、脱水

脱水（dehydration）是指体液容量明显减少，并出现一系列功能、代谢改变的病理过程。丢失的体液主要来自细胞外液，而细胞外液中最主要的阳离子是钠离子。根据血钠或渗透压变化，可将脱水分为低渗性脱水、高渗性脱水和等渗性脱水。

（一）低渗性脱水

又称低容量性低钠血症，主要特征是失钠多于失水，血清 Na^+ 浓度 <130mmol/L，细胞外液渗透压 <280mOsm/L。

1. 病因和发病机制

（1）经肾丢失：①长期连续使用高效利尿药：如呋塞米、依他尼酸、噻嗪类等可抑制髓袢升支对 Na^+ 的重吸收；②肾上腺皮质功能不全：由于醛固酮分泌不足，肾小管对钠的重吸收减少；③肾实质性疾病：如慢性间质性肾疾患可破坏髓质结构，使肾髓质不能维持正常的浓度梯度，髓袢升支功能受损，导致 Na^+ 随尿液排出增加。

（2）肾外丢失：①经消化道失液：如呕吐、腹泻导致大量含 Na^+ 的消化液丧失而只补充水分，这是最常见的原因；②液体在第三间隙积聚：如胸膜炎形成大量胸腔积液，腹膜炎、胰腺炎形成大量腹水等；③经皮肤丢失：大量出汗、大面积烧伤可导致水、Na^+ 的大量丢失，若只补充水分，可发生低渗性脱水。

由此可见，低渗性脱水的发生，往往与体液丢失后只补充水分而未补钠有关。此外，大量体液丢失引起细胞外液显著减少，刺激容量感受器引起 ADH 分泌增多，使肾对水的重吸收增加，也可引起细胞外液低渗。

2. 对机体的影响

（1）休克倾向：①低渗性脱水丢失的主要是细胞外液，严重者细胞外液量显著减少；②细胞外液低渗状态，使细胞外液向渗透压相对较高的细胞内转移，引起细胞外液进一步减少；③细胞外液低渗状态，既抑制渴感中枢，减少患者主动饮水，又抑制 ADH 分泌，使患者早期尿量不减少。因此，低渗性脱水患者临床易发生休克，表现为静脉塌陷，动脉血压下降，脉搏细速等。

（2）脱水体征：低渗性脱水时，由于血容量减少，组织间液进入血管以补充血容量，导致组织间液减少最为明显。患者可较早出现皮肤弹性降低，眼窝凹陷等表现，婴幼儿可出现"三凹"体征，即囟门凹陷、眼窝凹陷和舟状腹。

（3）尿量变化：血浆渗透压降低抑制渗透压感受器，使 ADH 分泌减少。轻度低渗性脱水时，因 ADH 分泌减少，肾小管重吸收水减少，可使尿量减少不明显，甚至有所增加。但当血容量明显减少时，尽管细胞外液渗透压降低，根据机体"容量优先"原则，低血容量刺激

笔记栏

ADH 分泌,使尿量减少。

(4)尿钠变化:经肾失钠的低渗性脱水患者,尿钠含量增多;肾外因素导致的低渗性脱水患者,血钠降低以及低血容量激活的肾素 - 血管紧张素 - 醛固酮系统,可促进肾小管对钠的重吸收,尿钠明显减少。

(二)高渗性脱水

又称低容量性高钠血症,其特征是失水多于失钠,血清 Na^+ 浓度 >150mmol/L,细胞外液渗透压 >310mOsm/L。

1. 病因和发病机制

(1)水摄入减少:多见于水源断绝、不能饮水及渴感障碍的患者。一日不饮水,机体失水约 1 200ml(约占体重的 2%)。

(2)水丢失过多:①经呼吸道失水:过度通气(如癔症和代谢性酸中毒等)可使呼吸道黏膜不感蒸发加强,若持续期间未补充水分,由于损失不含任何电解质的水分增多,可导致高渗性脱水。②经皮肤失水:高热、大量出汗和甲状腺功能亢进时,可通过皮肤丢失大量低渗液体。如发热时,体温每升高 1.5℃,皮肤的不感蒸发约增加 500ml/d。③经肾失水:中枢性尿崩症时,ADH 产生和释放不足;肾性尿崩症时,肾远曲小管和集合管对 ADH 反应减退及肾浓缩功能不良,导致肾排出大量低渗性尿液。使用脱水剂如甘露醇、高渗葡萄糖等溶液,以及昏迷的患者鼻饲浓缩的高蛋白饮食,均可产生渗透性利尿而导致失水。④经胃肠道丢失:呕吐、腹泻及消化道引流等可导致等渗或含钠量低的消化液丢失。

渴感正常、能够饮水的情况下,上述病因不易引起高渗性脱水。但如未及时补充水,皮肤及呼吸道蒸发使水进一步丢失,体内水丢失大于钠丢失,可造成高渗性脱水。

2. 对机体的影响

(1)细胞外液渗透压升高:①刺激渴感中枢(渴感障碍除外)产生口渴感;②刺激下丘脑渗透压感受器,使 ADH 分泌增多,尿量减少;③细胞内液向细胞外液转移。以上变化使细胞外液得到补偿,渗透压有所下降。因此,高渗性脱水时细胞外液和血容量减少相对较轻,发生休克者也较少。

(2)尿钠改变:早期或轻症患者,因血容量变化不明显,醛固酮分泌不增加,故尿中仍有钠排出,甚至由于尿浓缩,尿钠浓度还可升高。晚期和重症患者随着醛固酮分泌增加,尿钠明显降低。

(3)中枢神经系统改变:随着脑细胞脱水,可引起一系列神经系统改变,包括嗜睡、肌肉抽搐、昏迷,甚至死亡。若出现脑体积明显缩小,可因为牵拉作用引起局部脑内出血和蛛网膜下腔出血。

(4)脱水热:脱水严重者,因皮肤蒸发的水分减少,机体散热受到影响,可导致体温升高,尤其是婴幼儿体温调节功能不完善,更容易发生脱水热(dehydration fever)。

(三)等渗性脱水

为正常血钠性细胞外液减少。水、钠等比例丧失,血 Na^+ 浓度 130~150mmol/L,细胞外液渗透压 280~310mOsm/L。

1. 病因和发病机制　任何等渗体液丢失,在短期内均属于等渗性脱水。见于:①大量抽腹水、胸腔积液,大面积烧伤,大量呕吐、腹泻等;②新生儿消化道先天畸形如幽门狭窄,胎粪肠梗阻或胃肠瘘管等所引起的消化液丧失;③麻痹性肠梗阻时,大量体液滞留于肠腔内。

2. 对机体的影响　虽然细胞外液丢失,但由于细胞外液渗透压正常,对细胞内液影响不大。循环血量下降,使醛固酮和 ADH 分泌增加,肾对钠、水重吸收增加,故尿量减少,尿钠丢失也减少,细胞外液得到一定量补充。等渗性脱水,若不及时处理,可因皮肤、呼吸道蒸发水分,转为高渗性脱水;若处理不当,只补充水分,未补充 Na⁺,可转为低渗性脱水。

3 型脱水(图 17-1):高渗性脱水,主要丢失细胞内液;低渗性脱水,主要丢失细胞外液,细胞内液并未丢失,甚至有所增加;等渗性脱水,主要丢失细胞外液。

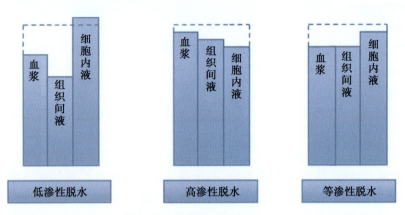

图 17-1　各型脱水的特点

四、水中毒

水中毒(water intoxication)又称高容量性低钠血症,特点是患者水潴留使体液量明显增多,血钠下降,血清 Na⁺ 浓度 <130mmol/L,血浆渗透压 <280mOsm/L,但体钠总量正常或增多。

1. 病因和发病机制　主要由于过多的低渗性体液潴留造成细胞内、外液增多,引起重要器官功能发生障碍。

(1)水摄入过多:见于无盐水灌肠导致肠道吸收水分过多;精神性饮水过量;持续性大量饮水等。另外,见于静脉输入含盐少或不含盐的液体过多过快,超过肾的排水能力。在肾功能正常的情况下,一般不易发生水中毒。

(2)水排出减少:多见于急性肾损伤及慢性肾衰竭晚期,患者因少尿、无尿导致水排出减少。亦可见于各种原因引起的 ADH 分泌失调综合征(如恶性肿瘤、中枢系统疾病、肺疾患等)和应激导致的 ADH 分泌过多(如恐惧、疼痛、失血、休克、外伤等原因),使肾小管重吸收水增多,肾排水能力下降,一旦摄入水增多,可引起明显水中毒现象。

2. 对机体的影响

(1)细胞内、外液体增多:细胞外液因水过多而被稀释,故血钠浓度降低,细胞外液渗透压下降,致使细胞外液过多的水进入细胞内液,引起细胞水肿。结果使细胞内、外液容量均增加而渗透压均降低。由于潴留的水大部分进入细胞内液,因此轻度的水中毒,细胞外液增加不明显,不会出现明显的凹陷性水肿。

(2)中枢神经系统症状:严重或急性水中毒最大的危害是脑组织。由于脑细胞水肿和颅内压升高,可出现凝视、失语、精神错乱、定向失常、嗜睡、昏迷,严重者可因脑疝而致呼吸心跳停止。

五、水肿

过多的液体在组织间隙或体腔内积聚称为水肿(edema)。若水肿发生于体腔又称积水,如心包积水、胸腔积水、腹腔积水、脑积水等。

水肿的分类:按水肿波及的范围可分为全身性水肿和局部性水肿;按发生原因可分为肾性水肿、肝性水肿、心性水肿、营养不良性水肿、淋巴性水肿、炎性水肿等;按发生部位可分

ER-17-2

知识链接:ADH 分泌失调综合征

为皮下水肿、脑水肿、肺水肿等。

（一）水肿的发病机制

机体体液容量以及组织液容量是相对恒定的。这种恒定依赖于机体内外液体交换和血管内外液体交换的完善调节。

1. 血管内外液体交换平衡失调　正常情况下组织间液和血浆之间不断进行液体交换，使组织液的生成和回流保持动态平衡。影响组织液生成和回流的因素包括有效流体静压（毛细血管血压 – 组织间液流体静压）、有效胶体渗透压（血浆胶体渗透压 – 组织间液胶体渗透压）和淋巴回流（图 17-2）。

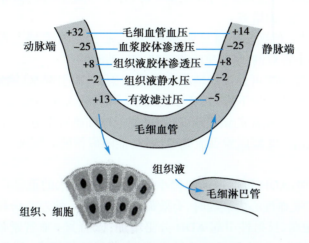

图 17-2　血管内外液体交换的影响因素
图中数值单位为 mmHg

有效流体静压减去有效胶体渗透压为有效滤过压，在动脉端为 13mmHg，促使组织液的生成，静脉端为 –5mmHg，促使组织液回流。因此，正常情况下动脉端生成的组织液略大于静脉端的回流，剩余部分通过淋巴回流重吸收，在组织液生成增多时，淋巴管还能代偿回流。上述一个或多个因素失调，都可能导致水肿发生。

（1）毛细血管血压增高：毛细血管血压增高可致有效流体静压增高，平均有效滤过压增大，组织液生成增多，若超过淋巴回流的代偿能力，可引起水肿。静脉压增高是其常见原因。充血性心力衰竭时静脉压增高可成为全身水肿的重要原因；肿瘤压迫静脉或静脉血栓形成可使毛细血管血压增高，引起局部水肿。

（2）血浆胶体渗透压降低：血浆胶体渗透压主要取决于血浆白蛋白的含量。当血浆白蛋白含量降低时，引起血浆胶体渗透压降低，使有效滤过压增大而发生水肿。血浆白蛋白含量降低的主要原因包括：①蛋白质合成障碍，见于肝硬化和严重的营养不良；②蛋白质丢失过多，见于肾病综合征时大量蛋白质从尿中丢失；③蛋白质分解代谢增强，见于慢性消耗性疾病，如慢性感染、恶性肿瘤等。

（3）微血管壁通透性增加：微血管壁通透性增高时液体和血浆蛋白从毛细血管和微静脉壁滤出，导致血浆胶体渗透压下降而组织间液胶体渗透压上升，有效胶体渗透压降低，组织液生成增多、回流减少。见于各种炎症，如感染、烧伤、冻伤等。此类水肿液的特点是蛋白含量较高，可达 30~60g/L。

（4）淋巴回流受阻：淋巴回流受阻或不能代偿性加强回流时，组织液经淋巴回流减少，造成组织间液潴留而引起水肿。常见原因有恶性肿瘤侵入并堵塞淋巴管，乳腺癌根治术淋巴结摘除,丝虫病时堵塞主要的淋巴管道等。

2. 机体内外液体交换平衡失调——水、钠潴留 正常人体肾小球滤出的水和钠,绝大多数被肾小管重吸收,仅有 0.5%~1% 从尿中排出,即肾小球的滤过率和肾小管的重吸收保持动态平衡,称为球 - 管平衡。任何原因导致肾小球的滤过率下降和 / 或肾小管重吸收增多时,都会引起球 - 管失衡,导致水、钠潴留,发生水肿。

(1)肾小球滤过率下降:①广泛的肾小球病变:见于急性肾小球肾炎和慢性肾小球肾炎晚期,肾小球滤过面积明显减小,肾小球滤过钠、水减少,若肾小管重吸收不相应减少,就会导致水、钠潴留;②有效循环血量明显减少:见于充血性心力衰竭、肝硬化腹水形成及肾病综合征等,由于有效循环血量减少,肾血流量下降,肾小球滤过率降低,导致水、钠潴留。

(2)肾小管重吸收水、钠增多

1)ANP 分泌减少:有效循环血量明显减少时,心房的牵张感受器兴奋性降低,致使 ANP 分泌减少,近端小管对钠、水的重吸收增加,水、钠潴留。

2)醛固酮增多:醛固酮可促进远端小管重吸收钠,进而引起水、钠潴留。见于:①醛固酮分泌增加:当有效循环血量下降时,肾血流减少,可刺激入球小动脉壁的牵张感受器;肾小球滤过率降低使流经致密斑的钠量改变,均可使近球细胞肾素分泌增加,肾素 - 血管紧张素 - 醛固酮系统被激活。②醛固酮灭活减少:肝功能障碍使醛固酮灭活减少,血中醛固酮含量增高。

3)ADH 分泌增加:ADH 可促进远曲肾小管和集合管对水的重吸收,是引起水、钠潴留的重要原因之一。①充血性心力衰竭时,有效循环血量减少,使左心房和胸腔大血管的容量感受器所受的刺激减弱,反射性引起 ADH 分泌增加;②肾素 - 血管紧张素 - 醛固酮系统被激活后,醛固酮分泌增加,肾小管重吸收钠增多,血浆渗透压增高,刺激下丘脑渗透压感受器,ADH 分泌与释放增加。

4)肾小球滤过分数(FF)增加:FF= 肾小球滤过率 / 肾血浆流量。正常时约有 20% 的肾血浆流量经肾小球滤过。充血性心力衰竭或肾病综合征时,肾血流量由于有效循环血量的减少而下降,由于出球小动脉收缩比入球小动脉收缩明显,肾小球滤过率相对增高,FF 增加。流经肾小球后进入肾小管周围毛细血管的血液浓缩,血浆胶体渗透压升高而流体静压下降,促使近曲小管重吸收钠和水增加,导致水、钠潴留。

(二) 水肿的特点

1. 水肿液的性状 水肿液中含有血浆的全部晶体成分,根据蛋白含量的不同分为漏出液和渗出液:漏出液的比重及蛋白质的含量一般比较低,细胞数少;渗出液比重及蛋白质含量高,细胞数多。

2. 水肿的皮肤特点 皮下水肿是全身或躯体局部水肿的重要体征。当皮下组织有过多的液体积聚时,皮肤肿胀、弹性差、皱纹变浅,用手指按压时出现凹陷,称为凹陷性水肿,又称为显性水肿。实际上,全身性水肿患者在出现凹陷之前已有组织液的增多,称为隐性水肿。

3. 全身性水肿的分布特点 最常见的全身性水肿是心性水肿、肾性水肿和肝性水肿。由右心衰导致的心性水肿首先出现在低垂部位,肾性水肿先表现为眼睑或面部水肿,肝性水肿则以腹水为多见。

(三) 水肿对机体的影响

因水肿的原因、部位、程度、发展速度、持续时间不同而异。一般认为,除炎性水肿有稀释毒素、输送抗体等作用外,其他类型的水肿和重要器官的水肿,对机体均有不良影响。

1. 影响组织细胞代谢 水肿部位组织间液过多,压迫微血管,增大细胞与血管间物质弥散距离,影响物质交换,导致代谢障碍。水肿可降低局部抵抗力,易发生感染、溃疡、创面

病案分析：
水钠代谢
紊乱

愈合不良等。

2. 引起重要器官功能障碍　水肿发生于特定部位时引起严重后果，如咽喉部尤其声门水肿，可引起气道阻塞甚至窒息致死；肺水肿引起严重缺氧；心包积液，妨碍心的舒缩活动，导致心力衰竭；脑水肿，使颅内压增高及脑功能紊乱，甚至发生脑疝，引起呼吸、心搏骤停。

第二节　钾代谢紊乱

一、正常钾代谢

（一）钾的分布及生理功能

1. 钾的分布　正常成人体内含钾总量为 50~55mmol/kg，其中约 98% 存在于细胞内，浓度为 150~160mmol/L；2% 位于细胞外，浓度为 3.5~5.5mmol/L。

2. 钾的生理功能

（1）维持细胞新陈代谢：钾参与多种新陈代谢过程，与糖原和蛋白质合成有密切关系。细胞内一些与糖代谢有关的酶，如磷酸化酶和含巯基酶必须有高浓度钾存在才有活性。1g 糖原的合成伴有 0.15mmol 钾进入细胞内，1g 蛋白质的合成伴有 0.45mmol 钾进入细胞内。

（2）维持细胞内外渗透压及酸碱平衡：钾是细胞内主要阳离子，对维持细胞内渗透压有重要意义。体液钾离子浓度和体液 H^+ 相互影响。

（3）维持神经肌肉的应激性：可兴奋细胞的静息电位主要取决于细胞膜对钾的通透性和膜内、外钾的浓度差。安静时细胞内钾离子外移，形成内负外正状态，即静息电位，其大小影响动作电位生成及传导，维持着神经、肌肉的应激性。

（二）钾平衡

天然食物含丰富的钾，成人每天随饮食摄入钾 70~100mmol。钾约 90% 通过肾排出，10% 随粪便排出，汗液也可少量排钾。肾排钾的特点：多吃多排，少吃少排，不吃也排。血清钾的浓度主要受细胞内外交换及肾调节的影响。影响因素见图 17-3。

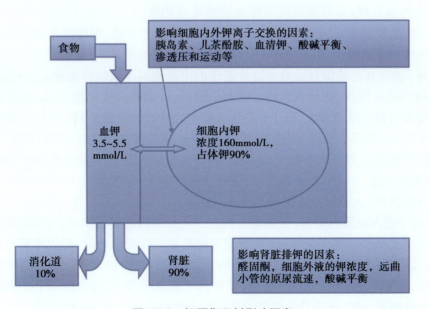

图 17-3　钾平衡及其影响因素

（三）钾平衡的调节机制

钾平衡主要依靠钾的跨细胞转移和肾调节两大机制。

1. 泵 - 漏机制调节钾的跨细胞转移　"泵"指钠 - 钾泵，将钾逆浓度梯度摄入细胞内；"漏"指钾离子顺浓度梯度到细胞外液。促使细胞外钾进入细胞内的主要因素有胰岛素、β肾上腺素受体激活、细胞外高钾、碱中毒等因素；促使细胞内钾转移到细胞外的因素有α肾上腺素受体激活、酸中毒、细胞外液渗透压迅速升高、剧烈运动等。

2. 肾对钾的调节　肾排钾受到肾小球滤过、近曲小管和髓袢对钾的重吸收、远曲小管和集合管对钾的排泄等 3 个环节的调节。针对不断变动的钾摄入量，机体主要通过远曲小管和集合管对钾的分泌和重吸收进行调节。正常饮食钾摄入充足情况下，远曲小管和集合管以泌钾为主。主要靠该段小管上皮中的主细胞完成，影响主细胞泌钾的因素包括主细胞基底膜面的钠 - 钾泵活性；管腔膜对 K^+ 的通透性；细胞内与小管腔的钾的电化学梯度。影响远曲小管、集合管排钾的主要因素：醛固酮、细胞外液钾浓度、远曲小管原尿流速、酸碱平衡状态。

3. 结肠排钾　结肠排钾亦受醛固酮调控。肾衰竭时，结肠排钾可达摄入量的 1/3，成为重要的排钾途径。

此外，汗液中也含有少量的钾，平均约为 9mmol/L，经汗的排钾量通常很少。但在炎热环境、重体力活动排汗增加的情况下，也可经皮肤丢失相当数量的钾。

二、低钾血症

血清钾浓度低于 3.5mmol/L，称为低钾血症（hypokalemia）。低钾血症常伴有机体总钾量减少。

1. 病因和发病机制

（1）钾摄入不足：正常饮食条件下，一般不会发生低钾血症。只有在消化道梗阻、昏迷患者不能进食，或者胃肠道手术、心力衰竭、肿瘤、血液病等，长期摄入少量饮食的患者，未能及时静脉补钾或补钾不够，才发生低钾血症。

（2）钾丢失过多

1）经消化道失钾：是导致临床低钾血症最常见的原因，主要见于频繁呕吐、严重腹泻、胃肠减压、肠瘘、胆瘘等。发生机制：①消化液钾含量高于血浆，钾随消化液大量丢失；②消化液丢失导致血容量减少，引起醛固酮分泌增加，使肾排钾增多。

2）经肾失钾：凡是能增强远曲小管排泌钾的因素均可导致经肾失钾。①利尿剂抑制肾髓袢对氯和钠的重吸收，使到达远曲小管 Na^+ 增多，K^+-Na^+ 交换量增加，K^+ 随尿排出增多；②醛固酮增多可促进尿钾排出，见于原发性或继发性致醛固酮增多的疾病或因素；③远端肾小管性酸中毒时，因肾小管泌 H^+ 减少，故 K^+ 与 Na^+ 交换增加，致尿钾排泄增加；④镁缺失：髓袢升支的钾吸收有赖于肾小管上皮细胞的 Na^+-K^+-ATP 酶，而此酶又需 Mg^{2+} 的激活。缺镁时，因细胞内 Mg^{2+} 不足导致此酶失活，钾重吸收障碍，引起钾丢失。

3）经皮肤丢钾：大量出汗也可引起低钾血症。

（3）钾离子进入细胞内增多：当细胞外钾离子向细胞内转移过多时，可引起低钾血症，但体内总钾量并不减少。主要见于：①大量应用胰岛素治疗糖尿病时，可促进糖原合成，细胞摄钾增多；②急性碱中毒时，通过 H^+-K^+ 交换，使细胞内 H^+ 移出，而 K^+ 进入细胞内；③某些毒物中毒时，如钡中毒、粗制棉籽油中毒，使钾离子通道阻滞，细胞内钾离子外流减少；④家族性周期性麻痹发作时，细胞外液钾离子急剧转入细胞内而致血钾浓度降低。

2. 对机体的影响　低钾血症对机体的影响取决于血清钾降低的速度、程度及持续时间。静息电位和动作电位都与钾平衡密切相关,低钾血症可导致膜电位异常,影响可兴奋细胞如神经肌肉和心肌的兴奋性,主要表现为细胞膜电位和细胞膜离子通透性的改变。

(1)对神经肌肉的影响:主要影响骨骼肌和胃肠道平滑肌。①急性低钾血症:细胞外 K^+ 浓度($[K^+]_e$)急剧降低,细胞内 K^+ 在短时间内来不及外移,因此,细胞内 K^+ 浓度($[K^+]_i$)变化不明显,$[K^+]_i/[K^+]_e$ 比值增大,静息期细胞内钾外流增多,使静息电位负值增大。静息电位与阈电位之间距离加大,神经肌肉处于超极化阻滞状态,兴奋性减低(图 17-4),严重低血钾时甚至不能兴奋,即兴奋性消失。临床表现:肌无力多起于下肢,表现为行走困难,站立不稳;重度患者肌无力波及上肢、躯干,更甚者呼吸肌麻痹引起呼吸衰竭,是低钾血症导致死亡的主要原因。胃肠道平滑肌活动减弱,出现食欲缺乏、恶心、呕吐、肠鸣音减弱、腹胀,严重者发生麻痹性肠梗阻。②慢性低钾血症:随着细胞内 K^+ 外流逐渐增多,$[K^+]_i/[K^+]_e$ 比值变化不大,静息电位基本正常,细胞兴奋性变化不大,可无明显临床表现。

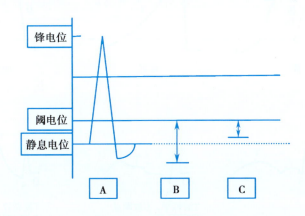

		静息电位	阈电位	神经肌肉兴奋性
A	正常	N	N	正常
B	低钾血症	负值增加	N	下降
C	高钾血症	负值减少	N	升高

图 17-4 血钾对神经肌肉静息电位及兴奋性的影响

(2)对心的影响

1)对心肌生理特性的影响:①心肌兴奋性:急性低钾血症时,心肌细胞内、外钾浓度差增大,导致心肌细胞静息电位负值增加(超极化),其兴奋性降低。但在浦肯野(Purkinje)细胞,由于低钾导致细胞膜内向整流钾通道对钾的通透性降低,钾外流减少,静息电位上移,与阈电位距离变小,兴奋性增高。②心肌传导性:心肌传导性与心肌动作电位 0 期去极的速度和幅度有关。低钾血症时,Purkinje 细胞静息电位负值变小,动作电位 0 期钠内流速度减慢,数量减少,心肌传导性降低。而心房肌、心室肌在正常情况去极化时,Na^+ 通道已几乎全部激活,动作电位峰值已达极限,故传导性几乎不再增加。③心肌自律性:自律细胞的自律性依赖舒张期钠内流引起的自动去极化。窦房结起搏细胞对细胞外 K^+ 浓度变化不敏感,低钾时其自律性变化不明显。Purkinje 细胞在低钾血症时,K^+ 外流减小、Na^+ 内流相对加速。因此,Purkinje 纤维系统等快反应细胞在 4 期的自动去极化加速,自律性增高。④心肌收缩性:心肌细胞外钾对钙的内流有抑制作用,低钾血症时,钙内流加速,使兴奋 - 收缩耦联加强,收缩性增强。但严重低钾血症时,由于心肌细胞缺钾导致物质代谢障碍,引起心肌细胞变性、坏死,心肌的收缩性降低。

2)心电图的改变:① P-R 间期延长:表明除极波从心房到心室的时间延长;② QRS 波增宽:反映心肌传导性降低;③ S-T 段压低,T 波低平,出现 U 波:S-T 段压低是由于复极化 2 期(平台期)缩短所致,细胞外低钾对钙内流的抑制作用减弱,钙内流加速,平台期缩短。T 波低平与复极化 3 期延长有关。U 波的出现可能与 Purkinje 细胞的 3 期复极化有关,正常情况下被心室复极化波掩盖,低钾血症对 Purkinje 细胞的影响大于对心室肌的影响,使 Purkinje 细胞的复极化过程得以显现,出现 U 波增高(图 17-5)。

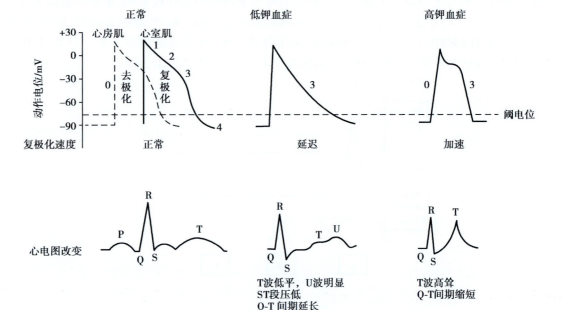

图 17-5　血钾浓度对心肌细胞膜电位及心电图的影响

低钾血症时,由于 Purkinje 细胞自律性增高、超常期延长和异位起搏点的自律性增高等原因,易于发生心律失常。传导性降低可引起各种传导缓慢、单向阻滞和有效不应期缩短,有助于兴奋折返,因此也可导致心律失常包括心室颤动的发生。

(3)与细胞代谢障碍有关的损害:钾是细胞内的主要阳离子,与细胞代谢密切相关。因此,体内缺钾可引起细胞结构和功能不同程度的损害。

1)骨骼肌损害:钾对骨骼肌的血量有调节作用。正常情况下,肌肉收缩时,横纹肌中钾离子释放,局部钾离子浓度升高,可扩张血管,以适应能量增加的需求。严重缺钾可导致肌肉运动时细胞不能释放足够的钾,以致肌肉因缺血缺氧而发生痉挛坏死和横纹肌溶解。

2)肾损害:形态上主要表现为肾小管上皮细胞变性,严重者坏死。临床表现:①尿浓缩功能障碍:多尿,夜尿,低比重尿,对 ADH 反应差;②产氨能力增加,排酸多,HCO_3^- 重吸收增多,发生代谢性碱中毒。

(4)对酸碱平衡的影响:低钾血症可引起代谢性碱中毒,同时发生反常性酸性尿。机制:①细胞外液 K^+ 浓度减少,此时细胞内液 K^+ 移出而细胞外液 H^+ 内移,引起细胞外液碱中毒;②肾小管上皮细胞内 K^+ 浓度降低,造成肾小管 K^+-Na^+ 交换减弱而 H^+-Na^+ 交换增强,尿排 K^+ 减少,排 H^+ 增多,加重代谢性碱中毒,且尿液呈酸性。

三、高钾血症

血清钾浓度高于 5.5mmol/L,称为高钾血症(hyperkalemia)。

1. 病因和发病机制

(1)钾摄入过多:肾功能正常时,因钾摄入过多导致的高钾血症非常罕见,但如果经静脉过多过快地输入钾盐可导致高钾血症,特别是在肾功能低下时更易发生。

(2)钾排出减少:肾排钾减少是高钾血症最主要的原因。见于:①肾衰竭:急性肾损伤、慢性肾衰竭晚期,因肾小球滤过率减少或肾小管排钾功能障碍而致高钾血症;②盐皮质激素缺乏:见于肾上腺皮质功能减退,或某些肾小管疾病(如间质性肾炎、狼疮肾、移植肾等),对醛固酮的反应低下,肾远曲小管、集合管排钾障碍,致使血钾升高;③长期应用潴钾利尿剂:螺内酯和氨苯蝶啶等具有对抗醛固酮保钠排钾的作用,长期大量应用可引起高钾血症。

(3)细胞内钾转移至细胞外

1)酸中毒:酸中毒时易伴发高钾血症。机制:①细胞外液 H^+ 浓度升高,H^+ 进入细胞内被缓冲,而细胞内 K^+ 转运到细胞外以维持电荷平衡;②肾小管上皮细胞 H^+-Na^+ 交换加强,K^+-Na^+ 交换减弱,使尿钾排出减少。

2)组织分解:如溶血、挤压综合征时,细胞内钾大量释出而引起高钾血症。

3)缺氧:缺氧时细胞 ATP 生成不足,细胞膜上 Na^+-K^+ 泵运转障碍,因而细胞外 K^+ 不易进入细胞内。

4)高钾性周期性麻痹:是一种常染色体显性遗传性疾病,发作时细胞内 K^+ 外移而引起血钾升高。

假性高钾血症指体内实际血钾浓度正常,但测得的血清钾浓度高。常见于采血时发生溶血,红细胞中 K^+ 释出所致。

2. 对机体的影响

(1)对神经肌肉的影响:急性轻度高钾血症,由于细胞内、外钾浓度差减小,静息电位上移,与阈电位接近,兴奋性升高。主要表现为感觉异常、肌肉疼痛、肌束震颤等症状。急性重度高钾血症,静息电位显著上移接近阈电位,细胞膜处于除极化阻滞状态,细胞膜快钠通道失活,神经肌肉兴奋性降低甚至消失。患者出现四肢软弱无力,甚至发生弛缓性麻痹(图 17-4)。

(2)对心的影响

1)对心肌生理特性的影响:①心肌兴奋性:与高钾血症对神经肌肉的影响相似,急性轻度高钾血症(血清钾 5~7mmol/L)时,心肌兴奋性增高,急性重度高钾血症(血清钾 >7mmol/L)时,心肌兴奋性降低;②心肌传导性:由于静息电位降低,动作电位 0 期(除极化)的幅度变小,心肌传导性降低;③心肌自律性:窦房结起搏细胞对高钾血症不敏感,高钾血症时 Purkinje 细胞对钾的通透性增高,钾外流增加而内向整合电流相对减慢,自动去极化减慢,自律性降低,故高钾血症时不易产生异位心律;④心肌收缩性:高钾血症,复极 2 相钙内流减少,心肌细胞内钙减少,兴奋 - 收缩耦联减弱,心肌收缩性降低。

2)心电图的改变:① P 波压低;P-R 间期延长,QRS 波增宽,R 波降低,提示心房内、房室间或心室内发生传导阻滞;② T 波高耸,这是复极化 3 期加速的结果,是高钾血症心电图变化的重要特征之一;③ Q-T 间期缩短,与动作电位时间缩短有关。高钾血症时心肌细胞膜的钾通透性明显升高,故钾外流加速,复极化 3 期加速,因此,动作电位时间和有效不应期均缩短(图 17-5)。

高钾血症时,传导速度减慢,故传导阻滞是最重要的特点。可发生窦房结、心房内、房室间、心室内传导阻滞。窦房结对高钾不敏感,心房肌对高钾最敏感,所以心房细胞的静息电位和动作电位的振幅减少最显著,P 波减小,甚至看不见。严重高钾血症时,由于传导性严重受阻,窦房结冲动不易下传到心室,而潜在起搏点(Purkinje 细胞)自律性受抑制,可引起

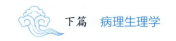

心室停搏。

3）对酸碱平衡的影响：高钾血症可引起代谢性酸中毒，并出现反常性碱性尿。

第三节　镁代谢紊乱

一、正常镁代谢

镁（magnesium）是体内具有重要生理功能的阳离子，仅次于钙、钠、钾。镁离子（Mg^{2+}）是细胞内液的重要成分，对于维持细胞正常代谢和生理功能十分必要。镁代谢紊乱在临床上主要表现为神经肌肉和心血管系统的异常。

（一）正常镁的分布

镁主要在绿叶植物、蔬菜、谷类、蛋、鱼等中存在。成人体内镁的总含量约24g（1mol），其中约一半存在于骨骼中，另一半存在于骨骼肌和其他器官的组织中。血液中的镁只占不及总量的1%，其中20%与蛋白结合，80%呈游离状态。血清中镁含量0.75~1.25mmol/L。成人每天从饮食中摄入镁约10mmol，其中约有1/3在小肠吸收，其余部分随粪便排出。体液中的镁主要经肾排出。

（二）镁的调节

消化道吸收和肾排泄是维持镁代谢平衡的主要环节。镁摄入量少，肠道吸收相对增多。食物含钙少、含蛋白质多及活性维生素D等，可使肠道吸收镁增加；反之则吸收减少。镁重吸收的主要部位是肾小管髓袢升支粗段，可达滤过量的65%。远端小管和近端小管也可重吸收镁。血镁浓度是影响肾小管重吸收镁的最重要因素。低镁血症时，刺激甲状旁腺分泌PTH，使肾小管重吸收镁增加；高镁血症时吸收明显减少。另外，胰高血糖素、降钙素和ADH也可促进镁的重吸收。维生素D可加强上述激素对镁的重吸收。

（三）镁的功能

1. 维持酶的活性　镁是许多酶系的辅助因子或激活剂，可激活体内多种酶，如己糖激酶、Na^+-K^+-ATP酶、羧化酶、丙酮酸脱氢酶、肽酶、胆碱酯酶等，参与体内许多重要代谢过程。

2. 抑制可兴奋细胞的兴奋性　镁离子对中枢神经系统、神经肌肉和心肌等，均起抑制作用。

3. 维持细胞的遗传稳定性　镁是DNA相关酶系中的主要辅助因子和决定细胞周期、凋亡的细胞内调节者。在细胞质中，其功能是维持膜完整性、增强对氧化应激的耐受力、调节细胞增殖、分化和凋亡；在细胞核中则为维持DNA的结构、DNA复制的保真度，激活DNA的修复过程。

二、低镁血症

血清镁含量低于0.75mmol/L，称为低镁血症（hypomagnesemia）。

（一）原因

1. 排出过多

（1）经胃肠道排出过多：在小肠切除、严重腹泻、持续胃肠吸引及脂肪痢等时不仅导致肠道对镁的吸收减少，消化液中的镁也大量丢失，其中小肠病变最常见。

（2）经肾排出过多：①大量使用利尿剂。②高钙血症：钙与镁在肾小管被重吸收过程中存在相互竞争作用，故高血钙时肾小管重吸收镁减少。甲状旁腺功能亢进时，过多的PTH

本应使更多的镁在肾小管重吸收,但这一过程可能被高钙血症抵消。③严重的甲状旁腺功能减退时,由于 PTH 分泌减少,肾小管对镁的重吸收减少。④糖尿病酮症酸中毒时,酸中毒可抑制肾小管对镁的重吸收,高血糖引起渗透性利尿促使镁大量丢失,而使用胰岛素治疗,可使细胞外镁进入细胞内,促进低镁血症的发生。⑤酒精中毒:血中酒精过多可抑制肾小管对镁的重吸收。⑥肾疾患:可因渗透性利尿及肾小管受损等因素导致镁随尿排出增多。⑦醛固酮增多、强心苷等药物可因抑制肾小管重吸收镁和促进肾排镁增多而引起低镁血症。

2. 摄入不足　一般饮食含有丰富的镁,故只要正常饮食,机体就不致缺镁。但营养不良、长期禁食、厌食、长期经静脉营养未及时补充镁等均可导致镁摄入不足。

(二) 对机体的影响

1. 神经 - 肌肉兴奋性增高　Mg^{2+} 能竞争性进入轴突,对抗 Ca^{2+} 的作用。低镁血症时,进入轴突内的 Ca^{2+} 增多,故乙酰胆碱释放增多。Mg^{2+} 能抑制终板膜上乙酰胆碱受体对乙酰胆碱的敏感性,低镁血症时这种抑制作用减弱,故神经 - 肌肉接头处兴奋性传递增强。Mg^{2+} 还能抑制神经纤维和骨骼肌的应激性。低镁血症时神经、肌肉应激性增高,临床表现为小束肌纤维收缩、震颤、面部叩击征(Chvostek sign,轻叩外耳道前面神经引起面肌非随意收缩)和束臂征(Trousseau sign,用止血带紧缚于前臂使手部供血减少促发腕痉挛)阳性。低镁血症时镁对中枢神经系统抑制作用减弱,可出现反射亢进,对声、光反应过强,焦虑等症状。低镁血症对胃肠道抑制作用减弱,可导致呕吐或腹泻。

2. 心律失常　缺镁可导致心肌兴奋性增高。Mg^{2+} 对 Purkinje 细胞等快反应自律细胞的缓慢而恒定的钠内流有阻断作用。低镁血症时,这种阻断作用减弱,钠内流相对加速,因此快反应自律细胞的自动除极化加速,自律性增高,易发生心律失常。

3. 心脑血管痉挛　低镁血症时,血管平滑肌细胞兴奋性增加,其机制可能与细胞内 Ca^{2+} 浓度增加有关。酶缺乏还可导致扩血管物质如 PGI_2 减少,缩血管物质如 TXA_2 增多,进一步引起血管收缩。临床上可表现为血压升高,冠状动脉痉挛,可诱发冠心病等。

4. 加重低钙血症和低钾血症　实验和临床均发现低镁血症导致的低钾血症难以纠正,故对低钾或低钙患者,若经补钾、补钙后仍无效,应考虑低镁血症的存在。

三、高镁血症

血清镁浓度高于 1.25mmol/L 时称为高镁血症(hypermagnesemia)。

(一) 原因

正常人肾排镁能力强,即使大量摄入镁也不致引起高镁血症。导致高镁血症的常见原因有:①急、慢性肾衰竭伴有少尿或无尿,可因肾小球滤过功能降低可使尿镁排出减少;②甲状腺素和醛固酮缺乏对肾小管重吸收镁的抑制作用减退,促进尿镁排出的作用;③静脉内补镁过多过快,在肾功能受损的患者更易发生高镁血症。

(二) 对机体的影响

血清镁浓度升高到 3mmol/L 时才会出现镁中毒症状。

1. 神经、肌肉兴奋性降低　镁能抑制中枢神经系统的突触传递,抑制中枢神经系统的功能活动。因而高镁血症可以引起深腱反射减弱或消失,有些患者还会出现嗜睡或昏迷。镁能抑制神经 - 肌肉接头处的兴奋传递,故高镁血症患者可出现肌无力甚至迟缓性麻痹,四肢、吞咽和呼吸肌均受影响,可出现弛缓性瘫痪、吞咽和说话困难,严重者可因呼吸肌麻痹而死亡。高镁血症对平滑肌的抑制作用减弱,血管平滑肌扩张可导致血管外周阻力降低,血压下降;内脏平滑肌受抑制可引起嗳气、呕吐、便秘和尿潴留等。

2. 心肌传导性和兴奋性降低 高镁血症可引起传导阻滞和心动过缓。当血清镁达7.5~10mmol/L 时,可发生心搏停止。

第四节 钙磷代谢紊乱

一、正常钙磷代谢

(一)钙、磷的分布

钙、磷是人体内含量最丰富的无机元素,其中 99% 的钙和 85% 的磷以羟磷灰石形式存在于骨和牙齿,其余呈溶解状态分布于体液和软组织。钙、磷在细胞内、外的分布有明显差异,细胞外钙浓度远远大于胞质中钙浓度,而细胞外磷则远低于细胞内。血钙指血清中所含的总钙量,正常成人为 2.25~2.75mmol/L。分为非扩散钙和可扩散钙。钙在细胞内以 3 种形式存在——线粒体和肌浆网中的钙、质膜上的结合钙和胞质中的游离钙,其中胞质中的游离钙浓度低且稳定,是重要的第二信使。血磷的测定值只代表无机磷,约占血清总磷含量的30%。血磷不能反映细胞内磷的储存,正常值为 1.1~1.3mmol/L。

总体上血浆中钙、磷浓度的乘积较为恒定,以 mg/dl 表示,为 30~40。超过 40,钙、磷结合,并沉积于骨骼或其他软组织;低于 35,则骨骼钙化障碍,甚至骨盐溶解。

(二)钙、磷的调节

体内钙、磷代谢与 3 个器官(肠、骨、肾)、3 种激素(PTH、$1,25-(OH)_2-D_3$、降钙素)关系密切。3 种激素主要通过作用于 3 个器官来发挥调节钙磷代谢的作用。

1. 甲状旁腺激素(PTH) PTH 具有升高血钙水平的作用,这一功能是通过对靶器官——肾、骨的影响而实现的。PTH 增加近曲小管、远曲小管和髓袢上升段对钙的重吸收,抑制近曲小管、远曲小管重吸收磷;PTH 促进骨盐溶解,释放钙和磷,并间接通过维生素 D 促进小肠重吸收钙和磷。总体上,甲状旁腺激素是快速调节激素,它维持血中钙和 $1,25-(OH)_2-D_3$ 的水平,降低血磷水平。

2. 降钙素(calcitonin,CT) CT 主要由甲状腺的 C 细胞分泌。CT 可对抗 PTH 对骨的作用,抑制破骨细胞活性,从而抑制骨盐溶解,减少钙、磷从骨释放。同时也可抑制肾小管对钙、磷的重吸收。

3. $1,25-(OH)_2-D_3$ 其主要作用:①促进肠道对钙磷的吸收;②与 PTH 协同,增加钙转运和骨钙释放,使血钙升高;③促进肾小管重吸收钙和磷。

(三)钙、磷的功能

钙的主要生理功能:①成骨作用;②参与神经、肌肉的兴奋性调节;③维持细胞的黏着、细胞膜功能;④参与酶活性的调节,如脂肪酶,ATP 酶;⑤参与血液凝固过程;⑥是细胞内重要的第二信使等。

磷的主要作用:①是核糖核酸、脱氧核糖核酸的构成元素之一,参与生物体的遗传、生长发育、能量供应等;②磷脂是细胞膜上的主要成分,维持细胞膜完整性;③参与机体酸碱平衡调节;④成骨作用等。

二、低钙血症

当血清蛋白浓度正常时,血 Ca^{2+} 低于 2.2mmol/L,或血清游离 Ca^{2+} 低于 1.0mmol/L,称为低钙血症。

（一）常见原因

1. 维生素 D 代谢障碍　①维生素 D 缺乏：食物中缺少维生素 D 或紫外线照射不足；②维生素 D 肠吸收障碍：梗阻性黄疸、慢性腹泻、脂肪泻等；③维生素 D 羟化障碍：肝硬化、肾衰竭等。

2. 甲状旁腺功能减退　①PTH 缺乏：甲状旁腺切除，遗传因素或自身免疫导致甲状旁腺发育障碍或损伤；②PTH 抵抗：PTH 的靶器官受体异常。

3. 慢性肾衰竭　①肾排磷减少，故血磷升高，血钙下降；②肾实质破坏，1,25-$(OH)_2$-D_3 活化障碍，导致肠道吸收钙减少；③血磷升高，肠道分泌磷酸根增多，与食物中的钙结合形成难吸收的磷酸钙；④肾毒物损伤肠道，影响钙吸收；⑤骨骼对 PTH 反应性下降，骨动员减少。

4. 低镁血症　使 PTH 分泌减少，PTH 靶器官对 PTH 反应性降低，骨盐 Mg^{2+}-Ca^{2+} 交换障碍。

5. 急性胰腺炎　急性胰腺炎导致脂肪坏死，释放出的脂肪酸与钙结合形成钙皂并影响肠道对钙的吸收。

（二）对机体的影响

1. 对神经、肌肉的影响　常是最突出的临床表现。低血钙时神经、肌肉兴奋性增加，可导致肌肉痉挛、手足抽搐等表现，体格检查可出现面部叩击征（Chvostek sign）和束臂征（Trousseau sign）阳性。

2. 对骨骼的影响　儿童可表现为囟门闭合延迟、方头、鸡胸、念珠胸、O 形或 X 形腿。成人表现为骨质软化、骨质疏松和纤维性骨炎。

3. 对心肌的影响　Ca^{2+} 对心肌细胞 Na^+ 内流有竞争抑制作用，称为膜屏障作用。低血钙对 Na^+ 内流的膜屏障作用减弱，心肌兴奋性和传导性升高。但因膜内外 Ca^{2+} 的浓度差减小，Ca^{2+} 内流减慢，使动作电位平台期延长，不应期也延长。心电图表现为 Q-T 间期和 ST 段延长，T 波低平或倒置。

4. 其他　慢性缺钙，可致皮肤干燥、脱屑、指甲易脆和毛发稀疏等。婴幼儿缺钙时，免疫力低下，易发生感染。

三、高钙血症

血清钙高于 2.75mmol/L，或血清游离 Ca^{2+} 高于 1.25mmol/L，称为高钙血症。

（一）常见原因

1. 甲状旁腺功能亢进　是高血钙的主要原因，多见于甲状旁腺增生、腺瘤或腺癌。

2. 恶性肿瘤　恶性肿瘤骨转移引起骨质破坏、脱钙而致高血钙；白血病、多发性骨髓瘤等可释放破骨细胞激活因子，从而引起骨钙释放；肾癌、胰腺癌、肺癌等即使未发生骨转移也可引起血钙升高，这与前列腺素的增多导致溶骨有关。

3. 维生素 D 中毒　治疗甲状旁腺功能减退或佝偻病而长期服用大量维生素 D 可造成维生素 D 中毒，引起高钙高磷血症。

4. 甲状腺功能亢进　甲状腺素有溶骨作用，约 20% 中度甲亢患者伴有高钙血症。

5. 其他　肾上腺功能不全、维生素 A 摄入过量、类肉瘤病、应用促进肾重吸收钙的噻嗪类药物等。

（二）对机体的影响

1. 对神经、肌肉的影响　高钙血症可使神经、肌肉兴奋性降低，表现为乏力、表情淡漠、腱反射减弱，严重者可出现精神障碍、木僵和昏迷等。

2. 对心肌的影响　高血钙时对 Na^+ 内流的膜屏障作用增强，心肌兴奋性和传导性降低。Ca^{2+} 内流加速,致动作电位平台期缩短,复极加速。心电图表现为 Q-T 间期缩短,房室传导阻滞。

3. 肾损伤 肾对高血钙敏感,主要表现为肾小管损伤,可出现肾小管上皮细胞水肿、坏死、基底膜钙化,晚期可见肾钙化、肾结石。

4. 其他 引起相应组织器官损害,如血管壁、关节、肾、软骨、胰腺、鼓膜等多处异位钙化灶形成。

四、低磷血症

血清无机磷低于 0.8mmol/L 称为低磷血症。

(一)常见原因

1. 磷吸收不足 见于长期营养不良或剧烈呕吐、腹泻,$1,25\text{-}(OH)_2\text{-}D_3$ 不足,吸收不良综合征,过量使用结合磷酸的抗酸剂(如氢氧化铝、碳酸铝)等。

2. 尿磷增加 见于急性乙醇中毒,甲状旁腺功能亢进,肾小管性酸中毒,维生素 D 抵抗性佝偻病,代谢性酸中毒,糖尿病等。

3. 磷向细胞内转移 见于使用促进合成代谢的胰岛素、雄性激素和糖类(葡萄糖、果糖、甘油)物质,常发生磷向细胞内转移而导致低磷血症。

(二)对机体的影响

主要引起 ATP 合成不足和红细胞内 2,3-DPG 减少。轻者无症状,重者可出现肌无力、感觉异常,佝偻病、病理性骨折,易激惹、精神错乱、抽搐、昏迷。

五、高磷血症

成人血清磷高于 1.6mmol/L,儿童血清磷高于 1.9mmol/L,称为高磷血症。

(一)常见原因

急、慢性肾衰竭是高磷血症的最常见原因。急性酸中毒、骨骼肌破坏、高热、恶性肿瘤等可促使磷向细胞外转移。原发性、继发性和假性甲状旁腺功能低下、甲状腺功能亢进、维生素 D 中毒、生长激素过多等,均可导致高磷血症。

(二)对机体的影响

急性严重高磷血症可抑制肾 1α- 羟化酶导致低钙血症,常发生迁移性钙化,心力衰竭、低血压、急性多发性关节痛等与低钙血症和异位钙化有关的临床表现。

复习思考题

1. 为什么低渗性脱水患者易发生休克?

2. 在紧急处理高钾血症时,为什么常静脉注射钙制剂和高张碱性含钠溶液(如 5%$NaHCO_3$ 溶液)?

3. 低钾血症、高镁血症和高钙血症都有骨骼肌兴奋性降低,其电生理机制有何不同?

4. 慢性肾衰竭患者为什么易发生低钙血症?

(王世军)

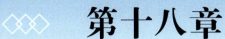

第十八章

酸碱平衡与酸碱平衡紊乱

PPT 课件

学习目标

1. 通过学习常见酸碱平衡紊乱的原因、发病机制、机体的代偿调节,学会鉴别常见酸碱平衡紊乱的类型,为酸碱平衡紊乱的临床诊疗奠定基础。

2. 熟悉酸碱平衡紊乱对机体的影响,为正确理解和认识酸碱平衡紊乱导致的临床表现打下基础。

机体内环境必须保持适宜的酸碱度,才能维持正常的代谢和功能。正常情况下,尽管机体在代谢过程中不断产生酸性或碱性物质,也经常摄入一些酸性或碱性食物,但体液酸碱度仍能保持相对稳定,如动脉血 pH 值通常仅在 7.35~7.45 的狭窄范围内波动。机体这种处理酸碱物质含量和比例,自动维持体内 pH 值相对稳定的过程,称为酸碱平衡(acid-base balance)。病理状态下,因酸碱负荷过度、严重不足和 / 或调节障碍,导致体内酸碱稳态的破坏,称为酸碱平衡紊乱(acid-base disturbance)或酸碱失衡(acid-base imbalance)。

在临床上,酸碱平衡紊乱常作为某些疾病的继发性改变,一旦发生,将会使病情更加严重和复杂,甚至危及患者生命。因此,及时发现和正确处理酸碱平衡紊乱,常常是许多疾病治疗成功的关键。

知识链接:
伪理论"酸碱体质论"

第一节　酸碱平衡及其调节

一、酸碱的概念

在化学反应中,能释放 H^+ 的化学物质称为酸;反之,能接受 H^+ 的化学物质称为碱。酸释放出 H^+ 的同时,必然有一种碱形成,称为共轭碱;碱接受 H^+ 时,必然有一种酸形成。因此,酸总是与之相应的碱形成一个共轭体系,如 $H_2CO_3 \rightleftharpoons H^+ + HCO_3^-$,其中 H_2CO_3 为酸,HCO_3^- 是其共轭碱。

二、体液中酸碱物质的来源

体液中的酸性物质主要通过代谢产生,而碱性物质主要来自食物。在普通膳食条件下,机体生成酸性物质的量远远超过碱性物质。

(一)酸的来源

1. 挥发酸　碳酸(H_2CO_3)是体内唯一的挥发酸,因其不稳定,可转变成 CO_2 经肺排出体外,故称之为挥发酸。H_2CO_3 主要由 CO_2 与 H_2O 结合而成,碳酸酐酶(carbonic

anhydrase,CA)催化这一可逆反应。正常成人在安静状态下,每天生成300~400L的CO_2,如全部合成H_2CO_3,可释放13~15mol的H^+,故H_2CO_3是体内酸性物质最主要的来源。

2. 固定酸 不能以气体形式经肺排出,只能经肾随尿液排出的酸性物质,又称为非挥发酸。固定酸主要包括蛋白质代谢产生的磷酸、硫酸和尿酸;糖酵解产生的丙酮酸和乳酸;脂肪分解代谢产生的β-羟丁酸和乙酰乙酸等。此外,机体也摄入少量酸性的食物或药物。正常成人每天由固定酸释放出的H^+仅50~100mmol,远少于挥发酸。

(二)碱的来源

体内碱性物质主要来源于食物,特别是蔬菜和水果中所含的有机酸盐,如柠檬酸盐、苹果酸盐和草酸盐等,在体内可接受H^+,发挥碱性物质的作用。人体代谢过程中也可产生碱性物质,如氨基酸脱氨基产生的NH_3,但大多数NH_3在肝内转变为尿素,故对体液酸碱度影响不大。

三、酸碱平衡的调节

正常人体虽然不断摄取和产生酸性及碱性物质,但血液pH值并未发生显著变化。这是由于机体对酸碱负荷具有强大的缓冲和有效的调节作用,使酸碱平衡得以维持,主要表现为以下四个方面:

(一)血液的缓冲作用

血液的缓冲作用主要由其缓冲系统来执行,是机体维持酸碱稳态的第一道防线。缓冲系统由弱酸(缓冲酸)及其对应的弱酸盐(缓冲碱)组成(表18-1)。当H^+过多时,表18-1中的反应向左进行,使H^+的浓度不至于大幅增高,同时缓冲碱被消耗而减少;反之,当H^+减少时,表18-1中的反应向右进行,使H^+的浓度得到部分恢复,同时缓冲酸被消耗而减少。

ER-18-2

知识链接:
缓冲作用

表 18-1 血液主要缓冲系统及占比

缓冲酸		缓冲碱	占全血缓冲系统百分比(%)
H_2CO_3	$\rightleftharpoons$	$HCO_3^- + H^+$	53
$HHb/HHbO_2$	$\rightleftharpoons$	$Hb^-/HbO_2^- + H^+$	35
$H_2PO_4^-$	$\rightleftharpoons$	$HPO_4^{2-} + H^+$	5
HPr	$\rightleftharpoons$	$Pr^- + H^+$	7

1. 碳酸氢盐缓冲系统 由HCO_3^-/H_2CO_3构成,是细胞外液中最重要的缓冲系统。该系统具有以下特点:①缓冲能力强,是细胞外液中含量最多的缓冲系统,占全血缓冲系统总量的53%(血浆和红细胞内的HCO_3^-分别占35%和18%);②可进行开放性调节,缓冲过程中产生的CO_2由肺的呼吸运动进行调节,HCO_3^-则由肾调节,因此将血液的缓冲作用与肺、肾的调节连为一体,使缓冲物质易于排出或补充,缓冲潜力大,远远超过了其化学反应本身所能达到的程度;③仅能缓冲固定酸和碱,不能缓冲挥发酸。

2. 血红蛋白缓冲系统 由红细胞的Hb^-/HHb和$HbO_2^-/HHbO_2$构成,在缓冲挥发酸中起主要作用。

3. 磷酸盐缓冲系统 由$HPO_4^{2-}/H_2PO_4^-$构成,存在于细胞内液和细胞外液,主要在细胞内液及肾小管中发挥缓冲作用。

4. 蛋白质缓冲系统 由Pr^-/HPr构成,存在于血浆和细胞内。该系统平时缓冲作用不大,只有当其他缓冲系统全部被调动后,其作用才显示出来。

需要指出的是缓冲调节属于化学反应,其特点是即刻发挥作用,但总体能力有限。这是因为缓冲系统的总体量有限,缓冲作用使缓冲系统被消耗,导致缓冲能力下降;且仅能将强酸(碱)变为弱酸(碱)而不能将其彻底清除。

(二) 组织细胞在酸碱平衡中的调节作用

细胞内液亦是酸碱平衡的缓冲池,其缓冲作用主要通过细胞内外的离子交换来实现。

1. H^+–K^+ 或 H^+–Na^+ 交换　当细胞外液 H^+ 过多时,H^+ 可进入细胞内,并与细胞内的 K^+ 或 Na^+ 进行交换以维持电中性;反之,当细胞外液 H^+ 浓度减少时,上述过程则逆向进行。因此,酸中毒时常伴随高血钾,碱中毒时可伴有低血钾。

2. Cl^--HCO_3^- 交换　Cl^- 是可以自由交换的阴离子,当血浆 HCO_3^- 浓度发生变化时,可通过细胞内外 Cl^--HCO_3^- 交换,实现对血浆 HCO_3^- 的调节,其中红细胞膜上的 Cl^--HCO_3^- 阴离子交换体,在急性呼吸性酸碱紊乱中发挥重要调节作用。

此外,肝脏通过合成尿素的方式清除 NH_3,也参与酸碱平衡的调节;骨骼的钙盐分解也对 H^+ 起到一定的缓冲作用,但可继发骨骼脱钙引起骨软化症等病变。

(三) 肺在酸碱平衡中的调节作用

肺通过改变肺泡通气量调控 CO_2 的排出来调节血浆 H_2CO_3 的浓度,使血浆 HCO_3^-/H_2CO_3 维持正常,从而保持 pH 值相对稳定。通常,把肺对挥发酸排出量的调节,称为酸碱平衡的呼吸性调节。肺泡通气量受延髓呼吸中枢调控,呼吸中枢接受来自中枢和外周化学感受器的刺激。正常情况下,中枢化学感受器对肺泡通气量的调节作用强于外周化学感受器。

1. 呼吸运动的中枢调节　中枢化学感受器对脑脊液和局部细胞外液中 H^+ 浓度的变化非常敏感。H^+ 浓度升高,可刺激中枢化学感受器进而兴奋呼吸中枢,使呼吸运动加深加快,肺泡通气量增加。但由于血液中水溶性的 H^+ 不易透过血-脑屏障,故血液 pH 值的变动对中枢化学感受器的作用较小;脂溶性的 CO_2 能迅速透过血-脑屏障,使中枢化学感受器周围的 H^+ 浓度快速升高,因此中枢化学感受器对动脉血二氧化碳分压($PaCO_2$)的变化非常敏感。$PaCO_2$ 正常值为 40mmHg,只需升高 2mmHg 即可刺激中枢化学感受器,进而兴奋呼吸中枢,增加肺泡通气量和 CO_2 排出量。但当 $PaCO_2$ 过高(80mmHg 以上)时,呼吸中枢反而受到抑制,这种现象被称为 "CO_2 麻醉"。

2. 呼吸运动的外周调节　主动脉体和颈动脉体等外周化学感受器,特别是颈动脉体化学感受器,能感受低氧、H^+ 浓度升高和 CO_2 潴留的刺激,其中低氧是主要刺激因素,通过反射性地兴奋呼吸中枢增加 CO_2 的排出量,但低氧对呼吸中枢的直接效应是抑制作用。因此,严重低氧对呼吸中枢的直接抑制效应若超过其对外周的刺激效应,呼吸将由兴奋转为抑制。pH 值降低或 $PaCO_2$ 升高时,对外周化学感受器的刺激作用较弱,$PaCO_2$ 升高 10mmHg 才能发挥刺激作用。可见,$PaCO_2$ 主要通过刺激中枢化学感受器而非外周化学感受器来实现对肺泡通气量的调控。

(四) 肾在酸碱平衡调节中的作用

肾主要调节固定酸,通过排酸保碱调节血浆 HCO_3^- 的浓度,进而维持血液 pH 值相对稳定。通常把肾对固定酸的调节称为酸碱平衡的肾性调节。肾排酸保碱的作用机制是:

1. 近曲小管泌 H^+ 和重吸收 HCO_3^-　正常情况下,从肾小球滤过的 HCO_3^- 几乎全部被肾小管和集合管重吸收,其中约 80% 的 HCO_3^- 由近曲小管重吸收。近曲小管上皮细胞主要以 Na^+-H^+ 交换的方式向小管腔泌 H^+ 并重吸收小管液内的 Na^+。重吸收的 Na^+ 随即在基侧膜钠泵的作用下主动转运入血,使细胞内 Na^+ 浓度始终保持低水平,利于 Na^+-H^+ 交换持续进行;在肾小管上皮细胞顶端膜表面的碳酸酐酶催化下,进入小管液的 H^+ 与肾小球滤过的 HCO_3^- 结合生成 H_2CO_3,后者迅速解离为 CO_2 和 H_2O,CO_2 以单纯扩散的形式进入肾小管上皮细胞,在胞质碳酸酐酶的催化下与 H_2O 结合生成 H_2CO_3 并迅速分解为 HCO_3^- 和 H^+,其中 H^+ 经过 Na^+-H^+ 交换又分泌至小管腔,而 HCO_3^- 主要由基侧膜 Na^+-HCO_3^- 转运体转运入血。

可见,近曲小管对 HCO_3^- 的重吸收是以 CO_2 的形式进行的,碳酸酐酶活性与 Na^+-H^+ 交换体功能直接影响近曲小管对 HCO_3^- 的重吸收(图 18-1)。

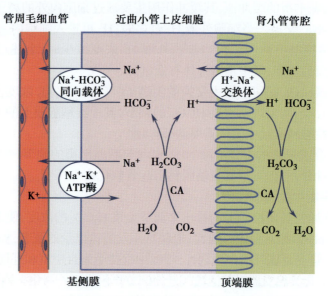

图 18-1 近曲小管泌 H^+ 保 HCO_3^- 模式图

2. 远曲小管和集合管主动泌 H^+、酸化尿液并重吸收 HCO_3^- 与近曲小管不同,原尿流经远曲小管和集合管后 pH 值显著下降,即发挥尿液的远端酸化作用,此过程主要由集合管的闰细胞完成。闰细胞内的碳酸酐酶催化 CO_2 和 H_2O 生成 H_2CO_3,H_2CO_3 解离出 H^+ 和 HCO_3^-。HCO_3^- 在基侧膜以 Cl^--HCO_3^- 交换的方式吸收入血;H^+ 不依赖于 Na^+,而是经闰细胞顶端膜 H^+-ATP 酶主动泵入肾小管管腔,并与小管液的 HPO_4^{2-} 结合形成 $H_2PO_4^-$,使尿液酸化,发挥排酸作用。但磷酸盐酸化尿液的能力有限,当尿液 pH 值为 4.8 时,HPO_4^{2-} 与 $H_2PO_4^-$ 的比值由正常的 4:1 下降到 1:99,即尿液中的 HPO_4^{2-} 几乎都与 H^+ 结合转变为 $H_2PO_4^-$,无法进一步结合 H^+ 而失去调节作用(图 18-2)。

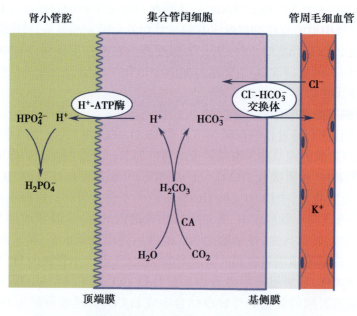

图 18-2 远曲小管和集合管泌 H^+、重吸收 HCO_3^- 模式图

远曲小管和集合管的上皮细胞与管腔之间还存在 Na^+-H^+ 交换和 Na^+-K^+ 交换,且两者存在相互抑制的现象。酸中毒时,远曲小管和集合管上皮细胞内 H^+ 浓度升高,使小管液与上皮细胞之间 Na^+-H^+ 交换增强而 Na^+-K^+ 交换受抑,导致细胞泌 K^+ 减少引起血 K^+ 升高;反之,高钾血症时,上皮细胞内 K^+ 浓度升高,使小管液与上皮细胞之间 Na^+-K^+ 交换增强而 Na^+-H^+ 交换受抑,导致泌 H^+ 减少引起酸中毒。

3. 肾排 NH_4^+ 铵(NH_4^+)的生成和排出呈 pH 值依赖性,即酸中毒越严重,尿排 NH_4^+ 越多。近曲小管上皮细胞是产 NH_4^+ 的主要场所,其产生机制与谷氨酰胺代谢有关。谷氨酰胺在谷氨酰胺酶的作用下水解产生 NH_3 和谷氨酸;谷氨酸在谷氨酸脱氢酶的催化下生成第二分子 NH_3 和 α-酮戊二酸;后者进一步分解产生 2 分子 HCO_3^-。谷氨酰胺酶是这一反应过程的限速酶,pH 值越低其活性越高,产氨和 HCO_3^- 越多。脂溶性 NH_3 与细胞内 H^+ 结合生成水溶性的 NH_4^+,经上皮细胞顶端膜的 Na^+-H^+ 交换体(由 NH_4^+ 代替 H^+)进入小管液,并从小管液换回 Na^+;NH_3 也可通过肾小管上皮细胞膜向管周间隙或管腔实现双向扩散,其扩散方向受 pH 值和 NH_3 浓度梯度的影响。NH_3 易向 pH 值低的管腔扩散,并与管腔液 H^+ 结合生成 NH_4^+,使管腔液 NH_3 浓度下降,在管腔膜两侧形成 NH_3 浓度差,加速 NH_3 向管腔扩散。小管液内的 NH_4^+ 不易通过细胞膜返回肾小管上皮细胞而随尿液排出体外,发挥排酸作用。HCO_3^- 与重吸收的 Na^+ 被同向转运入血,即泌 NH_4^+ 同时重吸收 HCO_3^-(图 18-3)。由此可见,氨的分泌是肾脏调节酸碱平衡的重要机制之一。

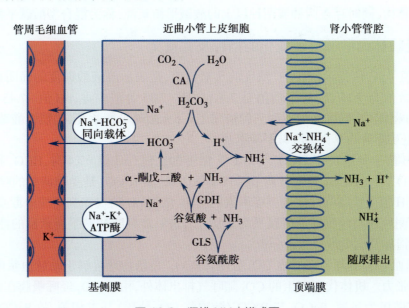

图 18-3 肾排 NH_4^+ 模式图

综上所述,肾小管上皮细胞在不断泌 H^+ 的同时,将肾小球滤过的 HCO_3^- 重吸收入血。如仍不足以维持细胞外液 HCO_3^- 浓度,则通过磷酸盐的酸化和泌 NH_4^+ 生成新的 HCO_3^-,从而维持 HCO_3^- 浓度相对稳定。反之,若体内 HCO_3^- 浓度过高,肾可减少 HCO_3^- 的吸收,恢复血浆 HCO_3^- 浓度。

以上 4 个方面在酸碱平衡的调节中具有重要意义,但不同代偿调节在作用时间和作用强度上有所差别。①血液的缓冲作用,尤其是碳酸氢盐缓冲系统反应最为迅速,一旦酸性或碱性物质入血,即刻发挥作用,将强酸或强碱中和转变成弱酸或弱碱,却不能排出酸碱,同时缓冲系统自身被消耗,故缓冲作用不能持久;②肺调节酸碱平衡的效能较大,反应迅速,30 分钟即可发挥代偿,但也不能持久,且仅对挥发酸具有调节作用,不能直接调节固定酸;

③组织细胞缓冲作用较强,通过细胞内外离子交换发挥作用,2~4小时后才能显现,但由于存在 H^+-K^+ 交换,可致 K^+ 代谢紊乱;④肾的调节作用缓慢,常在酸碱平衡紊乱发生后 12~24 小时才发挥作用,最大效能在 3~5 天之后,但作用时间比较持久,能有效调节固定酸、重吸收 HCO_3^-,常在慢性酸碱平衡紊乱中发挥重要作用。

第二节　酸碱平衡紊乱的分类及常用指标

一、酸碱平衡紊乱的分类

根据 pH 值高低,将酸碱平衡紊乱分为两大类:pH 值降低称为酸中毒,pH 值升高称为碱中毒。血浆 H_2CO_3 含量主要受呼吸性因素的影响,由 H_2CO_3 原发性升高或降低引起的酸碱平衡紊乱称为呼吸性酸中毒或呼吸性碱中毒;HCO_3^- 含量主要受代谢性因素的影响,由 HCO_3^- 浓度原发性减少或增多引起的酸碱平衡紊乱称为代谢性酸中毒或代谢性碱中毒;如果体内酸性或碱性物质的含量已经发生改变,但经过机体的代偿调节,血液 pH 值尚在正常范围之内,称为代偿性酸或碱中毒;反之,如果血液 pH 值高于或低于正常范围,则称为失代偿性酸或碱中毒。若同一患者仅发生一种类型的酸碱平衡紊乱,称为单纯型酸碱平衡紊乱。若同一患者体内,同时存在两种或两种以上的酸碱平衡紊乱,称为混合型酸碱平衡紊乱。

二、反映体内酸碱平衡变化的指标及其意义

1. pH 值　pH 值指溶液中 H^+ 浓度的负对数值,是表示溶液酸碱度的简明指标。动脉血 pH 值正常值为 7.35~7.45,平均值是 7.4,pH 值 <7.35 为酸中毒,pH 值 >7.45 为碱中毒。pH 值在正常范围内,则可能为下列三种情况之一:无酸碱平衡紊乱,代偿性酸碱平衡紊乱,酸、碱中毒相互抵消的混合型酸碱平衡紊乱。

血液 pH 值主要取决于 HCO_3^- 与 H_2CO_3 浓度的比值(pH 值 =7.4 时,HCO_3^- 和 H_2CO_3 的比值为 20:1),其中 HCO_3^- 是受肾调节的代谢性因素,而 H_2CO_3 是受肺调节的呼吸性因素。因此,血液 pH 值受代谢和呼吸两方面因素的影响,依据 pH 值仅能判断酸中毒或碱中毒,无法判断是代谢性还是呼吸性的酸碱平衡紊乱。若进一步判断酸碱平衡紊乱的性质,必须结合其他血气指标及病史进行综合分析。

2. 动脉血 CO_2 分压　动脉血 CO_2 分压($PaCO_2$)是指物理溶解于动脉血浆中的 CO_2 分子所产生的张力。机体代谢产生的 CO_2 随呼气排出体外,由于 CO_2 经呼吸膜在血液和肺泡腔之间的扩散极为迅速,$PaCO_2$ 与 P_ACO_2(肺泡气 CO_2 分压)基本相等,故 $PaCO_2$ 可间接反映肺泡通气情况,是反映呼吸性酸碱平衡紊乱的关键指标,其大小与血浆 H_2CO_3 的浓度呈正相关。$PaCO_2$ 正常值为 33~47mmHg,平均值为 40mmHg。$PaCO_2$<33mmHg,表示肺通气过度,CO_2 排出过多,其原发性降低见于呼吸性碱中毒,继发性降低见于代偿后代谢性酸中毒;$PaCO_2$>47mmHg,表示肺通气不足,出现 CO_2 潴留,其原发性升高见于呼吸性酸中毒,继发性升高见于代偿后代谢性碱中毒。

3. 标准碳酸氢盐和实际碳酸氢盐　标准碳酸氢盐(standard bicarbonate,SB)是指全血标本在 37℃,Hb 氧饱和度为 100%,$PaCO_2$ 为 40mmHg 的标准条件下,测定的血浆 HCO_3^- 浓度。此时,已排除了呼吸因素的影响,故 SB 可作为判断代谢性因素的指标。实际碳酸氢盐(actual bicarbonate,AB)是指隔绝空气的全血标本,在实际体温、$PaCO_2$ 和 Hb 氧饱和度条件下,测得的血浆 HCO_3^- 浓度,是人体血浆中 HCO_3^- 的实际浓度,受呼吸和代谢两方面因素

的影响。正常人 Hb 氧饱和度和 $PaCO_2$ 与测定 SB 的标准条件基本相同,故 AB=SB,正常范围为 22~27mmol/L,平均值为 24mmol/L。若 SB 与 AB 均增高,表明有代谢性碱中毒;两者均降低,表明有代谢性酸中毒。发生呼吸性酸碱平衡紊乱时,AB 和 SB 可不相等,两者的差值反映了呼吸性因素对酸碱平衡的影响。若 SB 正常,AB>SB,表明 $PaCO_2$ 高于正常,见于呼吸性酸中毒;反之,AB<SB,表明 $PaCO_2$ 小于正常,见于呼吸性碱中毒。在慢性呼吸性酸中毒或碱中毒时,由于肾代偿,SB 也可继发性升高或降低。

4. 缓冲碱 缓冲碱(buffer base,BB)是指血液中一切具有缓冲作用的阴离子碱的总和,包括血浆和红细胞中的 HCO_3^-、Hb^-、Pr^- 和 HPO_4^{2-},其中最主要的是 HCO_3^- 和 Hb^-。BB 通常是全血在标准条件下测定,不受呼吸因素的影响,也是反映代谢因素的指标。BB 正常值为 45~52mmol/L,平均值为 48mmol/L。BB 降低见于代谢性酸中毒,BB 升高见于代谢性碱中毒。

5. 碱剩余 碱剩余(base excess,BE)是指在标准条件下(37℃,Hb 氧饱和度为 100%,$PaCO_2$ 为 40mmHg),将 1L 全血标本滴定至 pH 值 =7.40 时所需酸或碱的量。若需用酸滴定,则说明被测血液的碱过剩,BE 用正值表示;反之,若需用碱滴定,则说明被测血液碱缺失,BE 用负值表示。正常时 BE 趋近于 0,正常范围为 (0 ± 3) mmol/L。BE 不受呼吸因素的影响,是反映代谢因素的指标,能较真实地反映 BB 含量的变化。BE 正值增大,见于代谢性碱中毒;BE 负值增大,见于代谢性酸中毒。在慢性呼吸性酸碱平衡紊乱时,BE 亦可出现代偿性升高或降低。

6. 阴离子间隙 阴离子间隙(anion gap,AG)是指血浆中未测定阴离子(undetermined anion,UA)与未测定阳离子(undetermined cation,UC)的浓度差,即 AG=UA–UC。临床测定时,限于条件及实际需要,一般仅测定阳离子中的 Na^+,阴离子中的 HCO_3^- 和 Cl^-。因此,Na^+ 被称为可测定阳离子,占血浆阳离子总量的 90%;HCO_3^- 和 Cl^- 被称为可测定阴离子,占血浆阴离子总量的 85%。血浆中未测定阳离子包括 K^+、Ca^{2+} 和 Mg^{2+},未测定阴离子包括 HPO_4^{2-}、SO_4^{2-} 和有机酸阴离子。血浆中阳离子与阴离子总当量数(或总电荷数)相等,均为 151mmol/L,即

$$Na^+ + UC = HCO_3^- + Cl^- + UA$$

移项后可得 $AG=UA–UC=Na^+–(HCO_3^-+Cl^-)$,故 AG 可通过计算可测定阳离子和可测定阴离子之差得出,正常值为 (12 ± 2) mmol/L(图 18-4)。AG 主要反映血浆固定酸含量的变化。当体内固定酸增多时,血液发生缓冲作用,固定酸中的 H^+ 消耗了血液中的 HCO_3^-,而其酸根(未测定阴离子)则在体内蓄积,从而使 AG 升高,故 AG 是间接反映血浆中硫酸、酮体和乳酸等固定酸含量的指标。AG 可升高或降低,但升高的意义较大,表明存在上述固定酸增多引起的代谢性酸中毒。目前,多以 AG>16mmol/L 作为判断是否有 AG 增高型代谢性酸中毒的界限。此外,AG 值还有助于判断混合型酸碱平衡紊乱。

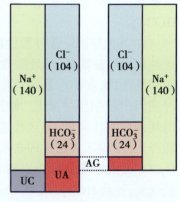

图 18-4 血浆阴离子间隙图解

第三节 单纯型酸碱平衡紊乱

单纯型酸碱平衡紊乱可分为代谢性酸中毒、呼吸性酸中毒、代谢性碱中毒和呼吸性碱中毒四种类型。

一、代谢性酸中毒

代谢性酸中毒（metabolic acidosis）是指由固定酸增多和 / 或 HCO_3^- 丢失所致的 pH 值下降，以血浆 HCO_3^- 原发性减少为特征。代谢性酸中毒是临床酸碱平衡紊乱中最常见的类型。

（一）病因和机制

酸负荷增多消耗 HCO_3^- 或血浆 HCO_3^- 直接减少，均可引起代谢性酸中毒。

1. 肾排酸保碱功能降低　①肾衰竭：轻中度肾衰竭患者肾小球的滤过功能可正常，但由于肾小管氨生成障碍和碳酸酐酶活性降低，使 HCO_3^- 重吸收减少；严重肾衰竭患者肾小球滤过功能明显降低，可致硫酸和磷酸等固定酸排泄障碍，HCO_3^- 发挥缓冲作用被消耗减少而酸根增多，主要见于急性肾损伤或慢性肾衰竭的严重阶段；汞、铅等重金属及磺胺类药物等可损伤肾小管上皮细胞，使其排酸保碱功能障碍；②肾小管性酸中毒：Ⅰ型肾小管性酸中毒（远端肾小管性酸中毒）因远端小管泌 H^+ 障碍，尿液不能被酸化，H^+ 在体内潴留，使血浆 HCO_3^- 浓度进行性下降；Ⅱ型肾小管性酸中毒（近端肾小管性酸中毒）由于近端小管 Na^+-H^+ 转运体功能障碍及碳酸酐酶活性降低，HCO_3^- 在近端小管重吸收减少，导致血浆 HCO_3^- 浓度降低；③应用碳酸酐酶抑制剂：大量使用乙酰唑胺等碳酸酐酶抑制剂，可抑制肾小管上皮细胞碳酸酐酶活性，进而使近曲小管泌 H^+ 和重吸收 HCO_3^- 不足。

2. 代谢障碍使固定酸生成过多　①乳酸酸中毒：任何原因引起组织缺氧和低灌流都可使细胞内糖酵解增强，乳酸不能进一步氧化而堆积，导致 HCO_3^- 消耗过多而发生乳酸酸中毒，临床常见于休克、心力衰竭、低氧血症、严重贫血、肺水肿、一氧化碳中毒等，严重的肝脏疾患导致乳酸利用障碍，亦可引起乳酸堆积；②酮症酸中毒：见于葡萄糖利用减少或糖原储备不足导致脂肪被过度动员的情况，如糖尿病、严重饥饿、禁食和酒精中毒等。大量脂肪酸进入肝内代谢导致酮体（其中 β- 羟丁酸和乙酰乙酸为酸性物质）堆积，一旦超过外周组织的氧化能力及肾的排泄能力，即可发生酮症酸中毒。

3. HCO_3^- 直接丢失过多　胰液、肠液和胆汁中 HCO_3^- 的浓度均高于血浆，严重腹泻、肠道瘘管及肠引流术等均可引起大量 HCO_3^- 丢失。大面积烧伤时，大量血浆成分渗出，也伴有 HCO_3^- 丢失。

4. 其他原因　①外源性固定酸摄入过多：过量服用乙酰水杨酸等酸性药物，HCO_3^- 发挥缓冲作用而被消耗，导致酸性药物的酸根离子增多；长期大量服用氯化铵、盐酸精氨酸等含氯酸性药物，在体内易解离出 HCl，其 H^+ 被 HCO_3^- 中和而血 Cl^- 浓度升高；②高钾血症：各种病因引起细胞外液 K^+ 增多时，K^+ 与细胞内 H^+ 交换增强，使细胞外液 H^+ 增多，HCO_3^- 被消耗而原发性降低，导致代谢性酸中毒，而此时细胞内液因 H^+ 浓度下降呈碱中毒；③血液稀释：见于输入大量生理盐水或葡萄糖溶液时，血浆 HCO_3^- 与 H_2CO_3 被同等程度稀释，其中 H_2CO_3 可由血浆中的 CO_2 和 H_2O 结合生成而被迅速补充，而 HCO_3^- 需经肾的重吸收才能缓慢恢复，导致 HCO_3^-/H_2CO_3 一过性降低，出现稀释性酸中毒。

（二）分类

根据阴离子间隙（AG）的变化，将代谢性酸中毒分为两类：AG 增高型和 AG 正常型。

1. AG 增高型代谢性酸中毒　其特点是 AG 增高，血氯正常。见于血浆中不含氯的任意固定酸浓度增大所致的代谢性酸中毒，如乳酸酸中毒、酮症酸中毒、水杨酸酸中毒及严重肾衰竭导致磷酸和硫酸排泄障碍引起的酸中毒。固定酸中 H^+ 被 HCO_3^- 缓冲，其酸根（如乳酸根、β- 羟丁酸根、乙酰乙酸根、水杨酸根、磷酸根和硫酸根）增多，这部分酸根均属于未测定阴离子。因此，血浆 HCO_3^- 降低、AG 增高而血氯正常，故此型酸中毒又称正常血氯性代谢性酸中毒(图18-5)。

2. AG 正常型代谢性酸中毒 其特点是 AG 正常,血氯升高。常见于消化道直接丢失 HCO_3^-、轻中度肾衰竭、肾小管性酸中毒、使用碳酸酐酶抑制剂、高钾血症、含氯的酸性盐摄入过多及稀释性酸中毒等。此型患者肾小球滤过功能相对正常,不伴有固定酸排泄受阻和相应酸根在体内积聚,故 AG 不变。此时 Cl^- 浓度代偿性升高以弥补 HCO_3^- 的降低,故此型酸中毒又称高血氯性代谢性酸中毒(图18-5)。

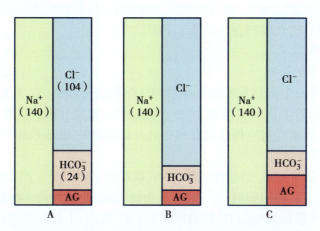

图 18-5 不同类型代谢性酸中毒时血浆阴离子间隙图解
A. 正常;B.AG 正常型代谢性酸中毒;C.AG 增高型代谢性酸中毒

(三) 机体的代偿调节

血液的缓冲系统、细胞内外的离子交换、肺以及肾的代偿调节,既是维持酸碱平衡的重要机制,也是酸碱平衡紊乱后机体进行代偿的重要环节。代谢性酸中毒时,机体的代偿主要表现为:

1. 血液缓冲系统的代偿 代谢性酸中毒时,血液中增多的 H^+ 立即被碳酸氢盐等血浆缓冲系统所缓冲,即 $HCO_3^- + H^+ \rightarrow H_2CO_3$,使血浆 HCO_3^- 及其他缓冲碱被消耗,反映代谢性因素的酸碱指标发生变化。

2. 细胞内外离子交换和细胞内缓冲 多在酸中毒 2~4 小时后发生,细胞外液升高的 H^+ 以 H^+-K^+ 交换方式向细胞内转移,并被细胞内缓冲系统缓冲,而细胞内 K^+ 向细胞外转移,使细胞外液 K^+ 浓度增高,故酸中毒易引起高钾血症。

3. 肺的代偿调节作用 血浆中 H^+ 浓度增高,主要通过兴奋外周化学感受器反射性兴奋呼吸中枢,增加呼吸的深度和频率以提高肺泡通气量。当 pH 值由 7.4 降到 7.0 时,肺泡通气量可由正常的 4L/min 增加到 30L/min 以上。呼吸加深加快是代谢性酸中毒的主要临床表现,称为酸中毒 Kussmaul 深大呼吸,其代偿意义是通过 CO_2 排出增多,使血液 $PaCO_2$ 继发性降低,代偿至最大极限时,$PaCO_2$ 可降至 10mmHg,在一定程度上利于 HCO_3^-/H_2CO_3 接近正常,使血液 pH 值趋于正常。肺的代偿调节作用迅速,一般在酸中毒 10 分钟后即可出现呼吸运动增强,30 分钟后即可发挥代偿作用,12~24 小时达到代偿高峰,是急性代谢性酸中毒的主要代偿方式。

4. 肾的代偿调节作用 除了肾功能障碍所致的代谢性酸中毒,肾通过排酸保碱在代谢性酸中毒中发挥重要代偿作用。酸中毒时,肾小管上皮细胞的谷氨酰胺酶和碳酸酐酶活性增强,肾泌 NH_4^+、泌 H^+ 及重吸收 HCO_3^- 增多,使血浆 HCO_3^- 得以恢复,其中泌 NH_4^+ 增加是最主要的代偿机制。同时,肾小管上皮细胞通过增强 H^+-Na^+ 交换而竞争性抑制 K^+-Na^+

交换,使泌 H^+ 增多、排 K^+ 减少,可引起血 K^+ 升高。但肾的代偿作用较慢,12~24 小时才可发挥作用,一般 3~5 天才能发挥最大效应,对于急性代谢性酸中毒代偿意义不大。由于尿液中排出的 H^+ 增多,故代谢性酸中毒患者的尿液一般呈酸性。少数代谢性酸中毒患者的尿液也可呈碱性,这种反常现象被称为"反常性碱性尿",主要见于肾小管性酸中毒、肾小管排酸保碱障碍和高钾血症所致的酸中毒等。

代谢性酸中毒的血气分析参数如下:由于 HCO_3^- 原发性减少,SB、AB、BB 值均降低,BE 负值增大;通过呼吸代偿,$PaCO_2$ 继发性降低,AB<SB。代偿性代谢性酸中毒时,pH 值在正常范围内并接近下限;失代偿时,pH 值低于下限。

(四) 对机体的影响

1. 对心血管系统的影响

(1)心律失常:其发生机制与酸中毒导致的高钾血症密切相关。代谢性酸中毒时,细胞内 K^+ 外移增多、肾小管上皮细胞排 K^+ 减少,使血浆 K^+ 浓度升高。高钾血症可引起室性心律失常,严重时可导致重度房室传导阻滞和心肌兴奋性消失,造成致死性心律失常或心脏骤停(详见"高钾血症"章节)。

(2)心肌收缩力减弱:Ca^{2+} 是心肌兴奋 - 收缩耦联的重要因子。严重酸中毒(pH 值 <7.2)时,H^+ 浓度升高,通过影响细胞内 Ca^{2+} 浓度及功能,抑制心肌兴奋 - 收缩耦联,使心肌收缩力减弱。其发生的可能机制包括 H^+ 影响细胞外 Ca^{2+} 内流、干扰心肌细胞肌浆网释放 Ca^{2+},并竞争性抑制 Ca^{2+} 与肌钙蛋白的结合(详见"心功能不全"章节)。

(3)血管系统对儿茶酚胺的敏感性降低:H^+ 增多时,周围血管尤其是毛细血管前括约肌对儿茶酚胺的反应性降低,导致外周血管扩张,外周阻力减小,血压下降。

2. 对中枢神经系统的影响 代谢性酸中毒可引起中枢神经系统的代谢障碍,使其功能减退,主要表现为乏力、感觉迟钝,甚至嗜睡、昏迷等,最终可因呼吸中枢和心血管运动中枢麻痹而死亡。其发生机制为:

(1)神经细胞能量代谢障碍:酸中毒时,生物氧化酶类的活性受到抑制,氧化磷酸化过程减弱,使 ATP 生成减少,脑组织能量供应不足。

(2)抑制性神经递质 γ- 氨基丁酸增多:酸中毒时,脑内 γ- 氨基丁酸合成关键酶"谷氨酸脱羧酶"活性升高,γ- 氨基丁酸生成增多,使中枢功能受到抑制。

二、呼吸性酸中毒

呼吸性酸中毒(respiratory acidosis)是指 CO_2 排出障碍或吸入过多引起的 $PaCO_2$ 升高、pH 值降低,以血浆 H_2CO_3 浓度原发性增高为特征。

(一) 病因和发病机制

1. 通气障碍 肺通气功能障碍导致的 CO_2 排出受阻,是引起呼吸性酸中毒的主要病因,临床常见原因有:

(1)呼吸道阻塞:喉头痉挛或水肿、溺水和异物阻塞气道等,可致阻塞性通气不足,常引起急性呼吸性酸中毒;而慢性阻塞性肺疾病、支气管哮喘等则是慢性呼吸性酸中毒的常见病因。

(2)呼吸中枢受抑制:颅脑损伤、脑炎、脑血管意外、呼吸中枢抑制剂及麻醉剂过量和酒精中毒等,均可抑制呼吸中枢,使呼吸动力减弱甚至消失。

(3)呼吸肌麻痹:急性脊髓灰质炎、脊神经根炎、有机磷中毒、重症肌无力、家族性周期性麻痹及重度低钾血症等,均可使呼吸动力不足,肺泡扩张受限,CO_2 排出减少。

(4)胸廓病变:胸部创伤或手术、胸廓畸形、严重气胸和胸腔积液等,均可影响通气功能,

302

出现 CO_2 潴留。

（5）肺部疾患：肺水肿、肺部广泛炎症、肺组织纤维化和急性呼吸窘迫综合征等，均可因肺通气障碍而发生呼吸性酸中毒。

（6）人工呼吸器管理不当：人工呼吸器通气量过小，使 CO_2 排出困难，也可引起呼吸性酸中毒。

2. 吸入气 CO_2 含量过高　较为少见，见于通气不良环境中 CO_2 浓度过高，使机体吸入过多 CO_2，引起呼吸性酸中毒。

（二）分类

呼吸性酸中毒按病程可分为急性和慢性两类。

1. 急性呼吸性酸中毒　指 CO_2 潴留未达 24 小时，常见于急性气道阻塞、中枢或呼吸肌麻痹引起的呼吸骤停。

2. 慢性呼吸性酸中毒　一般指 CO_2 潴留持续 24 小时以上，主要见于气道及肺部慢性炎症引起的慢性阻塞性肺疾病、肺广泛纤维化及肺不张。

（三）机体的代偿调节

呼吸性酸中毒主要由肺通气功能障碍引起，因此肺往往无法发挥代偿作用，体内升高的 H_2CO_3 亦不能由碳酸氢盐缓冲系统来缓冲。此时，机体主要依靠血液非碳酸氢盐缓冲系统和肾进行代偿调节。

1. 急性呼吸性酸中毒的代偿调节　由于肾脏的代偿作用十分缓慢，在急性呼吸性酸中毒时一般来不及发挥作用；血浆非碳酸氢盐含量较少，对 H_2CO_3 的缓冲效能也不大。因此，细胞内外离子交换和细胞内缓冲的代偿调节成为急性呼吸性酸中毒时的主要代偿方式：

（1）H^+-K^+ 交换：急性呼吸性酸中毒时，血浆 H_2CO_3 浓度急剧升高，H_2CO_3 解离出的 H^+ 通过 H^+-K^+ 交换方式进入细胞内，被细胞内缓冲系统所缓冲，同时 K^+ 外移，可诱发高钾血症；H_2CO_3 解离出的 HCO_3^- 留于血浆，减小 HCO_3^-/H_2CO_3 下降的幅度，具有一定的代偿作用。

（2）红细胞的缓冲作用：血红蛋白缓冲系统在呼吸性酸中毒中发挥重要代偿作用。潴留的 CO_2 可迅速扩散入红细胞，并在碳酸酐酶作用下与 H_2O 结合生成 H_2CO_3。H_2CO_3 又解离成 H^+ 和 HCO_3^-，其中，H^+ 被红细胞内的 Hb^- 和 HbO_2^- 所缓冲，HCO_3^- 与 Cl^- 交换进入血浆，使血浆 HCO_3^- 浓度有所增加而血 Cl^- 降低。

上述代偿作用十分有限，不足以使 HCO_3^-/H_2CO_3 恢复正常，故急性呼吸性酸中毒往往表现为失代偿状态。血气参数表现为：pH 值 <7.35，$PaCO_2$ 原发性升高，SB、BB 和 BE 基本正常，AB>SB。

2. 慢性呼吸性酸中毒的代偿调节　肾的代偿调节是慢性呼吸性酸中毒的主要代偿方式。当 $PaCO_2$ 和 H^+ 浓度升高持续 24 小时以上时，可增强肾小管上皮细胞谷氨酰胺酶和碳酸酐酶的活性，使肾小管泌 NH_4^+、泌 H^+ 和重吸收 HCO_3^- 的能力明显增强。通过肾的代偿调节，使血浆 HCO_3^- 继发性升高，HCO_3^-/H_2CO_3 趋于正常，常表现为代偿性呼吸性酸中毒。血气参数表现为：$PaCO_2$ 原发性升高，SB、AB、BB 继发性升高，BE 正值增大，AB>SB，pH 值多数在正常范围内并接近下限（代偿性），严重者 pH 值 <7.35（失代偿性）。

（四）对机体的影响

呼吸性酸中毒对心血管系统的影响与代谢性酸中毒相似，亦可引起室性心律失常、心肌收缩力减弱、外周血管扩张和血钾升高等。此外呼吸性酸中毒，尤其是急性 CO_2 潴留还可引起血管运动中枢和神经精神方面的障碍。表现为：

部和肢体肌肉抽动及手足搐搦等。

3. 低钾血症 碱中毒常伴有低钾血症,这是由于碱中毒时细胞内外 H^+-K^+ 交换增强,过多的 K^+ 进入细胞内所致;也与肾小管上皮细胞内 H^+ 减少,使上皮细胞与小管液 H^+-Na^+ 交换减弱而 K^+-Na^+ 交换增强,导致 K^+ 经肾丢失有关。低钾血症引起神经肌肉应激性减退,出现肌无力、肠麻痹等表现,严重时可引起心律失常。

四、呼吸性碱中毒

呼吸性碱中毒(respiratory alkalosis)是指肺通气过度引起的 $PaCO_2$ 降低、pH 值升高,以血浆 H_2CO_3 浓度原发性减少为特征。

(一) 病因和发病机制

任何原因引起的肺通气过度,均可导致 CO_2 排出过多,使 $PaCO_2$ 和血浆 H_2CO_3 浓度原发性减少,HCO_3^-/H_2CO_3 升高,引起呼吸性碱中毒。常见病因如下:

1. 低氧血症和肺部疾患 见于初入高原地区者或肺炎、肺水肿等肺部疾病。由于吸入气中 PO_2 低或肺换气功能障碍,使 PaO_2 降低,引起呼吸运动增强,CO_2 排出过多,血浆 H_2CO_3 原发性减少。此外,牵张感受器和肺毛细血管旁感受器也参与肺部疾患过度通气的发生。

2. 呼吸中枢受到直接刺激或精神性过度通气 脑血管意外、脑炎、颅脑损伤及脑肿瘤等中枢神经系统疾患,可通过直接刺激呼吸中枢引起通气过度;癔症发作可引起精神性通气过度;某些药物中毒,如水杨酸、氨等也可直接兴奋呼吸中枢致通气增强。

3. 革兰氏阴性杆菌败血症 也是引起过度通气的常见原因,但机制尚未阐明。

4. 机体代谢旺盛 见于高热、甲状腺功能亢进时,由于血温过高和机体分解代谢亢进可兴奋呼吸中枢,引起过度通气,使 $PaCO_2$ 降低。

5. 人工呼吸机使用不当 常因过度通气而引起严重呼吸性碱中毒。

(二) 分类

根据病程,将呼吸性碱中毒分为急性和慢性两类。

1. 急性呼吸性碱中毒 一般指 $PaCO_2$ 在 24 小时内急剧降低而导致的 pH 值升高。常见于人工呼吸机使用不当引起的过度通气或癔病、高热和低氧血症等。

2. 慢性呼吸性碱中毒 指持久的 $PaCO_2$ 下降超过 24 小时而导致的 pH 值升高。常见于肺部疾患、肝脏疾患、慢性颅脑疾病及缺氧和氨增高兴奋呼吸中枢等。

(三) 机体的代偿调节

只要刺激肺通气过度的因素持续存在,肺的代偿调节作用就不明显。机体主要依靠细胞内外离子交换、细胞内缓冲和肾进行代偿调节。

1. 急性呼吸性碱中毒的代偿调节 细胞内外离子交换和细胞内缓冲是急性呼吸性碱中毒的主要代偿方式,包括:① H^+-K^+ 交换:急性呼吸性碱中毒时,血浆 H_2CO_3 浓度迅速降低,使 HCO_3^- 浓度相对升高。细胞内 H^+ 通过与 Na^+、K^+ 交换移至细胞外,并与细胞外液的 HCO_3^- 结合形成 H_2CO_3,使血浆 HCO_3^- 下降而 H_2CO_3 回升;② HCO_3^--Cl^- 交换:细胞外液的 HCO_3^- 通过与细胞内的 Cl^- 交换进入红细胞,一方面,直接降低了血浆 HCO_3^- 的浓度;另一方面,细胞内 HCO_3^- 与 H^+ 结合生成 H_2CO_3,再分解成 CO_2 和 H_2O,CO_2 溢出红细胞生成 H_2CO_3,使血浆 H_2CO_3 浓度回升。

需要注意的是上述缓冲作用十分有限而肾脏也来不及代偿,故急性呼吸性碱中毒往往呈失代偿状态。血气参数表现为:pH 值 >7.45,$PaCO_2$ 原发性降低,SB、BB 和 BE 均正常,AB<SB。

2. 慢性呼吸性碱中毒的代偿调节 肾的代偿调节非常缓慢,故仅在慢性呼吸性碱中毒时才能充分发挥代偿作用。主要表现为谷氨酰胺酶和碳酸酐酶的活性降低,肾小管上皮细胞泌 NH_4^+、泌 H^+ 及重吸收 HCO_3^- 减少,尿液呈碱性。通过代偿调节使血浆 HCO_3^- 代偿性降低,HCO_3^-/H_2CO_3 趋于正常。

慢性呼吸性碱中毒可为代偿性或失代偿性,血气参数表现为:$PaCO_2$ 原发性降低,AB<SB;SB、AB、BB 均继发性减少,BE 负值加大,pH 值在正常范围内并接近上限(代偿性碱中毒)或 pH 值 >7.45(失代偿性碱中毒)。

(四)对机体的影响

1. 神经系统功能障碍　呼吸性碱中毒较代谢性碱中毒更易出现眩晕,四肢及口周围异常,意识障碍及抽搐等神经系统功能障碍,这除与碱中毒对脑细胞的影响有关,还与 $PaCO_2$ 降低导致脑血管收缩,脑血流量减少有关。据报道 $PaCO_2$ 下降 20mmHg,脑血流量可减少 30%~40%。因此,呼吸性碱中毒引起的中枢神经系统功能障碍往往比代谢性碱中毒更为明显。

2. 血浆磷酸盐浓度降低　呼吸性碱中毒时,糖原分解增强,葡萄糖 -6- 磷酸盐和 1,6-二磷酸果糖等磷酸化合物生成增加,消耗大量磷酸盐,致使细胞外磷酸盐进入细胞内,导致血浆磷酸盐降低。

此外,呼吸性碱中毒可因细胞内外离子交换和肾排钾增多而发生低钾血症;也可因血红蛋白氧离曲线左移,使组织缺氧。

慢性呼吸性碱中毒,通过机体的代偿调节,血液 pH 值可维持在正常范围或接近正常,一般无明显症状。

第四节　混合型酸碱平衡紊乱

患者同时出现两种或两种以上单纯型酸碱平衡紊乱,称为混合型酸碱平衡紊乱(mixed acid-base disturbances)。混合型酸碱平衡紊乱有多种不同的组合形式。

一、双重性酸碱平衡紊乱

(一)酸碱一致型

通常将两种酸中毒或两种碱中毒合并存在,使 pH 值向同一方向移动的情况称为酸碱一致型或相加性酸碱平衡紊乱。

1. 呼吸性酸中毒合并代谢性酸中毒

(1)病因:常见于严重通气障碍引起的呼吸性酸中毒与持续缺氧所致的代谢性酸中毒并存的情况,如心跳和呼吸骤停;慢性阻塞性肺疾患并发心力衰竭或休克;糖尿病酮症酸中毒合并肺部感染引起呼吸衰竭等,为临床常见的混合型酸碱平衡紊乱。

(2)特点:反映呼吸性和代谢性因素的指标均向酸性方面变化。HCO_3^- 减少时,肺无法代偿;$PaCO_2$ 升高时,肾也无法代偿。因此,机体呈严重失代偿状态,pH 值显著下降,AB、SB、BB 均降低,BE 负值增大,$PaCO_2$ 升高,AB>SB,AG 增大。

2. 呼吸性碱中毒合并代谢性碱中毒

(1)病因:常见于通气过度伴碱潴留的情况:①肝衰竭、败血症、严重创伤患者,呼吸中枢受刺激导致通气过度,产生呼吸性碱中毒,加之剧烈呕吐、使用排 K^+ 利尿剂等,引起代谢性碱中毒;②输入大量库存血合并呼吸机使用不当时,库存血含枸橼酸钠抗凝剂,大量输入体内后可产生过多 HCO_3^-,发生代谢性碱中毒;呼吸机使用不当导致过度通气,发生呼吸性碱中毒。

（2）特点：反映呼吸性和代谢性因素指标均向碱性方面变化。HCO_3^- 增多时，肺无法代偿；$PaCO_2$ 降低时，肾也无法代偿。机体呈严重失代偿状态，pH 值明显升高，AB、SB、BB 均升高，BE 正值增大，$PaCO_2$ 降低，AB<SB。

（二）酸碱混合型

一种酸中毒与一种碱中毒合并存在，使 pH 值向相反方向移动的情况，称为酸碱混合型或相消性酸碱平衡紊乱。

1. 呼吸性酸中毒合并代谢性碱中毒

（1）病因：常见于慢性阻塞性肺部疾患，因通气不足引起的呼吸性酸中毒；伴呕吐或应用排钾利尿剂时，酸性物质丢失，又出现代谢性碱中毒。

（2）特点：反映血浆 H_2CO_3 和 HCO_3^- 浓度的指标 $PaCO_2$、AB、SB 及 BB 均升高，且升高程度均已超出彼此的代偿极限，BE 正值增大。因酸碱抵消，pH 值变动不大，可略升高或降低，亦可在正常范围。

2. 呼吸性碱中毒合并代谢性酸中毒

（1）病因：①糖尿病酮症、尿毒症或休克时，体内酸性物质增多，产生代谢性酸中毒，合并高热或通气过度时，排出过多 CO_2，出现呼吸性碱中毒；②肝肾综合征时，血氨升高，引起过度通气，产生呼吸性碱中毒；肾功能障碍导致排酸减少，发生代谢性酸中毒；③水杨酸中毒时，外源性固定酸摄入过多，水杨酸又直接刺激呼吸中枢，引起过度通气，发生典型的呼吸性碱中毒合并代谢性酸中毒。

（2）特点：反映血浆 H_2CO_3 和 HCO_3^- 浓度的指标 $PaCO_2$、AB、SB 及 BB 均降低，且降低程度均已超出彼此的代偿极限，BE 负值增大，pH 值多在正常范围。

3. 代谢性酸中毒合并代谢性碱中毒

（1）病因：①尿毒症或糖尿病患者合并剧烈呕吐；②剧烈呕吐合并腹泻并伴有低钾血症和脱水。

（2）特点：引起 HCO_3^- 升高和降低的因素同时存在，彼此相互抵消，酸根（未测定阴离子）增多。反映酸碱平衡的指标，可因酸中毒与碱中毒相互抵消的程度不同，表现为正常、增高或降低，一般在正常范围之内，AG 增高。

二、三重性酸碱平衡紊乱

在同一患者体内不可能同时发生呼吸性酸中毒和呼吸性碱中毒。因此，三重性酸碱平衡紊乱仅存在两种类型。

1. 呼吸性酸中毒合并 AG 增高性代谢性酸中毒和代谢性碱中毒　该型特点是 $PaCO_2$ 升高，AG>16mmol/L，HCO_3^- 一般也升高，血 Cl^- 明显降低。

2. 呼吸性碱中毒合并 AG 增高性代谢性酸中毒和代谢性碱中毒　该型特点是 $PaCO_2$ 降低，AG>16mmol/L，HCO_3^- 可升高或降低，血 Cl^- 一般低于正常。

第五节　分析酸碱平衡紊乱的方法及其病理生理基础

临床判断酸碱平衡紊乱类型时，要综合患者的病史、临床表现、血气检测结果、血清电解质检查等进行分析，其中病史及临床表现能提供重要线索，血气检测结果是诊断的主要依据，电解质含量具有一定的参考价值，计算 AG 值有助于区分单纯型代谢性酸中毒的类型以及诊断混合型酸碱平衡紊乱。

一、单纯型酸碱平衡紊乱的判断

1. **根据 pH 值的变化判断酸中毒还是碱中毒** 凡 pH 值 <7.35 为酸中毒；pH 值 >7.45 则为碱中毒。

2. **根据原发性改变判断呼吸性还是代谢性紊乱** 密切结合病史，找出引起酸碱平衡紊乱的原发性改变，是判断酸碱平衡紊乱类型的重要依据。①主要由肺通气功能障碍导致的酸碱平衡紊乱，$PaCO_2$ 为原发性改变。$PaCO_2$ 原发性升高引起的 pH 值降低，称为呼吸性酸中毒；$PaCO_2$ 原发性降低引起的 pH 值升高，称为呼吸性碱中毒；②主要由肾脏疾患、缺血缺氧、糖尿病、休克等导致的酸碱平衡紊乱，HCO_3^- 为原发性改变。HCO_3^- 原发性升高引起的 pH 值升高，称为代谢性碱中毒；HCO_3^- 原发性降低引起的 pH 值降低，称为代谢性酸中毒。

3. **根据代偿情况判断是否为单纯型酸碱平衡紊乱** 单纯型酸碱平衡紊乱的代偿规律是代谢性酸碱平衡紊乱主要靠肺代偿，而呼吸性酸碱平衡紊乱主要靠肾代偿。继发性代偿改变与原发性紊乱变化方向一致，即 HCO_3^- 与 $PaCO_2$ 总是同向变化，但继发性变化幅度一定小于原发性紊乱，而且存在代偿范围和代偿极限，其代偿公式见表 18-2。符合上述规律则考虑为单纯型酸碱平衡紊乱。

表 18-2 常用单纯型酸碱平衡紊乱的预计代偿公式

原发失衡	原发性改变	继发性改变	预计代偿公式	代偿时限	代偿极限
代谢性酸中毒	$[HCO_3^-]$↓	$PaCO_2$↓	$\triangle PaCO_2$↓ $=1.2 \times \triangle[HCO_3^-] \pm 2$	12~24 小时	10mmHg
代谢性碱中毒	$[HCO_3^-]$↑	$PaCO_2$↑	$\triangle PaCO_2$↑ $=0.7 \times \triangle[HCO_3^-] \pm 5$	12~24 小时	55mmHg
呼吸性酸中毒	$PaCO_2$↑	$[HCO_3^-]$↑			
急性			$\triangle[HCO_3^-]$↑ $=0.1 \times \triangle PaCO_2 \pm 1.5$	几分钟	30mmol/L
慢性			$\triangle[HCO_3^-]$↑ $=0.35 \times \triangle PaCO_2 \pm 3$	3~5 天	42~45mmol/L
呼吸性碱中毒	$PaCO_2$↓	$[HCO_3^-]$↓			
急性			$\triangle[HCO_3^-]$↓ $=0.2 \times \triangle PaCO_2 \pm 2.5$	几分钟	18mmol/L
慢性			$\triangle[HCO_3^-]$↓ $=0.5 \times \triangle PaCO_2 \pm 2.5$	3~5 天	12~15mmol/L

注：有"△"者为变化值；代偿极限：指单纯型酸碱平衡紊乱所能达到的最大值或最小值；代偿时限：指体内达到最大代偿反应所需要的时间。

二、混合型酸碱平衡紊乱的判断

如上所述，酸碱平衡紊乱时，机体的代偿有一定规律，即有一定方向性、有代偿范围及代偿极限。如果不符合上述规律者，则考虑混合型酸碱平衡紊乱。

(一) 代偿调节的方向性

1. **$PaCO_2$ 与 HCO_3^- 变化方向相反者为酸碱一致性双重性酸碱平衡紊乱** 由于 $PaCO_2$ 与 HCO_3^- 变化方向相反，即一个升高、一个下降，两者不能相互代偿，pH 值发生显著变化，故可判定两者均为原发因素，应考虑患者发生了酸碱一致型双重性酸碱平衡紊乱。

病案分析：代谢性酸中毒

病案分析：呼吸性酸中毒

病案分析：代谢性碱中毒

病案分析：呼吸性碱中毒

2. PaCO$_2$ 与 HCO$_3^-$ 变化方向一致者为酸碱混合型双重性酸碱平衡紊乱　一种酸中毒与一种碱中毒并存时,PaCO$_2$ 与 HCO$_3^-$ 变化方向一致,即同时升高或同时下降,但代偿幅度均超出了彼此代偿的极限,提示两者均为原发因素,应考虑患者发生了酸碱混合型双重性酸碱平衡紊乱。

(二) 根据 AG 值判断代谢性酸中毒的类型及三重性酸碱平衡紊乱

AG 值是区分代谢性酸中毒类型的标志,也是判断是否存在三重性酸碱平衡紊乱不可或缺的指标。如果 AG 正常,则无三重性酸碱平衡紊乱;反之,如果 AG>16mmol/L,则表明有存在 AG 增高型代谢性酸中毒或三重性酸碱平衡紊乱的可能,需结合上述判定标准作出判定结果。

复习思考题

1. 分析急性和慢性酸碱平衡紊乱、代谢性和呼吸性酸碱平衡紊乱时,机体主要依赖的代偿方式有何不同。

2. 试分析呼吸性酸碱平衡紊乱与代谢性酸碱平衡紊乱对机体的影响有何异同,为什么?

3. 结合本章所学知识,阐明如何能够做到层层递进、准确清晰地判断酸碱平衡紊乱的类型。

(姜希娟)

第十九章

缺　氧

📐 学习目标

　　1. 通过对缺氧概念、类型、原因及发生机制的学习，熟记不同原因所致缺氧类型的血氧变化特点。

　　2. 将缺氧的发生机制与临床相关疾病相结合，为理解心功能不全、呼吸功能不全等相关内容及缺氧的临床诊疗奠定基础。

第一节　概　　述

一、缺氧的概念

　　氧是生命活动的必需物质。氧的获得和利用包括外呼吸、气体在血液中的运输和内呼吸 3 个基本过程。外呼吸和气体在血液中的运输使组织得到氧而内呼吸实现组织利用氧。组织氧供减少或不能充分利用氧，导致组织代谢、功能和形态结构发生异常变化的病理过程称为缺氧（hypoxia）。成年人每分钟需氧量约为 250ml，但正常成人机体内氧的贮备量极少，仅为 1 500ml。故一旦呼吸、心跳停止，数分钟内就可能死于缺氧。缺氧是临床常见的病理过程和多种疾病引起死亡的最重要原因。

二、常用的血氧指标

氧在体内主要经血液携带运输。

组织供氧量 = 动脉血氧含量 × 组织血流量

组织耗氧量 =（动脉血氧含量 - 静脉血氧含量）× 组织血流量

故血氧是反映组织供氧量与耗氧量的重要指标。

　　1. 血氧分压（partial pressure of oxygen，PO_2）　指物理溶解于血液中的氧所产生的张力。动脉血氧分压（PaO_2）取决于吸入气的氧分压、肺的外呼吸功能及静脉血掺杂，正常约为 80~100mmHg（10.66~13.3kPa）；静脉血氧分压（PvO_2）反映内呼吸状态，正常约为 40mmHg（5.33kPa）。

　　2. 血氧容量（oxygen binding capacity，CO_{2max}）　是指在氧分压为 150mmHg，温度为 38℃时，每 100ml 血液中的最大携氧量。因物理溶解的氧量甚微，可忽略不计，所以 CO_{2max}≈血红蛋白氧容量。正常时 CO_{2max} 为 20ml/dl，取决于血液中 Hb 的量及其与 O_2 结合的能力。

3. 血氧含量(oxygen content,CO₂) 指 100ml 血液中实际含有的氧量,包括物理溶解和与 Hb 结合的氧量。正常时血液中物理溶解的氧量甚微,可忽略不计,故 CO_2 主要受 Hb 结合的氧量影响,其高低取决于血氧分压和血氧容量。正常动脉血氧含量(CaO₂)约为 19ml/dl,静脉血氧含量(CvO₂)约为 14ml/dl,动 - 静脉血氧含量的差值反映了组织的摄氧能力,正常约为 5ml/dl。

4. 血氧饱和度(oxygen saturation,SO₂) 指血氧含量占血氧容量的百分比,约等于血液中氧合 Hb 占总 Hb 的百分数。正常动脉血氧饱和度(SaO₂)为 95%~98%,静脉血氧饱和度(SvO₂)为 70%~75%。

SO_2 主要取决于 PO_2,两者之间的关系曲线呈 S 形,称为氧解离曲线(oxygen dissociation curve)(图 19-1)。此外,SO_2 还与血液 pH 值、温度、二氧化碳分压(PCO₂)及红细胞内 2,3- 二磷酸甘油酸(2,3-diphosphoglyceric acid,2,3-DPG)的含量有关。当血液 pH 值降低,温度、CO_2 分压升高,红细胞内 2,3-DPG 增多时,Hb 与氧的亲和力下降,氧解离曲线右移;反之,氧解离曲线则左移,表示 Hb 与氧的亲和力增高。

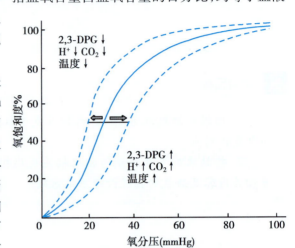

图 19-1 氧合 Hb 解离曲线及其影响因素

知识链接:
P50

第二节 缺氧的类型、原因和发生机制

大气中的氧通过外呼吸进入肺泡周围的毛细血管与 Hb 结合,由血液循环输送到全身,最终被组织细胞摄取利用,其中任何一个环节发生障碍均可引起组织缺氧。根据原因和血氧变化特点,一般将缺氧分为 4 种类型。

缺氧的病因分类

一、低张性缺氧

因吸入气氧分压过低、外呼吸功能障碍或静脉血分流入动脉,导致动脉血氧分压降低、血氧含量减少,组织供氧不足,称为低张性缺氧(hypotonic hypoxia),又称乏氧性缺氧(hypoxic hypoxia)。

(一)原因和机制

1. 吸入气氧分压过低多 发生于海拔 3 000m 以上的高原、高空,或通风不良的矿井、坑道或吸入低氧混合气体等。体内供氧的多少,首先取决于吸入气的氧分压。在高原,随着海拔升高,大气压下降,吸入气氧分压也相应降低,导致肺泡气氧分压降低,扩散入血的氧减少,造成 PaO_2 和血氧含量降低。

2. 外呼吸功能障碍 呼吸肌麻痹或呼吸中枢抑制、呼吸道狭窄或阻塞、胸腔及肺部疾患等,均引起肺通气和 / 或换气障碍。肺通气功能障碍可引起肺泡气氧分压降低,肺换气功能障碍使肺泡扩散到血液中的氧减少,均可引起 PaO_2 和血氧含量降低而致缺氧。外呼吸功能障碍引起的缺氧又称呼吸性缺氧(respiratory hypoxia)。

3. 静脉血分流入动脉 多见于存在右向左分流的先天性心脏病患者,如法洛四联症、房间隔或室间隔缺损同时伴有肺动脉高压时,由于右心的压力高于左心,出现右向左的分流,右心静脉血未经氧合就直接掺入左心的动脉血中,导致 PaO_2 和血氧含量降低。

（二）血氧变化特点

低张性缺氧时，PaO_2、CaO_2 和 SaO_2 均下降，CO_{2max} 正常（急性）或略有增加（慢性），动 - 静脉血氧含量差减小（急性）或正常（慢性）。其机制为：①进入血液的氧减少，使 PaO_2 降低，低 PaO_2 抑制氧与血红蛋白结合，使 CaO_2 降低。②急性低张性缺氧时，血红蛋白量变化不明显，故 CO_{2max} 一般在正常范围。慢性低张性缺氧时，可因红细胞和血红蛋白代偿性增多而使 CO_{2max} 增加。③ CaO_2 降低而 CO_{2max} 不变甚至有所增加，故 SaO_2 降低。④驱使血氧向组织扩散的动力是血液与组织之间的氧分压差。急性低张性缺氧时，PaO_2 降低导致氧扩散的动力减弱，氧扩散减少，使动 - 静脉血氧含量差缩小；慢性低张性缺氧时，由于组织利用氧的能力增强，则动 - 静脉血氧含量差的变化可不明显。

低张性缺氧时，血液中脱氧血红蛋白浓度增高。当毛细血管血液中脱氧血红蛋白浓度由正常时的 2.6g/dl 增加到 5g/dl 及以上时，皮肤与黏膜呈青紫色，称为发绀（cyanosis）。

二、血液性缺氧

由于血红蛋白（Hb）数量减少或性质改变，使血液携氧能力降低或与血红蛋白结合的氧不易释放而引起的缺氧称为血液性缺氧（hemic hypoxia）。此型缺氧因血液中物理溶解的氧量不变，PaO_2 正常，故又称为等张性缺氧（isotonic hypoxia）。

（一）原因和机制

1. 血红蛋白含量减少　见于各种原因引起的严重贫血。由于单位体积内红细胞和 Hb 减少，血液携带氧减少导致的缺氧，又称贫血性缺氧（anemic hypoxemia）。贫血时，虽然 PaO_2 正常，但因红细胞和 Hb 数量减少使 CO_{2max} 和 CaO_2 降低，当血液流经毛细血管时，氧分压降低较快，血管和组织间氧分压差减少，致使氧向组织扩散的动力不足引起组织缺氧。

2. 一氧化碳中毒 Hb　可与一氧化碳（CO）结合形成碳氧血红蛋白（HbCO）。CO 与 Hb 的亲和力是 O_2 的 210 倍，即使吸入较低浓度的 CO 就可产生大量 HbCO，使其失去携氧能力。同时，CO 与 Hb 中的某个血红素结合后，将增加其余 3 个血红素对 O_2 的亲和力，使与 Hb 结合的 O_2 不易释放。此外，CO 还能抑制红细胞内糖酵解，使 2,3-DPG 生成减少，氧解离曲线左移，导致氧合血红蛋白的 O_2 不易释放，进一步加重缺氧。

3. 高铁血红蛋白血症　Hb 中的二价铁可在亚硝酸盐、过氯酸盐、磺胺类、高锰酸钾等氧化剂的作用下氧化成三价铁，生成高铁血红蛋白（$HbFe^{3+}OH$），导致高铁血红蛋白血症。高铁血红蛋白中的 Fe^{3+} 因与羟基牢固结合而丧失携氧能力，亦可使氧解离曲线左移，氧不易释出，而导致组织缺氧。在生理情况下，$HbFe^{3+}OH$ 的含量不超过血红蛋白总量的 1%~2%。但体内氧化剂过多时，特别是食用含大量硝酸盐的腌菜或变质蔬菜后，肠道细菌将硝酸盐还原为亚硝酸盐，吸收入血后导致高铁血红蛋白血症，引起血液性缺氧。

4. Hb 与氧的亲和力异常增高　2,3-DPG 含量降低、pH 值升高等可增强 Hb 与氧的亲和力，使氧解离曲线左移，氧不易释放，引起组织缺氧。常见于输入大量库存血（其中，红细胞 2,3-DPG 含量较低）或输入大量碱性液时。

（二）血氧变化特点

血液性缺氧时，PaO_2 和 SaO_2 正常，CO_{2max} 和 CaO_2 均下降或正常，动 - 静脉血氧含量差减小。机制如下：①外呼吸功能正常，使氧的摄取和扩散正常，故 PaO_2 正常。② SaO_2 主要取决于 PaO_2，PaO_2 正常，SaO_2 也正常。③血红蛋白量减少（贫血）或性质改变（CO 中毒和高铁血红蛋白血症），使 CO_{2max} 和 CaO_2 下降。血红蛋白与氧亲和力异常增高时，CO_{2max} 和 CaO_2 则正常。④ CaO_2 降低或正常，均可使动 - 静脉血氧含量差减小。CaO_2 降低时，毛细血管氧分压降低迅速，氧向组织扩散的动力不足，使动 - 静脉血氧含量差减小；CaO_2 正常

病案分析：
CO 中毒

而血红蛋白与氧亲和力异常增高者，血红蛋白结合的 O_2 不易释出，使动 - 静脉血氧含量差减小。

严重贫血的患者皮肤、黏膜呈苍白色；一氧化碳中毒患者皮肤黏膜呈樱桃红色；高铁血红蛋白血症患者，皮肤黏膜可出现棕褐色（咖啡色）或类似发绀的颜色，称为肠源性发绀（enterogenous cyanosis）。单纯由 Hb 与 O_2 亲和力增高引起的缺氧，毛细血管中脱氧血红蛋白量少于正常，因此并无发绀。

三、循环性缺氧

由于血液循环障碍，组织的血液灌流量减少，使组织氧供不足而引起的缺氧，称为循环性缺氧（circulatory hypoxia），又称低动力性缺氧（hypokinetic hypoxia）。

（一）原因和机制

1. 全身性循环障碍　见于心力衰竭、休克、大出血等。由于心输出量减少，导致全身组织灌流不足而发生缺血性缺氧，亦可因静脉回流不畅发生淤血性缺氧。由于单位时间内流过毛细血管的血量减少，故扩散到组织、细胞的氧量不足，导致组织缺氧。全身性循环障碍引起的缺氧，易致酸中毒，影响心肌收缩力，加重组织缺氧，形成恶性循环。

2. 局部性循环障碍　见于心血管疾病如动脉硬化、血管炎、血栓形成、栓塞、血管痉挛或淤血等，引起缺血性或淤血性缺氧。

（二）血氧变化特点

循环性缺氧时，PaO_2、CO_{2max}、CaO_2 和 SaO_2 均正常，动 - 静脉血氧含量差增大。其机制为：①外呼吸功能正常，使氧的摄取和扩散正常，故 PaO_2 正常。主要受 PaO_2 影响的 SaO_2 也正常；②血红蛋白量和质正常，故 CO_{2max} 和 CaO_2 含量正常；③循环障碍使血液流经组织毛细血管的时间延长，组织细胞从单位体积血液中摄取的氧量增多，使动 - 静脉血氧含量差增大。此外，毛细血管中还原 Hb 含量增多超过 5g/dl 时，则出现发绀。

若全身性血液循环功能障碍累及肺，如左心衰竭引起肺淤血或休克引起急性呼吸窘迫综合征时，可合并低张性缺氧，使 PaO_2、CaO_2 和 SaO_2 下降。

四、组织性缺氧

在组织供氧正常的情况下，因组织、细胞利用氧的能力减弱而引起的缺氧，称为组织性缺氧（histogenous hypoxia），又称氧利用障碍性缺氧（dysoxidative hypoxia）。

（一）原因和机制

1. 线粒体氧化磷酸化受抑制　氧化磷酸化是细胞利用氧、生成 ATP 的主要途径，线粒体是氧化磷酸化的主要场所，细胞色素分子通过可逆性氧化还原反应进行电子传递是氧化磷酸化的关键步骤。氰化物、硫化物、磷等毒物通过干预上述环节引起组织中毒性缺氧，其中最典型的是氰化物中毒。HCN、KCN、NaCN、NH_4CN 等可通过消化道、呼吸道或皮肤进入体内，CN- 迅速与氧化型细胞色素氧化酶铁原子中的配位键结合，生成氰化高铁细胞色素氧化酶，使之不能还原，失去传递电子的功能，导致呼吸链中断，阻断生物氧化。

2. 线粒体损伤　高温、大剂量放射线照射和细菌毒素等可损伤线粒体的结构，影响线粒体功能，导致氧化磷酸化障碍。

3. 呼吸酶合成减少　主要见于各种严重维生素缺乏。维生素 B_1、维生素 B_2、泛酸、烟酰胺等是呼吸链中许多脱氢酶的辅酶，当其严重缺乏时，引起呼吸酶合成障碍，从而影响氧化磷酸化过程。

(二)血氧变化的特点

组织性缺氧时氧的供应正常,因此,PaO_2、CO_{2max}、CaO_2 和 SO_2 等相关指标均正常。但氧的利用障碍,故静脉血氧含量升高,使动 - 静脉血氧含量差减小。毛细血管中氧合血红蛋白含量增加,患者皮肤、黏膜可呈鲜红色或玫瑰红色。

缺氧虽可分为以上四种类型,但临床常见的缺氧常为混合性缺氧。如大量失血可出现循环性缺氧,复苏时大量输液使血液稀释进而出现血液性缺氧,若并发呼吸系统功能障碍可发生低张性缺氧。各型缺氧血氧变化的特点见表 19-1。

表 19-1　各型缺氧血氧变化特点

缺氧类型	PaO_2	CO_{2max}	CaO_2	SaO_2	$Da\text{-}vO_2$
低张性缺氧	↓	N 或↑	↓	↓	↓或 N
血液性缺氧	N	↓或 N	↓或 N	N	↓
循环性缺氧	N	N	N	N	↑
组织性缺氧	N	N	N	N	↓

注:↓降低,↑升高,N 正常

 课堂互动

感染性休克患者可能存在哪些类型的缺氧?

第三节　缺氧时机体的代谢和功能变化

缺氧时,机体的代谢和功能变化包括机体对缺氧的代偿性反应和由缺氧引起的代谢及功能障碍。急性缺氧时机体常来不及代偿,而严重缺氧时,机体代偿不全常发生损伤性反应,均可导致细胞、组织、器官的功能障碍。慢性或轻度缺氧时,机体通过代偿可增加组织、细胞氧的供应和利用,当由代偿走向失代偿时,则发生损伤性反应。

各种类型缺氧所引起的变化既相似、又不同。下面以低张性缺氧为例说明缺氧对机体的影响。

一、组织细胞的变化

缺氧时组织、细胞可出现一系列功能、代谢和结构的改变。其中有的起代偿作用,有的是缺氧所致的损害性改变。

(一)组织细胞的代偿反应

1. 细胞利用氧的能力增强　慢性缺氧时,细胞内线粒体数量和膜表面积均增加;生物氧化相关酶如琥珀酸脱氢酶、细胞色素氧化酶含量增多和活性增强,提高了组织细胞利用氧的能力。

2. 糖酵解增强　缺氧时,ATP 生成减少,使 ATP/ADP 比值下降,致糖酵解关键酶磷酸果糖激酶活性增强,加强糖酵解过程,在不耗氧的情况下产生 ATP。

3. 载氧蛋白表达增加　缺氧时,肌红蛋白、脑红蛋白、胞红蛋白等多种载氧蛋白,尤其是肌红蛋白表达增加,组织细胞对氧的摄取和储存能力增强,提高细胞耐受缺氧的能力。

4. 低代谢状态 缺氧时,机体通过一系列的调整机制,使细胞的耗能过程减弱,如糖、蛋白质合成减少,离子泵功能受抑制,使细胞处于低代谢状态,以维持氧的供需平衡,有利于细胞生存。

(二)缺氧性细胞损伤

1. 细胞膜损伤 缺氧时 ATP 生成不足,离子泵转运障碍及自由基作用使细胞膜对离子的通透性增高,离子顺浓度差通过细胞膜,其后果是:①Na^+ 内流使细胞水肿。②K^+ 外流,一方面使细胞内缺 K^+,使细胞合成代谢障碍;另一方面引发高钾血症。③Ca^{2+} 内流引起钙超载,抑制线粒体功能,激活磷脂酶,导致溶酶体损伤、水解酶释出,加重细胞的损伤。

2. 线粒体损伤 急性缺氧时,线粒体氧化磷酸化功能降低,ATP 生成减少。严重缺氧可引起线粒体结构损伤,出现肿胀、嵴断裂崩解、外膜破裂和基质外溢等。

3. 溶酶体损伤 缺氧引起的酸中毒、钙超载可激活磷脂酶,分解膜磷脂,使膜通透性增高,严重时溶酶体破裂,大量溶酶体酶释出引起细胞自溶。溶酶体酶进入血液循环可造成广泛损伤。

二、呼吸系统的变化

(一)肺通气量增大

呼吸系统代偿反应主要表现为呼吸加深加快,肺通气量增加。其发生与以下因素有关。

1. 动脉血氧分压降低 PaO_2 降低可刺激颈动脉体和主动脉体化学感受器,反射性兴奋呼吸中枢,使呼吸加深加快。深而快的呼吸可以增加肺泡肺通气量,使肺泡气氧分压升高,利于氧扩散入血,使 PaO_2 回升。

2. 动脉血二氧化碳分压升高 缺氧伴 $PaCO_2$ 升高时,可刺激外周和中枢化学感受器,引起呼吸加深加快,肺泡通气量增加,有利于 CO_2 呼出。但过度通气可降低 $PaCO_2$,减少 CO_2 对中枢化学感受器的刺激,从而限制肺通气量的增加。

3. 胸廓呼吸运动增强 胸廓呼吸运动的增强使胸内负压增大,可促进静脉回流,增加心输出量和肺血流量,有利于氧的摄取和运输。

(二)高原性肺水肿

急性低张性缺氧可以引起高原性肺水肿。如从平原快速进入 4 000 m 以上的高原时,可在 1~4 天内发生高原肺水肿,表现为咳嗽、呼吸困难、粉红色泡沫痰、肺部湿啰音、皮肤黏膜发绀等。其发生可能与以下因素有关:①缺氧引起肺血管收缩,肺动脉压升高,肺毛细血管内压增高,组织液生成增多;②缺氧损伤内皮细胞,使肺血管壁通透性增加,促进液体渗出;③缺氧时交感神经兴奋,外周血管收缩,回心血流量增加,肺血流量增多,液体容易漏出;④缺氧时,肺泡上皮清除肺泡内液体功能障碍,加重肺水肿。

(三)中枢性呼吸衰竭

严重缺氧,当动脉血氧分压低于 30mmHg(4kPa)时,可严重影响中枢神经系统的能量代谢,直接抑制呼吸中枢,出现中枢性呼吸衰竭。主要表现为呼吸抑制、呼吸节律和频率不规则,出现周期性呼吸和潮式呼吸等。

三、循环系统的变化

(一)循环系统的代偿反应

1. 心输出量增加 可提高机体供氧量,对急性缺氧有一定代偿意义,其发生机制主要为:①心率加快,心肌收缩力增强:PaO_2 降低可引起胸廓运动增强,刺激肺牵张感受器,抑制心迷走神经,反射性兴奋交感神经,使心率加快,心肌收缩力增强;②回心血量增加:缺氧可使呼吸加深加快,胸内负压增大,从而使回心血量增加,心输出量随之增加。

2. 血流重新分布　缺氧时,全身器官的血流重新分布,心和脑的血流量增多,而皮肤、内脏、骨骼肌和肾组织的血流量减少。其发生机制为:①血管平滑肌对儿茶酚胺的反应性与其 α- 受体密度呈正相关:皮肤、内脏、骨骼肌和肾的血管 α- 受体密度高,缺氧引起交感神经兴奋时,这些部位的血管明显收缩,血流量减少;而心脑则因 α- 受体密度低、反应性弱而不收缩。②局部代谢产物对血管的调节:心和脑组织缺氧时产生大量的乳酸、腺苷、PGI_2 等代谢产物,它们具有扩血管作用,使组织血流量增加。③不同器官血管对缺氧的反应性不同:缺氧引起心、脑血管平滑肌细胞膜的钾离子通道开放,钾离子外流增多,细胞膜超极化,使 Ca^{2+} 内流减少,血管平滑肌松弛,血管扩张;与之相反,肺血管平滑肌则收缩(详见本节"3. 肺血管收缩")。这种血流重新分布,可保证重要器官的血液供给,具有重要的代偿意义。

3. 肺血管收缩　缺氧时,肺泡氧分压下降,局部肺小动脉收缩,肺泡壁血流量减少,使肺泡通气与血流比例趋于平衡,利于氧的扩散,可维持较高的 PaO_2。缺氧引起肺小动脉收缩的机制与以下因素有关:①缺氧抑制肺血管平滑肌钾通道,K^+ 外流减少,细胞膜去极化,使 Ca^{2+} 内流增多,平滑肌细胞收缩性增强。②缺氧时血管平滑肌细胞线粒体功能障碍,活性氧产生增多。活性氧可促进 Ca^{2+} 内流和肌浆网释放 Ca^{2+},使细胞内 Ca^{2+} 增多,收缩性增强。③缺氧时,TXA_2、内皮素、血管紧张素 II(angiotensin II,Ang II)等缩血管物质增多;NO、PGI_2、ANP 等舒血管物质减少,导致血管收缩。④肺血管的 α- 受体密度高。交感神经兴奋时,经 α- 受体引起肺血管收缩反应。

4. 组织毛细血管增生　长期慢性缺氧可促使毛细血管增生,尤其以脑和心更明显。其发生机制主要是:缺氧时缺氧诱导因子增多,上调血管内皮(细胞)生长因子(vascular endothelial growth factor,VEGF)等促血管生成因子的表达,促进毛细血管增生。此外,缺氧时腺苷增多,腺苷也刺激血管生成。毛细血管增生使组织中毛细血管密度增加,从而增加氧扩散面积、缩短氧的扩散距离,最终增加细胞供氧量。

(二)循环系统功能障碍

严重缺氧可引起循环系统功能障碍,长时间缺氧可引起心的形态学改变,发生高原性心脏病、肺源性心脏病等,进而引起心力衰竭。缺氧引起循环障碍的机制与以下因素相关:

1. 心肌收缩与舒张功能障碍　严重缺氧时 ATP 减少、酸中毒乃至心肌收缩蛋白破坏,使心肌的收缩与舒张功能障碍。

2. 回心血量减少　长期慢性缺氧,乳酸、腺苷等代谢废物在体内堆积,致外周血管床扩大,大量血液淤积在外周,回心血量减少;严重缺氧可抑制呼吸中枢,胸廓运动减弱,亦可使静脉回流减少。回心血量的减少导致心输出量的减少。

3. 肺动脉高压　肺泡缺氧所致肺血管收缩反应可增加肺循环阻力,导致严重的肺动脉高压。慢性缺氧时,肺小动脉由功能性收缩发展为结构性肥厚,即血管壁中成纤维细胞及平滑肌细胞增生肥大,胶原和弹性纤维沉积,致使血管硬化,血管狭窄,形成稳定的肺动脉高压,加重右心室后负荷,导致右心功能障碍。此外,缺氧所致红细胞增多,使血液黏度增高,也增加肺血管阻力。

4. 心律失常　严重缺氧可引起窦性心动过缓、期前收缩,甚至发生心室颤动而导致死亡。PaO_2 明显降低可经颈动脉体反射性兴奋迷走神经而致心动过缓,缺氧时期心肌细胞静息膜电位降低,兴奋性、自律性增高,传导性降低出现期前收缩、心室颤动等心律失常。

四、血液系统的变化

缺氧可使骨髓造血增强及氧合血红蛋白解离曲线右移,从而增加氧的运输和释放,在缺氧的代偿中有重要意义。

(一)红细胞和血红蛋白增多

急性缺氧时,交感神经兴奋,脾等储血器官血管收缩,将储存的血液释放入体循环,使循环血中红细胞数目增多。慢性缺氧时红细胞增多主要是由骨髓造血功能增强所致,其机制是:低氧能刺激肾小管旁间质细胞产生并释放促红细胞生成素(EPO),EPO调节红系的增生和分化、抑制原红细胞和早幼红细胞凋亡等,促使红细胞生成增多。红细胞增多可增加血液的 CO_{2max} 和 CaO_2,使组织的供氧量增加,是机体对慢性缺氧的一种重要代偿反应。

(二)红细胞内 2,3-DPG 增多,红细胞释氧能力增强

缺氧时,红细胞糖酵解增强,2,3-DPG 增多,使氧解离曲线右移,一方面有利于红细胞在组织中释放更多的氧供组织利用,另一方面不利于血红蛋白在肺部与氧的结合。因此,缺氧时,红细胞内 2,3-DPG 增多,氧解离曲线右移对机体的影响,取决于吸入气、肺泡气及动脉血氧分压的变化程度。若 PaO_2 在 60mmHg 以上时,曲线右移有利于血液内的氧向组织释放;若 PaO_2 低于 60mmHg 时,曲线右移则会影响肺泡毛细血管中血红蛋白与氧的结合,失去代偿意义。

五、中枢神经系统的变化

脑的重量仅占体重的 2% 左右,但其血流量却占心输出量的 15%,脑的耗氧量占机体总耗氧量的 23%。脑组织的能量来源主要依靠葡萄糖的有氧氧化,但脑内葡萄糖和氧的贮备量很少。因此,脑,尤其是大脑皮质对缺氧最敏感。一般情况下,脑组织完全缺氧 15 秒,即可引起昏迷;完全缺氧 3 分钟以上,可致昏迷数日;完全缺氧 8~10 分钟,常致脑组织发生不可逆损害。

急性缺氧可引起头痛、思维能力降低、情绪激动及动作不协调等。严重者可出现惊厥或意识丧失。慢性缺氧时神经症状比较缓和,表现为注意力不集中、记忆力减退、易疲劳,轻度抑郁等。缺氧引起脑组织形态学变化主要表现为脑细胞肿胀、变性、坏死及间质脑水肿。

缺氧引起中枢神经系统功能障碍的机制较复杂,神经细胞膜电位的降低、神经递质的合成减少、ATP 的生成不足、酸中毒、细胞内 Ca^{2+} 增多、溶酶体酶的释放及脑水肿等,均可导致神经系统功能障碍。

严重缺氧时,除上述系统功能障碍外,肝、肾、消化、内分泌等的功能亦可受到影响。

第四节 影响机体对缺氧耐受性的因素

机体在不同的条件下对缺氧的耐受性不同,缺氧的发生和发展,除取决于引起缺氧的原因、程度外,还与多种因素的影响有关。

1. 年龄 不同年龄对缺氧的耐受性有很大差别。老年人全身血管逐渐硬化,血管阻力增加,血流速度变慢,加之肺组织纤维化和老年性肺气肿使肺泡通气量减少,故其对缺氧耐受性较低,缺氧引起的损伤也更严重。

2. 机体的代谢和功能状态 机体代谢率高时,耗氧量大,对缺氧的耐受性低。中枢神经系统是耗氧最多的系统,当其兴奋性增强时,如发怒、悲痛、思虑过度等都将使耗氧量显著增

加；某些疾病，如甲状腺功能亢进、发热、恶性肿瘤等均可使机体代谢率增高，耗氧量增加；健康人在寒冷、运动、过度疲劳时代谢率也增高，使机体耗氧量增多，从而降低对缺氧的耐受性。反之，体温降低、神经系统功能受抑制等能降低耗氧量而对缺氧耐受性升高，故心外科采用低温麻醉以延长手术所必需的阻断血流时间。

3. 机体的代偿适应情况　机体对缺氧的代偿有显著个体差异，心、肺疾病及血液病患者，对缺氧的耐受性低。代偿能力可以通过锻炼提高，长期参加体力劳动和体育锻炼可使心肺功能增强，氧化酶活性增高，血液运氧能力加强，增强机体对缺氧的耐受性。

第五节　缺氧治疗的病理生理基础

缺氧治疗的主要原则是针对病因和纠正缺氧。

一、去除病因

去除病因或消除缺氧的原因是缺氧治疗的前提和关键。对高原脑水肿患者应尽快脱离高原缺氧环境；对慢性阻塞性肺疾病、支气管哮喘、严重急性呼吸综合征等患者应积极治疗原发病，改善肺的通气和换气功能；对先天性心脏病患者，应及时进行手术治疗，对各类中毒引起缺氧的患者，应及时解毒。

二、氧疗

1. 氧疗是治疗缺氧的首要措施　通过吸入氧分压较高的空气或纯氧治疗疾病的方法称为氧疗（oxygen therapy）。氧疗是治疗缺氧的首要措施，已在临床医疗中广泛应用。吸氧能提高血浆中溶解的氧量和与 Hb 结合的氧量，因而可增加动脉血氧含量，提高对组织的供氧能力，故吸氧对各种类型缺氧可有不同程度的效果。

（1）低张性缺氧：氧疗对低张性缺氧的效果最好，吸氧可加强肺泡气氧分压，使动脉血氧分压和血氧饱和度增高，血氧含量增多，因而对组织的供氧增加。但由静脉血分流入动脉引起的低张性缺氧，因分流的血液未经肺泡而直接掺入动脉血，故吸氧对改善其缺氧的作用较小。

（2）血液性缺氧：血液性缺氧因病因不同而氧疗效果有很大差别。①严重贫血患者，由于动脉血氧分压正常，血红蛋白氧饱和度已达 95% 以上，氧解离曲线处于平坦部分，故吸氧后血液氧含量增加有限。但吸氧可增加血浆内溶解的 O_2；②严重高铁血红蛋白血症患者，吸氧可增加血液中溶解的氧量而起治疗作用；③严重 CO 中毒患者，当吸入纯氧时，可通过 O_2 与 CO 的竞争，使 Hb 结合 O_2 的作用增加，加速 CO 从 HbCO 中解离出来并促进 CO 的排出。吸氧后氧合血红蛋白含量增加，使红细胞内酸性增强，氧解离曲线右移，可增高组织的供氧量。

（3）循环性缺氧：因单位时间流经组织的血流量减少对组织供氧不足，故对此类缺氧主要应设法改善循环状态。吸氧能增加血浆中溶解的氧量和组织中氧分压的梯度，起一定治疗作用。

（4）组织性缺氧：因供氧并无障碍，故氧疗的疗效有限。

2. 防止氧中毒　氧疗虽然对治疗缺氧十分重要，但如果长时间吸入氧分压过高的气体则可引起组织、细胞损害，称为氧中毒（oxygen intoxication）。氧中毒的发生主要取决于吸入气氧分压而不是氧浓度。吸入气氧分压（PiO_2）与吸入气体的压力（PB）和氧浓度（FiO_2）成正比,$PiO_2=(PB-47)\times FiO_2$[其中 47 为水蒸气压力(mmHg)]。在高气压环境下(高压舱、潜水),以及长时间、高流量、吸入纯氧时容易发生氧中毒,临床工作中应加以重视。氧中毒的发生与活性氧的毒性作用有关。正常情况下,进入组织、细胞的氧有少部分在代谢过程中产生活性氧(包括超氧阴离子、过氧化氢、羟自由基和单线态氧),并不断被清除。当供氧过多时,活性氧的产生增多,超过机体的清除能力,则引起组织、细胞损伤。

复习思考题

1. 缺氧时,机体可出现哪些代偿反应?其中哪些主要见于急性缺氧?哪些主要见于慢性缺氧?哪些代偿反应既可见于急性缺氧又可见于慢性缺氧?

2. 试联系"细胞、组织的适应与损伤"章节所学内容,分析缺氧时组织细胞的形态学改变。

3. 久居平原的居民初到青藏高原,外呼吸功能可发生哪些变化?其各项血氧指标如何改变?久居高原者与久居平原的居民有何不同?

(周晓红)

ER-19-5

思政元素:
氧疗与氧
中毒

第二十章

发 热

PPT 课件

第一节 概 述

知识链接:
中医热证

一、发热的概念

人体具有完善的体温调节系统,以适应正常生命活动的需要。体温调节的高级中枢位于视前区下丘脑前部(preoptic anterior hypothalamus,POAH)。边缘系统、延髓和脊髓等部位参与体温信息的整合,被认为是体温调节的次级中枢。体温的中枢性调节目前主要通过"调定点(set point,SP)"学说来解释,该理论认为体温调节类似于恒温器的调节,在体温调节中枢内有一个调定点,体温调定点正常设定值为37℃左右,效应器围绕调定点来调控体温。因此,正常成人的体温相对恒定,维持在37℃左右,昼夜波动不超过1℃。发热(fever)是指在致热原的作用下,体温调节中枢的调定点上移而引起的调节性体温升高,并超过正常值0.5℃。

知识链接:
甲状腺功能
亢进症

二、体温升高的分类

体温升高分为生理性和病理性两类。生理性体温升高可发生在剧烈运动、月经前期、妊娠等时,其体温升高随生理过程结束而自行恢复正常。病理性体温升高又可分为过热(hyperthermia)和发热。

过热属于非调节性体温升高,调定点并未发生移动,而是由于体温调节障碍(如体温调节中枢损伤)、散热障碍(如皮肤鱼鳞病和环境高温所致的中暑等)或产热器官功能异常(如甲状腺功能亢进)等原因导致体温与调定点不相适应的情况,是一种被动性体温升高。

知识链接:
棕色脂肪
组织

发热并非体温调节障碍,也不是产热或散热异常。发热时,体温调节功能正常,其本质特征是体温调定点上移,使体温在较高水平上波动,并与调定点相适应。发热并不是独立的疾病,而是多种疾病的重要病理过程和临床表现,同样也是疾病发生的重要信号。同时,发热对机体的影响往往利弊并存,需全面综合分析。在整个疾病过程中体温变化可反映病情变化,故了解发热的特点对判断病情、评价疗效和评估预后均具有重要参考价值。

$$
体温升高\begin{cases}生理性体温升高(剧烈运动、月经前期、妊娠等)\\[1em]病理性体温升高\begin{cases}过热(被动性体温升高,超过调定点水平)\\[0.5em]发热(调节性体温升高,与调定点相适应)\end{cases}\end{cases}
$$

课堂互动

请同学们举例说明发热与过热的区别。

第二节 发热的原因和机制

发热的过程大致包括以下环节:发热激活物作用于机体,激活体内产内生致热原细胞,使之产生和释放内生致热原。后者进入中枢,作用于体温调节中枢,引起体温调节介质的释放。在中枢介质的作用下,体温调定点上移,效应器产热增多、散热减少,终致体温升高(图20-1)。

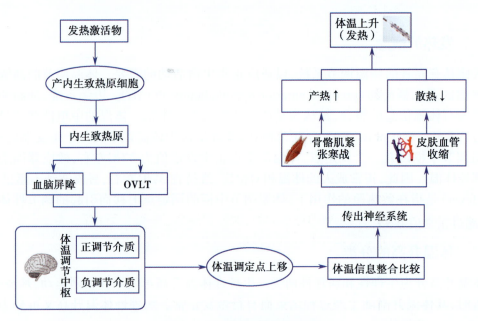

图 20-1 发热的发病学示意图
OVLT:终板血管器

一、发热激活物

来自体外或体内的能刺激机体产生内生致热原的物质,统称为发热激活物(pyrogenic activator),又称内生致热原诱导物。发热激活物根据其来源可分为外致热原和某些体内产物。

（一）外致热原

来自体外的发热激活物称为外致热原。

1. 细菌

（1）革兰氏阴性细菌：是常见的发热激活物。典型菌群有大肠埃希菌、伤寒杆菌、脑膜炎球菌、淋病奈瑟菌等。这类菌群的全菌体、菌壁中所含的肽聚糖，特别是胞壁中的内毒素（endotoxin，ET）是主要的致热成分，而 ET 的活性成分是脂多糖（lipopolysaccharide，LPS）。ET 是最常见的外致热原，具有高度水溶性，且耐热性高，干热 160℃ 2 小时才能灭活，是血液制品和输液过程中的主要污染物。

（2）革兰氏阳性细菌：也是发热常见的原因。主要有葡萄球菌、链球菌、白喉杆菌和肺炎双球菌等，这类细菌的全菌体、菌体碎片和释放的外毒素（exotoxin）均有较强的致热性。

（3）分枝杆菌：典型菌群是结核分枝杆菌。其全菌体及细胞壁中所含的肽聚糖、多糖和蛋白质都具有致热作用。因此，结核病活动性感染者多有明显的发热表现。

2. 病毒 全病毒体及其所含的血细胞凝集素均可引起发热，如流感病毒、麻疹病毒、柯萨奇病毒等。在病毒疫苗的免疫接种中，常可引起发热的副作用。病毒所致的流行性感冒、严重急性呼吸综合征（severe acute respiratory syndrome，SARS）及新型冠状病毒肺炎（corona virus disease 2019，COVID-19）等疾患最主要表现就是发热。

3. 真菌 全菌体、菌体内所含荚膜多糖和蛋白质均有致热性，如白念珠菌、组织胞浆菌和新型隐球菌等。

4. 其他 螺旋体感染也是引起发热的原因之一，如回归热螺旋体、钩端螺旋体和梅毒螺旋体。疟原虫感染人体，其潜隐子进入红细胞发育成裂殖子，当红细胞破裂时，大量裂殖子及其代谢产物疟色素释放入血而引发高热。

5. 非微生物类 一些外源性非微生物类也能引起发热，如植物血凝素、多聚核苷酸、松节油和某些药物（如两性霉素 B）等也可作为发热激活物引起发热。

（二）体内产物

1. 抗原抗体复合物 能够激活产内生致热原细胞，引起发热，如类风湿关节炎和系统性红斑狼疮等。

2. 类固醇 体内的某些类固醇有致热效应，睾酮的中间代谢产物本胆烷醇酮是致热性类固醇的典型代表。在某些周期性发热患者的血浆中，发现有非结合的本胆烷醇酮浓度升高。

3. 其他 尿酸盐结晶和硅酸结晶等，在体内不仅可引起炎症反应，还能通过诱导产内生致热原细胞产生和释放内生致热原。此外，大面积烧伤、梗死、严重创伤、大手术等组织细胞坏死崩解后产物也可作为发热激活物引起发热。

二、内生致热原

在发热激活物的作用下，体内产致热原细胞被激活，产生并释放的具有致热活性的物质，称为内生致热原（endogenous pyrogen，EP）。

（一）内生致热原的来源

产生 EP 的细胞大致可分为 3 类：①单核巨噬细胞类：是产生和释放 EP 最主要的细胞，包括血液单核细胞和各种巨噬细胞；②肿瘤细胞：如白血病细胞、霍奇金淋巴瘤细胞等；③其他细胞：如内皮细胞、淋巴细胞等。

（二）内生致热原的种类

1. 白细胞介素 -1（IL-1） 是最早发现的内生致热原，在发热激活物作用下，由单核细胞、巨噬细胞、内皮细胞、胶质细胞和肿瘤细胞等多种细胞产生和释放,属于小分子蛋白质,其特点为不耐热(70℃加热30分钟可失去致热性),但致热性强。给鼠、家兔等动物静脉内注射微量IL-1可引起单相热,大剂量可引起双相热,这些反应可被水杨酸钠类解热药阻断。

2. 肿瘤坏死因子(TNF) 由多种发热激活物,如链球菌、葡萄球菌、内毒素等诱导淋巴细胞、巨噬细胞等产生和释放的小分子蛋白质。可分为TNF-α和TNF-β两种亚型,两者具有相似的生物学活性。家兔、鼠等动物静脉内注射TNF可引起明显的发热反应,该反应可被环加氧酶抑制剂布洛芬阻断。TNF不耐热,70℃加热30分钟失活。

3. 白细胞介素-6(IL-6) 也是一种常见的EP,能引起各种动物的发热效应,但致热作用弱于IL-1和TNF。

4. 干扰素(interferon,IFN) 是一种具有抗病毒、抗肿瘤作用的蛋白质,主要由单核细胞和淋巴细胞产生,有IFNα、IFNβ和IFNγ 3种亚型,其中IFNα的致热效应较强,其作用弱于TNF-α和IL-1。IFN不耐热,60℃加热40分钟即可失去致热活性,反复注射可产生耐受性。

5. 巨噬细胞炎症蛋白-1(macrophage inflammatory protein-1,MIP-1) 是内毒素作用于巨噬细胞所产生的肝素-结合蛋白,具有明显的致热作用。

(三) 内生致热原的产生和释放

EP的产生和释放是一个复杂的细胞信号传导和基因表达的调控过程。这一过程包括产EP细胞的激活、EP的产生和释放。当产EP细胞与发热激活物如LPS结合后,即被激活,进而启动EP在细胞内的合成并释放入血。经典的产EP细胞活化方式包括Toll样受体介导的细胞活化和T细胞受体介导的T淋巴细胞活化两条途径。

1. Toll样受体(Toll-like receptor,TLR)介导的细胞活化 主要是革兰氏阴性杆菌LPS激活细胞的方式。在上皮细胞和内皮细胞,LPS首先与血清中的LPS结合蛋白(lipopolysaccharide binding protein,LBP)结合形成复合物,然后LBP将LPS转移给可溶性CD14(sCD14),形成LPS-sCD14复合物再作用于细胞膜上的TLR,使细胞活化。在单核巨噬细胞,LPS与LBP形成复合物后,再与细胞膜表面的CD14(mCD14)结合形成三重复合物,再作用于TLR将信号向细胞内传递。TLR信号通过类似IL-1受体活化的信号转导途径传递信息,激活核转录因子(NF-κB),启动IL-1、TNF、IL-6等细胞因子的基因表达,合成EP。EP在细胞内合成后即可释放入血。

2. T细胞受体(T cell receptor,TCR)介导的T淋巴细胞活化 主要是革兰氏阳性杆菌的外毒素,如葡萄球菌肠毒素(staphylococcal enterotoxin,SE)和中毒性休克毒素(toxic shock syndrome toxin,TSST-1)以超抗原(superantigen,SAg)形式活化细胞,此种方式亦可激活淋巴细胞和单核巨噬细胞。SAg与淋巴细胞的T细胞受体结合后导致多种蛋白酪氨酸激酶的活化,胞内多种酶类及转录因子参与这一过程。在T淋巴细胞的活化过程中,磷脂酶C(phospholipase C,PLC)途径和鸟苷酸结合蛋白P21ras(Ras)途径具有重要意义。多种核转录因子活化入核后可启动T淋巴细胞的活化与增殖,并大量合成和分泌TNF、IL-1、IFN等。

三、发热时的体温调节机制

(一) 体温调节中枢

POAH含有温度敏感神经元,对于来自外周和深部的温度信息起整合作用,属于体温调节的正调节中枢,损害该区可导致体温调节障碍。另外一些区域,如腹中隔(ventral septal area,VSA)、中杏仁核(medial amygdaloid nucleus,MAN)和弓状核(arcuate nucleus,ARC),则可释放中枢解热介质,被称为负调节中枢。正、负调节的相互作用决定调定点上移的程度及发热的幅度和时程。

(二) 致热信号传入中枢的机制

EP 如何从血液中进入脑内,尤其是进入 POAH,目前认为可能存在以下途径:

1. 通过下丘脑终板血管器入脑 终板血管器(organum vasculosum laminate terminalis, OVLT)位于视上隐窝上方,紧靠 POAH,该处的毛细血管属于有孔毛细血管,对大分子物质通透性较高,EP 可能由此处弥散进入血管周隙。但也有学者认为,EP 并不直接入脑,而是被分布在此处的小胶质细胞、神经胶质细胞等识别,产生新信息,将信息传入 POAH。

2. 经血 - 脑屏障入脑 这是一种较直接的信号传递方式。临床上慢性感染、损伤性病变、颅脑炎症等引起血 - 脑屏障通透性增大时,EP 主要通过此途径进入脑内。EP 可能结合于血管内皮细胞或小胶质细胞膜上的受体,诱导产生和释放中枢介质如前列腺素 E_2,被 POAH 的神经元末梢识别。另外,作为细胞因子的 EP 也可能从脉络丛部位渗入或者易化扩散入脑,通过脑脊液循环分布到 POAH。

(三) 发热的中枢调节介质

进入脑内的 EP 不是引起调定点上移的最终物质。EP 先作用于体温调节中枢,引起发热中枢介质的释放,进而使调定点上移。发热的中枢介质可分为正调节介质和负调节介质两类。发热时,体温升高并稳定在一定高度,是体温正负调节相互作用的结果。

1. 正调节介质

(1)前列腺素 E_2(PGE$_2$):是重要的中枢发热介质,其制热敏感点在 POAH。给大鼠、兔等动物脑室内注入 PGE$_2$ 引起明显的发热反应,且发热呈剂量依赖关系;阻断 PGE$_2$ 合成的药物如阿司匹林、布洛芬等有解热效应。

(2)环磷酸腺苷(cAMP):也是重要的发热介质。磷酸二酯酶抑制剂(可减少 cAMP 分解),能提高脑内 cAMP 的浓度,同时增加 PGE$_2$ 和内毒素导致的发热反应;而磷酸二酯酶激活剂(可加速 cAMP 分解)可引起相反的作用;当内生致热原性发热出现热限时,也会限制脑内 cAMP 浓度升高;环境高温不引起调定点的改变,也不伴有脑内 cAMP 的增加。

(3)促肾上腺皮质激素释放激素(corticotrophin release hormone,CRH):主要分布在室旁核和杏仁核。IL-1β 和 IL-6 能使下丘脑释放 CRH,CRH 抗体或受体拮抗剂可阻断 IL-1β 和 IL-6 引起的发热效应,CRH 可通过 cAMP 调控发热反应。

(4)Na$^+$/Ca^{2+} 比值:给动物侧脑室内灌注 Na$^+$,能导致体温升高,而灌注 Ca^{2+} 则引起体温下降,降钙剂灌注脑室也能引起体温上升,故提出 Na$^+$/Ca^{2+} 比值增大能上移调定点引起发热效应。研究表明,Na$^+$/Ca^{2+} 比值增高后诱导 cAMP 含量明显升高,是其促进调定点上移的机制。

2. 负调节介质 发热时体温升高极少超过 41℃,这种发热时体温升高的幅度被限制在一定范围内的现象称为热限(febrile ceiling)。这是机体的自我保护功能和自稳调节机制,具有重要的生物学意义。其发生可能与中枢存在负调节介质,限制体温上升的幅度有关。

(1)精氨酸血管加压素(arginine vasopressin,AVP):是下丘脑神经元合成的肽类激素,后证实为抗利尿激素(ADH)。其解热作用的依据有:动物实验表明,在脑内注射微量 AVP,可降低 LPS、EP、PGE$_2$ 等诱导的发热反应;应用 AVP 拮抗剂或受体阻断剂,可阻断 AVP 的解热作用。

(2)黑素细胞刺激素(α-Melanocyte-stimulating hormone,α-MSH):是腺垂体分泌的多肽

激素。给实验动物脑室内或静脉内注入 α-MSH,能减弱 EP 引起的发热效应,其解热作用可能与增强散热有关。

(3)膜蛋白 A1(annexin A1):是一种钙依赖性磷脂结合蛋白,主要存在于脑、肺等器官中。研究发现,糖皮质激素发挥解热作用依赖于脑内膜蛋白 A1 的释放。大鼠中枢内注射膜蛋白 A1,可明显抑制 IL-1β、IL-6、CRH 诱导的发热反应。

(4)白细胞介素 -10(IL-10):主要由 T 淋巴细胞产生,也可以由单核细胞、角质细胞和活化的 B 细胞产生。IL-10 能抑制 LPS 诱导的各种动物的发热反应,也被认为是发热的外周负调节物质。给动物脑室或静脉内注射 IL-10,可明显抑制 LPS 引起的发热及 IL-1β、TNF、IL-6 的增高。

第三节　发热的时相及热代谢特点

多数发热尤其是急性传染病和急性炎症性发热,可有 3 个时相的变化,其临床表现和热代谢特点各不相同(图 20-2)。

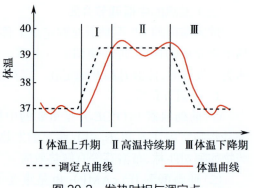

图 20-2　发热时相与调定点

一、体温上升期

发热初期,体温随调定点上移而升高,称为体温上升。体温调定点上移后,机体中心温度低于调定点水平而引起调温效应器反应。原来的正常体温变成"冷刺激",中枢对"冷"信息起反应,发出升温指令到达散热中枢,通过交感神经传出纤维使皮肤血管收缩、血流减少,使皮肤散热减少;也可使皮肤竖毛肌收缩,出现"鸡皮疙瘩"。同时,指令到达产热中枢,引起寒战和物质代谢增强,产热随之增加,故此期又称寒战期。此期热代谢特点为产热增多、散热减少,结果使产热大于散热,体温升高。

二、高温持续期

当体温升高到与新的调定点相适应的水平,将在这一较高水平上波动,称为高温持续期或高峰期,也可称为稽留期。此期机体中心体温已与调定点相适应,故寒战停止,开始出现散热反应,皮肤血管舒张,血流增多、颜色发红。患者自觉酷热,口唇干燥。此期热代谢特点为产热与散热在较高水平上保持相对平衡。

三、体温下降期

体内的发热激活物被控制或消失时,EP 及中枢增多的发热介质被清除,体温调节中枢的调定点回降到正常水平,机体出现明显的散热反应,称为体温下降期,又称退热期。此时由于体温高于调定点水平,POAH 的温敏神经元发放频率增加,使交感神经的紧张性活动降低,皮肤血管舒张,大量出汗,发生较迅速的散热反应,体温下降,也称为出汗期。高热骤退时因大量出汗可造成脱水,甚至虚脱,故应及时补充水、电解质。对心功能障碍患者,更应密切注意。此期热代谢特点是散热增强,产热减少,散热多于产热,体温下降,逐渐恢复到与正常调定点相适应的水平。

知识链接:体温曲线

组图(4 幅):不同热型的体温曲线(稽留热、弛张热、间歇热、波状热)

第四节 发热时机体的代谢和功能改变

一、物质代谢的改变

发热可引起物质代谢增强,使耗氧量增加。体温每升高1℃,基础代谢率上升13%。代谢率增高的原因为:寒战期由于正调节的启动,骨骼肌出现不随意节律性的收缩,增强肌组织的代谢率;当体温升高后,发生增温效应,机体生物化学反应的速度提高。

1. 糖和脂肪分解加强 ①发热时由于产热的需要,能量消耗大大增加,糖原分解增强,贮备减少。尤其寒战期的糖原消耗更大,糖酵解增加,乳酸堆积,患者出现肌肉酸痛。②发热时能量消耗的需要,使脂肪分解加快。发热患者食欲减退,营养摄入减少,加之糖原贮备不足,使脂肪贮备动员增加。此外,发热还可引起交感-肾上腺髓质系统兴奋,增加脂解激素的分泌,促进脂肪加速分解,长期发热的患者可出现消瘦,甚至发生酮血症。

2. 蛋白质分解加强 高热可使蛋白质分解代谢增强,尿素氮升高,此时机体如果未能及时补充足够的蛋白质,将产生负氮平衡。由于蛋白质分解,肝可获得大量游离氨基酸,可作为急性期反应蛋白合成和组织修复的物质基础。

3. 水、电解质和维生素代谢 体温上升期和高热持续期,患者排尿减少,可致水、钠和氯在体内潴留。体温下降期,水分通过皮肤和呼吸道大量蒸发,引起脱水。长期发热患者,各种维生素消耗增多,应及时补充。发热时由于组织分解加强,细胞内钾释放入血,血钾与尿钾均升高。

二、生理功能的改变

1. 中枢神经系统 高热(40~41℃)患者可出现不同程度的中枢神经系统功能障碍,表现为头痛、烦躁、谵妄、幻觉、神情淡漠、嗜睡等。小儿高热可出现热惊厥,表现为全身肌肉抽搐,与小儿神经系统未发育成熟有关。

2. 循环系统 发热可引起心率增快。体温升高1℃,心率增加约18次/min,儿童可增加更快,其机制为血液温度升高直接刺激窦房结及交感神经兴奋所致。心率过快和心肌收缩力增强会加重心的负担,对有心功能障碍或潜在病灶患者,会诱发心力衰竭,应及时预防。寒战期,心率增快,外周血管收缩,使血压轻度升高;高热持续期和体温下降期,外周血管舒张,可使动脉血压下降。体温骤降时,可因大汗而致虚脱,甚至发生循环衰竭。

3. 呼吸系统 发热时血温升高可直接刺激呼吸中枢并提高对CO_2的敏感性,加之酸性代谢产物增加,共同促进呼吸加深、加快,从而使更多的热量通过呼吸道散发。

4. 消化系统 高热患者可出现食欲缺乏、恶心呕吐、腹胀、便秘等消化道症状,是由于消化液分泌减少,各种消化酶活性下降,胃肠蠕动减弱等所致。

三、防御功能的改变

发热对机体防御功能的影响利弊并存,与发热的程度有一定关系。适度发热能增强机体防御功能,主要表现为抗感染能力及抗肿瘤能力增强;但高热则可能产生不利的影响。例如多核白细胞和巨噬细胞在40℃条件下其趋化性、吞噬功能和耗氧量都增加,但在42℃或43℃时反而下降。所以发热对防御功能的影响不能一概而论,应全面分析,具体对待。

1. 抗感染能力的改变 一些致病微生物对热比较敏感,一定高温即可将其灭活。轻到

笔记栏

中度的发热可提高机体的防御功能,使细胞吞噬功能增强,利于抗体形成和淋巴细胞增殖;同时可促进干扰素产生,具有抗细菌、抗病毒和抗肿瘤效应;可促进急性期反应蛋白的合成和增加。

2. 对肿瘤细胞的影响 发热时产 EP 细胞所产生的大量 EP(IL-1、TNF、IFN 等)除了引起发热以外,大多数具有一定程度的抑制或杀灭肿瘤细胞的作用。有研究提示:肿瘤细胞对高温比正常细胞敏感,当体温升高到 41℃,一些正常细胞尚可耐受,肿瘤细胞则难以耐受,其生长受到抑制并可被部分灭活。目前发热疗法已被用于肿瘤的综合治疗。

第五节 发热防治的病理生理基础

一、治疗原发病

多数发热与病原微生物感染相关,这种情况下,应针对原发病及时进行治疗。

二、一般性发热处理

对于体温 <40℃且不伴有其他严重疾病的发热,可不急于解热。发热不仅能增强机体的某些防御功能,还是疾病进展的信号,体温曲线的变化可以反映病情和转归。如果过早解热,便会掩盖病情,延误原发病的诊断和治疗。因此,对于一般发热的病例,应主要针对物质代谢的加强和大汗脱水等情况,予以补充足够的营养物质、维生素和水。

三、必须及时解热的病例

对于能加重病情和促进疾病发生发展的发热,甚至威胁生命的情况,则应及时解热。如高热(体温 >40℃)对中枢神经细胞和心脏均可能出现较大影响,并可导致心力衰竭。小儿高热,则容易诱发惊厥。心脏病患者出现发热,会增加心脏负担而诱发心力衰竭。妊娠期女性,妊娠中晚期由于心脏负担加重,易因发热导致心力衰竭,而妊娠早期发热,则有致畸风险。以上情况均应及时解热。

解热措施包括物理降温和药物解热。物理降温可采用冰帽或冰袋冷敷,酒精擦浴等。常用的解热药物有水杨酸钠类、类固醇解热药和清热解毒类中草药等。

复习思考题

1. 体温升高是否即为发热?为什么?
2. 简述发热的基本过程,并思考可从哪些环节来进行解热。

（王子好）

ER-20-7

病案分析:
小儿发热

第二十一章

应 激

学习目标

　　1. 通过学习应激反应的概念、分类和分期,能够理解应激在机体维持自稳态以增强适应能力中的意义和作用。

　　2. 通过学习应激时机体功能代谢改变及机制,能够准确表述应激与疾病发生发展之间的关系。

　　3. 通过学习应激与疾病发生发展之间的关系,为寻找新的治疗方法和药物靶点提供新思路。

　　应激(stress)是指机体在受到各种强烈或有害刺激后,为满足机体应对需求,内环境稳态发生的全身性非特异性适应反应,又称应激反应(stress response)。一定强度的刺激,除能引起与刺激因素直接相关的机体特异性变化外,还可引起一组与刺激因素的性质无直接关系的全身性非特异性反应,即应激反应。不管刺激因素的性质如何变化,这种反应都大致相似。适度的应激有利于提高机体应对内外环境变化的能力,而过度的应激则可导致器官功能障碍和代谢紊乱。应激与心血管疾病、消化道疾病、神经精神疾病以及肿瘤等多种疾病的发生发展密切相关。

第一节 概 述

一、应激原

　　引起机体应激反应的各种因素统称为应激原(stressor)。根据性质的不同,应激原可大致分为物理性、化学性、生物性和心理性因素四大类;根据来源的不同,应激原可分为三类:①外环境因素,即来自外环境的各种理化因素(如高热、严寒、射线、噪声、强光、低氧等)和生物因素(如感染、中毒等);②内环境因素,即机体自身生理功能和状态的客观变化,如疼痛、失血、高热、炎症、低血糖、心律失常等;③心理社会因素,即来自大脑的主观思维和情感,如恐惧、愤怒、焦虑等。一般而言,大部分应激原来自躯体和心理两方面,部分以躯体因素为主,部分以心理因素为主。

二、应激的分类

　　根据应激原的种类、作用强度、持续时间以及产生后果的不同,将应激分为以下类型:

（一）躯体性应激和心理性应激

躯体性应激（physical stress）指由外环境的理化、生物学因素和机体内环境紊乱等躯体性应激原导致的应激反应。心理性应激（psychological stress）由心理性应激原引起，是机体在遭遇不良事件或主观感受到压力与威胁时，产生的一种伴有生理、行为和情绪改变的心理紧张状态。某些应激原既可导致躯体性应激，又可导致心理性应激。如严重创伤和疾病迁延不愈，既会导致躯体性应激，也会引发心理改变进而导致心理性应激。

（二）急性应激和慢性应激

急性应激（acute stress）指机体受到天灾人祸、意外受伤等突然刺激所致的应激。过强的急性应激可诱发心源性猝死、急性心肌梗死以及精神障碍等。慢性应激（chronic stress）则由应激原长时间作用所致，如长期处于高负荷的学习和工作状态。慢性应激可导致消瘦、生长发育迟缓，还可引发抑郁和高血压等疾病。

（三）生理性应激和病理性应激

根据应激原对机体影响的程度和导致的结果，将应激分为生理性应激和病理性应激。生理性应激指适度的、持续时间不长的应激。这种应激可促进体内的物质代谢和调动器官的储备功能，增强机体应对各种事件的能力，故也称为良性应激（eustress）。病理性应激是由强烈或持续时间过长的应激原引起的应激。这种应激会造成机体代谢紊乱和功能障碍，进而导致疾病，故也称为劣性应激（distress）。

机体对应激原的反应除取决于应激原的种类、作用强度和时间外，还与机体对应激原的敏感性和耐受性有关，从而对相同的应激原可表现出不同程度的应激反应。

思政元素

女 排 精 神

应激是竞技体育训练和竞赛相伴而生的必然产物。越是重大的比赛，引起应激的程度越高。应激可能产生积极结果，也可能造成消极影响。适当的应激有助于动员和挖掘运动员机体的潜能，呈现最佳的竞技状态；但过分强烈的应激，则给运动员的身心带来不利影响，需要进行有效的控制。中国女排作为世界杯历史上唯一的"五冠王"队伍，每名队员都承受着巨大的压力。女排姑娘们面对压力情境时的应激，无所畏惧，秉持祖国至上、顽强拼搏的团队精神，互相支持、鼓励，正确应对了比赛中的各种应激原和挑战，不断超越自我，铸就了一个又一个辉煌。

三、应激的分期

多数应激反应在撤除应激原后，机体可很快恢复内环境稳态。但如果劣性应激原持续作用于机体，应激可表现为一个动态的连续过程，并最终导致内环境稳态失衡和疾病，称为全身适应综合征（general adaptation syndrome，GAS），此过程可分为三期：

1. 警觉期 在应激作用后迅速出现，为机体保护防御机制的最佳动员阶段，称警觉期（alarm stage）。此期特点是以交感-肾上腺髓质系统的兴奋为主，并伴有肾上腺皮质激素增多，主要表现为血压上升、心率及呼吸加快，心、脑、骨骼肌血流量增加，利于调动机体增强抵抗或逃避损伤。但此期持续时间较短。

2. 抵抗期 如果应激原持续作用于机体，警觉期之后机体将进入抵抗或适应阶段，称抵抗期（resistance stage）。此期以交感 - 肾上腺髓质系统兴奋为主的警觉反应将逐步减弱，而出现以肾上腺皮质激素分泌增多为主的适应反应，机体主要表现为代谢率增高、炎症与免疫反应减弱，此时机体适应抵抗能力增强，但同时伴有防御储备能力的消耗，对其它应激原的非特异抵抗力下降。

3. 衰竭期 如果强烈的有害刺激持续作用于机体，将耗竭机体的抵抗能力，进入衰竭期（exhaustion stage）。此期警觉期的反应可再度出现，肾上腺皮质激素持续升高，但糖皮质激素受体的数量和亲和力下降。机体内环境稳态失衡，应激反应的负效应，如与应激相关的疾病、器官功能障碍甚至死亡，都可在此期出现。

上述三个阶段并不一定均依次出现。如果应激原及时消失，多数应激只引起第一、二期的变化，只有少数严重的应激反应才会进入衰竭期。

> **课堂互动**
>
> 请同学们结合实际探讨应激在生活中的作用。

第二节　应激时机体的功能代谢改变及机制

应激是一个以神经内分泌反应为基础，涉及整体、器官和细胞等多层面的全身性反应，包括躯体反应和心理行为反应。

一、神经内分泌反应及机制

中枢神经系统是机体应激反应的调节中枢，若意识丧失，机体对多数应激原的刺激不会出现应激反应。应激相关的神经结构包括新皮质以及边缘系统的重要组成部分，如杏仁体、海马、下丘脑和脑桥蓝斑等。应激时，上述部位可出现活跃的神经传导、神经递质释放和神经内分泌反应等，并产生相应的情绪反应，如兴奋、警觉、紧张等。应激时，代谢和多种器官功能变化的基础是神经内分泌反应，其中，最重要的是激活蓝斑 - 交感 - 肾上腺髓质系统（locus ceruleus-sympathetic-adrenal medulla system，LSAM）和下丘脑 - 垂体 - 肾上腺皮质系统（hypothalamus-pituitary-adrenal cortex system，HPAC）（图 21-1），此外，还伴有其他多种神经内分泌的变化。

（一）蓝斑 - 交感 - 肾上腺髓质系统的变化

1. 结构基础 蓝斑及其相关的去甲肾上腺素能神经元是 LSAM 的中枢位点，上行纤维主要与大脑边缘系统有密切的往返联系，下行纤维则主要投射至脊髓侧角，行使调节交感 - 肾上腺髓质系统的功能，成为应激时情绪、认知、行为变化的结构基础。应激时蓝斑去甲肾上腺素能神经元激活和反应性增高，酪氨酸羟化酶活性升高；蓝斑投射区（下丘脑、海马、杏仁体）的去甲肾上腺素（norepinephrine，NE）水平升高，机体出现紧张、兴奋和专注度升高。

2. 中枢效应 LSAM 激活的中枢效应是引起应激时的兴奋、警觉、专注和紧张；过度激活可产生焦虑、害怕、愤怒等情绪反应，这与蓝斑去甲肾上腺素能神经元上行投射脑区中的去甲肾上腺素水平升高有关。

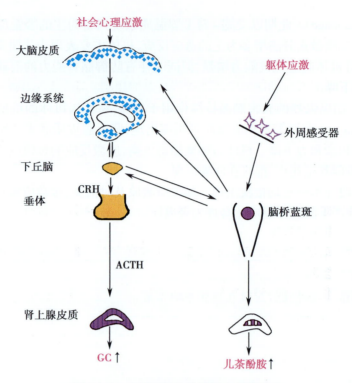

图 21-1　应激时机体的神经内分泌反应

3. 外周效应　LSAM 激活的外周效应主要表现为应激时的血浆中去甲肾上腺素、肾上腺素、多巴胺等儿茶酚胺（catecholamine，CA）水平迅速升高，从而介导一系列的代偿机制，促使机体处于一种唤起（arousal）状态，以克服应激原对机体的威胁和对内环境的干扰。其具体机制主要包括以下四个方面：

（1）增强心脏功能：交感神经兴奋和 CA 的释放使心率增快、心肌收缩力加强，从而增加心输出量。

（2）调节血液灌流：CA 引起心输出量和外周血管阻力增加，使应激时的血液分布更充分合理，从而保证了心、脑和骨骼肌等重要器官的血液供应。

（3）改善呼吸功能：CA 引起支气管扩张，有利于改善肺泡通气，以满足应激时机体耗氧和排除二氧化碳增加的需求。

（4）促进能量代谢：CA 促进糖原和脂肪分解增加，以满足应激时机体能量代谢增加的需求。

但强烈和持续的交感 - 肾上腺髓质系统的兴奋也可导致明显的损害作用。如腹腔内脏器官缺血、缺氧，可导致胃肠黏膜糜烂、溃疡以及出血；血小板数目增加和黏附聚集性增强，引起血液黏滞度增加，促进血栓形成；心率加快和心肌耗氧量增加，可导致心肌缺血和致死性心律失常等。

（二）下丘脑 - 垂体 - 肾上腺皮质系统的变化

1. 结构基础　下丘脑室旁核是 HPAC 的中枢位点，上行纤维主要与杏仁复合体、海马有广泛的往返联系，下行纤维主要通过促肾上腺皮质激素释放激素（corticotropin-releasing hormone，CRH），调控腺垂体释放促肾上腺皮质激素（adrenocorticotropic hormone，ACTH），进而调节肾上腺皮质合成与分泌糖皮质激素（glucocorticoid，GC）。此外，室旁核与蓝斑之间存在密切的交互联络，蓝斑神经元释放的去甲肾上腺素对 CRH 的分泌具有调控作用；CRH 作为内啡肽释放的促激素，促进蓝斑去甲肾上腺素能神经元的活性。

2. 中枢效应　HPAC 激活的中枢效应主要是引起应激时的情绪行为变化。适量的

CRH 分泌可使机体保持兴奋或愉快感；而过度的 CRH 分泌，导致适应机制障碍，出现焦虑、抑郁、学习和记忆能力下降等。

3. 外周效应 HPAC 激活的外周效应由 GC 介导。应激时 GC 分泌量可迅速增加，从而在机体抵抗有害刺激的应激反应中发挥极为重要的作用。GC 进入细胞后，与胞质中的糖皮质激素受体（glucocorticoid receptor，GR）结合，激活 GR 并促使其入核，通过调节下游靶基因的表达而发挥作用。应激时 GC 的保护作用主要包括以下方面：

（1）有利于维持血压：GC 本身对心血管没有直接的调节作用，但是 CA 发挥心血管的调节作用需要 GC 的存在，这被称为 GC 的允许作用（permissive action）。GC 缺乏时，循环系统可降低对 CA 的反应性，应激时容易发生低血压和循环衰竭。

（2）有利于维持血糖：促进蛋白质分解和糖异生，补充肝糖原储备有利于升高血糖，以保证脑等重要器官的葡萄糖供应。

（3）有利于脂肪动员：对 CA、胰高血糖素和生长激素的脂肪动员具有允许作用，从而促进脂肪分解并提供能量。

（4）对抗细胞损伤：GC 的诱导产物脂调蛋白通过抑制磷脂酶 A_2 的活性，增强细胞膜的稳定性，可减轻溶酶体酶对组织细胞的损害。

（5）抑制炎症反应：抑制中性白细胞的活化和促炎介质的产生，增加抗炎介质的活性，从而发挥抑制炎症和调节免疫反应的作用。

但持续的 GC 分泌增加也会对机体产生一系列不利影响，如抑制免疫系统，使机体的免疫力下降，易发生感染；产生高血脂、高血糖并诱发胰岛素抵抗等一系列代谢改变；抑制甲状腺和性腺功能，导致内分泌紊乱和性功能减退等。

（三）其他神经内分泌的变化

1. 胰高血糖素和胰岛素 应激时，交感神经兴奋促进胰岛 A 细胞分泌胰高血糖素、抑制胰岛 B 细胞分泌胰岛素；GC 可抑制骨骼肌的胰岛素敏感性和葡萄糖的利用能力，有助于维持血糖水平，以满足重要器官对能量的需求。

2. 抗利尿激素和醛固酮 创伤、疼痛、手术等应激原即可引起抗利尿激素分泌增加，也可激活肾素 - 血管紧张素 - 醛固酮系统，增加醛固酮分泌，从而增加肾小管上皮细胞对水和钠的重吸收，减少尿量，有利于维持血容量。

3. β- 内啡肽 β- 内啡肽主要在腺垂体合成。感染、创伤、休克等多种应激原可使其分泌增多。β- 内啡肽有很强的镇痛作用，可减轻创伤患者的疼痛及由此引发的其他不良应激反应。β- 内啡肽还可抑制交感 - 肾上腺髓质系统的活性，抑制 ACTH 和 GC 的分泌，以避免这两个系统在应激过程中过度激活，从而在应激反应的调控中发挥重要作用。

除上述变化外，应激还可引起广泛性的多种神经内分泌变化，如促甲状腺素、促甲状腺素释放激素、黄体生成素等的降低，以及催乳素等的升高。

二、应激时的免疫应答反应

免疫系统是应激反应的重要组成部分，可与神经内分泌系统产生多种形式的相互作用。这不仅因为某些应激（如感染、急性损伤）可直接导致免疫反应，还因为免疫系统可受神经纤维、神经递质和激素的支配。在巨噬细胞、T 淋巴细胞、B 淋巴细胞等免疫细胞中发现肾上腺素受体、糖皮质激素受体等多种神经 - 内分泌激素受体。因此，应激时免疫反应的变化与神经内分泌的改变密切相关。反之，免疫系统也可通过产生多种神经内分泌激素和细胞因子，调节神经 - 内分泌系统的功能。如干扰素与阿片受体结合，产生阿片肽样的镇痛作用；TNF-α 可促使星形胶质细胞生成脑啡肽，并促进下丘脑分泌 CRH，进而使 ACTH 和 GC

知识链接：应激时 LSAM 和 HPAC 以外的内分泌变化

分泌增多;IL-1 可直接作用于中枢神经系统,使体温升高、代谢增加、食欲降低,促进 CRH、GH、TSH 释放而抑制催乳素、LH 分泌。由于免疫细胞具有游走性,其所分泌的激素和因子既可在局部发挥生理或病理作用,亦可进入循环产生相应的内分泌激素样作用。

总之,神经内分泌和免疫系统拥有一套共同的信息分子(神经肽、激素、细胞因子等)及相应的受体,促进合成和释放这些信息分子,实现了系统内或系统间的相互作用,并以网络的形式共同调节应激反应。

三、急性期反应和急性期反应蛋白

急性期反应(acute phase response,APR)是感染、烧伤、大手术、创伤等强烈应激原诱发机体产生的一种快速防御反应,表现为体温升高、血糖升高、分解代谢增强和血浆蛋白质浓度的急剧变化。相关的血浆蛋白多肽统称为急性期反应蛋白(acute phase protein,APP)。APP 属于分泌型蛋白,种类繁多,主要由肝细胞合成;此外,单核巨噬细胞、血管内皮细胞和成纤维细胞亦可产生少量 APP。APP 的产生主要与活化的单核巨噬细胞释放炎性因子有关,包括白细胞介素 1(interleukin-1,IL-1)、IL-6 和肿瘤坏死因子 α(tumor necrosis factor alpha,TNF-α)等。

正常情况下,血浆 APP 含量较低,并保持相对稳定。急性期反应过程中,不同的 APP 具有不同的变化特征,如 C 反应蛋白(C-reactive protein,CRP)、血清淀粉样蛋白 A 等可升高 1 000 倍以上,α1- 抗胰蛋白酶、α1- 抗糜蛋白酶、α1- 酸性糖蛋白等升高数倍,而铜蓝蛋白、补体 C3 等只升高 50% 左右。白蛋白、转铁蛋白等少数蛋白甚至在 APR 时出现降低。

知识链接:急性期反应蛋白的相关特性

APP 的生物学功能广泛,主要包括以下方面:

1. 抗感染　某些 APP 可参与激活补体系统,调控先天性免疫应答,从而发挥抗感染的作用,如 CRP、补体 C3 和纤维连接蛋白等。CRP 既可结合细菌的细胞壁,发挥抗体样调理作用;又可激活补体经典途径增强吞噬细胞功能,从而有利于迅速清除细菌。纤维连接蛋白不仅增强单核巨噬细胞的趋化活性、Fc 受体表达水平及吞噬功能,还可促进其补体 C3b 的表达,激活补体旁路途径。由于血浆 CRP 水平与炎症、急性期反应程度呈正相关,因此临床上常将其作为炎症与疾病活动性的重要指标。

2. 抗损伤　在创伤、感染、炎症等应激状态下,体内蛋白水解酶和氧自由基产生增多,导致组织细胞损伤。APP 中存在多种蛋白酶抑制物,如 α1- 抗胰蛋白酶、α1- 抗糜蛋白酶、C1 酯酶抑制因子等,可抑制相应蛋白酶的活性;而铜蓝蛋白可激活超氧化物歧化酶,促进氧自由基的清除,从而有利于减轻组织细胞损伤。

3. 调节凝血与纤溶　在组织损伤早期,增加凝血因子和纤维蛋白原,可促进凝血,有利于阻止病原体及其毒性产物的扩散。在凝血后期,增加的纤溶酶原通过激活纤溶系统和溶解纤维蛋白凝块,有利于组织修复。

4. 结合运输功能　结合珠蛋白、铜蓝蛋白和血红素结合蛋白等可作为载体蛋白与相应的物质结合,介导其代谢和功能,避免过多的游离铜离子、血红素等对机体造成危害。

四、细胞应激反应

细胞应激反应(cellular stress response)是指细胞在应激原刺激下导致生物大分子(如膜脂质、蛋白质和 DNA)损伤、细胞稳态破坏时,细胞通过调节自身的蛋白表达与活性,产生一系列防御性反应,以增强其抗损伤能力和稳态重建功能。细胞应激反应是一个高度保守、复杂的有序过程,包括信号感知、转导和效应等环节。根据应激原和应激反应特点的不同,细胞应激反应可分为热应激、低氧应激、氧化应激、基因毒应激、内质网应激等。某些应激原可引起两种甚至多种细胞应激反应,如氧自由基可同时攻击膜脂质、蛋白质和核酸,既可导致氧化应激,又可引发基因毒应激。

尽管引起生物大分子损伤的应激原差异很大,但由其所激发的细胞防御反应往往表现出应激原非特异性。同时,一些应激原特异性的应激反应通常与细胞稳态重建有关。此处重点介绍常见的热休克反应和氧化应激。

(一)热休克反应

1. 概念 热休克反应(heat shock response,HSR)是指生物在热刺激或其他应激原作用下,所表现出的以热休克蛋白(heat shock protein,HSP)生成增多为特征的细胞反应。HSR是最早发现的细胞应激反应。而 HSP 是在热应激或其他应激时细胞新合成或合成增加的一组蛋白质,主要在细胞内起作用,属于非分泌型蛋白质。除环境高温以外,其他应激原如低氧、缺血、创伤、中毒等也能诱导细胞生成 HSP。因此,HSP 又称应激蛋白。

2. HSP 的分类 HSP 是一组广泛存在于生物体中、结构高度保守的胞内蛋白质。按分子量大小可分成若干家族,如 HSP90、HSP70 和 HSP27 等;按生成方式又可分为组成型和诱导型。其中,与应激关系最密切的是 HSP70 亚家族成员,其在应激时表达显著增加。

3. HSP 的功能 HSP 主要的生物学功能是参与蛋白质的折叠、转位、复性和降解,故被形象地称为分子伴侣(molecular chaperone)。HSP 蛋白 C 端的疏水区与新合成或变性蛋白质暴露在分子表面的疏水区域结合,并依赖其 N 端的 ATP 酶活性,促进蛋白质正确折叠与变性蛋白质复性,以及防止蛋白质聚集;而当蛋白质遭受严重损伤不能复性时,HSP 则可协助蛋白酶系统,降解受损蛋白质。因此,HSP 具有增强细胞应对有害刺激的抗损伤能力,进而发挥非特异性保护作用。

4. HSP 的表达调控 正常情况下,多数 HSP 在细胞中有不同程度的基础表达,即组成性表达(constitutive expression),如 HSP90β、HSP60、HSP27 等;应激状态下,HSP 的表达进一步提升,称为诱导性表达(inducible expression)。某些 HSP 在正常情况下表达水平很低,而应激状态下迅速升高,如 HSP70。细胞在应激原作用下,诱导 HSP 表达时,热休克因子(heat shock factor,HSF)发挥重要作用。在应激原作用下,细胞内发生蛋白质变性,变性的蛋白质通过与 HSP 结合,释放出游离的 HSF;HSF 可聚合形成三聚体并转位至核内,与 HSP 基因上游的启动子序列结合,激活 HSP 基因的转录,从而诱导 HSP 的表达。

(二)氧化应激

正常的情况下,机体的氧化-抗氧化能力保持相对稳定。当外源性和/或内源性刺激因素使机体自由基产生过多和/或清除减少,引起氧化-抗氧化稳态失衡,导致过多自由基引起组织细胞的氧化损伤称为氧化应激(oxidative stress)。氧化应激也可促进机体的抗损伤作用。如自由基可激活细胞的多条信号转导通路及转录因子(如 AP-1 和 NF-κB),诱导锰离子超氧化物歧化酶(Mn-SOD)、过氧化氢酶(CAT)、谷胱甘肽过氧化物酶(GSH-PX)等抗氧化系统相关蛋白酶的表达,从而增强对自由基的清除能力,促进细胞对抗氧化损伤的特异性保护作用。然而,如果自由基生成过多,或细胞的抗氧化能力下降,氧化应激还可诱导细胞凋亡发生,从而加重应激条件下的组织细胞损伤。

五、应激的心理行为反应

无论是社会心理因素,还是躯体因素的应激原,都可引起心理反应。根据机体对应激原的最终适应效果,心理反应主要表现为积极的心理反应和消极的心理反应。积极的心理反应可以提高机体警觉水平和活动能力,有利于集中注意力,动员全部力量,增强对应激原的判断和应对能力(如急中生智)。消极的心理反应则能降低机体的活动水平,使人意识狭窄、行为刻板,表现为对应激原的无能为力,但也具有缓解心理应激水平与内心痛苦的作用。过度和长时间刺激所引起的严重或慢性心理应激可导致不同程度的精神障碍,表现为焦虑、紧张、害怕、孤独、易怒和沮丧,甚至出现抑郁和自杀倾向。心理反应往往受个体的主观评价、人格特征、既往经验等诸多因素的影响,存在较大差异。应激的心理反应可表现为情绪反应、行为反应和心理自卫等方面,它们往往以综合或交错的形式出现。

(一) 情绪反应

应激时的情绪反应(emotional response)主要包括焦虑、抑郁、恐惧和愤怒等,这些负面的情绪反应既是对各种应激原的最初反应,也是引起后续反应的信号,进而动员机体全部的应对能力。情绪反应的产生机制与蓝斑去甲肾上腺素能神经元兴奋和下丘脑室旁核释放CRH密切相关。

(二) 行为反应

应激时的行为反应(behavioral response)指机体为缓解应激对个体自身的不利影响,为摆脱心身紧张状态而采取的行为应对策略,包括敌对与攻击、逃避与回避、冷漠、无助与自怜、病态固执和物质滥用(如酗酒、暴饮暴食、药物滥用)等。

(三) 心理自卫

应激时的心理自卫(psychological defense)指个体处于挫折与冲突的应激情境时,为了解脱烦恼、摆脱困境、缓解痛苦与不安,而发生的一种自觉或不自觉的适应性心理倾向与心理活动,以稳定情绪、恢复心理平衡。常见的表现形式包括否认、转移、合理化、升华、补偿、幻想、潜抑、推诿等。

第三节　应激与疾病

无论是躯体应激还是心理应激,应激负荷过强或持续时间过长,都可引起机体代谢和器官功能紊乱,最终导致疾病(图 21-2)。应激不仅是某些疾病的病因,还是多种疾病发生发展的重要参与因素。习惯上仅将应激作为主要致病因素的疾病称为应激性疾病,如应激性溃疡(stress ulcer,SU)。而将应激作为一个重要诱因,参与疾病发生、发展过程,这些疾病称为应激相关疾病(stress-related illnesses),如原发性高血压、冠心病、代谢性疾病、肿瘤、抑郁症等。其中,将以社会心理因素作为主要病因或诱因的一类躯体疾病统称为心身疾病(psychosomatic disease)。

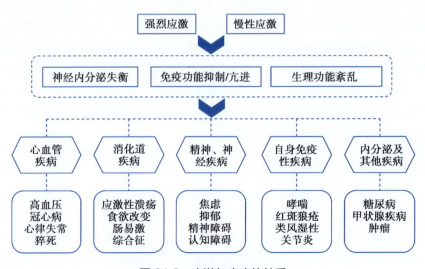

图 21-2　应激与疾病的关系

一、应激与心血管疾病

应激时,SLAM 和 HPAC 系统兴奋可释放大量的儿茶酚胺和糖皮质激素;同时伴有 ADH 的释放和肾素 - 血管紧张素 - 醛固酮系统的激活,从而导致心率增快、心肌收缩力增强、心输出量增加、血压升高、冠状动脉血流量增加,以保证重要脏器的供血需要。然而,强烈的应激以及长时间的心理性应激可对心血管系统产生不利影响,导致心血管疾病的发生与发展。

(一) 心源性猝死

心源性猝死(cardiac sudden death,CSD)是最严重的应激相关疾病,其前奏往往是致死性心律失常(arrhythmias)。强烈的情绪反应或心理应激,是致死性心律失常和心源性猝死的重要原因。大量实验和临床证据表明,交感 - 肾上腺髓质系统的强烈兴奋,引起冠状动脉痉挛,在冠状动脉和心肌已有病变的基础上,加重心肌缺血,导致心肌纤维断裂、心肌细胞死亡;此外,还可引起心肌电活动异常,诱发室性期前收缩,降低心室颤动的阈值,严重时可诱发致死性心室颤动(ventricular fibrillation),导致心源性猝死。

(二) 冠心病

由于冠状动脉的功能性痉挛或粥样硬化,导致其管腔阻塞,心肌缺血、缺氧而引起的心脏病称为冠状动脉性心脏病(coronary heart disease,CHD),简称冠心病。脂代谢异常、血流动力学改变和冠状动脉壁的病变是影响冠心病的直接因素。调查表明,有 1/3 ~ 1/2 的冠心病患者在发病前都存在不同程度的应激,以情绪激动、心理紧张和体力劳动最为常见。因此,心理应激是冠心病发生、加重和复发的重要诱因。应激导致冠心病发生的机制涉及多个环节,如应激时脂肪分解加强,使血脂水平升高,尤其是低密度脂蛋白水平的增加;交感兴奋引起的急性期反应,可促进血液黏滞度和凝固性增加,使血管损伤部位(如粥样损伤部位)的血栓形成,导致急性心肌缺血、心肌梗死。

(三) 高血压

过度的脑力工作负荷、持续紧张、长期精神刺激、烦恼、焦虑等可使心理长期处于紧张状态。应激通过激活交感 - 肾上腺髓质系统和肾素 - 血管紧张素 - 醛固酮系统,引起小血管收缩,外周阻力增大;而糖皮质激素的持续升高,增加了血管平滑肌细胞对儿茶酚胺的敏感性。同时,持续的交感兴奋还可促进血管壁增生变厚,管壁与口径的比值增大,对交感冲动的反应性增加;而醛固酮与 ADH 分泌增加,可促进水钠潴留。这些因素的综合作用导致高血压(hypertension)的发生发展。

二、应激与消化道疾病

应激可引起消化道功能紊乱,严重时导致应激性溃疡。

(一) 功能性胃肠病

功能性胃肠病(functional gastrointestinal disorder,FGID)是一类具有消化道症状而没有明确的器质性病变或生化指标异常的胃肠道疾病。所有 FGID 的发生都与心理因素存在着直接或间接的关联,其机制可能与应激抑制胃排空和刺激结肠运动有关。

肠易激综合征(irritable bowel syndrome,IBS)是一种以腹痛或腹部不适伴排便异常为特征的肠功能紊乱性综合征,是 FGID 的典型代表。临床上,IBS 发病以 20~50 岁多见,女性多于男性,主要表现为慢性和反复发作的腹痛、腹胀、腹鸣、便秘或腹泻等症状,但胃肠道并没有明确的形态学和生化方面的异常。IBS 与心理应激密切相关,常伴有焦虑、抑郁等情感障碍。

（二）应激性溃疡

应激性溃疡是指机体在遭受创伤、重病、大手术等强烈应激情况下导致的胃及十二指肠黏膜的急性损伤，主要表现为的糜烂、溃疡、出血、穿孔等，是应激最具有特征性的病理变化。据内镜检查，重伤、重病时，应激性溃疡的发病率可高达 75%~ 100%。如未发生穿孔，应激性溃疡可在应激原消失后的数日内自愈。因此，应激性溃疡是一种典型的应激性疾病。其发生机制与下列因素有关：

1. 胃肠黏膜缺血　由于交感 - 肾上腺髓质系统的强烈兴奋，胃肠血管收缩，致胃肠黏膜缺血缺氧，可造成胃肠黏膜损伤。黏膜的缺血以及应激时明显增加的糖皮质激素，引起蛋白质合成减少而分解增加，使得胃肠黏膜上皮细胞再生和修复能力降低，这些成为应激时出现胃黏膜糜烂、溃疡、出血的基本原因。

2. 胃的屏障功能降低　黏膜缺血使上皮细胞能量不足，不能产生足量的碳酸氢盐和黏液，而糖皮质激素可促进盐酸和胃蛋白酶的分泌增加，胃黏液分泌减少，致使胃黏膜屏障（黏膜上皮细胞的腔面膜和相邻细胞间的紧密连接构成的生理屏障）和胃黏液屏障（由覆盖于黏膜表面的大量的凝胶黏液和碳酸氢盐组成）遭到破坏，胃酸中的 H^+ 反向逆流入黏膜增多，而碳酸氢盐减少又导致中和胃酸的能力减弱，且黏膜细胞合成、分泌的能增强其抵御有害因子侵袭的物质减少。已知在胃黏膜血流灌注良好的情况下，反向弥散至黏膜内的过量 H^+ 可被血流中的 HCO_3^- 所中和或被血流及时运走，从而防止 H^+ 对细胞的损伤。而在应激条件下，因黏膜血流量的减少不能及时将弥散入黏膜的 H^+ 运走，使得 H^+ 在黏膜内积聚并造成损伤。

3. 其他损伤因素　如胆汁逆流在胃黏膜缺血的情况下可损害黏膜的屏障功能，使黏膜通透性增高，H^+ 反向逆流入黏膜增多。此外，一些损伤性应激时氧自由基对黏膜上皮的损伤也与应激性溃疡的发生有关。

总之，应激性溃疡的发生是机体神经内分泌失调、胃的屏障功能下降等多因素综合作用的结果。

三、应激与精神神经疾病

应激负荷过强促进神经内分泌反应的过度亢奋，引起强烈而广泛的情绪和行为反应，导致多种形式的精神和认知障碍。

（一）应激性精神障碍

根据其临床表现及病程长短，应激相关的精神障碍可分为三大类：

1. 急性应激障碍　急性应激障碍是由于急剧、严重社会心理因素的强烈刺激，即刻（1小时内）发生的功能性精神障碍。其表现为强烈恐惧体验的精神运动性兴奋，如叫喊、无目的地乱跑甚至痉挛发作；或表现为精神运动性抑制，如不言不语甚至木僵。应激原消除后，经适当治疗，预后良好，精神可恢复正常，一般无人格缺陷。

2. 创伤后应激障碍　创伤后应激障碍（post traumatic stress disorder，PTSD）指经受异乎寻常的威胁性或灾难性心理创伤后，延迟出现并长期持续的精神障碍综合征。个体以反复重现和体验先前的恐怖经历或目睹的应激场面（如残酷的战争、突发性的自然灾害、被强暴或劫持以及长期的身心虐待）为特征，表现为极度恐惧、痛苦与无助，并伴有情绪的易激惹和回避行为。这种特殊的心身反应状态与应激事件的发生密切相关，且会在应激原撤除后继续进展和恶化。

3. 适应障碍　适应障碍是由于长期存在的心理应激或困难处境，加上自身脆弱的心理特点与人格缺陷，产生的以抑郁、焦虑、烦躁等情感障碍为主，伴有社会适应不良和学习工作能力下降的一类精神障碍。通常应激后 1 个月内发生，持续时间不超过 6 个月。

ER-21-4

病案分析：
应激性溃疡

（二）抑郁症

抑郁症（depression）是一种常见的精神疾病，属于情感性精神障碍或心境障碍性疾病，可表现为无助和绝望，伴有食欲下降、睡眠不佳、精神疲惫、思维迟钝甚至混乱。抑郁症的发展常常由社会环境和心理应激所致，因此应激是抑郁症的重要诱因。其机制与应激导致的神经内分泌反应过强，包括糖皮质激素水平过高和免疫功能紊乱有关。

四、应激与免疫相关疾病

（一）免疫功能抑制

无论是躯体应激还是心理应激，都会导致机体免疫功能的改变。尽管一定条件下某些应激原可以增强机体的免疫功能，但如愤怒、惊吓、心理紧张等可诱发哮喘；慢性应激和长时间的心理应激可抑制机体的免疫功能，使其对感染性疾病的抵抗力下降，并可促进肿瘤的发生发展。其发生主要与糖皮质激素和儿茶酚胺对免疫系统的抑制效应有关。

（二）自身免疫性疾病

应激也可以诱发自身免疫性疾病。一些自身免疫性疾病（如类风湿性关节炎、系统性红斑狼疮）患者常有精神创伤史或明显的心理应激因素，严重的心理应激可诱发这些疾病的急性发作，但其具体作用机制尚不清楚。

五、应激与内分泌和代谢性疾病

急性应激时，机体代谢率升高，糖、脂肪和蛋白质的分解代谢增强、合成代谢降低，可引起应激性高血糖、血中游离脂肪酸和酮体增多以及负氮平衡（图21-3）。如果应激持续时间过长，则会引起消瘦、体重下降和贫血等，导致创面愈合迟缓和机体免疫力降低。其主要机制与应激时儿茶酚胺、糖皮质激素和胰高血糖素释放增加，而胰岛素分泌绝对或相对不足等因素有关。因此，长期心理应激可导致糖尿病的发生发展。

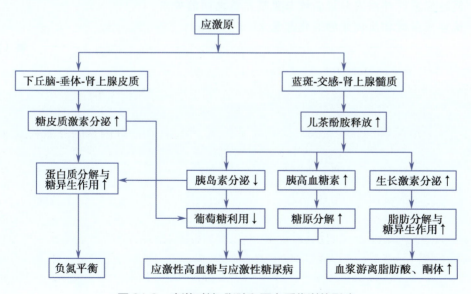

图 21-3 应激对糖、脂肪和蛋白质代谢的影响

应激还可引起其他内分泌疾病。如慢性心理应激可干扰垂体生长激素的释放，引起儿童生长发育迟缓、青春期延迟，并常伴有行为异常，如抑郁和异食癖等，被称为心理社会呆小状态或心因性侏儒（psychogenic dwarf）。应激状态解除后，其血浆生长激素水平会很快回

升,生长发育也随之加速。此外,应激也是生殖系统内分泌性疾病常见而重要的原因,下丘脑 - 垂体 - 肾上腺轴可通过各个环节抑制性腺轴。精神心理应激时,下丘脑分泌的促性腺激素释放激素水平降低或者分泌节律紊乱,导致女性月经紊乱或停经等,哺乳期妇女可出现乳汁减少甚至断乳等。

第四节 病理性应激防治的病理生理基础

1. 及时去除躯体应激原 对于明确的躯体应激原,应尽量予以及时去除。如控制感染、修复创面等。去除躯体应激原不仅有利于治疗躯体疾病,同时也有利于消除或缓解心理应激。

2. 注重心理治疗和心理护理 合理的心理治疗和心理护理有助于及时消除、缓解患者的心理应激,避免新的应激原刺激,以增强患者的康复信心。

3. 合理使用糖皮质激素 糖皮质激素的释放是机体一种重要的防御保护机制。对应激反应低下的患者(可表现为皮质醇含量偏低),可适当补充糖皮质激素,有助于患者度过危险期。

4. 加强营养 应激时的高代谢率及脂肪、糖原和蛋白质的大量分解,对机体造成巨大消耗,需要及时加强营养。可经胃肠道或静脉补充氨基酸、葡萄糖 - 胰岛素 - 钾极化液和白蛋白等,以促进机体合成代谢。

复习思考题

1. 何为应激? 为什么说应激是非特异性全身适应性反应?
2. 什么是急性期反应? 急性期反应蛋白的生物学意义有哪些?
3. 简述应激时神经内分泌系统与免疫系统之间的关系。
4. 试述应激时物质代谢的变化与意义。

(魏 杰)

第二十二章

缺血 - 再灌注损伤

学习目标

1. 通过学习缺血 - 再灌注损伤的概念、原因和条件,能够理解缺血 - 再灌注损伤的发生机制。

2. 通过学习缺血 - 再灌注损伤的发生机制,能够准确表述缺血 - 再灌注损伤时的机体功能代谢变化。

3. 通过学习缺血 - 再灌注损伤时的机体功能代谢变化,为寻找新的治疗方法和药物靶点提供新思路。

第一节 概 述

良好的血液循环对于组织细胞维持正常的功能代谢至关重要。由于各种原因造成组织血液灌注减少而使细胞发生损伤,称为缺血性损伤(ischemic injury)。在缺血组织恢复血液灌注的治疗过程中发现,再灌注具有双重性:多数情况下,缺血后再灌注使受损组织器官结构得以修复,患者病情好转或康复;但部分患者恢复血液灌注后,不仅未能使组织器官功能恢复,反而出现损伤加重。这种在恢复某些缺血组织器官的血液灌注后,反而进一步加重其功能障碍和结构损伤的现象称为缺血 - 再灌注损伤(ischemia-reperfusion injury,IRI)。

缺血 - 再灌注损伤可继发于多个病理过程,如心肌梗死、缺血性卒中、创伤、急性肾损伤、循环骤停等,也会出现在溶栓治疗、经皮冠状动脉介入治疗、器官移植、断肢再植后血流恢复而引起的心、脑、肝、肾和多器官损伤。因此,阐明缺血 - 再灌注损伤的发生机制至关重要。在对其发生机制的研究中发现,以无钙溶液灌流离体大鼠心脏 2 分钟后,再以含钙溶液灌注时,出现了心肌电信号、功能、代谢和结构的异常,这种现象称为钙反常(calcium paradox)。预先用低氧溶液灌注组织或在缺氧条件下培养细胞,一定时间后再恢复正常氧供,组织和细胞的损伤不仅未能恢复,反而更趋严重,称为氧反常(oxygen paradox)。缺血引起的代谢性酸中毒是细胞功能及代谢障碍的重要原因,但在再灌注时迅速纠正缺血组织的酸中毒,反而加重细胞损伤,称为 pH 值反常(pH paradox)。上述现象提示钙、氧和 pH 值可能参与缺血 - 再灌注损伤的发生发展。

第二节　缺血-再灌注损伤的原因和条件

凡是在组织器官缺血基础上的血液再灌注都可能成为缺血-再灌注损伤的发生原因。值得注意的是,并非所有缺血的组织器官在恢复血液供应后都会发生缺血-再灌注损伤,但许多因素可以影响其发生发展及严重程度。

一、常见原因

1. 组织器官缺血后恢复血液供应,如休克时微循环的疏通,断肢再植和器官移植等。
2. 某些医疗技术的应用,如冠脉搭桥术、溶栓疗法、经皮冠状动脉介入治疗等。
3. 体外循环条件下的心脏手术、肺血栓切除手术,心肺复苏和脑复苏等。

二、常见条件

1. 缺血时间　缺血时间是影响缺血-再灌注损伤的首要因素。组织器官具有耐受一定时间缺血的能力,若缺血时间短,恢复血供后可无明显的再灌注损伤。若缺血时间长,恢复血供后则易出现再灌注损伤;若缺血时间过长,缺血器官因已发生不可逆性损伤,则无法观察到再灌注损伤。另外,不同器官发生再灌注损伤所需的缺血时间也不相同,如冠状动脉一般为15~45分钟,肝脏一般为45分钟,肾脏和小肠一般为60分钟,骨骼肌甚至可达4小时。

2. 侧支循环　缺血后侧支循环的形成有助于缩短缺血时间和减轻缺血程度。因此,侧支循环容易形成者,不易发生再灌注损伤。

3. 需氧程度　心、脑等对氧需求高的器官,易发生缺血-再灌注损伤。

4. 再灌注条件　再灌注时,液体的压力、温度、pH值以及电解质的含量都是缺血-再灌注损伤发生的重要影响因素。降低再灌注液的速度、温度、pH值以及减少灌注液中 Ca^{2+} 和 Na^+ 的含量,均能减轻再灌注损伤;适当增加 K^+ 和 Mg^{2+} 的含量,也有利于减轻再灌注损伤。

第三节　缺血-再灌注损伤的发生机制

缺血-再灌注损伤的发生机制尚未完全阐明,目前认为自由基生成增多、细胞内钙超载和炎症反应过度激活是其主要发病环节。

一、自由基增多

(一) 自由基的概念与分类

自由基(free radical)是指在外层电子轨道上具有单个不配对电子的原子、原子团和分子的总称。在形成分子时,化学键中电子必须成对出现,而在反应中自由基必须夺取其他物质的一个电子,使自己形成稳定的结构,因此自由基的化学性质非常活泼。自由基的种类很多,生物体系中自由基主要有:

1. 氧自由基　由于特殊的电子排列结构,氧分子(O_2)极易形成自由基,这些由氧分子形成的自由基统称为氧自由基(oxygen free radical,OFR),包括超氧阴离子(O_2^-)、羟自由基(OH·)、一氧化氮自由基(NO·)等。其中,OH·是目前发现最活跃的氧自由基。

体内还有其他的化学性质活泼的含氧化合物,如过氧化氢(H_2O_2)、单线态氧($^1O_2$)、臭氧等,虽不是自由基,但其氧化作用很强,与氧自由基统称为活性氧(reactive oxygen species,ROS)。

2. 其他自由基　由氧自由基与多价不饱和脂肪酸作用后生成的中间代谢产物称为脂性自由基,如烷自由基($L\cdot$)、烷氧自由基($LO\cdot$)、烷过氧自由基($LOO\cdot$)等,以及氯自由基($Cl\cdot$)和甲基自由基($CH_3\cdot$)等。

(二)缺血 - 再灌注导致氧自由基增多的机制

1. 线粒体受损　线粒体是细胞氧化磷酸化反应的主要场所。缺血、缺氧使细胞内氧分压降低、线粒体氧化磷酸化功能障碍,ATP 生成减少,Ca^{2+} 进入线粒体增多,细胞色素氧化酶系统功能失调,电子传递链受损,以致进入细胞内的氧经 4 价被还原形成的水减少,而经单电子还原途径形成的自由基增多,尤其是线粒体内 H_2O_2 及 $OH\cdot$ 产生成增多。

2. 中性粒细胞聚集与激活　缺血时,产生的自由基作用于细胞膜,生成白三烯以及补体系统,激活的 C_3 片段具有很强的趋化性,可促进大量中性粒细胞聚集并激活。再灌注期间,组织重新获得氧,使得激活的中性粒细胞耗氧量显著增加,产生大量氧自由基,即呼吸爆发(respiratory burst)或氧爆发(oxygen burst),从而进一步造成组织细胞损伤。

3. 黄嘌呤氧化酶形成增多　黄嘌呤酶类主要存在于毛细血管内皮细胞内。生理情况下,黄嘌呤氧化酶(xanthine oxidase,XO)只占 10%,而其前身黄嘌呤脱氢酶(xanthine dehydrogenase,XD)占 90%。XD 转化为 XO 的过程是 Ca^{2+} 依赖性的。缺血时,一方面由于 ATP 生成减少,钙泵功能障碍,Ca^{2+} 进入细胞激活 Ca^{2+} 依赖性蛋白水解酶使 XD 大量转变为 XO;另一方面因氧分压降低,ATP 分解增多,ATP 依次降解为 ADP、AMP 和次黄嘌呤,以致次黄嘌呤在缺血组织内大量堆积。再灌注时,大量分子氧随血液进入缺血组织,促进 XO 催化堆积的次黄嘌呤依次生成黄嘌呤和尿酸,在这两步反应中都以分子氧为电子接受体,产生大量的尿酸和 H_2O_2。因此,再灌注时组织内 $OH\cdot$ 和 H_2O_2 等活性氧大量增加(图 22-1)。

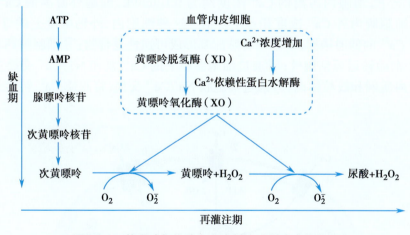

图 22-1　黄嘌呤氧化酶在自由基生成增多中的作用

4. 儿茶酚胺自身氧化增加　缺血作为一种强烈的应激原,可激活交感 - 肾上腺髓质系统产生大量儿茶酚胺,发挥重要的代偿作用。但再灌注时,过多的儿茶酚胺可与氧结合并发生自氧化,此过程会伴随大量氧自由基产生,参与组织损伤。

(三)自由基增多引起缺血 - 再灌注损伤的机制

自由基性质极为活泼,可与各种细胞成分,如膜磷脂、蛋白质、核酸等发生反应,造成细胞结构损伤和功能代谢障碍,甚至细胞死亡。

1. 膜脂质过氧化增强　脂质双分子层对于维持细胞膜结构完整及功能正常至关重要。

自由基与膜内不饱和脂肪酸作用引发的脂质过氧化（lipid peroxidation）反应，使膜结构受损和功能障碍。主要表现为以下几方面：

（1）细胞及细胞器膜结构破坏：脂质过氧化使膜不饱和脂肪酸减少，导致不饱和脂肪酸/蛋白质的比例失调；细胞膜及线粒体、溶酶体等细胞器膜的液态性、流动性降低，通透性升高，引起细胞外 Na^+ 与 Ca^{2+} 内流增加，造成细胞水肿和 Ca^{2+} 超载。

（2）生物活性物质生成增多：膜脂质过氧化可激活磷脂酶 C 和磷脂酶 D，促进膜磷脂进一步分解，催化花生四烯酸代谢反应，产生多种生物活性物质，如前列腺素、血栓素 A_2（TXA_2）、白三烯（LTs）等，参与再灌注损伤。

（3）ATP 生成减少：线粒体膜脂质过氧化干扰线粒体的正常功能，造成 ATP 生成减少，从而加重细胞能量代谢障碍。

2. 蛋白质功能受抑 　自由基可与酶和细胞结构蛋白的巯基氧化形成二硫键，使氨基酸残基氧化，引起胞质和膜蛋白与某些酶交联形成二聚体或更大的聚合物，直接损伤蛋白质的功能，如离子通道蛋白或转运体功能抑制。同时膜磷脂微环境的改变共同导致跨膜离子梯度异常，导致细胞内 Na^+、Ca^{2+} 浓度升高，出现细胞水肿和 Ca^{2+} 超载。脂质过氧化还可抑制膜受体、G 蛋白与效应器的耦联，造成细胞信号转导功能障碍。

3. 核酸破坏与 DNA 断裂 　自由基可导致核酸碱基羟化和 DNA 断裂，这种作用 80% 为 OH·所致。

总之，缺血 - 再灌注可引起自由基和活性氧生成增加，特别是氧自由基的产生，从而加重细胞损伤。这种由于氧化物质增多而抗氧化防御功能下降之间的不平衡所造成的损伤，又被称为氧化应激。

二、钙超载

生理情况下，细胞内游离的 Ca^{2+} 浓度约为 0.1μmol/L，细胞外游离的 Ca^{2+} 浓度约为 1.0mmol/L，细胞膜内外 Ca^{2+} 浓度相差 1 万倍。这种细胞内、外钙浓度差的维持是由于：①细胞膜对 Ca^{2+} 的低通透性；②钙与特殊配基形成可逆性复合物；③细胞膜钙泵逆电化学梯度将 Ca^{2+} 主动转运至细胞外；④通过细胞器膜上的 Ca^{2+} 泵和 Na^+/Ca^{2+} 交换蛋白将胞质 Ca^{2+} 贮存于内质网和线粒体内；⑤通过细胞膜 Na^+/Ca^{2+} 交换，将胞质 Ca^{2+} 转运到细胞外等（图 22-2）。

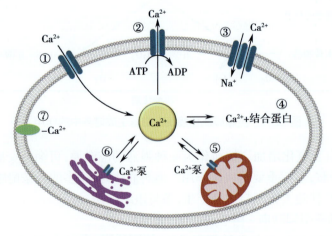

图 22-2　细胞 Ca^{2+} 转运模式图
①电压依赖性钙通道；②细胞膜钙通道；③ Na^+/Ca^{2+} 交换；④胞质结合钙；
⑤线粒体；⑥内质网；⑦细胞膜结合钙

当各种原因引起细胞 Ca^{2+} 转运机制异常、细胞内 Ca^{2+} 含量异常增多,致细胞结构损伤和功能代谢障碍的现象称为钙超载(calcium overload)。

(一) 缺血 - 再灌注导致钙超载的机制

细胞内钙超载主要发生在再灌注期,主要由于 Ca^{2+} 内流增多,而不是 Ca^{2+} 外流减少。钙超载的发生可能与下列因素有关:

1. Na^+/Ca^{2+} 交换异常　Na^+/Ca^{2+} 交换蛋白是心肌细胞膜钙转运蛋白之一。在跨膜 Na^+、Ca^{2+} 梯度和膜电位驱动下,对细胞内外 Na^+、Ca^{2+} 进行双向转运,交换比例为 $3\ Na^+:1\ Ca^{2+}$。生理情况下,Na^+/Ca^{2+} 交换蛋白以正向转运方式将胞质 Ca^{2+} 转移至细胞外,与内质网和细胞膜钙泵共同维持细胞静息状态时的低钙浓度。病理条件下,如细胞内 Na^+ 明显升高或膜内正电位等,Na^+/Ca^{2+} 交换蛋白以反向转运方式将细胞外 Ca^{2+} 转移至细胞内(图 22-3)。现已证实,Na^+/Ca^{2+} 交换蛋白的反向运转增强是引起缺血 - 再灌注时 Ca^{2+} 超载的主要途径。

(1)直接激活:缺血时 ATP 生成减少,导致钠泵活性降低,细胞内 Na^+ 含量明显升高。再灌注时,缺血细胞重新获得氧和营养物质,细胞内高 Na^+ 除直接激活钠泵外,还可迅速激活 Na^+/Ca^{2+} 交换蛋白,以反向转运的方式加速 Na^+ 向细胞外转运,同时将大量 Ca^{2+} 转运入胞质,从而导致细胞内 Ca^{2+} 浓度增加。

(2)间接激活:缺血时,无氧代谢使 H^+ 生成增加,引起组织间液和细胞内酸中毒。再灌注时,组织间液的 H^+ 浓度迅速下降,而细胞内 H^+ 浓度仍很高,细胞内外形成显著的 H^+ 浓度差,通过激活细胞膜 H^+/Na^+ 交换蛋白,促进细胞内 H^+ 外排,细胞外 Na^+ 内流,导致细胞内 Na^+ 浓度增加。再灌注后,由于恢复了能量供应和 pH 值,从而激活细胞膜上的 Na^+/Ca^{2+} 交换蛋白,促进细胞外 Ca^{2+} 大量内流,引起细胞内 Ca^{2+} 超载。

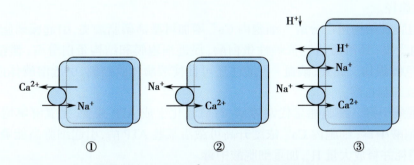

图 22-3　Na^+/Ca^{2+} 交换反向运转模式图
①正常时:Na^+ 内流,Ca^{2+} 外排;②直接激活:再灌注时 Na^+ 外排和 Ca^{2+} 内流增强;
③间接激活:再灌注时细胞外 H^+ 降低使 Na^+/Ca^{2+} 交换增强

2. 蛋白激酶 C(PKC) 激活　缺血 - 再灌注时,内源性儿茶酚胺释放增加,作用于 α_1 肾上腺素能受体,激活 G 蛋白 - 磷脂酶 C 介导的细胞信号转导通路,促进磷脂酰肌醇(PIP_2)分解,生成三磷酸肌醇(IP_3)和甘油二酯(DG)。其中,IP_3 促进内质网释放 Ca^{2+};DG 经激活 PKC 促进 H^+/Na^+ 交换,间接增加 Na^+/Ca^{2+} 交换,从而促进细胞外 Ca^{2+} 内流,共同引起胞质 Ca^{2+} 浓度增加。此外,儿茶酚胺还可作用于 β 肾上腺素能受体,通过激活腺苷酸环化酶增加 L 型钙通道的开放,促进细胞外 Ca^{2+} 内流,从而进一步加重细胞内 Ca^{2+} 超载。

3. 生物膜损伤　细胞膜和细胞器膜结构的完整性是维持细胞内、外及细胞内各间区离子平衡的重要结构。生物膜损伤可使其对 Ca^{2+} 通透性增强,导致细胞内 Ca^{2+} 顺浓度增加或

使细胞内 Ca^{2+} 分布异常,从而加重细胞功能紊乱与结构破坏。

(1)细胞膜损伤:缺血造成细胞膜正常结构被破坏,对 Ca^{2+} 通透性增强。再灌注时生成大量的自由基,使细胞膜脂质过氧化,加重膜结构的破坏;细胞内 Ca^{2+} 增加通过激活磷脂酶,使膜磷脂降解,进一步增加细胞膜的通透性,共同促使细胞外 Ca^{2+} 顺浓度差进入细胞内。

(2)线粒体膜损伤:缺血-再灌注时线粒体膜损伤造成 Ca^{2+} 超载主要是由于:①细胞膜损伤,Ca^{2+} 内流增多,促进大量钙盐沉积于线粒体,造成呼吸链中断、氧化磷酸化障碍,使 ATP 合成减少,导致耗能离子泵功能抑制;②缺血-再灌注使线粒体呼吸链酶类活性降低,通过单电子还原而生成自由基和活性氧增多,损伤线粒体膜;③自由基增多和膜磷脂降解,促进膜损伤,导致线粒体内的 Ca^{2+} 释放入胞质。

(3)内质网膜损伤:内质网钙摄取依赖于水解 ATP 的主动转运过程。自由基的作用及膜磷脂的降解可损伤内质网膜,使其钙泵功能障碍,降低了其对 Ca^{2+} 的摄取能力,引起胞质 Ca^{2+} 浓度增加。

(二)钙超载引起缺血-再灌注损伤的机制

目前,钙超载引起再灌注损伤的机制尚未完全阐明,可能与以下因素有关。

1. 能量代谢障碍　聚集于胞质内的 Ca^{2+} 浓度大量增加时,可刺激线粒体钙泵摄取 Ca^{2+},该过程会消耗大量 ATP。同时,进入线粒体的 Ca^{2+} 与含磷酸根的化合物结合形成不溶性磷酸钙,既干扰线粒体的氧化磷酸化,使 ATP 生成减少,又损伤线粒体膜而加重细胞能量代谢障碍。

缺血-再灌注促使线粒体渗透性转导孔(mitochondrial permeability transition pore,mPTP)开放,既可使线粒体呼吸功能受抑,又可导致细胞色素 C 释放,激活凋亡蛋白酶,启动细胞凋亡途径。

2. 细胞膜及结构蛋白分解　细胞内 Ca^{2+} 增加可激活磷脂酶类,引起膜磷脂降解,造成细胞膜结构受损;还可激活钙依赖性蛋白酶,促进细胞膜和结构蛋白分解;激活核酸内切酶,引起染色体损伤。此外,缺血-再灌注还可促使溶酶体膜破裂,引起溶酶体内蛋白水解酶逸出,导致细胞自溶。

3. 加重酸中毒　细胞能量代谢障碍,有氧氧化生成 ATP 减少,无氧酵解增强,乳酸增多,引起细胞酸中毒;细胞内 Ca^{2+} 浓度升高可激活某些 ATP 酶,引起细胞高能磷酸盐水解,加速 ATP 消耗并释放大量 H^+,加重细胞酸中毒。

综上所述,钙超载既是缺血-再灌注损伤的结果,又是引起缺血-再灌注损伤的原因,是再灌注损伤的重要特征。

 课堂互动

请谈一谈自由基增多与钙超载之间的关系。

三、炎症反应过度激活

缺血-再灌注可使体内免疫反应被激活,特别是无菌性炎症反应,主要涉及固有和适应性免疫系统的免疫细胞聚集与活化,补体系统的激活。其中,白细胞聚集、激活介导的微血管损伤在缺血-再灌注损伤的发生中发挥重要作用。

（一）缺血 - 再灌注引起炎症反应过度激活的机制

缺血心肌内有白细胞（主要是中性粒细胞）明显聚集，其数量随缺血时间延长和再灌注的发生而大量增加。组织在缺血 - 再灌注时白细胞浸润增加的机制尚不十分清楚，可能与下列因素有关：

1. 细胞黏附分子生成增多　这是导致缺血组织中白细胞大量聚集、浸润的主要因素。正常情况下，微血管内皮细胞仅表达少量黏附分子，血管内皮细胞与血流中的中性粒细胞互相排斥保证血流通畅。缺血 - 再灌注后数分钟，血管内皮细胞和白细胞表达大量黏附分子，如整合素、选择素、细胞黏附分子等，引起中性粒细胞与受损血管内皮细胞之间的广泛黏附、聚集。

2. 趋化因子与细胞因子生成增多　再灌注损伤时，细胞膜磷脂降解，花生四烯酸代谢产物增多，其中白细胞三烯、血小板活化因子、补体 C5a 片段、激肽等细胞因子增多，这些物质具有很强的趋化作用，能够吸引大量白细胞黏附于血管内皮或渗出到受损区域。白细胞与血管内皮细胞黏附后被激活，释放具有趋化作用的炎症介质，使病变局部组织中的白细胞进一步增多，形成恶性循环。

（二）炎症反应引起缺血 - 再灌注损伤的机制

1. 微血管损伤　实验与临床观察发现，当恢复血液灌注后，缺血区仍得不到充分的血流灌注，此现象称为无复流现象（no-reflow phenomenon），这是白细胞介导微血管损伤的主要表现。激活的中性粒细胞和血管内皮细胞之间的相互作用，是造成微血管损伤的决定因素。微血管的损伤主要表现为：

（1）微血管血液流变学改变：血管内皮细胞与血液中流动的中性粒细胞之间的互相排斥作用是保证微血管血液灌流的重要条件。与红细胞相比，白细胞体积大、变形能力差。缺血 - 再灌注时，大量激活的白细胞在黏附分子的参与下黏附于血管内皮细胞上，而且不易分离，极易嵌顿、堵塞微血管。同时，由于内皮细胞肿胀、血小板栓子、微血栓形成和组织水肿等，更易形成无复流现象，加重组织缺血缺氧。缺血 - 再灌注时，白细胞的激活及其致炎因子的释放是引起无复流现象的病理生理基础。

（2）微血管通透性增高：缺血可使内皮细胞损伤，引起间隙增大，通透性增高；同时激肽等炎症因子也可促使微血管通透性增高，进而引发组织液外渗，导致血液浓缩，加重无复流现象。中性粒细胞自血管内游出并释放细胞因子又进一步使微血管通透性增高。

2. 细胞损伤　激活的白细胞与血管内皮细胞可产生大量活性物质，如自由基、蛋白酶、溶酶体酶等，不但改变了白细胞自身的结构与功能，而且还造成周围组织细胞的损伤。如血管内皮细胞和中性粒细胞表面的黏附分子暴露，两者的亲和力增强，促使中性粒细胞黏附于血管壁，穿过血管壁趋化游走，使白细胞浸润等炎症反应进一步过度激活。

综上所述，缺血 - 再激注损伤的发生机制，主要涉及再灌注过程中的自由基生成增多、钙超载及炎症反应过度激活，三者之间相互影响、协同促进，最终共同导致组织细胞损伤。

第四节　缺血 - 再灌注损伤时机体的功能代谢变化

缺血 - 再灌注损伤是机体缺血后恢复血液灌流时发生的现象，主要表现为再灌注组织器官的代谢紊乱、功能障碍和结构损伤。研究发现，机体内的多个器官如心、脑、肝、肾、胃肠道、肢体等都可发生缺血 - 再灌注损伤。其中，心脏和脑对氧的需求较高，易于发生缺血 - 再灌注损伤。

笔记栏

一、心肌缺血 - 再灌注损伤的变化

心肌缺血 - 再灌注损伤的变化包括以下内容：

(一) 再灌注性心律失常

缺血心肌再灌注过程中出现的心律失常，称为再灌注性心律失常（reperfusion arrhythmia）。此类心律失常通常发生在再灌注早期，发生率较高，其特点主要表现为：①再灌注区域功能上可恢复的心肌细胞越多，心律失常的发生率越高；②缺血心肌数量多、缺血程度重、再灌注速度快，心律失常的发生率高；③心律失常以室性心律失常居多，如室性心动过速和心室颤动等。再灌注性心律失常的发生机制可能与下列因素有关：

1. 再灌注心肌之间动作电位时程的不均一性。实验研究表明，再灌注的最初 30 秒，心肌动作电位可迅速恢复，但缺血区心肌与正常区心肌的动作电位恢复程度有明显不同，即使是缺血区细胞，动作电位的恢复亦不相同。有的幅度高，持续时间较长；有的幅度低，持续时间较短。再灌注时心肌之间动作电位时程的不均一性，增强了心肌兴奋折返，可能是引起心律失常的主要原因。

2. 心肌细胞的钙超载研究发现，再灌注时细胞内高 Na^+ 激活 Na^+/Ca^{2+} 交换蛋白，进行反向转运，使动作电位平台期进入细胞内的 Ca^{2+} 增加，出现一个持续性内向电流。在心肌动作电位后形成短暂除极，即延迟后除极，可导致传导减慢，触发多种心律失常。

3. 自由基和活性氧产生增多，改变了心肌细胞膜的流动性及离子的通透性，引起细胞离子通道发生改变，诱发心律失常。

4. 再灌注时内源性儿茶酚胺增多，激活心肌细胞膜 α 受体，促进 Ca^{2+} 进入细胞，自律性增高。

(二) 心肌舒缩功能障碍

1. 再灌注性心肌顿抑（myocardial stunning） 缺血心肌恢复血供后，一段时间内出现的可逆性心肌功能降低的现象，称为心肌顿抑。此时心肌并未发生坏死，经抗损伤治疗或修复后心肌收缩功能最终可以完全恢复。目前认为，自由基生成增多、细胞内钙超载及炎症反应过度激活，是心肌顿抑发生的主要机制。如有大量心肌发生顿抑，仍有可能引发心力衰竭。

2. 微血管阻塞 动物实验显示，缺血 - 再灌注可使心肌微血管阻塞，引起腔内血栓形成，供血障碍，ATP 合成减少，导致心肌舒缩功能障碍。在临床上，ST 段抬高的心肌梗死患者血管成功再通后，仍有 10%~ 30% 的患者由于微血管阻塞，而引发无复流现象，造成心肌舒缩功能障碍。

(三) 心肌结构变化

再灌注损伤心肌的结构变化与单纯缺血心肌的变化性质基本相同，但前者程度更为严重。主要表现为：心肌细胞基膜部分缺失、质膜破坏；肌原纤维出现断裂、节段性溶解和收缩带形成；线粒体极度肿胀、嵴断裂、溶解、空泡形成、基质内致密颗粒增多；严重的结构损伤，甚至出现心肌细胞死亡。

二、脑缺血 - 再灌注损伤的变化

脑是对缺氧最敏感的器官，主要依赖于葡萄糖有氧氧化提供能量。脑缺血缺氧时，线粒体呼吸链功能障碍、无氧酵解增强、乳酸增多，引起细胞内酸中毒；离子分布异常、Na^+ 与 Ca^{2+} 内流增加，导致细胞水肿和神经元功能障碍。另外，再灌注还可引起自由基增多、兴奋性氨基酸生成增加、钙超载和炎症反应过度激活，进而引起继发性损伤。脑组织形态学最明

ER-22-3

病案分析：
再灌注性心
律失常

显的改变是脑水肿与脑细胞坏死。缺血 - 再灌注引起脑损伤的机制包括：

1. 兴奋性氨基酸毒性作用 兴奋性氨基酸是指中枢神经系统中兴奋性突触的主要神经递质，主要包括谷氨酸与天门冬氨酸。脑缺血 - 再灌注引起兴奋性氨基酸过度激活，对中枢神经系统造成兴奋毒性作用，主要机制为：①代谢障碍：缺血 - 再灌注时，突触前谷氨酸释放增多和 / 或再摄取减少，超过了突触后受体的结合能力，从而使谷氨酸聚集；② AMPA 受体激活：谷氨酸与其受体 α- 氨基 -3- 羟基 - 甲基丙酸（AMPA）结合，促进 Na^+ 通道开放，去极化，Na^+ 和水内流增多，导致神经元急性肿胀；③ NMDA 受体激活：当谷氨酸与其另一受体 N- 甲基 -D- 门冬氨酸（NMDA）结合时，可促使细胞外 Ca^{2+} 内流增加，导致细胞内钙超载。

2. 自由基与炎症介质增多 缺血时，神经元细胞聚集大量的代谢物质，如 AMP、黄嘌呤、次黄嘌呤等，一旦供氧得到改善，电子不稳定地传递促进自由基生成增多，同时花生四烯酸又生成增加，促进产生更多的自由基和炎症介质，加重脑水肿和颅内高压。

3. 钙超载 钙超载可激活多种蛋白酶，从而使细胞骨架发生降解；磷脂酶可产生氧自由基，激活一氧化氮合酶促进一氧化氮生成，造成细胞膜和线粒体损伤，最终导致细胞损伤。

三、其他器官缺血 - 再灌注损伤的变化

（一）肺缺血 - 再灌注损伤的变化

肺缺血 - 再灌注期间，光镜下可见：肺不张伴不同程度肺气肿，肺间质增宽、水肿，炎症细胞浸润，肺泡内较多红细胞漏出。电镜下观察到：肺内毛细血管内皮细胞肿胀，细胞核固缩倾向，核间隙增大；Ⅰ 型肺泡上皮细胞内吞饮小泡较少；Ⅱ 型肺泡上皮细胞表面微绒毛减少，出现较多空泡；肺泡隔水肿，肺泡隔及毛血管内炎症细胞附壁，以中性粒细胞为主。而黄嘌呤氧化酶产生的氧自由基，是引起肺缺血 - 再灌注损伤的主要介质；内皮细胞收缩，肺微血管通透性增加，引起细胞渗出和肺水肿。

（二）肝缺血 - 再灌注损伤的变化

肝移植和阻断血管的肝切除术等，可发生肝缺血 - 再灌注损伤。此时，血清丙氨酸氨基转移酶（谷丙转氨酶）、天冬氨酸氨基转移酶（谷草转氨酶）和乳酸脱氢酶活性明显增高，肝功能严重受损。再灌注时肝组织损伤较单纯缺血明显加重，主要表现为：光镜下，肝细胞肿胀、脂肪变性、空泡变性及点状坏死。电镜下，线粒体高度肿胀、变形、嵴减少、排列紊乱，甚至崩解、空泡形成等；内质网明显扩张；毛细胆管内微绒毛稀少等。

（三）肾缺血 - 再灌注损伤的变化

肾缺血 - 再灌注时，血清肌酐浓度明显增高，肾功能严重受损。再灌注时，肾组织损伤较单纯缺血明显加重，表现为线粒体高度肿胀、变形、嵴减少，排列紊乱，甚至崩解，空泡形成等。再灌注激活 TNF 转录因子，TNF 和受体结合可激活 NF-κB，后者上调 TNF 和其他致炎因子表达，形成炎症级联反应。TNF 能诱导肾细胞凋亡，引起肾小球纤维蛋白沉积、细胞浸润和血管收缩，导致肾小球滤过率降低。

（四）肠缺血 - 再灌注损伤的变化

肠套叠、血管外科手术和失液性休克等，可伴有胃肠道缺血 - 再灌注损伤，其特征为黏膜损伤和屏障功能障碍，表现为广泛上皮与绒毛分离，上皮坏死，大量中性粒细胞浸润，固有层破损，出血及溃疡形成。小肠缺血时，液体通过毛细血管滤出而形成间质水肿；再灌注时，肠壁毛细血管通透性更加升高，肠黏膜损伤加重，并出现广泛上皮和绒毛分离、上皮坏死、肠壁出血及溃疡形成。

ER-22-4

知识链接：
骨骼肌缺血 - 再灌注损伤

第五节 缺血－再灌注损伤防治的病理生理基础

缺血－再灌注损伤的发生机制目前尚不十分清楚,再灌注损伤的防治尚处于实验研究和临床实验观察阶段。近年来,一些研究进展为缺血－再灌注损伤提供了创新性的治疗策略。

一、尽早恢复血流与控制再灌注条件

针对缺血原因,采取有效措施,尽可能在再灌注损伤发生的缺血时间以前恢复血流,以减轻损伤。

控制再灌注条件是防止缺血－再灌注损伤的有效临床措施。低压、低流速灌注,可避免原缺血组织中氧和液体量急剧增高而产生大量自由基及引起组织水肿;适当低温灌注有助于降低缺血组织代谢率,减少耗氧量和代谢产物的堆积;低 pH 值液灌注可降低 Na^+/Ca^{2+} 交换的过度激活;低钙液灌注可减轻因钙超载所致的细胞损伤;低钠液灌注有利于减轻细胞肿胀。

二、清除自由基与减轻钙超载

自由基损伤是缺血－再灌注损伤的重要发病环节,自由基主要产生于再灌注的早期。因此,临床上一般于再灌注前给予抗自由基制剂,如超氧化物歧化酶(SOD)、过氧化氢酶(CAT)、谷胱甘肽过氧化物酶(GSH-PX)及铜蓝蛋白等。

Ca^{2+} 通道阻滞剂、线粒体 Ca^{2+} 转运体以及 H^+/Na^+ 交换蛋白可以更有效地防止 Ca^{2+} 超载的发生。

三、应用细胞保护剂与抑制剂

某些药物不是通过改变器官组织的血流量,而是增强组织细胞对内环境紊乱的耐受力而起细胞保护作用。补充糖酵解底物如磷酸己糖有保护缺血组织的作用;外源性 ATP 可使细胞膜蛋白磷酸化,有利于细胞膜功能恢复,避免严重的再灌注损伤;环孢素 A 可抑制线粒体渗透转导孔开放,从而减轻缺血－再灌损伤。阿昔单抗为糖蛋白 Ⅱb/ Ⅲa 抑制剂通过阻滞血小板－白细胞聚集而减轻缺血－再灌注损伤。

四、激活内源性保护机制

长时间或永久缺血之前、之后或远端肢体的适应性缺血与再灌的反复实施,可激活内源性保护机制,提高机体缺氧耐受性,减轻缺血－再灌注损伤。

1. 缺血预适应　缺血预适应(ischemic pre-conditioning)是在长时间缺血前、实施多次短暂缺血与再灌的循环可减轻损伤。然而,由于缺血为一种不可预知的因素,因此限制了预适应在临床实践中的应用。

2. 缺血后适应　缺血后适应(ischemic post-conditioning)是一种与缺血预适应相反,是在长时间缺血后、实施多次短暂缺血与再灌的循环可减轻损伤。目前认为,缺血后适应与缺血预适应在效果上是基本一致的细胞保护措施。

3. 远程缺血预适应　远程缺血预适应(remote ischemic pre-conditioning)是指对心脏和脑以外的非重要器官进行重复缺血或缺氧,从而改善血管功能状态,提高远隔重要器官对严重缺血或缺氧的耐受能力,如双上肢进行加压与压力解除的缺血与再灌注的循环,对心、脑缺血 - 再灌注损伤均有保护作用。

综上所述,治疗既要尽早恢复缺血组织的血流,又要减轻或防止再灌注继发性损伤,这是缺血 - 再灌注损伤防治中亟待解决的重要课题。

复习思考题

1. 缺血后再灌注对机体有利还是有害? 为什么?
2. 自由基可以从哪些方面引起再灌注损伤?
3. 试述缺血 - 再灌注损伤时引起微血管口径变化的机制。
4. 试述缺血 - 再灌注损伤时 ATP 含量降低的原因。

(魏 杰)

笔记栏

ER-22-5

知识链接:
缺血性心血管疾病与代偿性血管新生

PPT 课件

知识链接：
休克研究的
主要历程

◆◆◆ 第二十三章 ◆◆◆

休　克

　　休克（shock）是指机体在各种强烈致病因素的作用下，有效循环血量急剧减少，组织血液灌流量严重不足，引起组织细胞缺血、缺氧，以致各重要器官功能、代谢障碍乃至结构损伤的全身性危重病理过程。

　　休克原意为震荡或打击，后被引入医学，用以描述创伤引起的危重临床状态。医学界对休克的认识和研究已历时 200 多年，其间经历了症状描述阶段、急性循环衰竭的认识阶段、微循环学说的创立阶段和细胞分子水平研究阶段等四个主要发展阶段。

第一节　病因与分类

一、病因

（一）失血和失液

　　1. 失血　大量失血可引起失血性休克（hemorrhagic shock）。常见于外伤失血、消化道出血、产后大出血及 DIC 等。失血性休克发生与否取决于失血量和失血速度。

　　2. 失液　剧烈呕吐或腹泻、肠梗阻、大汗淋漓及糖尿病多尿等，均可导致大量体液丢失，使有效循环血量锐减而引起休克。

（二）烧伤

　　严重的大面积烧伤可引起烧伤性休克（burn shock）。早期与疼痛及大量血浆渗出导致的低血容量有关；晚期，则常因继发感染而发展为感染性（脓毒性）休克。

（三）创伤

　　各种严重的创伤可导致创伤性休克（traumatic shock），如复杂性骨折、挤压伤和大手术等，尤其在战争和地震等自然灾害期间多见。休克的发生与剧烈疼痛、大量失血、失液及组织坏死有关。

（四）感染

　　细菌、病毒、立克次体等病原微生物所致的严重感染，尤其是革兰氏阴性菌引起急性化脓性梗阻性胆管炎、坏疽性胆囊炎、肾盂肾炎及急性胰腺炎等,可引起脓毒性休克(septic shock),过去叫做感染性休克(infectious shock)。表现为组织灌注不足,即容量试验后仍保持持续低血压状态或血清乳酸浓度高于 2mmol/L(18mg/dl)。

(五) 过敏

给过敏体质的人注射某些药物(如青霉素)、血清制剂或疫苗,甚至食用某些食物或者接触某些物品可发生Ⅰ型超敏反应而引起过敏性休克(anaphylactic shock)。其发生与组胺、缓激肽等舒血管物质大量释放入血,导致外周血管床容量扩大及毛细血管通透性增加有关。

(六) 心功能障碍

大面积急性心肌梗死、急性心肌炎及严重的心律失常(房颤、室颤)等心脏病变和心包压塞、肺栓塞、张力性气胸等心外阻塞性病变,均可导致心输出量和有效循环血量严重不足而引起的休克,称为心源性休克(cardiogenic shock)。

(七) 强烈神经刺激

剧烈疼痛、高位脊髓麻醉或损伤、中枢镇静药物过量等,可导致血管运动中枢功能障碍,抑制交感缩血管功能,使阻力血管扩张,血管床容量增大,有效循环血量相对不足而引起休克,称为神经源性休克(neurogenic shock)。此时血压可短暂下降,但微循环灌流无明显减少且预后较好,常不需治疗而自愈。故有人称之为低血压状态,而非休克。

二、休克的分类

(一) 按病因分类

按照上述原因将休克分为失血性休克、失液性休克、烧伤性休克、创伤性休克、感染性休克、过敏性休克、心源性休克和神经源性休克等。该分类有利于临床上针对病因进行抢救治疗,是临床上常用的分类方法。

(二) 按始动环节分类

虽然休克发生的原因不同,但有效循环血量减少是多数休克发生的共同发病环节。有效循环血量的维持依赖于充足的血容量、正常的心脏泵血功能和血管舒缩功能。各种病因通过干预上述一个或几个环节,影响有效循环血量,使组织微循环的灌流不足而引起休克。因此,将血容量减少、血管床容量增多和心脏泵血功能障碍称为休克的三个始动环节(图 23-1)。因此,按始动环节可将休克分为:

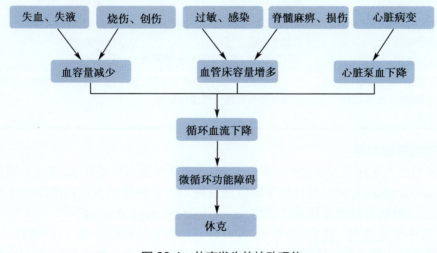

图 23-1　休克发生的始动环节

1. 低血容量性休克（hypovolemic shock） 是指由于血容量减少引起的休克,常见的原因有失血、失液、烧伤、创伤等。当血容量大量减少时,回心血量不足,心输出量减少,使微循环灌流不足而引起休克。

2. 血管源性休克（vasogenic shock） 是指由于外周血管扩张,血管床容量增多,大量血液淤滞于扩张的小血管内,使有效循环血量减少且分布异常,导致组织灌流量减少而引起的休克。见于过敏性休克、神经源性休克及部分感染性休克。机体的血管床容量很大,血管全部舒张开放时的容量远远多于血液量。如果毛细血管全部开放,仅肝脏毛细血管就可容纳全身的血量。某些感染性或过敏性休克时,内源性和外源性血管活性物质使小血管扩张;脊髓麻醉或损伤等引起神经源性休克时,抑制交感缩血管功能,引起一过性血管扩张,血管床容量明显增加,血液淤滞其内,使有效循环血量减少,导致微循环障碍而引起休克。

3. 心源性休克（cardiogenic shock） 是指由于心脏泵血功能衰竭,心输出量急剧减少导致组织有效灌注量严重不足所引起的休克。可由心肌源性病因如心肌梗死、严重心律失常等引起,也可由非心肌源性病因如压力性或阻塞性等因素导致血液回流受阻,心舒张期缩短,充盈减少,心输出量下降,致使有效循环血量锐减,组织微循环灌注量不足而引起休克。

第二节 休克的发生机制

休克的发生机制尚未完全明确,但目前,微循环机制和细胞分子机制受到医学界的重视。

一、微循环机制

休克微循环学说认为尽管休克病因多样,始动环节亦不相同,但休克的基本发病环节是微循环血液灌流障碍,并以失血性休克为例,根据血流动力学和微循环的变化规律(表23-1),将其分为三期:微循环缺血期、微循环淤血期和微循环衰竭期(图23-2)。

思政元素:生死时速

表 23-1 休克各期微循环的变化

	微循环缺血期	微循环淤血期	微循环衰竭期
特点	血管痉挛、收缩 前阻力＞后阻力 缺血,少灌少流	血管扩张、淤血 前阻力＜后阻力 淤血,多灌少流	血管麻痹性扩张 微血栓形成 不灌不流
机制	交感-肾上腺髓质系统兴奋 缩血管物质↑	H^+↑,平滑肌对 CA 反应性↓ 扩血管物质↑ WBC 嵌塞;血小板和红细胞聚集	血管反应性丧失 血液浓缩 DIC 形成
影响	组织缺血、缺氧;维持血压、血液重新分布等机体代偿性改变	回心血量减少;血压进行性下降;血液浓缩等可逆性失代偿性变化	器官衰竭,休克进入不可逆期

（一）微循环缺血期

微循环缺血期是休克发展过程的早期阶段,表现为微血管广泛痉挛,又称为缺血缺氧期（ischemic anoxia phase）;同时机体的早期应激反应动员多种代偿方式以维持血压的稳定和重要器官的血液灌流,故又称休克代偿期（compensatory stage of shock）。

1. 微循环变化特点 皮肤、骨骼肌、腹腔脏器的微血管收缩痉挛,且微动脉、后微动脉和毛细血管前括约肌收缩更显著,毛细血管前阻力增加,大量真毛细血管网关闭,微循环灌流

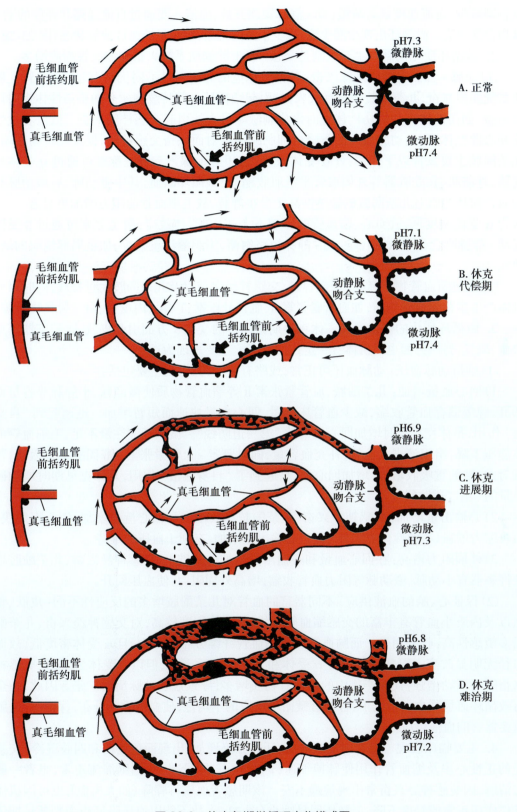

图 23-2　休克各期微循环变化模式图

量急剧减少,血流速度显著减慢;动 - 静脉短路开放,血液主要通过直捷通路和开放的动 - 静脉吻合支回流。微循环出现少灌少流、灌少于流的现象,组织呈缺血性缺氧状态(图 23-2B)。

2. 微循环变化机制　主要机制是交感 - 肾上腺髓质系统兴奋和缩血管物质增多。

(1)交感 - 肾上腺髓质系统兴奋:各种致休克的病因通过不同机制引起交感 - 肾上腺髓质系统强烈兴奋,儿茶酚胺大量释放入血,引起微循环血管持续痉挛。如感染性休克时内毒素刺激、创伤性休克和烧伤性休克时疼痛刺激等可直接引起交感神经兴奋。低血容量性休克和心源性休克时,动脉血压的下降可抑制减压反射而兴奋交感神经,促进儿茶酚胺增多。儿茶酚胺主要发挥以下作用:①α 受体效应:去甲肾上腺素和肾上腺素可通过 α 受体导致皮肤、骨骼肌、腹腔脏器等外周血管平滑肌收缩,使微循环缺血,其中微动脉、后微动脉和毛细血管前括约肌对儿茶酚胺的敏感性高于微小静脉,故毛细血管前阻力增加更显著。心、脑血管 α 受体密度低,故对心、脑血管的影响不大;② β 受体效应:肾上腺素可通过 β 受体引起动 - 静脉吻合支开放,血液经动 - 静脉短路回流,组织灌注量减少,加重局部组织的缺血、缺氧。

(2)大量缩血管物质释放:低血容量、交感神经兴奋以及儿茶酚胺大量释放,同时可刺激机体产生多种缩血管物质,如血管紧张素 Ⅱ、血管升压素、TXA$_2$、内皮素、白三烯类物质等。

3. 微循环变化的代偿意义　休克早期微循环的变化一方面引起皮肤、腹腔脏器等局部缺血、缺氧,另一方面也对机体有一定代偿意义。主要表现为:

(1)维持动脉血压:动脉血压可正常,或略有下降,其机制主要包括:

1)回心血量增加:儿茶酚胺、血管紧张素 Ⅱ 等缩血管物质使微静脉、小静脉等容量血管和肝、脾等储存血管收缩,减少血管床容量,回心血量快速而短暂增加。迅速起到"自身输血"作用,是休克早期时增加回心血量的"第一道防线"。微循环灌注量不足,毛细血管的流体静压下降,组织液进入血管,补充血容量,同时肾素 - 血管紧张素 - 醛固酮系统激活,肾小管对水、钠的重吸收增加,增加回心血量,起到了"自身输液"作用,是休克早期时增加回心血量的"第二道防线"。

2)心输出量增加:交感神经兴奋、儿茶酚胺释放增多和回心流量增加,使心率加快、心肌收缩力增强(心源性休克除外),促进心输出量增加,有利于血压的维持。

3)外周阻力增高:在回心血量和心输出量增加的基础上,交感神经兴奋、儿茶酚胺增多使许多器官小动脉、微动脉等阻力血管收缩,增高外周阻力,使血压回升。

(2)保证心、脑的血液供应:不同器官的血管对儿茶酚胺增多的反应性不同:皮肤、骨骼肌以及内脏小血管有丰富的交感缩血管纤维,α 受体密度较高,对交感神经兴奋、儿茶酚胺增多敏感性高,收缩明显。而脑血管交感缩血管纤维分布较稀少,且 α 受体密度低,故血管口径无明显改变。冠状动脉虽有 α 受体和 β 受体双重支配,但以 β 受体为主,且交感神经兴奋时心活动增强,代谢产物中的扩血管物质增多,导致冠状动脉反而扩张。因此,在全身有效循环血量减少的情况下,各器官微循环反应的不均性,使血液重新分布,保证了心、脑等重要器官的血液供应。

4. 主要临床表现　患者因皮肤缺血、汗腺分泌增加,出现面色苍白和四肢湿冷;交感神经的正性心率及缩血管作用使脉搏细速;因肾缺血,尿量减少;因脑灌流正常,患者一般神志清醒,因交感神经兴奋常出现烦躁不安。该期患者血压可骤降(如大失血),也可因机体的代偿作用正常或轻度下降,但脉压明显缩小(图 23-3),故不能以血压降低作为判断早期休克的指标。

微循环缺血期是休克的可逆期,如能及时消除休克的病因,补充足够的血容量,改善微循环障碍,恢复有效循环血量,可防止休克进一步发展。如未得到及时治疗,病情可继续发

笔记栏

展进入微循环淤血期。

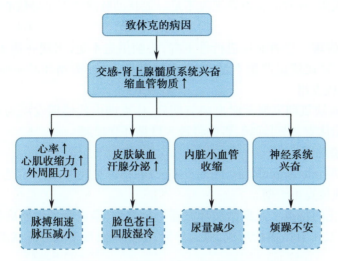

图 23-3　微循环缺血期病理生理变化机制与临床表现

(二) 微循环淤血期

微循环淤血期又称淤血性缺氧期(stagnant anoxia phase)、休克期、休克进展期(progressive stage of shock)或休克可逆性失代偿期。

1. 微循环变化的特点　微循环缺血持续一段时间后,微动脉和后微动脉痉挛较前期减轻,血液大量涌入真毛细血管网,而微循环的静脉端仍保持较高阻力,毛细血管后阻力大于前阻力,导致血液淤滞于微循环中。此期微循环灌流的特点是:多灌少流,灌多于流,微循环处于淤血性缺氧状态(图 23-2C)。

2. 微循环变化的机制　此期微循环改变与组织的长时间缺血缺氧、酸中毒、扩血管物质生成增多、白细胞黏附及血液浓缩有关。

(1)酸中毒:微循环持续缺血缺氧,使该部位的酸性代谢产物堆积,引起酸中毒。在酸性环境中,微动脉、后微动脉和毛细血管前括约肌对儿茶酚胺的反应性降低,以致血管收缩逐渐减弱、甚至扩张,使毛细血管网大量开放。与前阻力血管的变化相比,微静脉对酸性环境的耐受性较强,因而继续收缩,使血液淤滞于微循环。

(2)局部扩血管物质增多:长时间组织缺血、缺氧使肥大细胞释放组胺增多;ATP 的分解产物腺苷堆积;血管内皮受损致激肽类物质生成增加;细胞解体时释出的 K^+ 增多等,均可引起微血管扩张。

(3)血液流变学改变:血液流变学改变对休克进展期微循环淤血的发生发展具有重要的作用。①白细胞黏附:缺氧、酸中毒、感染等刺激炎症细胞活化,炎症介质和细胞表面黏附分子大量表达,白细胞嵌塞毛细血管和黏附于微静脉,增加了微循环的阻力,导致血流淤滞;②血液浓缩:组胺、缓激肽、降钙素基因相关肽等生成增多,使毛细血管通透性增加,血浆外渗,血液浓缩、血液黏滞度增高,微循环血流进一步变慢,血液淤滞、泥化。

3. 微循环淤血的后果及恶性循环的产生　此期患者出现明显的失代偿,动脉血压降低、心脑血液供应得不到保证,并形成恶性循环。

(1)动脉血压降低:微循环血管床的大量开放,血液淤滞在皮肤和内脏毛细血管中,毛细血管内流体静压升高,同时毛细血管通透性增高,血浆外渗,血液浓缩。"自身输血"和"自身输液"作用停止,淤血导致有效循环血量锐减,回心血量减少。回心血量减少导致心室充盈不足,且内毒素、心肌抑制因子等也直接抑制心肌收缩,均使心输出量减少,动脉血压进行性下降。

(2)心脑血液灌流不足：有效循环血量减少和动脉血压进行性下降，超过心脑血管对血流量的自身调节极限，导致心脑血管灌流不足。冠状动脉灌流不足导致心功能障碍，血压进一步降低。

4. 主要临床表现　患者血压进行性下降，心脑供血不足，出现心搏无力、心音低钝，神情淡漠甚至昏迷；肾血流量严重不足，出现少尿甚至无尿；微循环淤血使脱氧血红蛋白增多，皮肤出现花斑或发绀。

微循环由缺血缺氧期发展至淤血缺氧期后，休克即由代偿期发展为可逆性失代偿期。此期若能积极救治休克，仍可逆转，否则将进入微循环衰竭期。

(三)微循环衰竭期

微循环衰竭期(microcirculatory failure stage)亦称休克晚期，是休克恶化的表现，又称不可逆性失代偿期或休克难治期。

1. 微循环变化的特点　此期微循环淤滞更加严重，微血管平滑肌麻痹扩张，对血管活性物质都失去反应，可有微血栓形成，血流停滞，微循环出现不灌不流状态乃至出现无复流现象(图 23-2D)。

2. 微循环变化的机制

(1)微血管麻痹扩张：可能与酸中毒有关，也与 NO 和氧自由基等增多有关。血管平滑肌细胞内 ATP 减少、H^+ 及 NO 增多，引起细胞膜上 ATP 敏感的钾通道开放，细胞内 K^+ 外流增多，膜超极化；电压依赖性钙通道受抑制，Ca^{2+} 内流减少，使血管平滑肌细胞对儿茶酚胺等血管活性物质失去反应，造成微血管麻痹扩张。

(2)DIC 形成：①血液流变学改变：血液浓缩和血细胞聚集，使血液黏滞度增高，导致血液处于高凝状态。②凝血系统激活：创伤、烧伤、大手术等常导致大量组织破坏，释放大量组织因子，启动外源性凝血系统；而严重缺氧、酸中毒或内毒素等使内皮细胞损伤，内皮下胶原纤维暴露，启动内源性凝血系统。③TXA_2-PGI_2 平衡失调：TXA_2 具有促血栓形成的作用，PGI_2 则抑制血栓形成。组织缺氧、感染等可促使血小板活化，生成 TXA_2 增多；而血管内皮细胞损伤使 PGI_2 生成减少，TXA_2-PGI_2 平衡失调，促进 DIC 发生。

3. 微循环衰竭的后果　微循环的血栓形成和无复流现象导致全身器官持续性低灌流。内环境遭受严重破坏，溶酶体酶释放，产生大量细胞因子和活性氧，可导致心、脑、肺、肝、肾等重要器官功能代谢障碍，发生多器官功能障碍甚至死亡。

4. 主要临床表现　此期患者因循环衰竭而出现进行性低血压，甚至血压无法测出，升压药难以恢复；并发 DIC 而出现出血、贫血、皮下瘀斑等；持续性低灌流会导致心、脑、肺等重要器官功能不全或多器官衰竭甚至死亡。

由于导致休克的原因和始动环节不同，不同类型休克的发展并不完全遵循循序渐进的发展规律。如严重的过敏性休克，由于微血管大量开放和毛细血管通透性增高，可一开始就表现为休克期的改变；严重感染性休克可能很快发生 DIC 和多器官功能障碍综合征。

二、细胞分子机制

休克的微循环学说并不能完全解释休克的有些问题，如：①休克时某些细胞分子水平的变化，发生在血压降低和微循环紊乱之前；②器官微循环灌流恢复后，器官功能却未能恢复；③细胞功能恢复促进了微循环的改善；④促进细胞功能恢复的药物，具有明显的抗休克作用。以上说明休克时的细胞和器官功能障碍，既可继发于微循环紊乱之后，也可由休克的原始病因直接引起或休克过程中释放多种有害物质所引起，其机制十分复杂。现从细胞损伤和炎症介质表达增多两方面进行阐述。

（一）细胞损伤

细胞损伤是休克时各器官功能障碍的共同基础，主要引起生物膜损伤、细胞器功能障碍或结构破坏，甚至细胞凋亡或坏死。

1. 细胞膜的变化 细胞膜是休克时最早发生损伤的部位。缺氧、ATP 减少、酸中毒、高钾血症、氧自由基、炎症介质和细胞因子等都会导致细胞膜的损伤，出现膜离子泵功能障碍，促进 K^+ 外流、Na^+ 和 Ca^{2+} 内流，引起细胞水肿。

2. 线粒体的变化 线粒体是休克时最早累及的细胞器，表现为线粒体肿胀、基质半透明，结构稀疏化、嵴断裂甚至消失。线粒体损伤导致呼吸链功能障碍，细胞的氧化磷酸化降低，合成的 ATP 进一步减少，使细胞能量生成不足。

3. 溶酶体的变化 缺氧、酸中毒可使溶酶体肿胀、空泡形成，最终溶酶体膜破裂、溶酶体酶释放。溶酶体酶水解蛋白质，引起细胞自溶。可进入血液循环，损伤血管内皮细胞、降解基膜，增加微血管通透性，导致血浆外渗，出血。还可激活激肽系统和纤溶系统，并促进组胺等炎症介质释放，引起血小板黏附、聚集，促进 DIC 发生。产生心肌抑制因子，抑制心肌收缩，引起内脏小血管痉挛，加重循环紊乱。因此，大量溶酶体酶释放加重了微循环障碍，导致组织细胞损伤和多器官功能障碍，在休克的发生发展中发挥重要作用。

4. 细胞死亡 细胞死亡是休克时细胞损伤的最终结果，包括坏死和凋亡两种形式。多由引起休克原发病因的直接损伤，或休克过程中产生的炎症介质、细胞因子及氧自由基损伤所致。细胞死亡是休克时器官功能障碍或衰竭的病理生理基础。

（二）炎症细胞活化及炎症介质增多

休克的原发致病因子或发展过程中紊乱的内环境和血流动力学改变等促使中性粒细胞、单核巨噬细胞等炎性细胞的活化，产生如 TNFa、IL-1、IL-2、IL-6、IL-8、IFN、白三烯、血小板活化因子等大量促炎因子，引起发热、白细胞活化、血管壁通透性增加和组织损伤。同时，体内也具有复杂的抗炎机制，生成具有抑炎作用如 IL-4、IL-10、IL-13、PGE_2、脂氧素、NO 等炎症介质，防止过度的炎症反应对机体的损害。在感染性休克、创伤性休克和烧伤性休克时，抑炎介质产生过多会抑制机体免疫。休克晚期，大量炎症介质释放，引起炎症瀑布反应，最终导致全身炎症反应综合征引起严重的微循环障碍、细胞损伤和多器官功能障碍综合征的发生，加重休克时细胞代谢障碍和损伤，使休克进一步恶化。

第三节 休克时机体的代谢和功能变化

休克时，微循环灌流障碍、能量生成减少、神经内分泌功能紊乱和炎症介质增多等是机体发生代谢与功能紊乱的基础。

一、物质代谢紊乱

微循环障碍导致组织灌注量和细胞供氧减少，使葡萄糖有氧氧化途径受阻，无氧糖酵解显著增强，脂肪和蛋白质分解代谢增强而合成减少。患者会出现一过性高血糖和糖尿；血中游离脂肪酸和酮体增多；蛋白质分解增加，血浆氨基酸含量增高，尿氮排出增多，出现负氮平衡。

二、电解质和酸碱平衡紊乱

（一）代谢性酸中毒

细胞无氧糖酵解增强使乳酸生成显著增多。肝脏因缺氧而不能将乳酸转化为葡萄糖，

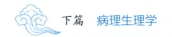

导致高乳酸血症和代谢性酸中毒。肾排泄功能降低使代谢产物不能及时清除,也加重代谢性酸中毒。

(二)呼吸性碱中毒

休克早期,创伤、感染等刺激呼吸加深加快,肺通气量增加,过度换气,导致 $PaCO_2$ 下降,出现呼吸性碱中毒。

(三)高钾血症

休克时,缺血缺氧使 ATP 减少,细胞膜钠 - 钾泵运转障碍,Na^+ 外流减少,K^+ 外流增多,引起高钾血症。酸中毒还可通过细胞内外 H^+-K^+ 交换增加,加重高钾血症。

三、器官功能障碍

(一)肺呼吸功能障碍

肺是休克最常累及的器官,严重休克患者可出现进行性低氧血症和呼吸困难,称为休克肺(shock lung),属于急性呼吸窘迫综合征(acute respiratory distress syndrome,ARDS)。肺部主要病理变化有严重间质性肺水肿、肺淤血、肺出血、肺泡内透明膜形成、局部肺不张和肺毛细血管内微血栓形成。

休克早期,由于呼吸中枢兴奋,故呼吸加快加深,通气过度,甚至可以导致低碳酸血症和呼吸性碱中毒。随着休克的发展,交感神经兴奋、儿茶酚胺和其他血管活性物质的作用,使肺血管阻力升高。如果肺低灌流状态持续较久,则可引起肺水肿、淤血、出血、肺泡内透明膜形成、局限性肺不张、微循环血栓形成和栓塞等重要病理生理改变。

(二)肾功能障碍

肾是休克时最早受到损害的器官之一。休克常伴发急性肾功能不全,严重时发生急性肾损伤,称为休克肾(shock kidney)。临床表现为少尿、无尿,同时伴有氮质血症、高钾血症和代谢性酸中毒。在休克早期,肾小管上皮细胞尚未发生缺血坏死,表现为急性功能性肾衰竭,其发生机制:①有效循环血量减少引起交感 - 肾上腺髓质系统兴奋,儿茶酚胺增多,使肾小动脉收缩,导致肾缺血、肾内血流重新分布,肾小球滤过率减少;②肾缺血使球旁细胞分泌肾素增多,激活肾素 - 血管紧张素 - 醛固酮系统,加剧肾小球入球动脉的收缩;③醛固酮和ADH 分泌增多,使肾小管对钠水的重吸收增多,尿量减少。如果时间延长,还可因肾小管发生缺血性坏死,引起器质性肾衰竭,即使再恢复血液灌流,肾功能在短期内也难以恢复正常。

(三)肝功能障碍

休克时肝功能障碍常继发于肺、肾功能障碍之后,但有时也可最先发生。早期表现为肝细胞水肿、轻度脂肪变性、Kupffer 细胞增生;晚期肝细胞坏死、增生及 Kupffer 细胞变性、坏死。肝功能障碍的机制为:休克时有效循环血量减少和微循环障碍引起肝组织缺血,使肝细胞线粒体功能损伤,氧化磷酸化障碍和能量减少;休克时来自肠道的内源性细菌和脂多糖进入血液循环,可直接损害肝细胞或通过活化 Kupffer 细胞间接导致肝细胞损害,使肝解毒功能减弱,蛋白质合成能力下降。这些变化反过来加重内毒素对机体的损伤,形成恶性循环。在感染引起的多器官功能障碍综合征中,若发生了严重的肝损伤,患者病死率几乎可达 100%。

(四)心功能障碍

除心源性休克本身存在原发性心功能障碍外,非心源性休克在代偿期可通过代偿反应维持冠状动脉血流量,心功能维持在正常或接近正常的水平。随着休克的发展,血压进行性下降,冠状动脉血流量减少,心功能可出现障碍,甚至发生急性心力衰竭。休克持续时间越长,心功能障碍就越严重。发生机制:①血压进行性降低使冠状动脉灌注量减少,且心率加快、收缩力增强导致心肌耗氧量增加,加重心肌缺氧。②休克时常出现代谢性酸中毒和高钾血症,增多的 H^+ 可导致心肌收缩力减弱;高钾血症时易导致严重的心律失常,使心输出量下降。③胰腺缺血导致心肌抑制因子增多,可抑制心肌收缩。④微血栓形成影响心肌的血液供应,引起心肌变性、坏死。⑤细菌毒素等尤其是脂多糖,也可直接或间接损伤心肌细胞,抑制心功能。

(五)脑功能障碍

休克代偿期,血液重新分布和脑循环的自身调节保证了脑的血液供应,不出现明显脑功能障碍的症状。随着休克的发展,血压进行性下降以及脑微循环出现微血栓,使脑血流量严重不足,脑组织缺血缺氧,加之代谢产物蓄积、细胞内外离子转运失调,可出现一系列神经功能损害,患者出现神情淡漠,甚至昏迷。脑组织缺血、缺氧以及酸中毒使脑血管壁通透性增高,引起脑水肿和颅内压升高,严重时可发生脑疝,导致患者迅速死亡。

(六)胃肠道功能障碍

胃肠道是休克时易受损的器官之一,临床常出现腹痛、消化不良、呕血和便血等症状。其发生机制:因休克早期机体代偿性血流重新分布,胃肠道黏膜最早发生缺血缺氧和酸中毒,继之发生淤血、微血栓形成及出血,使胃肠壁水肿、黏膜糜烂、形成应激性溃疡。肠黏膜上皮细胞受损,使肠道屏障功能削弱,肠道细菌大量繁殖导致内毒素进入血液循环和淋巴系统,启动全身炎症反应,引起肠源性菌血症、内毒素血症和脓毒性休克。

第四节 常见休克类型的特点

因休克的病因不同,始动环节各异,各型休克均具有各自的特点。

一、失血性休克

失血性休克的发生与否取决于失血量和失血速度:一般 15~20 分钟内失血量少于全身总血量的 10%~15%,机体可通过代偿而不发生休克;若在 15 分钟内失血量超过总血量的 20%,则超出了机体的代偿能力而发生失血性休克;如果失血量超过总血量的 45%~50%,则会很快导致死亡。

失血性休克临床症状典型,基本上遵循缺血性缺氧期、淤血性缺氧期和微循环衰竭期逐步发展的过程,具有"休克综合征"的典型临床表现。失血性休克易并发急性肾损伤和肠源性内毒素血症或感染性休克。

二、感染性休克

感染性休克是指由微生物及其毒素等产物所引起的休克,可见于暴发性流脑、肺炎、化脓性胆管炎、腹腔感染、菌痢等严重感染性疾病,以革兰氏阴性菌最为常见,细菌所释放的内毒素是其重要的致病因子。临床上,感染性休克、脓毒性休克、败血症休克几个概念并无本质区别。感染性休克的病死率高达 60%,是当代重症医学面临的主要焦点及难点。

感染性休克的发生机制十分复杂,尚不完全清楚。目前认为,其发生与休克的三个始动环节均有关。感染灶中的微生物及其毒素均可刺激炎症细胞、内皮细胞等释放大量炎症介质,引起全身炎症反应综合征,其中某些细胞因子和血管活性物质可增加毛细血管通透性,导致血容量减少;或扩张小血管,使血管床容量增加,导致有效循环血量减少;细菌毒素和炎症介质可直接损伤心肌细胞,造成心脏泵血功能下降,最终促进休克的发生发展。

感染性休克按血流动力学变化分为高动力型休克和低动力型休克两种类型。

(一)高动力型休克

又称高排低阻型休克,其特征是心输出量高而外周血管阻力低。由于皮肤血管扩张,血流量增多,皮肤温热而干燥,亦称"暖休克"。其作用机制:①β受体激活:感染性休克时交感-肾上腺髓质系统兴奋,儿茶酚胺分泌增加,使心肌收缩力增强,动-静脉短路开放,回心血量增多,心输出量升高;②外周血管扩张:感染性休克时机体产生大量 TNF-α、IL-1、NO等扩血管物质,使外周血管扩张、阻力下降。高动力型休克时,尽管心输出量升高,但血流异常分布和动静脉短路开放使真毛细血管网的血液灌流量仍然减少,组织缺血缺氧。感染性休克一般先表现为高动力型休克,可继续发展为低动力型休克。

(二)低动力型休克

又称低排高阻型休克,其特点是心输出量降低而外周血管阻力增高。由于皮肤血管收缩,皮肤苍白,四肢湿冷,故又称"冷休克"。其作用机制:①病原体、毒素、酸中毒及某些炎症介质可直接抑制或损伤心肌,使心肌收缩力减弱,且血液淤滞于微循环导致回心血量减少,引起心输出量减少;②严重感染使交感-肾上腺髓质系统强烈兴奋,缩血管物质生成增多,致使外周阻力增高。

三、过敏性休克

过敏性休克属Ⅰ型变态反应即速发型变态反应,多突然发生且剧烈严重程度,若不及时处理,常可危及生命。常伴有荨麻疹及呼吸道和消化道的过敏症状。其发生机制主要有:①血管广泛扩张,血管床容量增大;②毛细血管通透性增高,血浆外渗,血容量减少。过敏原进入机体后,可刺激机体产生 IgE。这些特异性 IgE 有较强的亲细胞特质,能与皮肤、支气管、血管壁等部位的"靶细胞"结合,处于致敏状态。当同一抗原物质再次与已致敏的机体接触时,激发广泛速发Ⅰ型超敏反应,各种炎症细胞释放组胺、血小板激活因子等生物活性物质。这些活性物质可导致后微动脉、毛细血管前括约肌舒张和血管通透性增加,外周阻力明显降低,真毛细血管网大量开放,血容量和回心血量急剧减少,动脉血压迅速而显著地下降。

四、心源性休克

心源性休克的始动环节是心脏泵血功能障碍导致心输出量迅速减少。此型休克特点为血压在休克早期就显著下降,其微循环变化发展过程与低血容量性休克基本相同,病死率高。临床上常根据血流动力学的变化分为两型:①低排高阻型:主要表现为外周阻力增高。与血压下降、减压反射受抑制而交感-肾上腺髓质系统兴奋和外周小动脉收缩有关。②低排低阻型:少数患者表现为外周阻力降低,主要是因为心肌梗死或心室舒张末期容积增大和压力增高,刺激心室壁的牵张感受器,反射性抑制了交感神经中枢,导致外周阻力降低所致。

ER-23-3

病案分析:休克

第五节 多器官功能障碍综合征

多器官功能障碍综合征(multiple organ dysfunction syndrome,MODS)是指患者在短时

间内同时或相继出现两个或两个以上器官或系统功能损害的临床综合征。一般分为感染性与非感染性病因两大类,其中以感染性休克的 MODS 发生率最高。MODS 如能得到及时救治可逆转,否则病情进一步加重,可导致死亡。

一、病因和发病过程

凡能引起休克的病因都能导致 MODS。MODS 并非只是继发于休克之后,多种因素如严重感染、大手术、大量输血输液等都可在没有发生休克的前提下引起 MODS。根据 MODS 临床发病过程,可分为两种不同的类型:

(一) 单相速发型

由严重损伤因子直接引起。一般在休克复苏以后 12~36 小时内同时或者相继出现两个以上器官功能障碍。该型病情发展较快,病变进程只有一个时相,器官功能损伤只有一个高峰,又称为原发型或一次打击型。

(二) 双相迟发型

常出现在创伤、感染、失血等原始因子的第一次打击后,经过 1~2 天的缓解期或经过支持疗法处理,器官功能有所恢复。但 3~5 天后,又受到炎症因子的第二次打击而发生多器官功能障碍或衰竭。病程呈双相,有两个高峰,又称为继发型或二次打击型。第一次打击可能是较轻的、可恢复的,而第二次打击常严重失控,病情较重,有致死的危险。

二、发病机制

MODS 的发病机制十分复杂,现认为全身炎症反应综合征(systemic inflammatory response syndrome, SIRS)是其最重要的发病机制。SIRS 是机体在感染或非感染等致病因素作用下,炎症细胞过度激活和炎症介质过量释放,而产生一系列难以控制的连续反应或称"瀑布样效应"的全身过度的炎性反应。

(一) 炎症细胞活化

循环血液中的炎症细胞流经病灶部位并受到刺激,会发生细胞变形、黏附、趋化、迁移、脱颗粒及释放等反应,称为炎症细胞活化。炎症细胞活化,对于增强机体防御能力,清除病原体等具有积极意义,但炎症细胞过度活化后,不仅可释放氧自由基、溶酶体酶和炎症介质,引起局部组织细胞的损伤,还可泛滥入血,随血液循环到达远隔部位(全身),进一步引起炎症细胞播散性活化,促进休克和 MODS 的发生发展。

(二) 炎症介质过量释放

感染或非感染因素刺激炎症细胞,可通过多条细胞内信号转导通路,产生大量炎症介质,如 TNF-α、IL-1 等。炎症细胞过度活化时,TNF-α、IL-1 可对组织细胞产生损伤作用,并诱导更多的炎症细胞活化,引起级联放大效应,产生更多的炎症介质,如 IL-2、IL-6、IL-8、IFN 等,后者又进一步激活炎症细胞,两者互为因果,引起炎症介质的不断释放,形成炎症的"瀑布效应"。近年发现,高迁移率族蛋白 1(high mobility group box1 protein1, HMGB1)在 SIRS 时发挥了重要的"晚期"促炎效应。HMGB1 广泛存在于哺乳动物细胞,因在凝胶电泳中迁移速度快而得名。HMGB1 可由激活的单核巨噬细胞等主动分泌或由坏死细胞被动释放,属于细胞源性炎症介质。

总之,炎症是机体固有的防御反应,以维持内环境的稳定。适量的促炎因子对机体有益,有助于杀灭细菌、清除坏死组织、增强免疫活性或修复创伤等。休克和 MODS 时,机体的促炎 - 抗炎失衡,可引起 SIRS 或免疫抑制,导致多器官损伤的发生。

笔记栏

第六节 休克防治的病理生理基础

休克的防治应当针对休克的原因和发病环节,以恢复生命器官的微循环灌注和减轻器官功能损伤为目的,采取综合措施。

一、积极处理原发病

积极处理造成休克的原发病因,如止血、止痛、补液和输血、创伤修复、抗感染等。

二、发病学防治

有效循环血量相对或绝对减少、微血管的收缩或扩张、酸中毒及组织缺氧是休克重要的病理生理过程。因此,改善微循环,提高组织灌流量是发病学防治的中心环节。

(一) 改善微循环

1. 扩充血容量 微循环灌流减少是休克发病的共同基础。微循环缺血期应尽早和尽快补液,以降低交感-肾上腺髓质系统兴奋,减少缩血管物质释放,提高微循环灌流量,防止休克病情进展。微循环淤血期则是“需多少,补多少”,因微循环淤血,血浆外渗,补液量应大于失液量。感染性休克和过敏性休克时,无明显失液,但血管床容量增加,有效循环血量也明显减少,应根据实际需要补充血容量。但超量补液会导致肺水肿,正确估计所需补液总量至关重要。

2. 纠正酸中毒 休克时常因缺血缺氧导致乳酸堆积或肾衰竭而发生代谢性酸中毒。酸中毒会加重微循环障碍和细胞损伤,抑制心肌收缩力、降低血管对儿茶酚胺的反应性,影响血管活性药物的作用效果。因此,应根据酸中毒程度,进行合理补碱纠酸。

3. 合理使用血管活性药物 休克早期,可扩张血管以减少微血管的过度代偿。而休克后期,则应收缩血管以防止容量血管过度扩张。对于过敏性休克、神经源性休克、高排低阻型感染性休克和血压过低的患者,应使用缩血管药物以升高血压,保证心脑血液供应。

(二) 抑制过度炎症反应

阻止炎症细胞信号通路的活化、拮抗炎症介质的作用或采用血液净化疗法去除患者体内过多的毒素和炎症介质,减轻 SIRS 和 MODS,以提高患者生存率。

(三) 细胞保护

去除休克病因、改善微循环是防治细胞损伤的根本措施。采用葡萄糖、胰岛素及钾液、ATP-MgCl$_2$ 等改善细胞的能量代谢,稳定溶酶体膜;采用自由基清除剂、钙通道阻滞剂等减轻细胞损伤。

三、器官支持疗法

治疗时应密切监控各器官功能的变化,及时采用相应支持疗法,减轻器官功能损伤。如发生休克肺时,应保持呼吸道通畅并正压给氧;发生休克肾时,应尽早利尿和透析等;发生急性心力衰竭时,应减少或停止输液,强心利尿,适当降低前后负荷等措施。

四、营养与代谢支持

保持正氮平衡是对严重感染、创伤等患者代谢支持的基本原则。应多摄入高蛋白质和氨基酸物质,尤其需要提高支链氨基酸的比例。临床实践表明,经胃肠道适当补充谷氨酰

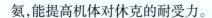

氨,能提高机体对休克的耐受力。

复习思考题

1. 什么叫休克?休克发生的始动环节有哪些?
2. 试述休克各期微循环的变化特点及其发生机制。
3. 为什么感染性休克时患者易发生心力衰竭?

（王晓敏）

PPT 课件

第二十四章

弥散性血管内凝血

学习目标

1. 熟记弥散性血管内凝血(DIC)的概念、常见原因。

2. 能够根据机体凝血系统、抗凝系统和纤溶系统之间的关系,推导出病因作用下,机体出现凝血功能紊乱的机制。

3. 理解并记忆 DIC 的临床表现,能阐述 DIC 与休克等病理过程、疾病状态的关系,为 DIC 的临床诊断和治疗奠定理论基础。

知识链接:
DIC 国 内
诊断标准
(2012 版)

正常机体的凝血、抗凝和纤溶系统之间处于动态平衡。各种凝血因子、抗凝因子、纤溶因子的数量变化或功能障碍,血管结构或功能异常,以及血细胞、特别是血小板的质或量异常,均可使凝血与抗凝血平衡发生紊乱,导致出血或血栓形成性疾病。

弥散性血管内凝血(disseminated intravascular coagulation,DIC)是指在某些致病因素作用下,凝血系统被激活,引起微循环内广泛微血栓形成,同时消耗大量凝血因子和血小板,继发纤溶系统功能亢进,机体出现以止血、凝血功能障碍为特征的病理生理过程。DIC 的主要临床表现为出血、休克、器官功能障碍及微血管病性溶血性贫血等。

第一节　DIC 的常见病因和发生机制

一、DIC 的常见病因

引起 DIC 的常见病因见表 24-1。

表 24-1　DIC 的常见病因

分类	主要疾病或病理过程
感染性疾病	败血症、内毒素血症、严重病毒感染等
创伤及手术	严重软组织创伤、挤压伤综合征、大面积烧伤、大手术、器官移植等
妇产科疾病	流产、子痫及先兆子痫、羊水栓塞、胎盘早期剥离、宫内死胎、子宫破裂、异位妊娠等
肿瘤性疾病	某些实体瘤,淋巴造血系统肿瘤等
其他	免疫疾病、代谢性疾病、体外循环、动物毒素等

二、DIC 的发生机制

DIC 的发生机制十分复杂,凝血系统激活、凝血因子消耗及纤溶亢进往往并存。因此,DIC 的病理生理改变及临床表现主要取决于凝血与抗凝(以及纤溶)之间的力量对比。

(一)组织因子释放,激活外源性凝血系统,启动凝血过程

外源性凝血系统的激活在启动凝血过程中发挥主要作用,该过程从组织因子(tissue factor,TF)释放入血开始。TF 又称凝血因子Ⅲ,是凝血因子Ⅶ(FⅦ)的受体和催化协同因子,广泛存在于全身各组织细胞中,以脑、肺、胎盘等组织含量最为丰富。一方面严重创伤、烧伤、外科手术和产科意外等造成组织损伤,受损组织内的 TF 大量释放入血;另一方面与血液直接接触的内皮细胞和白细胞在损伤、感染等因素激活下,可迅速表达 TF,直接进入血液。当血液中有大量 TF 时,TF 可与 FⅦ 形成复合物,同时激活 FⅦ 形成 FⅦa。TF-FⅦa 复合物在 Ca^{2+} 和磷脂参与下,主要经传统通路激活 FX,启动外源性凝血系统;也可经选择通路激活 FⅨ,启动内源性凝血系统,扩大凝血反应,促进 DIC 发生。

(二)血管内皮细胞损伤,凝血、抗凝血平衡紊乱

严重感染、内毒素、缺氧、酸中毒、抗原 - 抗体复合物等均可损伤血管内皮细胞,导致凝血与抗凝平衡紊乱,出现明显的血栓形成倾向。其机制如下:①受损内皮细胞下的胶原暴露,可激活 FⅫ,启动内源性凝血系统;亦可激活激肽系统,放大凝血反应;②受损的内皮细胞释放 TF,启动外源性凝血系统;③血管内皮细胞血栓调节蛋白 - 蛋白 C 和抗凝的肝素 - 抗凝血酶Ⅲ(AT-Ⅲ)系统功能降低、产生的组织因子抑制物不足等,导致内皮细胞的抗凝作用减弱;④血管内皮细胞损伤,基膜胶原暴露,使血小板黏附、活化及聚集功能增强;⑤内皮细胞产生的组织型纤溶酶原激活物减少、纤溶酶原激活物抑制剂 -1 增多,使纤溶活性降低。

(三)血小板激活和血细胞大量破坏,参与凝血过程

1. 血小板激活　血小板在 DIC 的发生发展中发挥重要作用。血管内皮细胞受损后暴露的胶原等物质可激活血小板,活化的血小板发生黏附、释放、聚集反应,直接参与凝血反应。此外,在一定条件下,活化血小板还能直接激活 FⅫ 等凝血因子。

2. 血细胞的大量破坏　异型输血、溶血性贫血、恶性疟疾等引起急性溶血时,可破坏红细胞。红细胞的破坏,一方面通过释放 ADP,促进血小板黏附和聚集;另一方面红细胞膜磷脂可浓缩、局限凝血因子,促使凝血酶生成。白血病化疗、放疗致白细胞大量破坏或内毒素、抗原抗体复合物等激活白细胞,均可产生并释放组织因子样物质,激活外源性凝血系统,促进 DIC 发生。

(四)其他促凝物质入血,触发血液凝固

细菌及其内毒素、抗原 - 抗体复合物、羊水、脂肪微粒等入血后可激活 FⅫ,启动内源性凝血系统;某些恶性肿瘤细胞能分泌特有的促凝物质,激活 FX;急性坏死性胰腺炎时释放的胰蛋白酶、某些蛇毒含有的蛋白水解酶,可通过酶切作用将凝血酶原活化为凝血酶。这些均可触发血液凝固,促使 DIC 发生(图 24-1)。

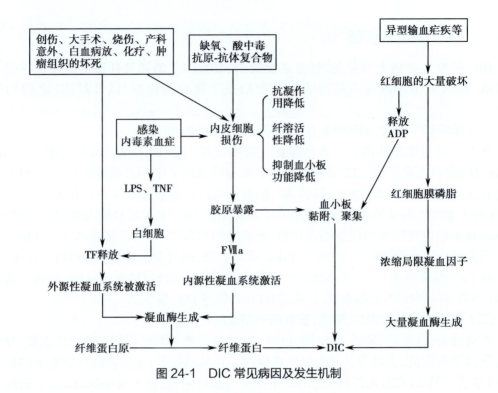

图 24-1　DIC 常见病因及发生机制

第二节　影响 DIC 发生发展的因素

在存在某些基础疾病或凝血触发因素时,DIC 是否发生及发生、发展的程度如何,还与以下因素有关,这些因素皆能影响机体凝血与抗凝血的平衡,促进 DIC 的发生与发展。

(一)单核巨噬细胞系统功能受损

单核巨噬细胞系统不但能吞噬、清除各种促凝物质、活化的凝血因子和纤维蛋白原等,还能吞噬、清除纤溶酶、纤维蛋白(原)降解产物(FDP)及内毒素等。因此,单核巨噬细胞系统功能障碍时,容易诱发 DIC。如感染性休克时单核巨噬细胞系统吞噬了大量细菌和内毒素后出现"内毒素耐受",或长期应用大剂量糖皮质激素、脾切除、反复感染等严重影响单核巨噬细胞系统功能,均可诱发 DIC。

(二)肝功能严重障碍

肝不仅能合成大部分凝血因子、抗凝物质,亦能灭活某些活化的凝血因子。严重肝功能障碍时,机体的凝血、抗凝血及纤溶过程失调。此外,肝细胞大量坏死时,可释放 TF。因此,严重肝病患者,一旦促凝物质入血,极易诱发 DIC。

(三)血液高凝状态

血液高凝状态指在某些生理或病理条件下,血液的凝固性升高,有利于血栓形成的一种状态。原发性高凝状态见于遗传性 AT-Ⅲ、蛋白 C 和蛋白 S 缺乏症等;继发性高凝状态见于酸中毒、妊娠中毒症及白血病等。

酸中毒所致的血液高凝状态,是促进 DIC 发生发展的重要原因之一。一方面,酸中毒可损伤血管内皮细胞,启动凝血系统;另一方面,血液 pH 值的降低,使凝血因子酶活性增高而肝素抗凝活性减弱,并促进血小板聚集,均导致血液处于高凝状态,促进 DIC 的发生发展。

高龄产妇或妊娠后期可有生理性高凝状态。从妊娠 3 周开始孕妇血液中血小板和促凝物质增多,抗凝物质减少,至分娩前夕达到高峰。因此,产科意外时,DIC 的发生率较高。

(四) 微循环障碍

休克等严重微循环障碍时,微循环内血流缓慢,血液黏度增高,血流淤滞,同时代谢产物和炎症介质在局部淤积,引起血管内皮细胞损伤。故微循环障碍易诱发 DIC 的原因可归纳为:①凝血系统的激活;②活化凝血因子在局部积聚;③肝、肾微循环障碍,无法清除活化的凝血因子和纤溶产物;④血管舒缩调节功能障碍和血管反应性降低或消失,有利于纤维蛋白的沉积和微血栓生成。

除上述诱因外,妊娠后期、长期吸烟、糖尿病患者或者不恰当地应用纤溶系统抑制剂(如 6- 氨基己酸)等,均可使纤溶系统功能明显降低,促进 DIC 的发生发展。

第三节　DIC 的分期和分型

一、DIC 的分期

根据发展过程和病理生理特点,典型 DIC 分为 3 期。

1. 高凝期　凝血系统被激活、凝血酶增多,大量微血栓(透明血栓)形成。此期主要表现为血液的高凝状态和缺血造成的器官功能障碍。实验室检查特点为凝血时间和复钙时间缩短,血小板黏附性增高。

2. 消耗性低凝期　由于高凝期消耗大量的凝血因子和血小板,加之继发性纤溶系统激活,血液由高凝状态转入低凝状态。患者有出血倾向,器官功能障碍加重。实验室检查可见血小板数量明显减少,凝血时间和复钙时间明显延长。

3. 继发性纤溶亢进期　凝血酶和 F Ⅻa 等均可激活纤溶系统,水解纤维蛋白,产生大量 FDP。凝血系统的过度激活继发了纤溶系统功能亢进,使纤溶和抗凝大大增强。故此期出血症状十分明显,甚至出现休克和多器官功能障碍。实验室检查可见继发性纤溶功能亢进相关指标的变化十分显著。

值得一提的是,临床上并非所有 DIC 患者都存在以上三期的临床表现,即使较为典型的 DIC,三期之间也可能存在交叉和重叠现象。

二、DIC 的分型

(一) 按 DIC 发生、发展的速度分型

1. 急性 DIC　起病急,常在数小时或 1~2 天内发生,病情凶险,进展迅猛,以致分期不明显。临床以出血和休克为主。常见于各种严重感染、异型输血、严重创伤、急性移植排斥反应等。

2. 亚急性 DIC　可在数天内逐渐发病,临床表现介于急性 DIC 和慢性 DIC 之间。多见于恶性肿瘤转移、宫内死胎、胎盘早期剥离等。

3. 慢性 DIC　起病缓慢、病程较长,临床表现不明显,常以某器官功能不全为主要表现,有时仅有实验室检查异常,难以诊断。常见于恶性肿瘤、结缔组织病及慢性溶血等。

(二) 按 DIC 时机体的代偿情况分型

1. 失代偿型　其特点是凝血因子和血小板的消耗超过了机体的生成和释放速度。患

者常有明显的出血和休克等表现。常见于急性 DIC。

2. 代偿型 其特点是凝血因子和血小板的消耗与机体的生成之间呈平衡状态。患者常无明显临床表现或仅有轻度出血和血栓形成症状。多见于慢性 DIC。

3. 过度代偿型 此时 DIC 病理过程趋缓或逐渐停止。机体代偿引起的凝血因子和血小板生成、释放超过其消耗或降解的速度。患者临床表现减轻或消失。多见于慢性 DIC 后期或急性 DIC 恢复期。

第四节　DIC 的临床表现

DIC 的临床表现因原发病的存在而复杂且多样。由 DIC 单独引起的表现主要有出血、休克、多器官功能障碍和微血管病性溶血性贫血,其中以出血症状最为突出,故常被简单地认为是一种全身性出血综合征。由大量微血栓引起的微循环缺血及相应器官的功能障碍,是临床上导致 DIC 患者死亡的常见原因。

一、出血

1. 出血的特点 出血是 DIC 最早、最常见的临床表现,发生率高达 80%。其特点如下:①多部位同时出现出血倾向,且无法用原发病进行解释。如伤口或注射部位渗血不止,皮肤紫癜、瘀斑,牙龈出血或鼻衄,呕血及便血等;②出血常比较突然,可伴有 DIC 的其他临床表现;③一般止血药疗效不佳。

2. 出血的机制

(1)凝血物质大量消耗:由于广泛微血栓形成,消耗了大量凝血因子和血小板,一旦上述物质的消耗超过机体的代偿能力,则出现凝血功能障碍。

(2)继发性纤溶功能亢进:凝血过程中激活的凝血因子、激肽释放酶和纤溶酶原激活物均可激活纤溶系统。DIC 早期凝血系统的过度激活使继发纤溶功能亢进,加剧凝血功能障碍。

(3)纤维蛋白(原)降解产物的形成:纤溶酶水解纤维蛋白,生成分子量大小不等的蛋白质组分和多肽物质,统称为纤维蛋白(原)降解产物(FDP)。FDP 包括较大的 X 和 Y 片段,较小的 D 和 E 片段及小肽 A、B 等。其中,很多片段具有极强的抗凝作用:① X、Y 和 D 片段可抑制纤维蛋白单体交联、聚集;② Y、E 片段具有抗凝血酶作用;③大多数 FDP 片段可抑制血小板黏附、聚集和释放反应,亦可扩张血管、增加血管壁通透性,进一步加重患者的出血倾向。各种 FDP 片段检查在 DIC 诊断中有重要意义,其中主要有血浆鱼精蛋白副凝试验(plasma protamine paracoagulation test,3P 试验)和 D- 二聚体检查。DIC 患者 3P 试验呈阳性反应,血浆 D- 二聚体含量增高。

(4)血管壁受损:DIC 进程中各种原发或继发出现的缺血缺氧、酸中毒、细胞因子和自由基等都可损伤微血管管壁,促进出血。

二、休克

某些 DIC,特别是急性 DIC 患者容易伴发休克;休克晚期又常引起 DIC,两者往往互为因果,形成恶性循环。

DIC 导致休克的机制有:①大量微血栓形成,堵塞微血管,回心血量明显减少;②广泛出血使血容量减少;③ DIC 进程中产生大量血管活性物质(如激肽、组胺等),可强烈扩张血

ER-24-2

病案分析:脑膜炎与 DIC

管和增加微血管管壁通透性；FDP 的某些成分可以增强激肽、组胺的扩血管作用，使外周阻力降低；④心脏本身广泛微血栓形成，使心肌缺血，影响心功能。上述因素均可使全身微循环障碍，促进休克发生、发展。

三、器官功能障碍

微血栓阻塞及休克所致的微循环障碍，可引起受累脏器缺血性损伤，导致器官功能障碍。轻者仅表现为个别脏器的部分功能异常，严重者常会出现多器官功能障碍综合征（MODS），是 DIC 患者死亡的重要原因。DIC 累及脏器不同，其临床表现也不相同。肾是 DIC 时最易受损的器官，严重时可致双侧肾皮质坏死和急性肾损伤；肾上腺皮质受损引起皮质出血性坏死，导致沃 - 弗综合征，患者具有明显休克症状和皮肤大片瘀斑等体征；肺内栓塞可引起肺泡 - 毛细血管膜损伤，出现呼吸困难，肺出血，导致呼吸衰竭；消化系统受累可引起呕吐、腹泻及消化道出血；肝受累时可出现黄疸及肝衰竭；神经系统功能障碍表现为神志模糊、嗜睡、昏迷、惊厥等；垂体坏死可引起席汉综合征，患者腺垂体功能减退，促性腺激素分泌减少，并影响促甲状腺激素和促肾上腺激素的分泌。

四、微血管病性溶血性贫血

DIC 患者通常伴有一种特殊类型的贫血，即微血管病性溶血性贫血（microangiopathic hemolytic anemia）。其特征是：患者外周血涂片中可见形态各异（盔形、星形、新月形等）的变形红细胞，被称为裂体细胞（schistocyte）或红细胞碎片，其脆性高，易发生溶血。

溶血性贫血主要与 DIC 时微血管内出现的微血栓有关。微血栓的纤维蛋白丝在微血管内形成细网，当血流中的红细胞通过这些网孔时，被黏着、滞留或挂在纤维蛋白丝上，在血流的不断冲击下红细胞破裂，发生血管内溶血。除上述机械损伤作用外，某些 DIC 的病因（如内毒素）也可使红细胞本身脆性增加，易发生溶血（图 24-2、图 24-3）。

DIC 早期溶血程度较轻，不易觉察。后期因红细胞大量破坏，可出现发热、黄疸、血红蛋白尿和少尿等溶血症状及面色苍白、全身乏力等贫血症状，并在外周循环中出现特征性的裂体细胞。当外周血中裂体细胞数超过 2% 时，具有辅助诊断意义。但是，部分患者的血涂片中也可见不到裂体细胞，且微血管病性溶血性贫血也并非 DIC 独有，在急性肾损伤、恶性高血压等疾病中也会出现。

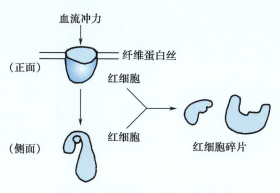

图 24-2　红细胞碎片形成示意图

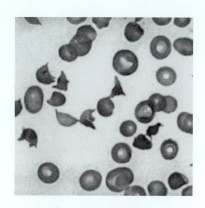

图 24-3　裂体细胞

笔记栏

第五节　DIC 防治的病理生理基础

一、防治原发病

针对病因进行积极治疗,这是防治 DIC 的根本措施。

二、改善微循环

疏通被微血栓阻塞的微循环,增加其灌流量等,在防治 DIC 的发生、发展中具有重要作用,通常采用扩充血容量、解除血管痉挛等措施。此外,也可应用抗血小板药稳定血小板膜、减少 TXA_2 的生成,从而阻断血小板的黏附和聚集,对改善微循环也有一定的效果。

三、重建凝血、抗凝和纤溶系统间的动态平衡

在 DIC 的高凝期,常用肝素抗凝,同时应用 AT- Ⅲ增强肝素抗凝作用。在消耗性低凝期和继发性纤溶亢进期不使用肝素,此时可输入血小板、新鲜冰冻血浆等补充凝血因子。

复习思考题

1. 试从 DIC 的发病机制和影响因素入手分析产科意外导致 DIC 的机制。

2. DIC 的特征性改变是在微循环内形成大量微血栓,然而,部分 DIC 患者尸检却未发现血栓的存在。根据本章节所学知识,你如何理解这一矛盾现象?

3. 休克晚期可发生 DIC,而 DIC 也常继发休克,试讨论两者之间的关系。

(韩昌松)

第二十五章

细胞信号转导异常与疾病

学习目标

1. 通过学习细胞信号转导的有关概念及细胞信号转导的过程和机制,能够理解信号转导通路在维持正常的细胞生物学功能中的意义和作用。

2. 通过学习细胞信号转导异常的机制,能够解释细胞信号转导异常与疾病之间的关系。

3. 通过学习细胞信号转导不同环节的异常与疾病的关系,为寻找新的治疗方法和治疗药物靶点提供了新思路。

第一节 概 述

一、细胞信号转导的概念

细胞信号转导(cell signal transduction)是指细胞通过位于胞膜或胞内的受体接受细胞外信号,通过细胞内复杂的级联信号转导,进而调节胞内蛋白质的活性或基因表达,使细胞发生相应生物学效应的过程。

细胞信号转导是调节细胞生长、分化、代谢、适应、防御和凋亡等各项生物学过程的基本方式,其精细调控是维持正常生命活动的前提,而信号转导的异常可引起细胞功能代谢改变,严重者能导致疾病发生。

二、细胞信号转导的过程

细胞信号转导由细胞信号转导系统(cell signaling system)来完成,后者由细胞信号、接受信号的受体或类似物、细胞内信号转导通路及细胞内的效应器组成。

(一) 细胞信号的种类

细胞信号主要包括化学信号、物理信号和生物大分子的结构信号。

1. 化学信号 是生物体内最主要的信号,一般通过内分泌、旁分泌、自分泌及内在分泌的形式产生。识别并特异地与细胞受体结合,具有生物活性的化学信号物质称为配体(ligand),包括细胞间化学信号和细胞内化学信号。

(1)细胞间化学信号包括:①可溶性的化学分子,如激素、神经递质、细胞因子、细胞的代谢产物以及药物和毒物等;②气体分子;③细胞外基质成分和与质膜结合的分子。

(2)细胞内化学信号:①环核苷酸,如 cAMP 和 cGMP 等;②脂质信使分子,如甘油二酯

（DAG）和三磷酸肌醇（IP₃）等；③气体信使分子，如一氧化氮（NO）和一氧化碳（CO）；④离子信使分子，如 Ca²⁺ 和 H⁺ 等。

2. 物理信号　主要包括各种射线、光信号、电信号、机械信号及冷热刺激等。目前，多数物理信号是如何被细胞接受和启动细胞内信号转导的机制尚不清楚。

3. 生物大分子的结构信号　这类信号常包含在决定生物大分子三维结构的序列中。以结构信号为基础的分子识别在细胞信号转导中具有重要作用，决定细胞间识别和黏附、决定信号分子与受体的识别和结合、决定细胞信号转导通路中信号转导分子的连接及信号复合物形成。

（二）细胞信号的接受

细胞信号由受体或类似于受体的物质接受，然后将信息传递到细胞内，启动细胞信号转导过程。受体（receptor）是指存在于细胞表面或细胞内能与细胞外信号分子相互作用的分子。根据分布不同，受体可分为膜受体与核受体。①膜受体：一般为跨膜糖蛋白，具有膜外区、跨膜区和细胞内区。根据它们在结构上的同源性和信号转导模式上的类似性，大约分为20个家族，如 G 蛋白耦联受体家族、酪氨酸蛋白激酶型受体或受体酪氨酸激酶家族、丝/苏氨酸蛋白激酶型受体家族、死亡受体家族、离子通道型受体家族等。②核受体：本质上为一类配体依赖的转录调节因子，通过调节靶基因的表达产生生物学效应。其配体为脂溶性分子，主要包括：甾体激素受体超家族（SHRS）、代谢性核受体、小分子气体受体以及一些孤儿受体等。

（三）常见的细胞信号转导通路

细胞信号转导的基本过程包括细胞对信号的接受、细胞内信号转导通路的激活和信号在细胞内的传递。激活的信号转导通路通过调节靶蛋白、靶基因的表达与活性，导致一系列生物学效应（图 25-1）。以下介绍几种常见的细胞信号转导途径：

1. G 蛋白耦联受体（G protein coupled receptor, GPCR）介导的信号转导途径　G 蛋白是指可与鸟嘌呤核苷酸可逆性结合的蛋白质家族，分为两类：①由 α、β 和 γ 亚基组成的异源三聚体，其具有耦联膜受体和激活效应器蛋白的作用，是信号跨膜转导过程中的"分子开关"，其中 α 亚基具有 GTP 酶活性，是信号传递过程的关键蛋白，β 和 γ 亚基具有调节 α 亚基活性的作用；②小 G 蛋白，仅具有 α 亚基的功能，在细胞内进行信号转导。GPCR 是 7 次跨膜受体（图 25-2）。当 GPCR 被配体激活后，Gα 上非活化型的 GDP 为活化型 GTP 所取代。此时 G 蛋白 α 亚基与 βγ 二聚体解离，这是 G 蛋白激活的关键步骤。活化的 G 蛋白与效应蛋白作用，直接改变其功能或通过改变第二信使的浓度，间接发挥后续的生物学效应。随后 α 亚基上的 GTP 酶水解 GTP 为 GDP，此时 α 亚基重新与 βγ 二聚体结合，恢复到无活性三聚体状态，终止 G 蛋白介导的信号转导。

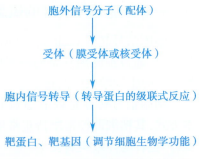

胞外信号分子（配体）
↓
受体（膜受体或核受体）
↓
胞内信号转导（转导蛋白的级联式反应）
↓
靶蛋白、靶基因（调节细胞生物学功能）

图 25-1　细胞信号转导基本过程示意图

根据 Gα 亚基的不同可将 G 蛋白分为 Gs、Gi、Gq/11 及 G12/13 四个亚家族。不同的 Gα 亚基活化后可激活不同的信号转导通路。在此主要以 cAMP-PKA 信号通路和磷脂酸肌醇信号通路为例介绍 GPCR 信号传递过程。

（1）cAMP-PKA 通路：Gs（活化型）和 Gi（抑制型）是两种作用相反的 G 蛋白。β 肾上腺素受体、胰高血糖素受体等被激活后，进一步经 Gs 蛋白激活腺苷酸环化酶（AC）促进 cAMP 生成，引发 cAMP-PKA 通路，使多种靶蛋白磷酸化，调节细胞功能；而 α2 肾上腺素受体及

血管紧张素 Ⅱ 受体等被激活后,则与 Gi 蛋白耦联,抑制 AC 活性,导致 cAMP 水平降低,产生与 Gs 蛋白相反的效应(图 25-3)。

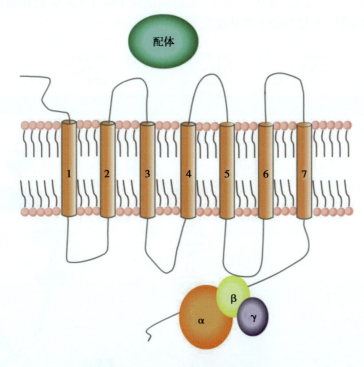

图 25-2　GPCR 结构示意图

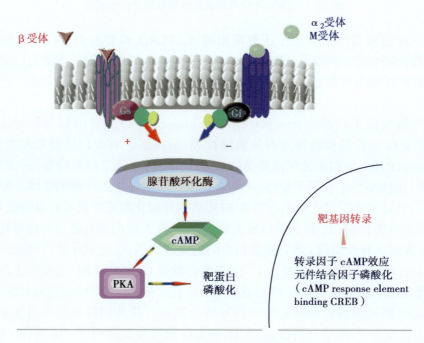

图 25-3　cAMP-PKA 通路示意图

(2)IP$_3$/DAG-PKC 通路:α1 肾上腺素受体及血管紧张素 Ⅱ 受体等被激活后,可与 Gq 蛋白结合,活化细胞膜上的磷脂酶 C$_\beta$(PLC$_\beta$),产生脂质双信使三磷酸肌醇(IP$_3$)和甘油二酯

（DAG）。一方面，IP_3 激活肌浆网 / 内质网上的 IP_3 受体，促进肌浆网 / 内质网释放 Ca^{2+}，导致细胞内 Ca^{2+} 浓度增高；Ca^{2+} 可作为第二信使激活钙调蛋白依赖性的蛋白激酶（CaMK），产生多种生物学效应。另一方面，DAG 与 Ca^{2+} 能协调活化 PKC，从而磷酸化相应的蛋白，促进基因表达和细胞增殖，参与多种生理功能的调节（图 25-4）。

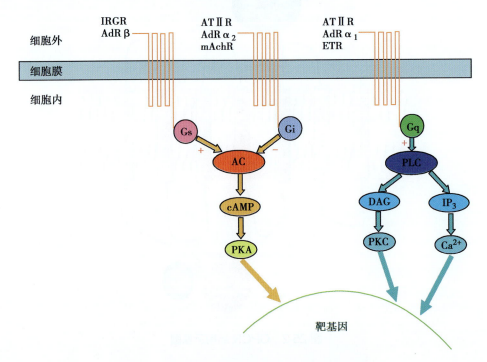

图 25-4　GPCR 介导的细胞信号转导途径示意图

此外，G 蛋白调控的信号分子还有磷脂酶 A_2（PLA_2）、磷脂酶 D（PLD）、MAPK 家族成员、鸟苷酸环化酶（GC）、核因子 -κB（NF-κB）等信号分子，通过不同的下游效应分子组成的信号传导通路，影响与代谢相关的一些酶、基因及转录因子的表达，从而产生广泛而复杂的生物学效应。

2. 受体酪氨酸蛋白激酶（receptor tyrosine kinase，RTK）介导的信号转导途径　RTK 是单次跨膜受体介导信号转导过程的典型代表，胞内区含有蛋白质酪氨酸激酶（protein tyrosine kinase，PTK），可以单独完成跨膜信号传递而不需要第二信使的参与。RTK 由多个亚家族组成，包括多种生长因子受体、胰岛素受体和同源癌基因产物的受体。配体与上述受体结合后，受体发生二聚化使本身具备 PTK 活性并催化酪氨酸残基自身磷酸化，磷酸化的酪氨酸可被一类含有 SH_2 区的蛋白质识别，通过级联反应向细胞内进行信号转导。其下游信号转导通过多种丝氨酸 / 苏氨酸蛋白激酶的级联激活：①经 Ras 蛋白激酶丝裂原活化蛋白激酶（Ras-MAPK 途径）；②经 PLC_γ 激活蛋白激酶 C（PLC_γ-PKC 途径）；③经磷脂酰肌醇 -3 激酶激活蛋白激酶 B（PI-3K-PKB 途径），从而引发相应的生物学效应（图 25-5）。

3. 非受体酪氨酸蛋白激酶介导的信号转导途径　其共同特征是本身无 PTK 活性，但其胞内区含有与 PTK 结合的位点，配体主要是激素和细胞因子。非受体 PTK 的调节机制差异较大，JAK 激酶是起重要作用的非受体酪氨酸蛋白激酶之一。JAK 家族包括 JAK1、JAK2、JAK3 和 TYK2。信号转导和转录激活因子（signal transducer and activator of transcription，STAT）为 JAKs 的直接底物，包括 6 个家族成员，即 STAT1~STAT6。结构上 STATs 具有 SH_2 和 SH_3 功能区，介导 STAT 蛋白与 JAK 分子相互作用，并将信号直接传入核内,与靶基因结合,促进其转录,从而实现信号转导。

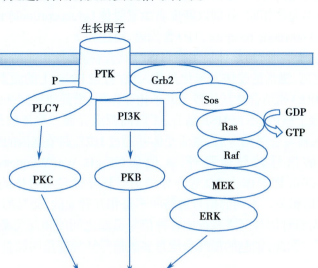

图 25-5　RTK 介导的细胞信号转导途径示意图

以生长激素(GH)为例说明 JAK-STAT 信号转导途径:配体(GH)与受体结合后,可使受体分子发生二聚化,使得与受体耦联的 JAK 激酶被活化。活化的 JAK 吸引有 SH_2 结构域的 STAT 结合于受体上,并催化 STAT 上相应部位的酪氨酸磷酸化,形成 STAT 同源或异源二聚体转移入核,与相应靶基因的启动子结合,调控相应基因的转录和表达,在细胞的生长、增殖和分化的调节中具有重要意义(图 25-6)。

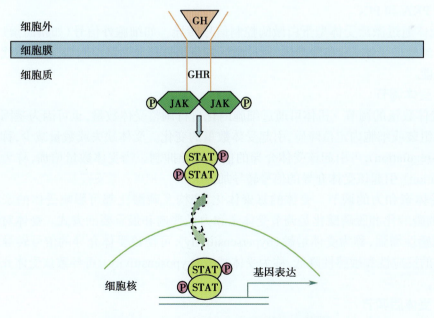

图 25-6　JAK-STAT 信号转导途径示意图

4. 受体鸟苷酸环化酶信号转导途径　一氧化氮和一氧化碳可激活鸟苷酸环化酶(GC),增加 cGMP 生成,后者激活蛋白激酶 G(PKG),磷酸化靶蛋白发挥生物学作用。

5. 核受体介导的信号转导途径 核受体中的甾体激素受体和非甾体激素受体介导的细胞信号转导途径不完全相同,分别以糖皮质激素受体(glucocorticoid receptor,GR)和甲状腺激素受体(thyroid hormone receptor,TR)为代表,简述如下:

(1)GR受体:位于胞质,与热休克蛋白(HSP)结合存在,处于非活化状态。受体与配体结合使其与HSP解离,激活的受体二聚化并移入核内,与DNA上的激素反应元件(hormone response element,HRE)相结合或其他转录因子相互作用,增强或抑制基因的转录。

(2)TR受体:位于核内,不与HSP结合,多以同源或异源二聚体的形式与DNA或其他蛋白质结合,配体入核与受体结合后,激活受体并通过HRE调节基因的转录。

除上述主要的信号转导途径外,其他如NF-κB、Wnt/Wingless、Hedgehog/Patched/Smoothened、Notch、Toll样受体、NOD等介导的信号转导途径与机体的病理生理状态和疾病的发生发展都密切相关。不同的信号通路间不是相互独立的,而是形成高度有序的、复杂的信号网络系统,人们对信号网络系统中各种信号通路之间的相互关系,形象地称之为"交叉对话(cross talk)"。因此,细胞的最终命运是多条信号转导通路间综合作用的结果。

三、细胞信号转导的调节

细胞信号转导系统受到精细而复杂的调控,其调节方式主要分为:信号调节、受体调节及受体后调节。

(一)信号调节

信号分子通过调控相应的细胞信号转导系统,从而实现对细胞结构和功能的调节。以配体为例,根据其引发的细胞反应结果不同,分为两大类:激动剂与拮抗剂,分别引起不同的细胞反应。激动剂与受体结合后可激活受体的内在活性,拮抗剂与受体结合后可阻抑激动剂与受体结合。一般来说,配体主要通过下述两种方式控制信号转导蛋白的活性:

1. **配体与信号蛋白结合直接改变信号蛋白活性** 如细胞内信使分子cAMP与DAG能分别激活PKA和PKC。

2. **配体通过激活受体型蛋白激酶控制信号转导** 如细胞外信号(如胰岛素)可激动酪氨酸蛋白激酶型受体-胰岛素受体,通过激活多条信号转导通路控制糖、蛋白质代谢及细胞增殖等功能。

(二)受体调节

1. **受体数量的调节** 机体可通过细胞内化自行调整受体数量,也可因为基因表达异常或蛋白质组装或细胞内定位障碍,引起受体数量的变化。受体缺失或数量减少,称为受体下调(down-regulation),可引起该受体介导的信号转导抑制。当受体数量增加,称为受体上调(up-regulation),引起该受体介导的信号转导加强。

2. **受体亲和力的调节** 受体的寡聚体化、变构及磷酸化都可影响受体的亲和力。其中,受体的磷酸化和脱磷酸化是调节受体亲和力最普遍和最重要的方式。受体对配体的反应性和敏感性增强,称为受体增敏(hypersensitivity),可使该受体介导的信号转导加强。受体对配体的反应性和敏感性降低,称为受体减敏(hyposensitivity),可导致该受体介导的信号转导抑制。

(三)受体后调节

1. **通过可逆磷酸化快速调节靶蛋白的活性** 可逆性的磷酸化修饰是信号转导通路对靶蛋白调节最重要的方式。多种信号转导通路中激活的蛋白激酶和磷酸酶能通过对各种效应蛋白及转录因子等进行可逆的磷酸化修饰,快速调节它们的活性与功能,引起相应的生物效应。如PKA激活能使心肌细胞膜上的L型Ca^{2+}通道磷酸化,促进心肌钙转运,提高心肌收缩力；通过磷酸化而激活糖原磷酸化酶激酶，促进糖原分解；进入核内的 PKA 还能磷酸化 cAMP 反应元件结合蛋白，促进该蛋白与靶基因中的 cAMP 反应元件结合，激活靶基因转录。此外，磷酸化在细胞的信号转导过程中也发挥重要作用。如前所述，MAPK 家族酶的激活主要是通过磷酸化的三级酶促级联反应进行的，即 MAPKKK → MAPKK → MAPK。因此，蛋白质的可逆磷酸化构成了不同胞外信号所启动的信号转导过程的共同通路，是细胞代谢、生长、发育、凋亡、癌变的调控中心。

2. 通过调控基因表达产生较为缓慢的生物效应　胞外信号调节基因转录有两种方式：①胞外信号启动细胞的信号转导，在信号通路中激活的蛋白激酶首先磷酸化细胞中现存的转录因子，使其激活并入核，启动相应基因的转录，这些基因的表达产物可进一步调控细胞的增殖和分化，导致细胞结构和功能的变化；②某些信号直接进入细胞，与核受体结合，通过调节靶基因的表达而产生较为缓慢的生物学效应。此外，信号转导通路还能在翻译水平促进基因表达。表达的产物使细胞发生分裂、分化、细胞结构和功能的变化和应激反应等。

可见，细胞信号传导通路的调节非常复杂，不同信息分子、不同信号转导途径之间还存在着广泛的交叉调控。因此，在细胞信号转导的研究中，不但要注意单个信号转导途径中的信号传递，更要注意众多信号转导途径之间的网络调节。

第二节　细胞信号转导异常的机制

细胞信号转导异常的发生机制主要包括：信号异常、受体异常和受体后信号转导成分异常。

一、信号异常

信号异常一般是信号的产生异常增多或减少，也可能是信号的拮抗因素产生增多或产生了抗信号的自身抗体等。

（一）体内细胞信号异常

在某些病理情况下，体内可出现多种神经内分泌的改变，使得神经递质、激素、生长因子等的生成和释放异常，从而影响了相应细胞信号通路的正常传导。如胰岛素生成减少、体内产生抗胰岛素抗体及应激时体内大量的拮抗胰岛素作用的激素（如儿茶酚胺、胰高血糖素、糖皮质激素、生长激素等），这些均可引起糖代谢障碍，血糖增高。

（二）体外细胞信号异常

1. 生物损伤性刺激　病原体及其产物可作为配体干扰细胞的信号转导过程，这在病原体感染引起的免疫和炎症反应中起重要作用。如与果蝇 Toll 蛋白同源的一种细胞膜识别受体，即 Toll 样受体（Toll-like receptor，TLR）通过识别病原微生物介导抗感染、天然免疫应答、诱导炎症反应的产生。TLR 为 I 型膜蛋白，其胞内区结构与 IL-1 受体（IL-1R）同源，在信号转导方面亦相似，被归于 TLR/IL-1R（TIR）超家族。

2. 理化损伤性刺激　环境中的物理刺激可引起细胞信号传导异常，导致细胞损伤。如紫外线、高渗透压、热休克等应激因子能激活 JNK 和 p38MAPK 通路，诱导细胞凋亡或造成细胞坏死。环境当中的各种化学致癌物如多环芳烃类化合物，能诱导 ras 基因突变，通过 Ras-Raf-MEK-ERK 通路，导致细胞异常增殖，与肿瘤的发生有关。

二、受体异常

受体异常是最早发现的信号转导蛋白异常。受体的异常可由受体基因突变、免疫学因素和受体的继发性异常所致。

（一）遗传性受体病

由于编码受体的基因缺失、突变等使受体缺失、数量减少或结构异常而引起的遗传性疾病,称为遗传性受体病。

1. 受体数量改变引发的疾病　一方面,受体合成数量减少、组装或定位障碍,使受体生成减少或受体降解增加,致使靶细胞对配体的敏感性或反应性降低。如家族性高胆固醇血症、家族性肾性尿崩症等的发生与此有关。家族性高胆固醇血症是由于基因突变引起 LDL 受体数量减少或功能异常,对血浆 LDL 的清除能力降低,患者出生后血浆 LDL 含量即高于正常,发生动脉粥样硬化的危险也显著升高。反之,由于某些受体蛋白的过度表达,受体数量异常增多引起细胞内特定信号转导通路过度激活,常可诱发肿瘤和某些功能亢进性疾病的发生。

2. 受体结构异常引发的疾病　受体基因突变可使其结构改变,引起受体功能的减弱或丧失。激活性突变可使受体呈现不受控制的异常激活状态,又称组成型激活状态。此外,受体的抑制性成分缺陷,也可引起细胞内特定的信号转导通路过度激活。这些都可以导致受体引发的信号转导异常并有可能导致疾病的发生。促甲状腺激素受体(TSHR)激活型突变可致甲状腺激素分泌过高,表现为甲状腺功能亢进。TSHR 失活性突变使甲状腺细胞对TSH 不敏感,患者表现为甲状腺功能减退。

（二）自身免疫性受体病

自身免疫性受体病是机体通过免疫应答反应产生了针对自身受体的抗体所引起的疾病。抗受体抗体根据其与相应受体结合所产生的效应可分为刺激型和阻断型。刺激型抗体可模拟信号分子或配体的作用,激活特定的信号转导通路,使靶细胞功能亢进。如 Graves 病患者甲亢的发生与体内存在甲状腺刺激型抗体(TSAb)有关。阻断型抗体与受体结合后,可阻断受体与配体的结合,从而阻断受体的信号转导通路和效应,导致靶细胞功能低下。如重症肌无力患者体内的抗 N 型乙酰胆碱受体(nAChR)的抗体通过阻断运动终板上的nAChR 与乙酰胆碱结合,导致肌肉收缩障碍。

（三）继发性受体异常

机体代谢的改变或内环境的紊乱可继发造成受体调节性的改变,从而引起细胞对特定信号的反应性增强或减弱。如心力衰竭患者心肌细胞膜的 β_1 受体下调明显,受体与 G 蛋白解耦联,导致去甲肾上腺素的正性肌力作用减弱,从而促进心衰的发展。临床研究已证实,用 β 受体阻断剂可改善心衰症状,提高心肌射血分数。此外,长时间使用某些药物可致相应受体下调,使组织细胞对药物不敏感。如给哮喘患者长时间用异丙肾上腺素,可使支气管平滑肌上的 β 受体减少或与 G 蛋白解耦联,造成支气管平滑肌对药物的反应性降低。

三、受体后信号转导成分异常

受体后信号转导通路异常多由基因突变所致的信号转导蛋白失活或异常激活引起,主要见于遗传病和肿瘤。此外,受体后信号转导通路异常也可由于配体异常或病理性刺激所致,如霍乱。需要指出的是,细胞信号系统是一个网络系统,信号转导通路之间存在交互通话和作用。某种信号蛋白的作用丧失后,可由别的信号蛋白来替代,或者功能相近的信号转导通路间发生了功能上的互补,使细胞的功能代谢不受明显影响,因此并非所有的信号转导蛋白异常都能导致疾病。

课堂互动

　　细胞信号转导障碍、增强均会导致细胞功能代谢的紊乱而引起疾病或促进疾病的发生发展,请同学们举例说明疾病发生与信号转导异常的关系。

第三节　细胞信号转导异常与疾病

　　信号转导异常导致细胞功能、代谢的紊乱,与疾病的发生发展密切相关。细胞信号转导异常可局限于单个信号或信号转导成分,亦可同时或先后累及多个环节甚至多条信号转导途径。以下举例说明由于细胞信号转导异常所引发的疾病。

一、家族性肾性尿崩症

　　家族性肾性尿崩症(familial nephrogenic diabetes insipidus,FNDI)系遗传性肾集合小管上皮细胞膜上的 II 型 ADH 受体(V2R)数目减少或功能缺陷,使其对 ADH 的反应性降低,对水的重吸收减弱而引起的尿崩症。

　　生理情况下,肾对水的重吸收和排泄功能受 ADH 的调节,ADH 与肾集合管上皮细胞管周侧膜上的 V2R 结合,通过 Gs → AC → cAMP → PKA 信号转导通路,促进胞质内的水通道蛋白 AQP2 发生磷酸化。AQP2 通过胞吐过程向上皮细胞管腔侧膜移动并插入膜内,使远曲小管和集合管上皮细胞膜对水的通透性增加,管腔内水进入细胞,尿液浓缩。基因突变使 ADH V2R 合成减少或受体结构异常,造成受体数量减少或亲和力降低,使肾小管上皮细胞对水的重吸收降低。患者出现口渴、多饮、多尿等临床表现,但血中 ADH 水平正常。

二、肢端肥大症和巨人症

　　体内 GH 持久性过多分泌,可引起骨骼与软组织过度生长,引起肢端肥大症(acromegaly)和巨人症(gigantism),同时伴内分泌代谢紊乱。发生于青春期前,骨骺未融合者表现为巨人症;骨骺闭合后,则表现为肢端肥大症,多见于成人。

　　生理情况下,由腺垂体分泌的 GH 受下丘脑的生长素释放激素(GHRH)和生长素释放抑制激素(GHRIH)的共同调节。GHRH 经激活 Gs,导致腺苷酸环化酶活性升高和 cAMP 积聚,从而促进 GH 的分泌;GHRIH 则通过减少 cAMP 水平抑制 GH 分泌。在分泌 GH 过多的垂体腺瘤中,有 30%~40% 是源于编码 Gs 的基因点突变。由于基因突变抑制了 GTP 酶活性,引起信号转导通路的持续激活,导致 GH 分泌的调节失衡。GH 过度分泌,刺激骨骼过度生长,导致肢端肥大症和巨人症。

三、肿瘤

　　细胞癌变最基本的特征是增殖失控、分化障碍及凋亡异常。这些性状的获得与原癌基因激活、抑癌基因失活以及多种抗凋亡机制共同作用有关;而绝大多数的癌基因表达产物都是细胞信号转导系统中的重要分子,可从多个环节干扰细胞信号转导过程,进而导致肿瘤的发生。

ER-25-2

思政元素:被肢端肥大症困扰的艺术家

(一) 促进细胞增殖的信号转导过强

1. 生长因子样物质产生过多 许多肿瘤组织能分泌多种生长因子,如 TGF-α、PDGF、FGF 等,通过自分泌机制导致自身的增殖。此外,某些癌基因也可编码生长因子样的活性物质,例如,*sis* 癌基因的表达产物与 PDGFβ 链高度同源,*int-2* 癌基因蛋白与 FGF 结构相似。此类癌基因激活可使生长因子样物质生成增多,可通过自分泌或旁分泌的方式刺激细胞增殖。

2. 生长因子受体表达增多或异常激活 研究表明,肿瘤的发生与某些生长因子受体的表达或结构异常有关。酪氨酸蛋白激酶受体(RTK)是多种生长因子的受体以及与其有同源性的癌基因的产物。迄今发现,在多种肿瘤细胞中存在 RTK 基因的过度表达或组成型突变,结果导致信号转导过程增强。另外,某些癌基因可表达生长因子受体的类似物,从而促进增殖,其表达量与肿瘤的生长速度密切相关。

3. 信号转导分子类蛋白的异常表达 已证明,在 30% 人类肿瘤组织已发现有不同性质的 *ras* 基因突变。在肿瘤中最常发现的 Ras 突变是第 12 位、第 13 位甘氨酸或第 61 位谷氨酸胺为其他氨基酸残基所取代,变异的 Ras 处于与 GTP 结合的持续激活状态,进而引起细胞的异常增殖。此外,*src* 癌基因产物具有较高的 PTK 活性,可表达蛋白激酶类物质,催化下游信号转导蛋白的酪氨酸残基磷酸化,促进细胞异常增殖。某些癌基因如 *myc*、*fos*、*jun* 可表达核内蛋白类物质,能与 DNA 结合,具有直接调节转录活性的作用,引起肿瘤的发生。

(二) 抑制细胞增殖的信号转导过弱

细胞癌变过程不仅可由促进细胞增殖的信号转导通路过强所致,还可能由生长抑制因子受体的减少、丧失以及受体后的信号转导通路异常,使细胞的生长负调控机制减弱或丧失所引起。TGF-β 通过 TGF-β/Smads 通路,调节靶基因的转录,对多种肿瘤细胞具有抑制增殖及激活凋亡的作用。已发现在肿瘤细胞中,如胃肠道癌、肝癌及淋巴瘤中有 TGF-β Ⅱ 型受体(T-βR Ⅱ)的突变,并在多种肿瘤中证实有 Smad4 的失活、突变或缺失。受体和 Smad 的突变可使 TGF-β 的信号转导障碍,使细胞逃脱 TGF-β 的增殖负调控从而发生肿瘤。

综上所述,无论是单一环节的信号转导异常,还是多条信号转导途径的网络失衡,都可以引起许多疾病的发生。到目前为止,还很难完全阐明疾病与信号通路之间的关系,但是,随着对细胞信号转导机制研究的不断深入,将会给更多相关疾病的治疗提供更有效的途径。

第四节 细胞信号转导调控与
疾病防治的病理生理基础

细胞信号转导是调控细胞生长、分化、凋亡及功能代谢的主要方式。因此,信号转导异常与疾病密切相关。临床上已试用了"细胞转导疗法",以信号转导蛋白为靶分子,治疗信号转导异常引起的疾病。

1. 调整细胞外信息分子的水平 如帕金森病患者的脑中多巴胺浓度降低,通过补充其前体 L- 多巴,提高细胞外信息分子的水平,可取得一定疗效。

2. 调节受体的功能 针对受体的过度激活或不足,可分别采用受体抑制剂或受体激动剂达到治疗目的。

3. 调节细胞内信使分子或信号转导蛋白的水平 目前,在临床应用较多的有调节胞内 Ca^{2+} 浓度的钙通道阻滞剂和维持细胞 cAMP 浓度的 β 受体阻滞剂。

4. 调节核转录因子的水平　如 NF-κB 的激活是炎症反应的关键环节,早期应用抑制 NF-κB 活化的药物,可能是有利于控制一些全身炎症反应过程中炎症介质的失控性释放,改善病情。

复习思考题

1. 简述生长激素介导的非受体酪氨酸蛋白激酶信号转导途径。
2. 试从细胞信号转导角度阐述肢端肥大症的发病机制。
3. 试述高血压心肌肥大发生的细胞信号转导途径。

(王　哲)

PPT 课件

ER-26-1

思政元素：
诺贝尔奖启
示之"驰而
不息,久久
为功"

第二十六章

细胞增殖、凋亡异常与疾病

学习目标

1. 通过对细胞增殖和凋亡的概念及其调控因素的学习,理解细胞增殖、凋亡异常与疾病的关系。

2. 从细胞数量异常的角度探究疾病的发病机制,为确立疾病治疗的新靶点提供相关基础知识。

增殖与凋亡是细胞固有的生命旅程。细胞通过增殖增加数量,通过凋亡清除无能、受损或有害的细胞,两者始终处于动态平衡并贯穿生命的全过程,在个体的正常发育及机体稳态的调节中发挥重要作用。细胞增殖与凋亡的调控主要依靠细胞内调控分子的作用,同时也受细胞外信号的影响,其中任何环节出现异常,均可导致疾病的发生、发展。

第一节　细胞增殖异常与疾病

细胞增殖(cell proliferation)是指细胞分裂及再生的过程。正常体细胞通过有丝分裂进行增殖,实现细胞数量的增加、组织和器官体积的增大以及个体的生长。细胞分裂是通过细胞周期实现的,细胞周期的有序调节使各类细胞依据机体需要进行增殖或处于静止状态,维持机体的稳态。

一、细胞增殖的机制

(一)细胞周期的概述

细胞周期(cell cycle)为细胞增殖周期的简称,是指细胞从前一次分裂结束到下一次分裂结束所经历的过程,其所需的时间称为细胞周期时间。因物种与组织的差异,一个细胞周期的时间范围从数小时到数年不等,一般持续 12~32 小时。细胞周期为一个母细胞分裂为两个子细胞的连续变化过程,分为 4 个阶段:① G_1 期(first gap phase),DNA 合成前期;② S 期(synthesis phase),DNA 合成期;③ G_2 期(second gap phase),DNA 合成后期;④ M 期(mitosis phase),有丝分裂期。细胞周期的关键阶段是 S 期,此期进行 DNA 倍增和染色体复制。依据细胞的增殖特性可将其分为周期性细胞、休眠细胞和终端分化细胞(不分裂细胞)三种(表 26-1)。

表 26-1　依据细胞增殖特性的细胞分类

名称	别称	更新状态	代表细胞
周期性细胞	连续分裂细胞	稳态性更新	表皮细胞、骨髓细胞
G_0 期细胞	休眠细胞	条件性更新	肝、肾实质细胞
终端分化细胞	不分裂细胞	一般不更新	神经细胞、心肌细胞

细胞周期的特点：①单向性：即细胞只能按照 $G_1 \rightarrow S \rightarrow G_2 \rightarrow M$ 方向推进而不能逆行；②阶段性：各期细胞形态结构和代谢特点有明显差异。细胞可因各种因素停滞在某一期，待条件成熟后再进入下一期；③存在检查点的监控和调节作用：各期交叉处存在的检查点可修复受损 DNA 并使细胞具备进入下一阶段的条件，对细胞的增殖趋势起定向作用；④细胞周期的顺利推进受细胞微环境影响：微环境与细胞外信号和条件密切相关，包括局部神经、体液、代谢、物理性因素及细胞间质结构、旁分泌等。

（二）细胞周期的调控

生物体各类细胞的细胞周期均存在严密的调控系统，细胞周期通过细胞内某些蛋白质的合成、活化或降解来控制，同时还受细胞内、外各种信号的影响。

1. 细胞周期的自身调控　主要通过驱动力量（周期蛋白和周期蛋白依赖性激酶）、抑制力量及检查点等协同作用而实现。

（1）周期蛋白（cyclin）：又称周期素，为一组结构相似、能结合并调节周期蛋白依赖性激酶（cyclin dependent kinase，CDK）活性的蛋白质家族。目前已发现哺乳动物的细胞至少有 20 种 cyclin 亚型，其中主要的周期蛋白有 cyclin A、cyclin B、cyclin D 及 cyclin E。cyclin 各成员表达水平可随着细胞周期的运行而发生变化。cyclin 作为调节亚基，其本身没有活性，需与催化亚基 CDK 结合形成复合物，激活相应的 CDK 和加强 CDK 对特定底物的作用，驱动细胞周期前行。因此，有学者形象地将 CDK 分子比作控制细胞周期的"引擎"，而把 cyclin 比作控制"引擎"的油门。但新近研究显示还存在一些孤儿周期蛋白（orphan cyclin），目前尚未鉴定出与之结合的 CDK。

知识链接：cyclin D 细胞周期调控功能

（2）周期蛋白依赖性激酶（CDK）：是一类丝氨酸/苏氨酸（serine/threonine，Ser/Thr）蛋白激酶的统称，它们能使其底物蛋白的丝氨酸和苏氨酸发生磷酸化修饰。目前已发现 CDK 家族至少有 20 个成员，包括 CDK1~CDK20，其中 CDK1~CDK4、CDK6 和 CDK10 参与细胞周期的调控。CDK 的激活需要与 cyclin 结合并在 CDK 活化激酶（CDK-activating kinase，CAK）的磷酸化作用下才能实现，磷酸化状态是 CDK 的活性形式；而 CDK 的灭活，除了通过泛素-蛋白酶体途径进行降解外，CDK 抑制因子也可特异性抑制 CDK 的活性。

细胞周期各时期 cyclin 含量的变化

（3）CDK 抑制因子（cyclin dependent kinase inhibitor，CKI）：是 CDK 特异性抑制物，为分子量较小的 CDK 负调控蛋白。哺乳类细胞的 CKI 主要包括 INK4（inhibitors of kinase 4）家族和 KIP（kinase inhibitory protein）家族。CKI 可通过与 CDK 或 CDK-cyclin 复合物结合来调控 CDK 的活性。

（4）细胞周期检查点：在生物进化过程中，细胞发展出了一套保证细胞周期中 DNA 复制和染色体分配质量的检查机制，称为细胞周期检查点，属负反馈调节机制。它可使细胞周期暂时停滞（arrest）以允许编辑和修复遗传信息，从而保证子代细胞接受与亲代细胞完全相同的遗传信息。

正常的细胞周期有 4 个检查点：①DNA 损伤检查点：亦称限制点（R 点），作用于 G_1/S 交界处，检查 G_1 期细胞是否适合进入染色体复制或者离开细胞周期进入 G_0 期。若 DNA 受损，则将细胞阻滞在 G_1 期，先进行 DNA 修复才能复制；②DNA 复制检查点：作用于 S/G_2

交界处,检查 DNA 复制进度;③染色体检查点:作用于 G_2/M 交界处,检查细胞是否适合进入有丝分裂期;④纺锤体组装检查点:作用于 M 期,检查有功能的纺锤体形成,管理染色体的正确分配(图 26-1)。

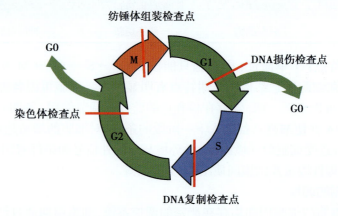

图 26-1　细胞周期检查点

总之,细胞周期的自身调控有多种因素共同参与。CDK 与 cyclin 结合形成的周期蛋白依赖性激酶复合物(或称 CDK 激酶)是细胞周期运转的驱动力,对细胞周期起着核心调控作用。同时,CKI 的时相性变化,检查点对 DNA 损伤、复制和纺锤体组装做出的反应,也对细胞周期调控起到重要的作用(图 26-2)。

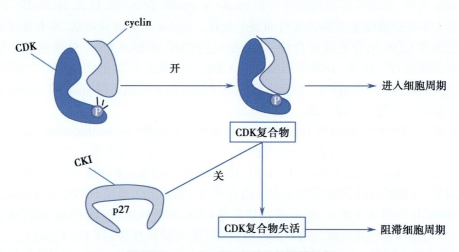

图 26-2　cyclin、CDK、CKI 的调控机制

2. 细胞外信号对细胞周期的调控　细胞外信号包括细胞因子、基质、激素和营养等,可分为增殖信号和抑制信号两种。增殖信号包括生长因子、丝裂原、分化诱导剂等,大多数生长因子可促使 G_0 期细胞进入细胞周期从而促进细胞增殖。抑制信号包括抑素、生长抑素、糖皮质激素等。抑素具有严格的组织和细胞特异性,只对某一类细胞甚至是某一分裂时相的细胞具有抑制作用。生长抑素通过抑制生长因子和小分子多肽类激素的合成与分泌发挥作用。

二、细胞增殖异常与疾病

细胞增殖异常表现为驱动力失控(cyclin、CDK 和 CKI 的结构、功能异常)和监控机制受损两个方面,可导致细胞增殖过度或缺陷,继而引起各种疾病。

(一) 细胞增殖过度

细胞增殖过度可导致多种疾病,如肿瘤、动脉粥样硬化、前列腺肥大、原发性血小板增多症、类风湿关节炎、肾小管间质性病变等。下面以肿瘤为例阐述肿瘤细胞恶性增殖与细胞周期调控异常的关系。

1. 细胞周期驱动机制失控

(1) cyclin 过表达:各种 cyclin 均参与肿瘤细胞的异常增生,尤其是 cyclin D、cyclin E 与肿瘤的发生关系密切。如在人乳腺癌细胞或组织中 cyclin E 呈高表达;在 B 细胞淋巴瘤、乳腺癌、胃肠癌、甲状旁腺癌和食管癌细胞或组织中 cyclin D1 高表达。

(2) CDK 增多:多种肿瘤细胞或组织中 CDK 过表达或突变,这与肿瘤发生、发展、转移和浸润等相关。如在小细胞肺癌、鳞癌和不同分化的胃癌组织中 CDK1 过表达;高浓度 CDK4 可对抗抑癌基因 *p15* 的作用而促增殖。CDK 突变可导致其与 CKI 结合障碍,逃逸 CKI 的抑制作用。

(3) CKI 表达不足和突变:CKI 属于肿瘤抑制基因家族,通过直接特异性抑制 CDK 活性,影响细胞周期运转。而在多种肿瘤细胞或组织中,CKI 呈现表达不足或突变,包括 INK4 和 KIP 失活或 / 和含量减少。

2. 细胞周期监控机制受损　细胞周期检查点中发挥主要作用的是 DNA 损伤和复制检查点,分别位于 G_1/S 和 G_2/M 交界处。检查点旨在探测 DNA 数量、质量和染色体分配是否异常,是否需要启动修复机制,是否必须阻滞细胞进入下一个周期。

G_1/S 检查点异常导致肿瘤发生的典型例子是 *p53* 基因突变。p53 是 DNA 损伤检查点的主要分子。当 DNA 损伤时,p53 可使细胞停滞在 G_1 期进行修复,减少携带损伤 DNA 的细胞增殖。如修复失败,p53 则过度表达,直接激活 *bax* 凋亡基因或下调 *bcl-2* 抗凋亡基因表达而诱导细胞凋亡,以消除癌前病变细胞不恰当地进入 S 期,避免癌的发生和发展。若 p53 缺失可使细胞容易产生药物诱导的基因扩增和细胞分裂,并降低染色体准确度。此时细胞周期中可产生多个中心粒,使有丝分裂时染色体分离异常,导致染色体数目和 DNA 倍数改变,最终演变成癌细胞,亦可促进肿瘤细胞侵袭及转移,或者增加化疗抵抗。

在 G_2/M 检查点,如果发现 DNA 损伤即可阻止细胞进入 M 期,诱发修复基因转录完成 DNA 修复。若失去 G_2/M 检查点的阻滞作用,细胞则容易将染色体丢失或重排的基因组合传给子代。

此外,在 M 期如果纺锤体组装异常或结构异常,细胞周期进程将受阻于有丝分裂中期。而如果发生纺锤体检查点逃逸,细胞分裂将出现染色体分配异常。

(二) 细胞增殖缺陷

细胞增殖缺陷可导致许多疾病,如再生障碍性贫血、糖尿病肾病等,主要由细胞外增殖信号减弱,cyclin 和 CDK 含量和功能不足以及 CKI 作用增强引起。再生障碍性贫血和糖尿病肾病的机制简述如下:①再生障碍性贫血(aplastic anemia)是由多种原因引起的骨髓造血功能衰竭,以骨髓造血干细胞(bone marrow hematopoietic stem cells)增殖缺陷和外周血全血细胞减少为特征的血液系统疾病。正常情况下,骨骼造血干细胞具有很强的增殖能力,当各种因素导致造血干细胞增殖缺陷使其含量不足,加之造血微环境异常、免疫功能紊乱等,影响造血干细胞的增殖和分化,骨髓造血功能将会发生衰竭;②糖尿病肾病时,肾小球的毛细血管内皮细胞、足细胞及肾小管上皮细胞出现细胞损伤及增殖缺陷,肾小球系膜细胞则可出现肥大和增殖,细胞外基质分泌增多,继而引起肾小球硬化萎缩,最终导致肾衰竭。

ER-26-5

知识链接:
INK4 家族
和 KIP 家族
介绍

三、调控细胞增殖与疾病的防治

细胞周期及其调控正如一台高度自动化的机器，一经启动就按编好的程序有序地进行。若细胞自动程序、检查机制或信息传递通路等任何环节出现故障，都可使细胞周期失控，导致各种异常，纠正这些异常则可达到治疗疾病的目的。

（一）抑制细胞过度增殖

肿瘤分子靶向治疗策略已经显示出诱人的前景，多种靶向治疗药物已经问世。肿瘤细胞的主要特征之一是增殖失控，靶向肿瘤细胞周期调控因子的方法为肿瘤治疗带来了新希望。

1. 弱化促增殖相关信号调控分子 乳腺癌等尤其是非激素依赖型乳腺癌，促增殖信号表皮生长因子（EGF）可与 EGF 受体结合激活酪氨酸激酶系统，提高 CDK2 激酶活性使 cyclin D1 过表达，促进癌细胞的增殖。采用抑制剂降低 EGF 含量或采用抗 EGFR 单抗抑制 EGF 与 EGFR 结合可使细胞增殖减弱，以降低促增殖信号从而防治乳腺癌。也可研制相关抗体和肿瘤组织中相应的生长因子抑制剂，从而抑制肿瘤细胞生长和血管新生。

2. 抑制 cyclin、CDK 的表达和活性 抑制增高的细胞周期驱动力量可防治肿瘤。如体内、外实验发现注射抗 cyclin D1 抗体或反义寡核苷酸可抑制肺癌细胞由 G_1 向 S 期过渡，并逆转转化细胞的形态；广谱 CDK 抑制剂 flavopiridol（一种黄酮类抗肿瘤药）低浓度即可抑制 CDK1、CDK2、CDK4 和 CDK6，使细胞发生 G_1/S 和 G_2/M 期阻滞；抗癌药（如 CNDAC）可通过激活检测点的转导因子而引起 G_2 期阻滞，减少癌细胞增殖。

3. 提高 CKI 的表达和活性 增加细胞周期抑制力量可防治肿瘤。将野生型 CKI 基因导入癌细胞，可使其细胞周期阻滞于 G_0/G_1，抑制癌细胞生长；转染外源 p27 能抑制人星形肿瘤细胞、乳腺癌细胞和鼻咽癌细胞的生长，逆转恶性表型，并使 G_2/M 细胞增多；转染 p21cDNA 可抑制人甲状腺、脑、肺和直肠癌等多种癌细胞生长和增强其对化疗的敏感性。

（二）修复细胞增殖缺陷

1. 强化促增殖相关细胞外信号调控分子 对于某些细胞增殖缺陷的疾病可利用促增殖相关的生长因子进行治疗。如采用促红细胞生成素治疗再生障碍性贫血；生长激素用于治疗垂体性侏儒症；表皮生长因子、肝细胞生长因子、成纤维细胞生长因子等用于促进创面愈合。

2. 利用或修复缺陷的细胞周期检查点 对于 G_1/S 期和 G_2/M 期 DNA 损伤关卡均缺陷的肿瘤，可利用丧失某时相阻滞作用的特性提高治疗效果。如电离辐射可引起含野生型 $p53$（wide-type p53，$^{wt}p53$）基因的人类肿瘤细胞 G_1 和 G_2 期阻滞，而含突变型 $p53$（mutant p53，$^{mut}p53$）基因的肿瘤细胞则只有 G_2 期阻滞，应用药物如咖啡因可缩短瘤细胞 G_2 期，从而增加含 $^{mut}p53$ 基因的癌细胞对放射治疗的敏感性。此外，大多数肿瘤存在 $p53$ 基因突变，这些细胞 DNA 损伤检查点、染色体检查点都已受损，若通过转染 $^{wt}p53$ 可修复缺陷的细胞周期检查点，则可抑制多种癌细胞生长。

第二节　细胞凋亡异常与疾病

细胞凋亡（apoptosis）是指在生理或病理状态下，由基因控制的自主有序的细胞死亡过程，为程序性细胞死亡（programmed cell death，PCD）形式之一。细胞凋亡与细胞坏死在许多方面存在显著差异。细胞凋亡是由多因素、多阶段和多基因严格控制的主动过程，是为了更好地适应生存环境而主动选择的死亡方式。细胞在内、外凋亡诱导因素的作用下,形成与凋亡有关的信使物质,然后通过胞内的信号转导途径激活后续凋亡程序。调控凋亡的基因接收到死亡信号后合成执行凋亡所需的各种酶类及相关物质,从而使凋亡细胞进入死亡执行(execution of death)阶段。已凋亡的细胞可被邻近的巨噬细胞或其他细胞吞噬、分解。

一、细胞凋亡的调控

细胞凋亡调控涉及凋亡相关信号及其转导通路、基因和酶的调控。

(一)细胞凋亡调控相关的信号

1. 凋亡相关生理性信号 ①某些激素和细胞因子的直接作用:如糖皮质激素为淋巴细胞凋亡的典型信号、TNF 可诱导多种细胞凋亡;②某些激素和细胞因子的间接作用:增殖信号缺乏时,自杀基因被激活而引发凋亡。如睾丸组织发育不良使睾酮不足,可致前列腺上皮细胞凋亡;腺垂体分泌的促肾上腺皮质激素不足可促进肾上腺皮质细胞凋亡等。

2. 凋亡相关病理性信号 ①能对细胞造成损伤的因素大多可诱发凋亡,如生物及射线、化学毒素、病毒感染、应激和化疗药等,甚至营养因素缺乏和过度功能负荷都可诱导凋亡;②某些因素如各种化学促癌物、某些病毒(EB 病毒)等抑制凋亡。病理性凋亡信号可通过氧化应激的作用、死亡受体的激活及线粒体结构和功能的改变等环节诱导细胞凋亡。

(二)细胞凋亡调控相关的信号转导通路

细胞凋亡过程受细胞内外多种信号的调控(图 26-3)。

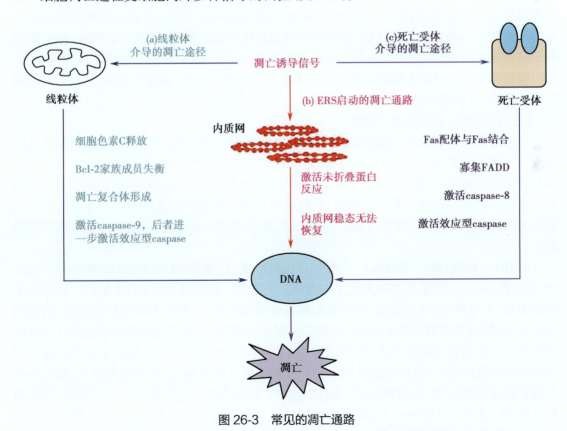

图 26-3　常见的凋亡通路

1. 死亡受体介导的凋亡通路 该通路由胞外 TNF-α 超家族的死亡配体,如 Fas 配体(Fas ligand,Fas L)、TNF-α 等引发。目前研究较多的是属于 TNFR 家族的 Fas 蛋白,常为活化 T 细胞和 NK 细胞等杀伤性免疫细胞膜上的跨膜蛋白,作为膜受体可与 T 淋巴细胞表面的 Fas 配体结合,也可与抗 Fas 的抗体结合,从而调控细胞凋亡。

Fas 分子介导的细胞凋亡信号通路包括以下过程:①死亡受体分子的活化:死亡配体 Fas L 与胞膜死亡受体 Fas 结合,使受体三聚化并活化,然后通过 Fas 分子的死亡结构域募集连接蛋白 FADD;②死亡诱导信号复合物(death inducing signal complex,DISC)形成:连接蛋白通过死亡效应域与 caspase-8 前体(procaspase-8)形成 DISC,即由 Fas L-Fas-FADD-procaspase-8 串联构成的复合物;③caspase 家族的活化:复合体内高浓度的 caspase-8 前体可发生自我剪接并活化,然后释放到胞质并启动 caspase 级联反应,导致细胞凋亡。同时活化的 caspase-8 还能激活 Bcl-2 家族的促凋亡因子 Bid(如 binding interface database),形成一种截短的 Bid(truncated Bid,tBid)转移到线粒体并破坏线粒体膜的通透性,使细胞色素 C(cytochrome C,Cyto-C)从线粒体进入胞质,进而把死亡受体通路和线粒体通路联系起来,有效地扩大了凋亡信号的作用。因此,Fas/Fas L 为转导凋亡信号的一条重要途径。

死亡受体 Fas 介导的凋亡信号转导通路

2. 线粒体介导的凋亡通路 即死亡受体非依赖的凋亡通路,是细胞凋亡的重要调节途径之一。该通路主要涉及线粒体内促凋亡蛋白的异位,也有实验提及存在 CED-4/CED-3 样"凋亡体"的参与。凋亡诱导信号如射线、化疗药和氧化应激等可作用于线粒体膜,使其跨膜电位明显下降和膜转换孔开放,导致线粒体膜通透性增高,促使线粒体内凋亡启动因子(如 Cyto-C、AIF 和 Apaf-1 等)释放至胞质,导致细胞凋亡。

3. 内质网应激(endoplasmic reticulum stress,ERS)启动的凋亡通路 内质网应激启动的凋亡通路是一种不同于死亡受体或线粒体介导细胞凋亡的新途径。适度的氧化应激或钙失衡可通过激活未折叠蛋白反应(unfolded protein response,UPR),引起内质网腔内未折叠蛋白或者错误折叠蛋白蓄积,以保护由内质网应激所引起的损伤,促进细胞增殖;如果影响因子过强或作用时间过长,UPR 的适应性反应不足以消除 ERS,细胞不能恢复内质网稳态,则引起细胞凋亡。因此内质网应激与很多因素所致疾病的发生、发展密切相关,如神经系统退行性疾病、病毒感染性疾病和糖尿病等。

(三)细胞凋亡调控相关的基因

1. p53 野生型 p53(^{wt}p53)蛋白具有诱导细胞凋亡的作用。^{wt}p53 蛋白是 ^{wt}p53 基因编码的一种负调控因子,主要在 G_1/S 期交界处发挥检查点的功能,有"分子警察"之美誉。^{wt}p53 基因主要调控三组功能各异的相关基因表达:既包括可启动线粒体凋亡途径和可启动死亡受体凋亡途径的凋亡相关基因组,也包括可负调控细胞生存及增殖信号途径的磷酸酯酶相关基因组。此外,^{wt}p53 还可转位到线粒体,模拟 BH3-only 样蛋白的功能直接诱导细胞凋亡。

2. Bcl-2 家族(Bcl-2 family) 主要包括抗凋亡成员(如 Bcl-2 和 Bcl-XL)和促凋亡成员(如 Bax 和 Bak),它们相互作用决定了细胞死亡的阈值。经研究证实 Bcl-2 蛋白广泛存在于造血细胞、上皮细胞、淋巴细胞、神经细胞和多种肿瘤细胞,主要分布在线粒体内膜、细胞膜内表面、内质网和核膜等处。人 Bcl-2 蛋白可阻抑多种因素(如射线和化学药物等)诱导的细胞凋亡。如预转染表达 Bcl-2 基因的质粒可防止或减少撤除神经生长因子后对该因子依赖的神经细胞的凋亡;淋巴细胞性白血病患者外周淋巴细胞 Bcl-2 阳性高表达者,癌细胞对射线和抗癌药物耐受,患者预后差。Bcl-2 抗凋亡机制包括:①直接抗氧化;②抑制线粒体释放促凋亡蛋白,如 Cyto-C 和 AIF;③抑制 Bax 和 Bak 的促凋亡作用;④抑制凋亡相关酶 caspases 激活;⑤维持细胞钙稳态。

3. 癌基因 c-myc 编码的蛋白具有双向调节作用,是重要的转录调节因子。c-myc 既可激活介导细胞增殖的基因诱导细胞增殖,也可激活介导细胞凋亡的基因而诱导凋亡。细胞在其影响下增殖或凋亡主要取决于细胞接受何种信号以及细胞所处的生长环境,如在 c-myc

基因表达后,细胞若无足够的生长因子对其持续作用则会发生凋亡;反之细胞就处于增殖状态。

(四) 细胞凋亡调控相关的酶

1. 半胱天冬酶(Caspases)　Caspases 又称凋亡蛋白酶,细胞凋亡执行者,是一种对底物天冬氨酸部位有特异水解作用的蛋白酶,其活性中心富含半胱氨酸。至少包括 14 种,可根据大小亚基的同源性,将半胱天冬酶分为三类:①炎症介质反应调节组,包含 Caspase-1、-4、-5、-11、-12、-13、-14;②细胞凋亡启动组,包含 Caspase-2、-8、-9 和 -10;③凋亡执行组,包含 Caspase-3、-6 和 -7。在细胞凋亡过程中 Caspase 可发挥多种功能,包括:①灭活凋亡抑制蛋白(如 Bcl-2);②直接作用于细胞结构并使之解体,如使板层结构的主要成分崩解引发染色质浓缩;③分解与细胞骨架构成相关的蛋白;④瓦解核结构形成核碎片等,最终导致凋亡细胞特征性的形态学改变。

2. 内源性核酸内切酶　正常情况下多种内源性核酸内切酶是以无活性酶原形式存在于细胞核内,因而不出现 DNA 断裂。内源性核酸内切酶多数为 Ca^{2+}/Mg^{2+} 依赖的,但 Zn^{2+} 可抑制其活性。凋亡诱导因素可通过启动信号转导,调控胞内某些成分(如 Ca^{2+})激活内源性核酸内切酶。活化的内源性核酸内切酶可作用于核小体连接区,使其断裂成 180~200bp 的片段,这些片段在琼脂糖凝胶电泳中可呈特征性的梯状条带,为判断凋亡发生的特征性生化指标。

3. 其他　据报道组织型转谷氨酰胺酶亦与凋亡小体的形成有关。它通过催化 γ- 谷酰胺与 ε- 赖氨基交联形成稳定的架构,使内容物保留在凋亡小体内。另外,在胞质 Ca^{2+} 增加时,亦能活化定位于胞质的需钙蛋白酶,参与酶的活化和膜的再塑等凋亡过程。

课堂互动

　　查询 2001—2002 年诺贝尔医学奖项所涉及的内容,回顾其研究过程,结合本章节介绍的"细胞增殖异常与疾病"相关的知识,谈谈收获与启迪。

二、细胞凋亡异常与疾病

适度凋亡是维持细胞群体数量稳态的重要手段,细胞凋亡对机体具有重要作用:①确保正常生长发育:如人胚胎肢芽发育过程中指(趾)间组织,通过凋亡而不断被消除,形成指(趾)间隙;②维持内环境稳定:如清除针对自身抗原的 T 淋巴细胞,以维持免疫系统功能的稳定;③发挥积极的防御功能:受病毒感染细胞(如 HIV 感染的 $CD4^+$ 细胞)发生凋亡,阻止病毒复制。细胞凋亡异常将影响正常生长发育,加速衰老,甚至导致各种疾病,包括凋亡不足或 / 和过度相关性疾病。

(一) 细胞凋亡不足与疾病

细胞凋亡不足与多种疾病密切相关,包括肿瘤、自身免疫病和病毒感染性疾病等。其共同特点是细胞凋亡不足,细胞群体稳态被破坏,导致病变细胞异常增多,病变组织器官体积增大,功能异常。其中最常见为肿瘤,如 p53 基因突变导致细胞凋亡减弱,显著增加肺非小细胞肺癌发生率;Bcl-2 的高表达与 B 淋巴细胞瘤、神经母细胞瘤、白血病、前列腺癌和结肠癌等预后不良相关;高度恶性的皮肤基底细胞癌和 Bowen 瘤组织细胞凋亡减少与肿瘤的浸润和转移相关。其机制虽未阐明,但多数学者认为肿瘤细胞凋亡不足的相关机制涉及凋亡

知识链接:
细胞凋亡相关的基因

知识链接:
细胞凋亡相关的疾病

相关信号调控异常、凋亡相关信号转导通路异常、实施凋亡相关基因表达异常、执行凋亡相关酶活性的异常等多方面的原因(图 26-4)。

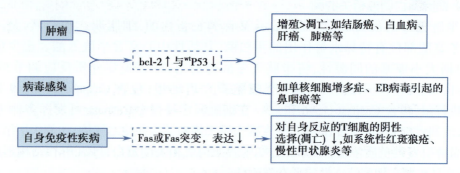

图 26-4　凋亡不足相关疾病的发病机制

(二)细胞凋亡过度与疾病

细胞凋亡过度与多种疾病密切相关,包括免疫缺陷疾病、心血管疾病和神经元退行性疾病等。其共同特点是细胞凋亡过度,细胞群体的稳态被破坏,导致细胞数量异常减少,组织器官体积变小,功能异常。其中艾滋病(AIDS)尤为典型。AIDS 是由 HIV 感染而引发的一种传染性疾病,其关键的发病机制是 $CD4^+$ 淋巴细胞被选择性的过度破坏,以致 $CD4^+$ 淋巴细胞数显著减少而导致相关免疫功能缺陷。多数学者认为 HIV 感染的 $CD4^+$ 淋巴细胞凋亡过度的相关机制涉及细胞凋亡的多个环节。HIV 感染通过多因素和多途径诱导 $CD4^+$ 淋巴细胞凋亡,使 $CD4^+$ 淋巴细胞大量减少,虽然导致相关免疫功能缺陷,但在一定程度上也具有保护意义。凋亡可使宿主细胞的 DNA 发生降解,从而破坏整合于其中的病毒 DNA,以期可有效地终止病毒 DNA 的复制和表达。但细胞凋亡在 HIV 感染中的有限的保护作用不足以弥补它对整个免疫系统的打击。因此在积极抗病毒治疗的同时,如何阻止免疫细胞的凋亡是 AIDS 患者免疫重建的关键所在(图 26-5)。

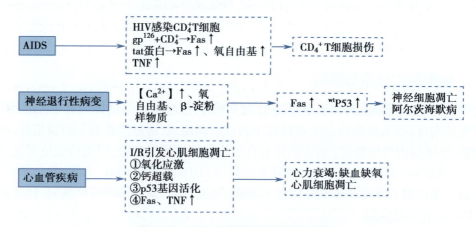

图 26-5　凋亡过度相关疾病的发病机制

另外,还有细胞凋亡不足和过度共存的现象。人类组织器官通常由不同种类的细胞构成,由于细胞类型的差异,在致病因素的作用下,有些细胞表现为凋亡不足,另一些细胞可表现为凋亡过度,因此在同一疾病或病理过程中两种情况可同时并存。如动脉发生粥样硬化时,可见其内皮细胞呈现凋亡过度,而平滑肌细胞则凋亡不足。

三、调控细胞凋亡与疾病的防治

细胞凋亡是体内、外因素触发细胞内预存的死亡程序,启动凋亡相关通路而导致的细胞死亡过程,其任一环节发生障碍均可促进或导致疾病。目前人们正针对凋亡发生的各个环节探索调控细胞凋亡速率的方法和措施,以达到防治各种疾病的目的。

1. 合理利用细胞凋亡的相关信号 凋亡信号是凋亡的始动环节,可尝试调控促凋亡信号或抑凋亡信号以防治凋亡不足或过度相关疾病。如低剂量照射或补充外源性 TNF 等促凋亡信号诱导细胞凋亡以防治肿瘤。

2. 干预细胞凋亡相关的信号转导通路 干预凋亡信号转导通路调控凋亡速率可防治其相关疾病。如阿霉素可上调癌细胞膜 Fas 表达,通过启动死亡受体介导的凋亡通路诱导细胞凋亡而抑制癌细胞生长;免疫抑制剂环孢素 A 可通过抑制线粒体介导的凋亡通路抑制细胞凋亡,从而防治某些凋亡过度的疾病如阿尔茨海默病等。

3. 调节细胞凋亡相关基因 运用提高和降低凋亡相关基因表达的技术,通过调控凋亡速率防治疾病。如利用各种载体转染促凋亡基因如 $^{wt}p53$,以诱导癌细胞凋亡而发挥抑癌作用;抑凋亡基因 *Bcl-2* 的反义寡核苷酸可特异与 Bcl-2 mRNA 某些区段互补,形成 DNA-mRNA 杂交链抑制基因表达,使癌细胞凋亡明显增多,抑制 *Bcl-2* 过表达所致的 B 淋巴细胞瘤的生长,或提高癌细胞对抗癌药的敏感性。

4. 控制细胞凋亡相关酶 核酸内切酶和 caspase 是调控细胞凋亡最为关键的酶,若抑制或提高它们的活性,可调控细胞凋亡速率而影响相关疾病。如转染 caspase 酶基因可加速白血病细胞发生凋亡;使用 caspase 抑制剂可明显减少心肌细胞凋亡,从而缩小心肌梗死面积和改善心肌功能;使用含锌药物可抑制核酸内切酶的活性而治疗阿尔茨海默病和AIDS 等。

ER-26-10

知识链接:
细胞周期、
凋亡与药物
开发

复习思考题

1. 试分析细胞周期调控异常与肿瘤细胞恶性增殖的关系。
2. 依据细胞凋亡的相关知识尝试设计肿瘤的治疗方法。
3. 简述细胞周期是如何进行调控的。

(易 华)

◆◆◆ 第二十七章 ◆◆◆

心功能不全

第一节　概　　述

> **学习目标**
>
> 1. 通过对心功能不全概述、病因、发生机制及机体功能代谢变化等内容的学习,理解心功能不全是心功能受损从代偿到失代偿的全过程,其间损伤性变化和代偿性变化交替出现,并可互相转化。
> 2. 能够准确表述心功能不全过程中各阶段的内在发生机制,及其与功能代谢变化、临床表现之间的关系,并为临床提供合理的防治原则。
> 3. 熟记心功能不全相关概念。

　　心脏最主要的功能是泵出血液以满足机体新陈代谢的需要,完整的心脏泵血过程包括收缩期射血和舒张期充盈两部分,而心脏的泵血功能通常以心输出量来评定,心输出量是每搏输出量与心率的乘积,其中每搏输出量受心室前负荷、后负荷和心肌收缩性等因素的影响。此外,心脏的细胞还能分泌多种生物活性物质,以调节自身和远隔器官的功能。

　　心功能不全(heart insufficiency)是指各种原因引起心脏结构和功能改变,使心室射血功能和/或充盈功能受损,以致心输出量不能满足机体代谢需要的病理生理过程。心功能不全包括心脏泵血功能受损从完全代偿直至失代偿的全过程,而心力衰竭(heart failure)是指心功能不全的失代偿阶段,在临床上表现为呼吸困难、水肿及静脉压升高等静脉淤血和心排血量减少的综合征。心功能不全和心力衰竭本质相同,只有程度上的差异,在临床实践中两者往往通用。部分心力衰竭患者由于钠、水潴留和血容量增多,出现心腔扩大、静脉淤血及水肿的表现,称为充血性心力衰竭(congestive heart failure)。

第二节　病因、诱因与分类

一、病因

　　凡能影响心脏射血和充盈的任何结构性或功能性的病变,均可导致心功能不全。常见的病因有以下三类:

(一)心肌收缩性降低

　　主要见于心肌结构损伤和心肌代谢异常。心肌结构受损,如心肌梗死、心肌炎、心肌病、心肌纤维化等,可导致心肌收缩性降低;心肌代谢异常,如心肌缺血、缺氧、维生素 B_1 缺乏等,使心肌能量生成和利用障碍、代谢产物蓄积和酸中毒,严重影响心肌收缩功能。

(二) 心室负荷过重

1. 容量负荷过重　心室的容量负荷(volume load)是心脏收缩前所承受的负荷,相当于心室舒张末期容量或压力,又称前负荷。二尖瓣或主动脉瓣关闭不全可引起左心室容量负荷过重;三尖瓣或肺动脉瓣关闭不全、室间隔缺损可引起右心室容量负荷过重;严重贫血、甲状腺功能亢进等高动力循环状态时,左、右心室容量负荷都可增加。

2. 压力负荷过重　心室的压力负荷(pressure load)是心室射血时所要克服的阻力,即心室收缩时所承受的阻力负荷,又称后负荷。高血压、主动脉瓣狭窄可引起左心室压力负荷过重;肺动脉高压、慢性阻塞性肺疾病、肺动脉瓣狭窄可引起右心室压力负荷过重。

(三) 心室舒张及充盈受限

指在静脉回心血量无明显减少的情况下,因心脏本身病变引起的舒张和充盈障碍,常见于房室瓣狭窄、限制型心肌病、缩窄性心包炎和心包压塞等,上述因素均可使心室的舒张受限,心室充盈不足,引起心输出量降低和静脉淤血。

二、诱因

在基本病因存在的情况下,因心功能不全的住院患者中,约有 60%~90% 是由某些诱发因素引起的。

(一) 感染

各种感染,特别是呼吸道感染,是心功能不全最常见的诱因。感染时,除细菌及其毒素对心肌的直接损伤作用外,还可因发热促使心率加快,导致心肌耗氧量增加、心室舒张期缩短,进而心室充盈和心肌供氧不足。如合并呼吸道病变,肺循环阻力增大可加重右心室后负荷。

(二) 心律失常

快速型心律失常时,心率加快一方面使心肌耗氧量增加,另一方面使舒张期缩短致冠脉血流减少及心室充盈不足。此外,快速型心律失常引起的心房和心室活动不协调可导致心室射血功能降低、心输出量减少。缓慢型心律失常者,当每搏输出量的增加不能弥补心率减少造成的心输出量降低时,可诱发心功能不全。

(三) 水、电解质代谢和酸碱平衡紊乱

过量、过快输液可使血容量增加,加重心脏的前负荷;高钾血症和低钾血症可影响心肌的兴奋性、传导性、自律性和收缩性,容易造成心律失常;酸中毒时,过多的 H^+ 通过干扰心肌 Ca^{2+} 转运及与肌钙蛋白的结合而使心肌收缩性减弱,上述因素均可通过不同途径诱发心功能不全。

(四) 其他

妊娠、分娩、过度劳累、情绪波动、气温变化、洋地黄中毒、创伤、手术及治疗不当等,亦可诱发心功能不全。

三、分类

按照病变程度、射血分数、时间、速度、病变解剖部位等,心功能不全有多种分类方法。

1. 按心功能不全严重程度分类

按照慢性心功能不全患者症状的严重程度可将其分为 4 级或 4 期(表 27-1)。

表 27-1　心功能不全的分级与分期

心功能不全分级（NYHA）	心功能不全分期（ACC/AHA）
Ⅰ级：心脏有器质性损伤，但日常活动不受限、无心力衰竭症状	A 期：心力衰竭高危人群，但目前尚无心脏的器质性改变或心力衰竭症状
Ⅱ级：静息时无症状，体力活动轻度受限，日常活动可引起乏力、心悸和呼吸困难等症状	B 期：心脏有器质性损伤，但无心力衰竭症状，相当于 NYHA 心功能Ⅰ级
Ⅲ级：静息时无症状，轻度活动即感不适，体力活动明显受限	C 期：既往或当前有心力衰竭症状，包括 NYHA 心功能Ⅱ级、Ⅲ级和部分Ⅳ级
Ⅳ级：静息时也有心力衰竭症状，任何活动均严重受限	D 期：难治性终末期心力衰竭，有严重器质性心脏病，虽经积极治疗，患者仍表现出心力衰竭的症状

注：NYHA 为纽约心脏学会；ACC/AHA 为美国心脏病学院 / 美国心脏学会。

2. 按左室射血分数分类

左室射血分数（left ventricular ejection fraction，LVEF）是每搏输出量占左心室舒张末容积的百分比。正常成人静息状态下为 55%~70%，能较好地反映心肌收缩功能变化，是描述心力衰竭的重要指标。

（1）射血分数降低的心力衰竭：常见于冠心病和心肌病等所致的心力衰竭，因心肌收缩力降低致每搏输出量下降，其特点是 LVEF<40%，故又称为收缩性心力衰竭。

（2）射血分数中间范围的心力衰竭：主要表现为轻度收缩功能降低，但也有舒张功能降低的表现，其特点是 LVEF 处于 40%~49% 之间。

（3）射血分数保留的心力衰竭：常见于高血压伴左心室肥厚和肥厚型心肌病等所致的心力衰竭。此型心肌收缩力降低不明显，心肌舒张功能异常或 / 和室壁僵硬度增加而造成心室充盈量减少，致使每搏心输出量减少，其特点是 LVEF>50%，又称为舒张性心力衰竭。

3. 按心力衰竭发生的速度及时间分类

（1）急性心力衰竭：常因心肌严重受损、心律失常或突然加重的心脏负荷，使心功能正常或处于代偿期的心脏在短时间内发生衰竭或慢性心衰急剧恶化。临床上以急性左心衰竭最为常见，大多数表现为收缩性心力衰竭，也可以表现为舒张性心力衰竭，常危及生命。

（2）慢性心力衰竭：最主要由冠心病、高血压等引起，是一个缓慢的发展过程，一般有代偿性心脏扩大或肥厚及其他代偿机制的参与。

4. 按发生的解剖部位分类

（1）左心衰竭：常见于冠心病、高血压、主动脉瓣狭窄及关闭不全等。临床上以心输出量减少和肺循环淤血、肺水肿为特征。

（2）右心衰竭：常见于肺部疾患引起肺微循环阻力增加，如缺氧引起肺小血管收缩和慢性阻塞性肺疾病；也可见于肺大血管阻力增加，如肺动脉狭窄、肺动脉高压及先天性心脏病（如法洛四联症）等。临床上以体循环淤血、静脉压升高、下肢甚至全身水肿为特征。

（3）全心衰竭：左、右心室同时或先后发生衰竭。可见于病变同时侵犯左、右心室，如心肌炎、心肌病等；也可由一侧心力衰竭发展到另一侧而发生全心衰竭，如左心衰竭，由于肺静脉压升高引起肺动脉压升高，使右心室后负荷过重而发生右心衰竭。

笔记栏

第三节　发生机制

心功能不全的发生发展是多种机制共同作用的结果。当基础心脏疾病损伤心功能时,机体首先启动多种代偿机制,使心功能在一定时间内维持相对正常水平,然而任何一种代偿机制作用均有限,当超过了代偿极限,最终发展为失代偿。

一、机体代偿机制

心脏具有很强的代偿储备功能。心脏泵血功能受损导致心排出量减少时,可经多途径激活神经-体液系统,并由其介导心脏本身和心脏以外出现一系列代偿反应。这些反应最初对于维持心脏泵血功能、血流动力学稳态及重要器官的血流灌注发挥重要的代偿作用;但同时这也是一把双刃剑,长期、过度的反应也是导致心力衰竭发生和发展的重要机制。

(一) 神经-体液代偿机制激活

心功能不全时,机体对心输出量减少的迅速反应是启动神经、内分泌代偿反应,以改善外周组织器官缺血缺氧状态,其中最重要的是交感-肾上腺髓质系统和肾素-血管紧张素-醛固酮系统的激活。神经-体液调节机制的激活是心功能障碍时调节心内与心外代偿与适应的基本机制,也是导致心力衰竭发生与发展的关键途径。

1. 交感-肾上腺髓质系统激活　心输出量减少可以激活颈动脉窦和主动脉弓的压力感受器,进而激活交感-肾上腺髓质系统,使血浆儿茶酚胺浓度明显升高。在短期内产生明显代偿作用:①通过刺激 β 受体促进 Ca^{2+} 内流,使心肌收缩性增强、心率加快、心输出量增加;②通过刺激 α 受体引起外周血管选择性收缩,使血流重新分配,保证心、脑等重要器官的灌流。

但交感-肾上腺髓质系统过度激活,其产生的负面效应却是心力衰竭恶化的重要因素:①心率过快使舒张期缩短,冠状动脉供血不足;②过量儿茶酚胺使心肌细胞膜离子转运异常,诱发心律失常;③外周血管阻力持续增加,加重心的后负荷;④骨骼肌及内脏器官长期缺血致其代谢、功能和结构改变。⑤持续的去甲肾上腺素(NE)和血管紧张素Ⅱ(AngⅡ)促进心肌慢性代偿适应性反应,即心肌重塑。不断加重的心肌重塑是促进心功能障碍进行性发展的重要因素。

2. 肾素-血管紧张素-醛固酮系统的激活　心输出量减少可激活肾素-血管紧张素-醛固酮系统(renin-angiotensin-aldosterone system,RAAS)。血管紧张素,尤其是 AngⅡ增加可直接通过缩血管作用,及与去甲肾上腺素的协同作用,对血流动力学稳态产生明显影响。AngⅡ可升高肾灌注压,通过肾内血流重新分布,维持肾小球血流量从而确保肾小球滤过率。醛固酮增加可促进远曲小管和集合管上皮细胞对水、钠的重吸收,引起水、钠潴留,通过维持循环血量保持心输出量正常。

但 RAAS 的过度激活会对机体产生不利影响:①过度的血管收缩加重左心室后负荷;②水、钠潴留引起的血容量增加可使已经升高的心室充盈压进一步升高;③ AngⅡ可促进心肌和非心肌细胞(包括成纤维细胞、血管平滑肌细胞、内皮细胞等)肥大或增殖;④醛固酮还可作用于心脏的成纤维细胞,促进胶原合成和心室纤维化。总体来说,RAAS 激活在心功能不全的代偿及失代偿调节中的作用是弊大于利。

3. 其他体液活性物质的变化　由心房分泌的心房钠尿肽(atrial natriuretic peptide,ANP),不但具有利钠利尿、舒张血管和降低血压作用,还可抑制肾素和醛固酮的产生。ANP 与 RAAS 的平衡可决定心功能不全发展的严重程度。近年研究证实,肿瘤坏死因子及白细胞介素的高表达等也在不同程度上参与了心功能不全的代偿及失代偿过程。

在神经-体液机制的调控下,机体对心功能降低的代偿反应可以分为心脏本身的代偿和心脏以外代偿两部分。

(二)心脏本身的代偿

心脏本身的代偿包括功能性调整(心率加快、心脏紧张源性扩张、心肌收缩性增强)和结构代偿(心室重塑)。其中功能性调整可迅速被动员起来,而心室重塑是心室在前负荷和后负荷长期增加时的主要代偿方式。

1. 心率加快　是一种快速型代偿反应。一定范围内的心率加快可增加心输出量,提高舒张压,有利于冠脉的血液灌流,对维持血压、保证心脑血液供应有积极作用。但通过心率加快进行代偿有一定的局限性,一旦心率过快(成人心率 >180 次 / 分)不仅可使心肌耗氧量增加、舒张期缩短而影响冠状动脉血液灌流,加重心肌缺血,还可因心室充盈时间缩短而导致心输出量降低。

2. 心脏紧张源性扩张　根据 Frank-Starling 定律,心肌收缩力和心输出量在一定范围内(肌节长度 1.7~2.2μm)随心的前负荷增加而增加。当肌节长度达到 2.2μm 时,粗、细肌丝处于最佳重叠状态,形成有效横桥数目最多,产生的收缩力最大,为最适长度。

当心的收缩功能受损时,由于每搏输出量降低,使心室舒张末期容积增加,前负荷增大导致心肌纤维初长度增大(肌节长度不超过 2.2μm),此时心肌收缩力增强,代偿性增加每搏输出量,这种伴有心肌收缩力增强的心腔扩大称为紧张源性扩张(tonogenic dilation)。通过增加前负荷而增强心肌收缩力是急性心力衰竭的一种重要代偿方式。但长期容量负荷过重,肌节长度超过 2.2μm 时,有效横桥数目减少,心肌收缩力反而下降。这种心肌过度拉长并伴有心肌收缩力减弱的心腔扩张称为肌源性扩张(myogenic dilation),这种扩张失去代偿意义。此外,过度的心室扩张还会增加心肌耗氧量,加重心肌损伤。

3. 心肌收缩性增强　心肌收缩性主要取决于收缩蛋白、ATP 含量及胞内游离钙浓度。心功能损害急性期,由于交感神经兴奋,儿茶酚胺增加,通过激活 β- 肾上腺素受体,使细胞内 Ca^{2+} 浓度升高而发挥正性变力作用。这是动用心输出量的最基本、最经济的心脏代偿方式。但在慢性心功能不全时,心肌 β- 肾上腺素受体减敏,对儿茶酚胺反应性下降,致使这种代偿机制受到限制。

4. 心室重塑　心室在持续机械负荷过重、神经体液调节机制过度激活状态下,导致心肌细胞结构、功能和表型的改变称为心室重塑(ventricular remodeling)。心室重塑时,心肌细胞、非心肌细胞和细胞外基质,均会发生明显变化。心室重塑既是一种慢性综合性代偿适应性反应,也是导致慢性心力衰竭发生发展的病变基础。

(1)心肌肥大:是指心肌细胞体积增大、重量增加,为心脏的超负荷所致细胞水平上心室重塑的主要表现,是慢性心功能不全时极为重要的代偿方式,包括向心性肥大和离心性肥大两种类型。①向心性肥大(concentric hypertrophy):心脏在长期过度的后负荷作用下,收缩期室壁张力持续增加,心肌肌节并联性增生,心肌细胞增粗;心室壁显著增厚而心腔容积正常或减小。常见于高血压性心脏病及主动脉瓣狭窄等。②离心性肥大(eccentric hypertrophy):心脏在长期过度的容量负荷作用下,舒张期室壁张力持续增加,心肌肌节串联性增生,心肌细胞增长;心腔容积显著增大与心室壁轻度增厚并存。常见于二尖瓣或主动脉瓣关闭不全等。

心肌肥大可通过增加心肌收缩力以维持心输出量、降低室壁张力以减少心肌耗氧量来发挥代偿作用。但心肌肥大的代偿作用是有一定限度的,过度肥大的心肌具有不平衡生长的特性,导致不同程度的缺血缺氧、能量代谢障碍及心肌舒缩能力减弱,使心功能由代偿转变为失代偿。

（2）心肌细胞表型改变：指由于心肌所合成蛋白质种类的变化所引起的心肌细胞"质"的改变。在引起心肌肥大的机械信号和化学信号刺激下，可使在成年心肌细胞中处于静止状态的胎儿期基因被激活，合成胎儿型蛋白质（如胎儿型肌球蛋白重链、轻链，肌钙蛋白 T、肌钙蛋白 I 和磷酸肌酸激酶）增加。表型转变的心肌细胞在细胞膜、线粒体、肌浆网、肌原纤维及细胞骨架等方面均与正常心肌有差异，从而导致其代谢及功能发生变化。转型的心肌细胞分泌活动增强，可以通过分泌细胞因子和局部激素，进一步促进细胞生长、增殖及凋亡，从而改变心肌的舒缩能力。

（3）非心肌细胞及细胞外基质的变化：成纤维细胞占人体心脏细胞总数的 60%~70%，是非心肌细胞的主要成分和细胞外基质的关键来源。细胞外基质中最主要的是 I 型和 III 型胶原纤维。I 型胶原是与心肌束平行排列的粗大胶原纤维的主要成分，III 型胶原形成了较细的纤维网状结构。胶原纤维的量和成分是影响心肌顺应性的重要因素。心室重塑时，Ang II、去甲肾上腺素和醛固酮等可促进非心肌细胞活化或增殖，分泌大量不同类型的胶原及细胞外基质，通过对胶原合成与降解的调控，导致心肌间质的增生与重塑。重塑早期 III 型胶原增多，有利于肥大心肌肌束组合的重新排列及心室的结构性扩张；重塑后期 I 型胶原增多，可提高心肌抗张强度，防止室壁变薄和心腔扩大。

但是过度的非心肌细胞增殖及基质重塑可导致室壁顺应性降低，冠状动脉管壁增厚，心肌细胞氧供减少并促进心肌的凋亡和纤维化，甚至影响心肌细胞之间的信息传递。

（三）心脏以外的代偿

1. 血容量增加　是慢性心功能不全的主要代偿方式之一。心输出量减少时，机体通过交感 - 肾上腺髓质系统及 RAAS 的激活、ADH 分泌增加、PGE_2 及 ANP 分泌减少，使水、钠潴留，血容量增加。一定范围内的血容量增加可提高心输出量和组织灌流量，但长期过度的血容量增加，会增加心脏的前负荷而加重心功能不全，失去代偿作用。

2. 血流重新分布　心输出量减少可通过交感 - 肾上腺髓质系统，使外周血管选择性收缩，引起全身血流重新分布，主要表现为皮肤、骨骼肌和内脏血流量减少，而心、脑等重要器官的血液供应不变或略增加，具有代偿意义。但长时间的腹腔脏器缺血缺氧可造成脏器功能紊乱。另外，外周血管长期收缩也使心的后负荷增大，加重心功能不全。

3. 红细胞增多　心功能不全时，体循环淤血和血流缓慢可引起循环性缺氧；肺淤血、肺水肿又可引起低张性缺氧。缺氧刺激肾间质细胞分泌促红细胞生成素增加，使骨髓造血功能增强，红细胞和血红蛋白含量增加，提高血液携带氧的能力，发挥代偿作用。但红细胞过多可使血液黏稠度增大，加重心脏的后负荷。

4. 组织用氧能力增强　心功能不全时组织细胞可发生一系列代谢、功能与结构的改变，以提高细胞利用氧的能力。如细胞内线粒体数量增加、表面积增大、生物氧化酶活性增强，改善细胞内呼吸功能；细胞内磷酸果糖激酶活性增强，可使细胞从糖酵解中获得能量；肌红蛋白含量增多，改善肌肉对氧的储存和利用。

综上所述，心功能不全时，在神经 - 体液调节机制的作用下，机体可以动员心脏本身和心脏以外的多种代偿机制进行代偿（图 27-1），并贯穿于心功能不全的全过程。

二、心力衰竭的发病机制

（一）心肌收缩功能降低

心肌收缩功能降低是造成心脏泵血功能降低的主要原因，可由心肌收缩相关蛋白改变、心肌能量代谢障碍和心肌兴奋 - 收缩耦联障碍分别或共同引起（图 27-2）。

ER-27-3

动画：心力衰竭的发病机制

（2）能量储备减少：心肌能量主要以磷酸肌酸的形式储存。在磷酸肌酸激酶（creatine phosphate kinase CK）的作用下，肌酸与 ATP 之间发生高能磷酸键转移而生成磷酸肌酸并储存。随着心肌肥大的发展，CK 活性降低，储存形式的磷酸肌酸含量减少。

（3）能量利用障碍：心肌对能量的利用是把 ATP 储存的化学能转化为心肌收缩的机械能的过程。此过程通过肌球蛋白头部的 Ca^{2+}-Mg^{2+}-ATP 酶水解 ATP 供能来实现。某些类型心力衰竭表现出能量利用障碍，如长期心脏的负荷过重而引起的心肌过度肥大。过度肥大的心肌其肌球蛋白头部 ATP 酶活性下降，即使心肌 ATP 含量正常，但因 ATP 酶不能水解 ATP，化学能无法转化为肌丝滑动所需的机械能，导致心肌收缩力下降。

4. 心肌兴奋 - 收缩耦联障碍 心肌兴奋是电活动，而心肌收缩是机械活动，心肌细胞质内 Ca^{2+} 是连接心肌细胞电活动与机械收缩活动的耦联体。任何影响心肌细胞 Ca^{2+} 转运、分布的因素，都会影响心肌兴奋 - 收缩耦联。

（1）细胞外 Ca^{2+} 内流受阻：心肌收缩时胞质中的 Ca^{2+} 除大部分来自肌浆网外，尚有少量从胞外经 L 型钙通道内流。Ca^{2+} 内流在心肌收缩活动中起重要作用，它不但可直接升高细胞内 Ca^{2+} 浓度，更主要的是触发肌浆网释放 Ca^{2+}。生理情况下，交感神经兴奋激活 β- 肾上腺素受体，可引起 L 型钙通道开放。长期心肌负荷过重、心肌缺血缺氧时，使心肌内去甲肾上腺素含量减少；过度肥大的心肌细胞上 β- 肾上腺素受体密度相对减少且对去甲肾上腺素的敏感性降低。上述原因使 L 型钙通道开放减少，Ca^{2+} 内流受阻。此外，细胞外液的 K^+ 与 Ca^{2+} 在心肌细胞膜上有竞争作用，故高钾血症时 K^+ 可阻止 Ca^{2+} 的内流，导致细胞内 Ca^{2+} 浓度降低。

（2）肌浆网 Ca^{2+} 转运障碍：肌浆网通过摄取、储存、释放 3 个环节维持胞质 Ca^{2+} 的动态变化，从而调节心肌的舒缩功能。心功能障碍时肌浆网 Ca^{2+}-ATP 酶及其调节蛋白含量或活性降低，使肌浆网摄取和储存 Ca^{2+} 减少，一方面胞质内 Ca^{2+} 不能迅速降低，使心肌舒张延缓；另一方面造成肌浆网 Ca^{2+} 贮存量减少，供给心肌收缩的 Ca^{2+} 不足，抑制心肌收缩性。

（3）肌钙蛋白与 Ca^{2+} 结合障碍：心肌兴奋 - 收缩耦联的关键环节是 Ca^{2+} 与肌钙蛋白的结合，它不但要求胞质的 Ca^{2+} 浓度迅速上升到足以启动心肌收缩的阈值（10^{-5}mol/L），同时还要求肌钙蛋白活性正常，能迅速与 Ca^{2+} 结合，否则可导致兴奋 - 收缩耦联中断。各种原因导致心肌细胞酸中毒时，由于 H^+ 与肌钙蛋白的亲和力高于 Ca^{2+}，H^+ 占据了肌钙蛋白上的 Ca^{2+} 结合位点，此时即使细胞质内 Ca^{2+} 浓度已上升到收缩阈值，也无法与肌钙蛋白结合，使心肌兴奋 - 收缩耦联过程受阻。

（二）心肌舒张功能障碍

心脏通过舒张过程实现心室血液充盈，以保证足够的心输出量。任何使心室充盈量减少、弹性回缩力降低和心室僵硬度增加的疾病都可引起心室舒张功能降低。据统计，有 20%~40% 的心力衰竭是由心室舒张功能障碍所致，老年人、女性和肥胖患者中发病率较高。

1. 正常心肌舒张生理基础 心肌细胞膜复极化时，大部分 Ca^{2+} 由肌浆网 Ca^{2+}-ATP 酶摄取并贮存在肌浆网内，小部分由细胞膜钠 - 钙交换蛋白和细胞膜 Ca^{2+}-ATP 酶转运至细胞外，使细胞质内 Ca^{2+} 浓度迅速降至 10^{-7}mol/L（舒张阈值），Ca^{2+} 与肌钙蛋白解离，肌动蛋白的"作用位点"又被掩盖，横桥解除，心肌舒张。

2. 心肌舒张功能障碍机制 心室舒张功能障碍的确切机制目前尚不完全清楚，可能与以下因素有关（图 27-3）。

（1）钙离子复位延缓：当心肌缺血缺氧时 ATP 供应不足、肌浆网或细胞膜上 Ca^{2+}-ATP 酶活性降低，不能及时将 Ca^{2+} 摄入肌浆网或转运到细胞外，使细胞质内 Ca^{2+} 浓度不能迅速降至与肌钙蛋白脱离的水平，导致心室舒张异常。

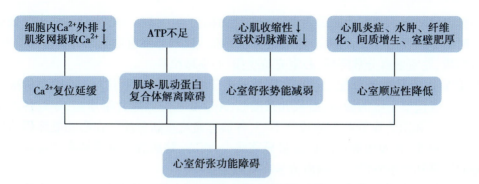

图 27-3　心肌舒张功能障碍发生机制

（2）肌球 - 肌动蛋白复合体解离障碍：肌球 - 肌动蛋白复合体解离是需要 ATP 供能的主动过程，当心肌缺血缺氧等导致 ATP 缺乏及 Ca^{2+} 与肌钙蛋白亲和力增高时，肌球 - 肌动蛋白复合体不能分离，心肌处于持续收缩状态，发生心室舒张异常。

（3）心室舒张势能降低：心室舒张的势能主要来自心室的收缩，心室收缩力越强，舒张势能越大。凡能削弱收缩功能的因素都可通过减少舒张势能影响心室舒张。此外，心室舒张期冠状动脉的充盈不足也是引起心室舒张势能降低的重要因素。

（4）心室顺应性降低：心室顺应性（dV/dp）是指心室在单位压力变化下所引起的容积改变，其倒数（dp/dV）为心室僵硬度。心室舒张末期压力 - 容积（P-V）曲线可反映心室的顺应性和僵硬度。当顺应性下降（僵硬度增大）时，压力 - 容积曲线左移（图 27-4）。心肌肥大引起的室壁增厚、心肌炎症、心肌纤维化及间质增生等，均可引起心室壁成分改变，使室壁僵硬度增加，心室顺应性降低，影响心室的舒张和充盈。

（三）心脏各部分舒缩活动不协调

心房和心室有规律、协调的舒缩活动是保证心输出量正常的重要前提。一旦协调性被破坏，将会引起心脏的泵血功能紊乱，导致心输出量下降。常见于大面积心肌病变，如心肌梗死患者，其心肌梗死病变严重区域完全丧失舒缩功能、轻微病变区域舒缩功能减弱，而非病变区舒缩功能代偿性增强，由此可见心肌的兴奋性、传导性、自律性和收缩性在三种区域之间存在巨大差别。若三种区域同处一室，可引起心脏各部位舒缩不同步，严重破坏心脏射血功能，导致心输出量下降，也是心力衰竭的发病机制之一。此外，心律失常（心房颤动、房室传导阻滞等）亦可引起心脏各部分舒缩活动不协调，也是心力衰竭的发病机制之一。

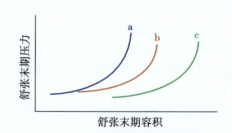

图 27-4　心室舒张末期压力 - 容积（P-V）曲线
a. 顺应性降低；b. 顺应性正常；c. 顺应性升高

第四节　机体主要功能和代谢变化

心脏泵血功能障碍及神经 - 体液调节机制过度激活可以引起心功能不全的患者在临床上出现多种表现，从血流动力学角度看，大致分为低排出量综合征和静脉淤血综合征。

一、心输出量减少

1. 心泵血功能降低　心功能不全最根本的血流动力学变化是心输出量绝对或相对减

少。心排血量随组织细胞代谢需要而增加的能力称为心力储备。心力储备能力降低是心功能不全时最早出现的改变,进而心输出量明显下降。反映心泵血功能的各种指标发生变化,如心脏指数、左室射血分数降低,心室充盈受损、心率增快等。

2. 器官血流量重新分配　器官血流量取决于灌注压及灌注阻力。心输出量减少引起的神经-体液调节系统的激活,血浆儿茶酚胺、Ang Ⅱ 和醛固酮含量增高,导致各组织器官的灌注压降低和阻力血管收缩的程度不一,各器官血流重新分配。在心功能障碍的早期阶段,皮肤、骨骼肌、肾及腹腔内脏血流量显著减少,而心、脑血流量可维持在正常水平。当心功能障碍发展到严重阶段,心、脑血流量亦可减少。

心输出量减少时患者会出现一系列外周血液灌注不足的症状与体征,如皮肤血流减少而致皮肤苍白、皮温降低,合并缺氧时可出现发绀;脑血流减少而致头晕、晕厥等,严重者可出现阿斯综合征(Adams-Stokes 综合征);肌肉血液供应减少而致疲乏无力;肾血液灌流减少导致尿量减少,严重时发生氮质血症。急性严重心力衰竭时,心输出量急剧减少,机体来不及发挥代偿,可出现心源性休克。

二、静脉回流障碍

(一) 体循环淤血

体循环淤血见于右心衰竭及全心衰竭,主要表现为体循环静脉系统过度充盈、静脉压升高、内脏充血和水肿等。

1. 静脉淤血和静脉压升高　右心衰竭时,上、下腔静脉回流受阻,可出现静脉淤血、静脉压升高,临床表现为颈静脉怒张、肝颈静脉反流征阳性等。

2. 水肿　是右心衰竭以及全心衰竭的主要临床表现之一。水、钠潴留及毛细血管血压升高可导致全身水肿,也称心源性水肿。临床主要表现为下肢水肿、腹水及胸腔积液等。

3. 肝肿大及肝功能异常　因下腔静脉回流障碍使肝静脉压升高,引起肝淤血、水肿,局部压痛。长期慢性肝淤血,可引起肝细胞萎缩、变性,甚至死亡,最终可出现淤血性肝硬化(心源性肝硬化)。因肝细胞变性、坏死,患者可出现转氨酶水平增高及黄疸。

4. 胃肠道功能改变　慢性心力衰竭时由于胃肠道淤血明显,患者可出现消化不良、食欲减退、恶心、呕吐、腹泻等消化系统功能障碍的表现。

(二) 肺循环淤血

主要见于左心衰竭患者。肺淤血严重时,可出现肺水肿。肺淤血、肺水肿的共同临床表现是呼吸困难。呼吸困难为患者气短和呼吸费力的主观感觉,具有一定的限制体力活动的保护意义,也是判断肺淤血程度的指标。

1. 劳力性呼吸困难　轻度左心衰竭患者仅在体力活动时出现呼吸困难,休息后减轻或消失,称为劳力性呼吸困难,是左心衰竭的最早表现。发生机制:①体力活动时机体需氧增加,但衰竭的左心不能提供与之相适应的心输出量,机体缺氧加剧,刺激呼吸中枢使呼吸加深加快。②体力活动时心率加快,舒张期缩短,一方面冠脉灌注不足,加剧心肌缺氧;另一方面,左心室充盈减少加重肺淤血。③体力活动时,右心回心血量增多,加重肺淤血,患者感到呼吸困难。

2. 夜间阵发性呼吸困难　患者在熟睡后因突感胸闷憋气而惊醒,在坐起咳嗽和喘气后有所缓解,称为夜间阵发性呼吸困难。夜间阵发性呼吸困难是左心衰竭最具特征的表现。发生机制:①患者平卧后胸腔容积减小,下肢血液回心增多,加重肺淤血;②入睡后迷走神经相对兴奋,使支气管收缩,气道阻力增大;③睡眠时中枢神经系统敏感性相对降低,当缺氧严重时才刺激呼吸中枢,使患者突感呼吸困难而惊醒。若患者在气促咳嗽时伴有哮鸣音,则称为心性哮喘（cardiac asthma）。

3. 端坐呼吸　患者在静息时已出现呼吸困难，平卧时加重，故被迫采取坐位或半卧位以减轻呼吸困难的程度，称为端坐呼吸。发生机制：①端坐时下肢血液回流减少，可减轻肺淤血；②端坐时膈肌下移增加胸腔容积和胸腔负压，可改善肺通气；③端坐时减少下肢水肿液吸收，可缓解肺淤血。

4. 急性肺水肿　为急性左心衰竭的主要临床表现，患者出现发绀、气促、端坐呼吸、咳嗽、咳粉红色泡沫痰等症状和体征。发生机制：肺淤血使肺毛细血管内压升高、毛细血管壁通透性增加，液体渗出到肺间质和肺泡，引起急性肺水肿（图27-5）。

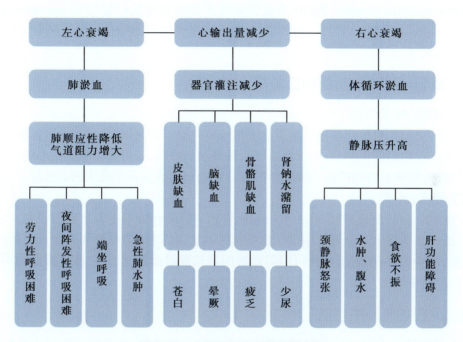

图 27-5　心功能不全功能代谢变化

病案分析：右心衰竭

病案分析：左心衰竭

第五节　防治的病理生理基础

心功能不全是一种进行性的病变，一旦起始便不断发展。随着对心功能不全发病机制的认识逐渐深入，临床防治用药策略也发生了根本性变化，从过去增加心肌收缩力为主的治疗模式转变为目前以改善神经 - 体液系统过度激活、阻止和延缓心肌重塑为主的生物学治疗模式。这种防治策略的改变体现在临床用药上，就是治疗药物已从过去的强心、利尿和扩血管转变为以利尿剂、β 受体阻滞剂和 RAAS 阻滞剂为主，辅以强心类制剂的综合治疗。慢性心衰的治疗目标不仅仅是控制患者的症状，更重要的是降低心功能不全的病死率和住院率，提高患者的生活质量和延长寿命。

一、防治原发病、消除诱因

由于目前对心功能不全尚无根治的治疗措施，必须重视预防为主的原则，积极治疗引起心功能不全的原发性疾病，是防治心功能不全非常重要的一个方面。此外，消除诱因是不可忽视的防治环节。

二、调整神经 - 体液系统失衡及干预心室重塑

心功能不全时血流动力学因素和神经 - 体液系统的变化是导致心室重塑的主要原因，心室重塑是心功能不全发展的基础。因此，改善血流动力学和阻断神经 - 体液系统的有害作用将有助于减轻或逆转心室重塑。血管紧张素转换酶抑制剂（angiotensin conversing enzyme inhibitor，ACEI）通过抑制循环和心脏局部的肾素 - 血管紧张素系统，延缓心室重塑；并可作用于激肽酶Ⅱ，抑制缓激肽的降解，减少胶原沉积，促进一氧化氮和前列环素产生，改善急性心肌梗死后冠状动脉血流。对于不能耐受 ACEI 者，可使用血管紧张素受体阻断剂（angiotensin receptor blockers，ARB）及血管紧张素受体脑啡肽抑制剂（Angiotensin receptor neprilysin inhibitor，ARNI）代替。另外，β 受体阻滞剂和醛固酮拮抗剂也有减轻心室重塑的心脏保护作用。

三、减轻心脏的前负荷和后负荷

（一）调整心脏前负荷

心功能不全时，对前负荷过高患者首要措施就是给予利尿剂，利尿剂通过抑制肾小管对水、钠的重吸收而降低血容量，不仅可减轻水肿及淤血症状，也可改善患者的心脏泵血功能。其次应用扩张静脉血管的药物（如硝酸甘油等）和限制水钠摄入以减少回心血量。

（二）降低心脏后负荷

心功能不全时，交感神经兴奋，大量缩血管物质分泌导致周围血管强烈收缩，外周阻力增加，心脏后负荷增大。合理选用动脉血管扩张药如 ACEI 以降低外周阻力，不仅可降低心脏后负荷，减少心肌耗氧量，而且可因射血时间延长及射血速度加快，在每搏做功不变的条件下使心搏出量增加。

四、改善心肌舒缩功能

对于收缩性心力衰竭且心腔扩大明显、心率过快的患者，可选择性应用正性肌力药物（如洋地黄类、钙增敏剂等）。对于心肌舒张功能障碍所致的心力衰竭，可合理选用钙通道阻滞剂，通过减少细胞质内 Ca^{2+} 浓度或者选用 β 受体阻滞剂、硝酸酯类改善心肌的舒张功能。

复习思考题

1. 呼吸道感染为什么易诱发心功能不全？
2. 试比较心功能不全时，心率加快和心肌肥大两种代偿形式的意义及优缺点。
3. 急性左心衰竭患者出现咳嗽、咳粉红色泡沫痰的机制是什么？
4. 右心衰竭患者发生下肢水肿机制是什么？

（郭继龙）

知识链接：体外循环

知识链接：人工心脏

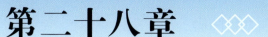

第二十八章

呼吸功能不全

> ◣ **学习目标**
>
> 　1. 通过对呼吸功能不全及呼吸衰竭概述、病因、发生机制及机体功能代谢变化等内容的学习,理解呼吸衰竭时机体代谢和功能变化的病理生理基础。
> 　2. 能够准确表述不同原因所致呼吸功能不全的发生机制及其与功能代谢变化、临床表现之间的关系,并为临床提供合理的防治原则。
> 　3. 熟记呼吸功能不全相关概念。

第一节　概　　述

　　肺的主要功能是与外界进行气体交换,获得 O_2、排出 CO_2,以维持机体血液气体分压和内环境稳定。此外,肺还具有代谢、防御、免疫等非呼吸功能。许多病理性因素可引起肺的结构损伤和功能异常,导致呼吸和 / 或非呼吸功能障碍的发生。本章主要介绍肺气体交换功能障碍所致的呼吸衰竭。

　　呼吸衰竭(respiratory failure)是指由于外呼吸功能严重障碍,以致在海平面,静息呼吸状态下,动脉血氧分压(PaO_2)降低,伴有或不伴有二氧化碳分压($PaCO_2$)增高的病理过程。一般以 PaO_2 低于 60mmHg(8kPa),伴有或不伴有 $PaCO_2$ 高于 50mmHg(6.67kPa)作为诊断呼吸衰竭的标准。当吸入氧气浓度(FiO_2)不足 21% 时,可采用呼吸指数(respiratory failure index,RFI)作为判断呼吸衰竭的指标,$RFI=PaO_2/FiO_2$,$RFI \leqslant 300$ 可诊断为呼吸衰竭。

　　呼吸衰竭必定有 PaO_2 降低,根据是否伴有 $PaCO_2$ 升高,可将呼吸衰竭分为低氧血症型(Ⅰ型)和高碳酸血症型(Ⅱ型);根据发病机制的不同,可分为通气性和换气性呼吸衰竭;根据原发病变部位的不同,可分为中枢性和外周性呼吸衰竭;根据发病的缓急,分为慢性和急性呼吸衰竭。

第二节　病因和发病机制

　　外呼吸包括肺通气和肺换气两个基本过程。肺通气是通过呼吸运动使肺泡气与外界气体交换的过程;肺换气则是肺泡气与血液之间的气体交换过程。呼吸衰竭是由肺通气功能障碍和 / 或肺换气功能障碍所致。

一、肺通气功能障碍

正常成人在静息时肺通气量约为 6L/min,肺泡通气量即有效通气量约为 4L/min。当肺通气功能障碍使肺泡通气不足时可发生呼吸衰竭。

(一)肺通气功能障碍

1. 限制性通气不足　吸气时肺泡的扩张受限所引起的肺泡通气不足称为限制性通气不足(restrictive hypoventilation)。通常吸气运动是呼吸肌收缩引起的主动过程,呼气则是肺泡弹性回缩和肋骨与胸骨借重力作用复位的被动过程,其中吸气作为主动过程更易发生障碍。常见原因有:①呼吸肌活动障碍:中枢或周围神经的器质性病变如脑外伤、脑血管意外、脑炎、多发性脊神经炎等;过量镇静药、安眠药、麻醉药所引起的呼吸中枢抑制;呼吸肌本身的收缩功能障碍,如长时间呼吸困难和呼吸运动增强引起的呼吸肌疲劳,营养不良所致呼吸肌萎缩,低钾血症、缺氧、酸中毒等所致的呼吸肌无力等,均可引起限制性通气不足。②胸廓的顺应性降低:严重的胸廓畸形、胸膜纤维化等可限制胸廓的扩张。③肺的顺应性降低:如严重的肺纤维化或肺泡表面活性物质减少可降低肺的顺应性,使肺泡扩张的弹性阻力增大而导致限制性通气不足。肺泡表面活性物质减少见于:表面活性物质合成不足或组分变化(Ⅱ型肺泡上皮细胞发育不全或急性损伤所致)、过度消耗、稀释和破坏(肺过度通气或肺水肿等所致)。④胸腔积液和气胸:胸腔大量积液或气胸压迫肺,使肺扩张受限,导致通气不足。

2. 阻塞性通气不足　由气道狭窄或阻塞所致的通气障碍称为阻塞性通气不足(obstructive hypoventilation)。影响气道阻力的因素有气道内径、长度和形态,气流速度和形式(层流、湍流)等,其中最主要的是气道内径。气道内径变窄或不规则可增加气流阻力,进而引起阻塞性通气不足。气道阻塞可分为:

(1)中央性气道阻塞:指气管分叉处以上的气道阻塞。阻塞若位于胸外(如声带麻痹、炎症、水肿等),吸气时气道内压明显低于大气压,导致气道狭窄加重;呼气时则因气道内压大于大气压而使阻塞减轻,故患者表现为吸气性呼吸困难(inspiratory dyspnea)。阻塞若位于中央气道的胸内,吸气时由于胸内压降低使气道内压大于胸内压,故使气道阻塞减轻;呼气时,尤其用力呼气时,由于胸内压升高而压迫气道,使气道狭窄加重,患者表现为呼气性呼吸困难(expiratory dyspnea)(图 28-1)。

(2)外周性气道阻塞:指内径小于 2mm 的小气道阻塞。该部位的小支气管软骨为不规则块状,细支气管无软骨支撑,管壁薄,又与周围的肺泡紧密相连。因此,呼吸运动引起胸内压改变的同时,气道内径也随之扩大或缩小。吸气时随着肺泡的扩张,细支气管受周围弹性组织牵拉,其口径变大、管道伸长;呼气时则小气道缩短变窄。慢性阻塞性肺疾患是外周性气道阻塞的常见病因,其主要侵犯小气道,不仅可使管壁增厚、痉挛和顺应性降低,而且管腔也可被分泌物堵塞,肺泡壁的损坏还可降低肺泡对细支气管的牵引力。因此,小气道阻力大大增加,患者出现呼气性呼吸困难。

外周性气道阻塞的患者用力呼气时可引起小气道闭合,从而导致严重的呼气性呼吸困难。用力呼气时胸内压和气道内压均高于大气压,在呼出气道上,压力由小气道至中央气道逐渐下降,通常将气道内压与胸内压相等的气道部位称为"等压点"(equal pressure point)。等压点下游端(通向鼻腔的一端)的气道内压低于胸内压,气道可能被压缩。生理情况下气道的等压点因位于有软骨环支撑的大气道,即使气道外压力大于气道内压力,也不会使气道闭合。

慢性支气管炎时,病变一旦累及外周气道,则可引起受累部位管壁增厚、管腔狭窄。患

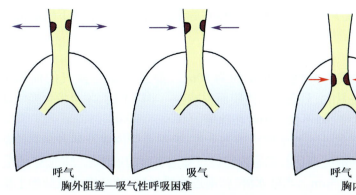
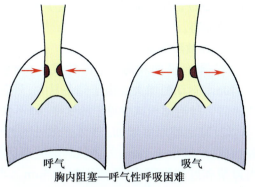

胸外阻塞—吸气性呼吸困难　　　胸内阻塞—呼气性呼吸困难

图 28-1　不同部位气道阻塞所致呼气与吸气时气道阻力的变化

者在用力呼气时,气体通过阻塞部位形成的压差较大,使阻塞部位以后的气道内压低于正常,以致等压点由大气道移至无软骨支撑的小气道。用力呼气时,小气道外的压力大于小气道内的压力,使气道阻塞加重,甚至闭合。

肺气肿时,由于蛋白酶与抗蛋白酶失衡,可导致细支气管和肺泡壁中弹性纤维降解,肺泡弹性回缩力下降,此时胸内负压降低(即胸内压升高),可压迫小气道导致小气道阻塞。肺泡壁通过密布的附着点牵拉支气管壁是维持细支气管形态和口径的重要因素。肺气肿患者肺泡扩大而数量减少,使细支气管壁上肺泡的附着点减少,牵拉力相应减少,可引起细支气管缩小变形,阻力增加,气道阻塞;由于上述因素造成肺气肿患者胸内压力(气道外的压力)增高,用力呼气时使等压点移至小气道,引起小气道闭合而出现呼气性呼吸困难(图 28-2)。

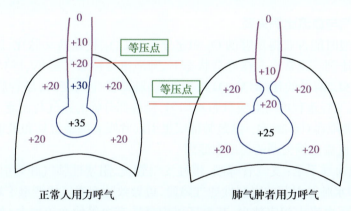

正常人用力呼气　　　　　　　肺气肿者用力呼气

图 28-2　气道等压点上移与气道闭合

(二)肺通气障碍时的血气变化

总肺泡通气量不足会使肺泡气氧分压下降和二氧化碳分压升高,因而流经肺泡毛细血管的血液不能充分动脉化,导致 PaO_2 降低和 $PaCO_2$ 升高,引起高碳酸血症型呼吸衰竭。

二、肺换气功能障碍

肺换气功能障碍包括弥散障碍、肺泡通气与血流比例失调及解剖分流增加。

(一)弥散障碍

肺泡气与肺泡毛细血管血液之间的气体交换是一个物理性的弥散过程。气体弥散的速度取决于肺泡膜两侧的气体分压差、肺泡膜的面积与厚度、气体的弥散能力(与气体的分子量和溶解度相关)。此外,气体弥散量还取决于血液与肺泡接触的时间。弥散障碍(diffusion impairment)是指由肺泡膜面积减少或肺泡膜异常增厚在弥散时间缩短的情况下引起的气体交换障碍。

1. 弥散障碍的原因

(1)肺泡膜面积减少：正常成人肺泡总面积约为 $80m^2$。静息时参与换气的面积为 $35\sim40m^2$，运动时增大。由于储备量大，只有当肺泡膜面积减少一半以上时，才会发生换气功能障碍。肺泡面积减少见于肺实变、肺不张及肺叶切除等。

(2)肺泡膜厚度增加：气体弥散处的肺泡膜由肺泡上皮、毛细血管内皮及两者共有的基膜构成，厚度小于 $1\mu m$，气体从肺泡腔到达红细胞内需经过肺泡表面的液体层、肺泡膜、血管内血浆和红细胞膜，总距离不超过 $5\mu m$。当肺水肿、肺泡透明膜形成、肺纤维化及肺泡毛细血管扩张或血液稀释导致血浆层变厚时，肺泡膜增厚，弥散距离增宽，弥散速度减慢。

(3)弥散时间缩短：正常静息时，血液流经肺泡毛细血管的时间约为 $0.75s$，而血液氧分压只需 $0.25s$ 就可升至肺泡气氧分压水平。肺泡膜病变和肺泡膜面积减少时，虽然弥散速度减慢，但在静息时气体交换在 $0.75s$ 内仍可达到血气与肺泡气的平衡，因而不发生血气的异常。但是在体力负荷增加等使心输出量增加和肺血流加快时，血液和肺泡接触时间过于缩短，则可导致低氧血症。

2. 弥散障碍时的血气变化　肺泡膜病变加之肺血流增快，只会引起 PaO_2 降低，不会使 $PaCO_2$ 增高。因为 CO_2 在水中的溶解度比 O_2 大，故弥散速度比 O_2 快，能较快地弥散入肺泡，使 $PaCO_2$ 与 P_ACO_2 取得平衡。只要患者肺泡通气量正常，就可保持 $PaCO_2$ 与 P_ACO_2 正常。如果存在代偿性通气过度，则可使 $PaCO_2$ 与 P_ACO_2 低于正常。故单纯弥散障碍引起的换气功能障碍，其血气变化仅有 PaO_2 降低而很少伴有 $PaCO_2$ 升高，常表现为低氧血症型呼吸衰竭。

(二)肺泡通气与血流比例失调

血液流经肺泡时能否获得足够的 O_2 和充分排出 CO_2，使血液动脉化，还取决于肺泡通气量与血流量的比例。正常成人在静息状态下，肺泡每分钟通气量(V_A)约为 $4L$，每分钟肺血流量(Q)约为 $5L$，两者的比率(V_A/Q)约为 0.8。肺部发生病变时，尽管肺的总通气量正常，但由于肺部病变轻重程度与血流分布不均匀，使各部分肺的通气与血流严重偏离正常范围而引起换气功能障碍(图 28-3)。这是肺部疾患引起呼吸衰竭最常见和最重要的机制。

1. 肺通气与血流比例失调的类型和原因

(1)部分肺泡通气不足：支气管哮喘、慢性支气管炎、阻塞性肺气肿等引起的气道阻塞，以及肺纤维化、肺水肿等引起的限制性通气障碍，可导致肺泡通气的严重不均。病变区域肺泡通气明显减少而血流未相应减少，甚至还可因炎性充血等使血流增多(如大叶性肺炎早期)，使 V_A/Q 显著降低，以致流经这部分肺泡的静脉血未经充分动脉化便掺入动脉血内，类似动静脉短路，故称功能性分流(functional shunt)，又称静脉血掺杂(venous admixture)。正常成人由于肺内通气分布不均匀形成的功能性分流约占肺血流量的 3%，慢性阻塞性肺疾患严重时，功能性分流可增加到肺血流量的 $30\%\sim50\%$，从而严重影响换气功能。

部分肺泡通气不足时动脉血的血气改变：病变肺区的 V_A/Q 可低达 0.1 以下，流经此处的静脉血不能充分动脉化，其氧分压与氧含量降低而二氧化碳分压与含量则增高。这种血气变化可引起代偿性呼吸运动增强和总通气量恢复正常甚至增加，使无通气障碍或通气障碍较轻的肺泡通气量增加，以致该部分肺泡的 V_A/Q 显著大于 0.8。流经这部分肺泡的血液 PO_2 显著升高，但氧含量则增加很少(由氧离解曲线特性决定)，而二氧化碳分压与含量均明显降低(由二氧化碳解离曲线决定)。来自 V_A/Q 降低区与 V_A/Q 增高区的血液混合而成的动脉血氧含量和氧分压均降低，二氧化碳分压和含量则可正常。如代偿性通气增强过度，尚可

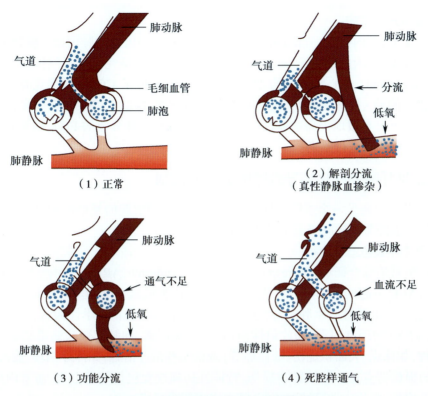

（1）正常　　　　　　　　　　（2）解剖分流
　　　　　　　　　　　　　　　（真性静脉血掺杂）

（3）功能分流　　　　　　　　（4）死腔样通气

图 28-3　肺泡通气与血流关系的模式图

使 $PaCO_2$ 低于正常；如肺通气障碍的范围较大，加上代偿性通气增强不足，使总的肺泡通气量低于正常，则 $PaCO_2$ 高于正常（表 28-1）。

（2）部分肺泡血流不足：肺动脉栓塞、DIC、肺动脉炎、肺血管收缩等，均可使部分肺泡血流减少，V_A/Q 可显著大于正常，病变肺泡血流少而通气多，肺泡气不能充分被利用，称为死腔样通气（dead space like ventilation）。正常人的生理死腔约占潮气量的 30%，疾病时功能性死腔可显著增多，从而导致呼吸衰竭。

2. 部分肺泡血流不足时动脉血的血气改变　部分肺泡血流不足时，病变肺区肺泡 V_A/Q 可高达 10 以上，流经的血液 PaO_2 显著升高，但其氧含量却增加很少（由氧解离曲线特性决定）；而在健康的肺区却因血流量增加而使其 V_A/Q 低于正常，这部分血液不能充分动脉化，其氧分压与氧含量均显著降低，二氧化碳分压与含量均明显增高。最终，混合而成的动脉血 PaO_2 降低，$PaCO_2$ 的变化则取决于代偿性呼吸增强的程度，可以降低、正常或升高（表 28-1）。

表 28-1　功能性分流和死腔样通气时，病肺、健肺和全肺动脉血的血气变化

	功能性分流					死腔样通气				
	病肺	健肺	全肺			病肺	健肺	全肺		
$\dot{V}_A/\dot{Q}$	< 0.8	> 0.8	=0.8	> 0.8	< 0.8	> 0.8	< 0.8	=0.8	> 0.8	< 0.8
P_aO_2	↓↓	↑↑	↓	↓	↓	↑↑	↓↓	↓	↓	↓
C_aO_2	↓↓	↑	↓	↓	↓	↑	↓↓	↓	↓	↓
P_aCO_2	↑↑	↓↓	N	↓	↑	↓↓	↑↑	N	↓	↑
C_aCO_2	↑↑	↓↓	N	↓	↑	↓↓	↑↑	N	↓	↑

注:N 为正常；PaO_2 为动脉血氧分压；$PaCO_2$ 动脉血二氧化碳分压；CaO_2 为动脉血氧含量；$CaCO_2$ 为动脉血二氧化碳含量。

（三）解剖分流增加

生理情况下,肺内存在一部分静脉血经支气管静脉和极少的肺内动-静脉短路直接流入肺静脉的现象,称为解剖分流(anatomic shunt),此部分血液完全未经气体交换,故又称为真性分流(true shunt),占心输出量的 2%~3%。支气管扩张症、COPD 或休克时,使肺内原来处于收缩状态的动-静脉短路开放,使解剖分流量增加,静脉血掺杂异常增多,而导致呼吸衰竭。吸入纯氧可有效地提高功能性分流的 PaO_2,而对真性分流的 PaO_2 则无明显作用,故用这种方法可对两者进行鉴别。

三、常见呼吸系统疾病导致呼吸衰竭的机制

呼吸衰竭的发病是一个多因素同时或相继发生作用引起的复杂病理过程,单纯因通气不足或换气功能障碍导致呼吸衰竭的现象较少见。

（一）急性呼吸窘迫综合征

急性呼吸窘迫综合征(acute respiratory distress syndrome,ARDS)是由急性肺损伤(acute lung injury,ALI)引起的,以顽固性、进行性呼吸窘迫和低氧血症为显著特征的一种急性呼吸衰竭,常伴有非心源性肺水肿。急性肺损伤的原因众多,包括化学性因素,如吸入毒气、烟雾、胃内容物等;物理性因素,如放射性损伤等;生物因素,如肺部冠状病毒感染等;或全身性病理过程,如休克、大面积烧伤、败血症等;或由某些治疗措施,如体外循环、血液透析等所致。ALI 的损伤特点是弥散性肺泡损伤,特征性病理改变包括肺泡上皮、血管内皮损伤、肺泡膜通透性增加、大量中性粒细胞浸润,肺泡内透明膜形成。

ALI 的发生机制复杂,尚未完全阐明。ALI 引起呼吸衰竭的机制与下列因素有关:①肺泡上皮和毛细血管壁通透性增高:肺泡-毛细血管膜的损伤及炎症介质的作用所致,可引起渗透性肺水肿,致肺弥散性功能障碍;②肺顺应性降低:肺泡Ⅱ型上皮细胞损伤使表面活性物质生成减少,加上水肿液的稀释和肺泡过度通气消耗表面活性物质所致,可使肺泡表面张力增高,肺的顺应性降低,形成肺不张;③肺内分流增加:肺不张、肺水肿引起的气道阻塞,以及炎症介质引起的支气管痉挛致肺泡通气不足;④死腔样通气增加:肺内 DIC 及炎症介质引起的肺血管收缩致肺泡血流量减少。肺弥散功能障碍、肺内功能性分流和死腔样通气均使 PaO_2 降低,导致低氧血症型呼吸衰竭(图 28-4)。在上述机制中,肺泡通气血流比例失调是 ARDS 患者呼吸衰竭的主要发病机制。故 ARDS 患者通常发生低氧血症型呼吸衰竭;极端严重者,由于肺部病变广泛,肺总通气量减少,可发生高碳酸血症型呼吸衰竭。

（二）慢性阻塞性肺疾病

慢性阻塞性肺疾病(chronic obstructive pulmonary disease,COPD)指一种以不完全可逆的气流受限为特征的肺部慢性疾病,呈进行性发展,伴有肺部对有害颗粒或气体所致的炎症反应,其共同特征是管径小于 2mm 的小气道阻塞和阻力增高,临床常由慢性支气管炎和肺气肿引起,简称"慢阻肺"。常见临床表现有慢性咳嗽、咳痰、气短或呼吸困难,常伴有喘息和胸闷等症状。

COPD 的确切病因尚不清楚,一般认为与慢性支气管炎和阻塞性肺气肿发生有关的因素都可能参与 COPD 的发病。已经发现的危险因素大致可以分为外因(即环境因素)与内因(即个体易患因素)两类:外因包括吸烟、粉尘和化学物质的吸入、空气污染、呼吸道感染及社会经济因素(如室内或室外空气污染、居室拥挤、营养较差等);内因包括遗传因素、气道反应性增高、各种原因所致的肺发育或生长不良。

COPD 是引起慢性呼吸衰竭最常见的原因。其机制涉及:①阻塞性通气障碍:因炎细胞浸润、充血、水肿、黏液腺及杯状细胞及肉芽组织增生引起的支气管壁肿胀;气道高反应

ER-28-1

知识链接:
呼吸衰竭与左心功能不全

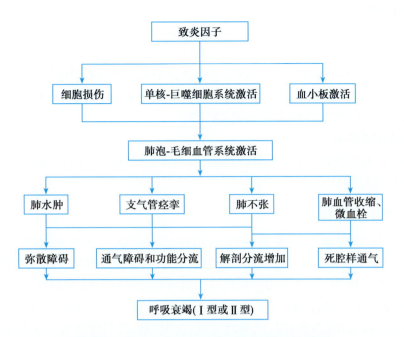

图 28-4 ARDS 患者呼吸衰竭的发病机制示意图

性、炎症介质作用引起的支气管痉挛;黏液分泌多、纤毛细胞损伤引起的支气管腔堵塞;小气道阻塞、肺泡弹性回缩力降低引起的气道等压点上移。②限制性通气障碍:肺泡Ⅱ型上皮细胞受损及表面活性物质消耗过多引起的肺泡表面活性物质减少;营养不良、缺氧、酸中毒、呼吸肌疲劳引起的呼吸肌衰竭。③弥散功能障碍:肺泡壁损伤引起的肺泡弥散面积减少和肺泡膜炎性增厚。④肺泡通气与血流比例失调:气道阻塞不均引起的部分肺泡低通气;微血栓形成引起的部分肺泡低血流。

第三节 呼吸衰竭时机体代谢和功能变化

呼吸衰竭时发生的低氧血症和高碳酸血症可影响全身各系统的代谢和功能。首先引起一系列代偿适应性反应,以改善组织的供氧,调节酸碱平衡和改善组织器官的功能、代谢以适应新的内环境。呼吸衰竭严重时,如机体代偿不全,可出现严重的代谢功能紊乱。

一、酸碱平衡及电解质紊乱

外呼吸功能障碍可引起代谢性酸中毒、呼吸性酸中毒及呼吸性碱中毒。若给呼吸衰竭患者应用人工呼吸机、过量利尿剂或 $NaHCO_3$ 等,则可引起医源性呼吸性或代谢性碱中毒。一般而言,呼吸衰竭时以混合性酸碱平衡紊乱为多见。

(一) 代谢性酸中毒

严重缺氧时糖酵解加强,乳酸等酸性产物增多,可引起代谢性酸中毒。引起呼吸衰竭的原发病或病理过程(如感染、休克等)也可导致代谢性酸中毒。此外,呼吸衰竭时可伴发功能性肾功能不全,肾小管排酸保碱功能降低,加重酸中毒。代谢性酸中毒时,由于 HCO_3^- 降低可使肾排 Cl^- 减少,血清 Cl^- 常增高。但当呼吸性酸中毒合并代谢性酸中毒时血清 Cl^- 可正常。

(二)呼吸性酸中毒

高碳酸血症型呼吸衰竭时,大量二氧化碳潴留可引起呼吸性酸中毒。此时血液电解质变化主要有:①血清钾浓度增高:由于酸中毒可使细胞内 K^+ 外移及肾小管排 K^+ 减少,导致血清钾增高;②血清 Cl^- 浓度降低:高碳酸血症使红细胞中 HCO_3^- 生成增多,HCO_3^- 与细胞外 Cl^- 交换,使 Cl^- 转移入细胞。酸中毒时肾小管上皮细胞泌 NH_3、重吸收 $NaHCO_3$ 增多,使尿中 NH_4Cl 和 $NaCl$ 的排出增加,均使血清 Cl^- 降低。

(三)呼吸性碱中毒

Ⅰ型呼吸衰竭的患者缺氧引起肺过度通气,可发生呼吸性碱中毒。此时,血清钾浓度可降低,血清 Cl^- 浓度则可增高。

二、呼吸系统变化

外呼吸功能障碍造成的低氧血症和高碳酸血症必然影响呼吸功能。PaO_2 低于60mmHg(8kPa)时,可通过颈动脉体与主动脉体化学感受器,反射性兴奋呼吸中枢,使呼吸运动增强。但当 PaO_2 低于 30mmHg(4kPa)时,则可抑制呼吸中枢,使呼吸运动减弱,乃至呼吸停止。$PaCO_2$ 升高主要作用于中枢化学感受器,使呼吸中枢兴奋,引起呼吸加深加快。当 $PaCO_2$ 超过 80mmHg(10.7kPa)时,反而使呼吸受到抑制,此时呼吸运动主要靠动脉血低氧分压对外周化学感受器的刺激得以维持。

引起呼吸衰竭的呼吸系统疾病本身也会导致呼吸运动的变化。如中枢性呼吸衰竭时呼吸浅而慢,可出现潮式呼吸、间歇呼吸、抽泣样呼吸、叹气样呼吸等呼吸节律紊乱。临床上以潮式呼吸最为常见。在肺顺应性降低所致的限制性通气障碍中,因牵张感受器或肺毛细血管旁感受器受刺激而反射性地引起呼吸运动变浅变快。阻塞性通气障碍时,由于气流受阻,呼吸运动加深,因阻塞的部位不同,可表现为吸气性呼吸困难或呼气性呼吸困难。

三、循环系统变化

低氧血症和高碳酸血症对心血管的作用相似,两者具有协同作用。一定程度的 PaO_2 降低和 $PaCO_2$ 升高可兴奋心血管运动中枢,使心率加快、心肌收缩力增强,外周血管收缩,加之呼吸运动增强,可使静脉回流增加,进而增加心输出量以代偿。一般器官的血管运动通常主要受神经调节,但脑血管与冠状血管则主要受局部代谢产物如腺苷等调节,从而导致血流分布的改变,这有利于保证心、脑的血液供应。

严重的缺氧和二氧化碳潴留可直接抑制心血管中枢,抑制心脏活动并扩张血管,导致心肌收缩力减弱、血压下降、心律失常等严重后果。

呼吸衰竭可累及心脏,主要引起右心肥大与衰竭,即肺源性心脏病。肺源性心脏病的发病机制较复杂:①肺动脉高压的形成:肺泡缺氧和二氧化碳潴留导致血液 H^+ 浓度过高,可引起肺小动脉收缩(二氧化碳本身对肺血管有直接扩张作用),使肺动脉压升高,从而增加右心后负荷;肺小动脉长期收缩和缺氧可引起无肌型肺微动脉肌化和肺血管平滑肌细胞、成纤维细胞的肥大和增生,胶原蛋白与弹性蛋白合成增加,导致肺血管壁增厚和硬化,管腔狭窄,形成持久而稳定的慢性肺动脉高压。有些肺部病变如肺小动脉炎、肺毛细血管床的大量破坏、肺栓塞等也是肺动脉高压的原因。②长期缺氧引起的代偿性红细胞增多症可使血液的黏度增高,会增加肺血流阻力和加重右心负荷。③缺氧和酸中毒降低心肌舒缩功能。④呼吸困难时的用力呼气,使胸内压异常增高,心脏受压,影响心脏的舒张功能,用力吸气则胸内压异常降低,即心脏承受的负压增大,可增加右心收缩的负荷,促使右心衰竭(图 28-5)。

知识链接:
急性呼吸窘
迫综合征

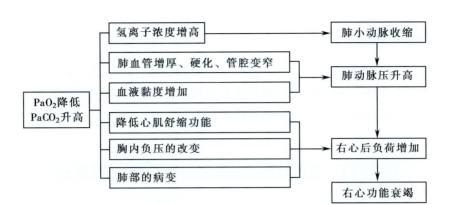

图 28-5　呼吸衰竭引起肺源性心脏病的机制示意图

四、中枢神经系统变化

中枢神经系统对缺氧最敏感,当 PaO_2 降至 60mmHg(8kPa)时,可出现智力和视力轻度减退。如 PaO_2 迅速降至 40~50mmHg(5.33~6.67kPa)以下,就会引起一系列神经精神症状,如头痛、不安、定向与记忆障碍、精神错乱、嗜睡,以致惊厥和昏迷。PaO_2 低于 20mmHg(2.67kPa)时,几分钟就可造成神经细胞的不可逆性损害。慢性呼吸衰竭患者 PaO_2 低达 20mmHg(2.67kPa)神志仍可清醒,而急性呼吸衰竭患者 PaO_2 达 27mmHg(3.53kPa)即可昏迷。

二氧化碳潴留使 $PaCO_2$ 超过 80mmHg(10.7kPa)时,可引起头痛、头晕、烦躁不安、言语不清、扑翼样震颤、精神错乱、嗜睡、抽搐、呼吸抑制等,即出现所谓"二氧化碳麻醉"。由呼吸衰竭引起的脑功能障碍称为肺性脑病(pulmonary encephalopathy)。其发病机制为:

(一) 酸中毒和缺氧对脑血管的作用

$PaCO_2$ 升高可使脑血流明显增加,$PaCO_2$ 升高 10mmHg(1.33kPa)可使脑血流量增加 50%。酸中毒和缺氧也可使脑血管扩张,并损伤血管内皮使血管壁通透性增高,导致脑间质水肿。缺氧使脑细胞 ATP 生成减少,影响 Na^+-K^+ 泵功能,使细胞内 Na^+ 及水增多,形成脑细胞水肿。脑充血、水肿使颅内压增高,压迫脑血管,更加重脑缺氧,由此形成恶性循环,严重时可导致脑疝形成。此外,脑血管内皮损伤尚可引起血管内凝血,这也是肺性脑病的发病因素之一。

(二) 酸中毒和缺氧对脑细胞的作用

正常脑脊液的缓冲作用较血液弱,其 pH 值也较低(7.33~7.40),PCO_2 比动脉血高。因血液中的 HCO_3^- 及 H^+ 不易透过血 - 脑屏障进入脑脊液,故脑脊液的酸碱调节需时较长。呼吸衰竭时脑脊液的 pH 值变化比血液更为明显。当脑脊液 pH 值低于 7.25 时,脑电波变慢,pH 值低于 6.8 时脑电活动完全停止。神经细胞内酸中毒,一方面可增加脑谷氨酸脱羧酶活性,使 γ- 氨基丁酸生成增多,导致中枢抑制;另一方面增强磷脂酶活性,使溶酶体酶释放,引起神经细胞和组织的损伤。

五、肾功能变化

呼吸衰竭时可引起肾损伤,轻者尿中出现蛋白、红细胞、白细胞及管型等,严重时可发生急性肾损伤,出现少尿、氮质血症和代谢性酸中毒。此时肾结构往往并无明显改变,为功能性肾衰竭。肾衰竭的发生是由于缺氧与高碳酸血症反射性通过交感神经使肾血管收缩,肾血流量严重减少所致。

六、胃肠功能变化

严重缺氧可使胃壁血管收缩,因而能降低胃黏膜的屏障作用,CO_2潴留可增强胃壁细胞碳酸酐酶活性,使胃酸分泌增多,加之有的患者还可合并弥散性血管内凝血、休克等,故呼吸衰竭时可出现胃肠黏膜糜烂、坏死、出血与溃疡形成等病变。

第四节 呼吸衰竭防治的病理生理基础

一、去除病因,防治原发病

治疗原发疾病,去除增加机体耗氧的因素。慢性呼吸衰竭应减少呼吸做功,防止诱因作用而急性加重。如慢性阻塞性肺疾病的患者若发生感冒与急性支气管炎,可诱发急性呼吸衰竭,应注意预防,如果一旦发生呼吸道感染应积极进行抗感染治疗。

二、给氧治疗,提高动脉血氧分压

呼吸衰竭患者必有低氧血症,应给予纠正。低氧血症型呼吸衰竭只有缺氧而无CO_2潴留,可吸入较高浓度的氧(40%~50%,一般不超过50%),使PaO_2迅速升高到60mmHg(8kPa),SaO_2上升到85%以上。高碳酸血症型呼吸衰竭缺氧同时伴有CO_2潴留,当$PaCO_2$超过80mmHg(10.7kPa)时,可直接抑制呼吸中枢,此时呼吸运动主要依靠低氧血症对外周化学感受器的刺激来维持,因此应持续给予低浓度、低流量的氧(25%~29%),使PaO_2达到55~60mmHg(8kPa)即可,以免缺氧完全纠正后由高碳酸血症引起的呼吸抑制进一步加重CO_2潴留。

三、改善肺通气,减少二氧化碳潴留

清除气道内异物、分泌物,解除呼吸道阻塞;给呼吸中枢兴奋剂;掌握适应证,恰当使用机械辅助通气;必要时行气管切开术。

四、改善内环境,保护重要器官的功能

纠正酸碱失衡及电解质紊乱,保护心、脑、肾等重要器官的功能,预防常见并发症。

复习思考题

1. V/Q失调的基本表现形式及其病理生理学意义是什么?
2. 以大叶性肺炎为例论述呼吸衰竭的发病机制。

(张亚楠)

ER-28-3

知识链接:
氧中毒

ER-28-4

病案分析:
呼吸衰竭

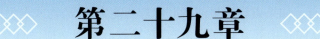

第二十九章

肝功能不全

学习目标

1. 通过学习肝功能不全及肝性脑病的相关知识,认识肝功能不全和肝性脑病的本质。

2. 了解肝性脑病发病机制各个学说的核心内容,理解其局限性以及各学说之间的相互关联。

3. 准确表述肝功能不全时的功能代谢变化和临床表现,并为临床提供合理的防治原则。

第一节　概　　述

肝是人体最大的代谢器官,由肝实质细胞(肝细胞)和非实质细胞构成。肝非实质细胞包括:肝巨噬细胞(即库普弗细胞)、肝星形细胞(又称贮脂细胞)、肝相关淋巴细胞和肝窦内皮细胞。肝承担着消化、代谢、解毒、分泌及免疫等多种生理功能,特别是胃肠道吸收的物质,绝大多数需经肝处理后再进入体循环。各种病因导致肝细胞严重损害,使其代谢、分泌、合成、解毒和免疫等功能严重障碍时,机体可出现黄疸、出血、感染、肝性脑病及肾功能障碍等一系列临床综合征,称为肝功能不全(hepatic insufficiency)。肝功能不全的晚期阶段称为肝衰竭(hepatic failure),临床上以出现肝性脑病和肝肾综合征为其主要特征。

第二节　肝功能不全的病因和分类

一、肝功能不全的常见病因

(一)生物性因素

肝炎病毒感染是引起肝细胞损害进而导致肝功能不全最常见的病因,其中尤以乙型病毒性肝炎发病率高、危害大。除肝炎病毒外,某些细菌、阿米巴滋养体、肝寄生虫如血吸虫等也可累及肝,造成肝损伤。

(二)药物及肝毒性物质

某些工业毒物、药物及其代谢产物对肝也有明显毒害作用。进入人体内的药物或毒物,

笔记栏

知识链接：
肝糖原累积症

组图(2幅)：
肝糖原累积症(低倍镜、高倍镜)

一般经肝代谢或解毒。如果毒物过量或者肝解毒功能失效,药物或毒物可与蛋白质等结合,通过脂质过氧化、硫代氧化等方式损伤蛋白质,导致肝细胞受损、死亡。此外,摄入过量酒精、黄曲霉素、亚硝酸盐等也可促进肝病的发生发展。

(三)其他因素

免疫功能异常、营养异常和遗传性因素也可导致肝功能不全。

二、肝功能不全的分类

根据病情经过,肝功能不全可分为急性和慢性两种类型:

1. 急性肝功能不全 又称暴发性肝功能不全,起病急骤、进展迅速、病死率高。发病数小时后出现黄疸,很快进入昏迷,有明显的出血倾向并常伴有肾衰竭。常见于病毒、药物及中毒等所致的急性重型肝炎。

2. 慢性肝功能不全 病程较长、进展缓慢,常在上消化道出血、感染、服用镇静药物等诱因作用下,病情突然恶化,进展为肝性脑病,重者出现昏迷。常见于肝硬化失代偿期和部分晚期肝癌。

第三节 肝功能不全时机体的代谢和功能变化

一、物质代谢障碍

肝脏是机体物质代谢的中心,物质代谢障碍是肝功能不全最早出现的症状。

(一)糖代谢障碍

常表现为低血糖,其发生的主要原因为:①肝功能不全使肝糖原储备减少;②受损肝细胞内质网葡萄糖 -6- 磷酸酶活性降低,肝糖原转变为葡萄糖过程障碍;③受损肝细胞对胰岛素的灭活减少,使血中胰岛素水平升高。上述机制共同作用使患者空腹时易出现低血糖,甚至发生低血糖昏迷。此外,个别患者也可出现糖耐量降低,表现为餐后高血糖,其发生可能与肝糖原合成障碍,血糖无法及时转换为肝糖原,此外,也与肝灭活胰高血糖素的能力降低,使胰高血糖素含量升高有关。

(二)脂类代谢障碍

常见表现为脂肪肝、血浆胆固醇酯 / 胆固醇的比值下降和血浆胆固醇总量升高。其发生的主要机制为:肝能把从肠道吸收或从脂库动员的脂肪酸,通过 β- 氧化反应生成乙酰辅酶 A 或合成甘油三酯、脂蛋白等。肝功能受损时肝内脂肪酸代谢障碍,使中性脂肪在肝细胞内大量堆积而导致脂肪肝。肝还是合成胆固醇的主要场所,是胆固醇酯化的唯一部位。当肝功能不全时,胆固醇酯化发生障碍,导致血浆胆固醇酯 / 胆固醇的比值下降;同时由于肝将胆固醇转化为胆汁酸的能力下降,导致血浆胆固醇总量升高。

(三)蛋白质代谢障碍

常见表现为低蛋白血症。肝脏不但是合成蛋白质的主要场所,也是合成白蛋白的唯一脏器。肝功能不全时,血浆蛋白尤其是白蛋白浓度明显降低,可导致血浆胶体渗透压下降,是腹水形成的机制之一。受损肝细胞合成球蛋白减少,但免疫球蛋白因炎症反应而明显增多,使患者总的球蛋白降低不明显或略有升高,出现白蛋白与球蛋白的比值降低,甚至倒置。此外,肝细胞多种运载蛋白的合成障碍(如铜蓝蛋白、运铁蛋白等),也可导致相应的病理生理改变。

二、水、电解质及酸碱平衡紊乱

（一）肝性水肿

由于肝原发疾病引起的体液在组织间隙或体腔内积聚，被称为肝性水肿（hepatic edema）。早期主要表现为腹水，随着病情的加重，患者可出现尿量减少，下肢甚至全身水肿。其发生机制为：①门静脉高压：肝硬化时，假小叶压迫门静脉分支、肝血窦和肝静脉，使门静脉压力增高；肝内动 - 静脉间异常吻合支形成，使肝动脉血流入门静脉，加重了门静脉压力增高。门静脉高压使肠系膜毛细血管压增高，过多液体漏入腹腔，形成腹水。②血浆胶体渗透压降低：肝功能不全时，血浆白蛋白合成减少，使血浆胶体渗透压下降，引起组织液生成增多。③水、钠潴留：肝硬化时，胃、肠、脾等脏器淤血，有效循环血量降低，肾灌注量减少，可致肾小球滤过率降低、醛固酮和抗利尿激素（ADH）的增多使肾小管重吸收增加。

（二）低钠血症

肝功能不全时，由于有效循环血量减少，引起 ADH 分泌增加，加之肝脏灭活 ADH 减少，使肾小管及集合管重吸收水增多，可造成稀释性低钠血症。限盐饮食、钠摄入不足或长期使用利尿剂导致钠丢失过多，也可使患者发生低钠血症。

（三）低钾血症

重症肝功能不全患者易发生低钾血症，其发生主要与醛固酮过多，使肾排钾增加有关。

（四）碱中毒

肝功能不全患者可出现各种酸碱平衡紊乱，以呼吸性碱中毒最为常见，其次是代谢性碱中毒。肝功能不全常合并血氨增高、贫血及低氧血症。这些因素均可导致通气过度，引起呼吸性碱中毒。代谢性碱中毒发生的原因主要与尿素合成障碍使血氨增高、利尿药使用不当及低钾血症没有得到及时纠正等因素有关。碱中毒会促进氨在肠道的吸收，可诱发或加重肝性脑病。

三、胆汁分泌和排泄障碍

（一）高胆红素血症

胆汁由肝生成和分泌，其中含有与消化无关的排泄物胆红素。肝功能不全时，肝对胆红素的摄取、运载、酯化和排泄等任何一个环节发生障碍，将导致高胆红素血症。患者常伴有皮肤、黏膜及内脏器官等黄染的表现，临床上称为黄疸。

（二）肝内胆汁淤积

胆汁酸是胆汁的重要驱动力，一旦排入毛细胆管内，Na^+ 随即移入其中而产生渗透压梯度，促使水分进入毛细胆管，驱动胆汁流动，有助于某些毒物随胆汁经肠道排出。肝功能受损同样影响胆汁酸的代谢过程，造成胆汁流动缺乏动力，胆汁在肝内淤积，体内毒性物质蓄积。

四、凝血功能障碍

肝功能不全引起的凝血功能紊乱十分常见，临床上常表现为自发性出血，如鼻出血、皮下出血等，严重时还可诱发 DIC。凝血功能紊乱主要与下列因素有关：①大部分凝血因子和重要的抗凝物质均由肝合成，肝功能不全使凝血因子和抗凝因子合成减少，出现凝血与抗凝功能紊乱；② α_2 抗纤溶酶生成减少及单核巨噬细胞系统清除纤溶酶原激活物的功能减退，导致纤维蛋白溶解系统功能亢进；③肝功能不全患者常伴有血小板数量明显减少和血小板

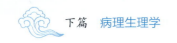

功能障碍。

五、生物转化功能障碍

(一)激素灭活功能减弱

机体多种激素在肝内灭活,肝功能不全时,肝对其灭活能力减弱,主要出现:①雌激素增多:女性患者出现月经失调、闭经、不孕等;男性则常有性欲减退、乳房发育、睾丸萎缩和不育等表现。此外,雌激素过多引起皮肤细小动脉扩张,出现肝掌和蜘蛛痣。②醛固酮、ADH蓄积:引起水钠潴留,成为肝性水肿的机制之一。③高胰岛素血症:除了导致低血糖,还可通过促进骨骼肌和脂肪组织摄取支链氨基酸,使机体出现支链氨基酸与芳香族氨基酸失衡,参与肝性脑病的发生。

(二)药物代谢障碍

肝功能受损使肝代谢药物的能力下降,也可通过形成侧支循环,使门脉血中的药物或毒物绕过肝直接进入体循环,无法被肝细胞代谢,因而增强某些药物,尤其是镇静药、催眠药等的毒性作用。肝功能不全时蛋白质合成障碍,药物同血浆蛋白结合率降低,游离型药物增多,从而使药物在体内的分布、代谢与排泄也发生改变。

(三)解毒功能障碍

因肝解毒功能障碍,从肠道吸收的毒物入血增多,毒物也可经侧支循环绕过肝直接进入体循环,引起相应的病理生理改变。

六、免疫功能障碍

肝是人体免疫防御的重要器官,其免疫功能主要由库普弗细胞来执行。严重肝功能不全时,库普弗细胞功能受损、补体水平下降等,可导致机体免疫功能低下。患者感染的概率明显增加,易发生肠道细菌移位、感染、菌血症。库普弗细胞功能严重障碍可导致肠源性内毒素血症。内毒素血症的主要机制为:①内毒素入血增多:肝硬化肠壁水肿等,使漏入腹腔的毒素增多;肠黏膜屏障功能障碍,使内毒素被吸收入血增多。②内毒素清除减少:部分来自肠道的内毒素经侧支循环绕过肝,未被库普弗细胞清除;胆汁酸、胆红素淤积使库普弗细胞功能受到抑制,清除内毒素的能力下降。肠源性内毒素血症可进一步损伤肝组织,形成恶性循环,在肝功能不全发病过程中起到重要作用。

第四节 肝 性 脑 病

一、肝性脑病的概念、分类与分级

(一)概念

肝性脑病(hepatic encephalopathy,HE)是指在排除其他已知脑病前提下,由于肝功能严重障碍,使大量毒性代谢产物在体内蓄积,经血液循环入脑,引起一系列严重的神经精神综合征。患者可表现为人格改变、智力减退、意识障碍等特征,并且这些特征为可逆的。肝性脑病晚期可发生不可逆性肝昏迷,甚至死亡。

(二)分类

根据基础肝病的类型将肝性脑病分为A、B、C三种类型(表29-1)。

表 29-1　肝性脑病的类型

类型	定义	亚类	亚型
A	急性肝衰竭相关肝性脑病	无	无
B	门 - 体循环分流相关性肝性脑病,无肝细胞损伤相关肝病	无	无
C	肝硬化相关肝性脑病,伴门静脉高压或门 - 体循环分流	发作型肝性脑病	伴诱因

(三) 分级

肝性脑病是一个从认知功能正常、意识完整到昏迷的连续性表现。根据患者的神经精神症状和体征,将其分为无 HE、MHE、HE 1-4 级(表 29-2)。

表 29-2　肝性脑病的分级和症状体征

HE 分级	神经精神学症状(认知功能)	神经系统体征
无 HE	正常	神经系统体征正常,神经心理测试正常
MHE	无可察觉的人格或行为改变	神经系统体征正常,但神经心理测试异常
HE1 级	存在琐碎轻微临床征象,如轻微认知障碍,注意力减弱,睡眠障碍(失眠、睡眠倒错),欣快或抑郁	扑翼样震颤可引出,神经心理测试异常
HE2 级	明显的行为和性格变化;嗜睡或冷漠,轻微的定向力异常(时间、定向),计算能力下降,运动障碍,言语不清	扑翼样震颤易引出,不需要做神经心理测试
HE3 级	明显定向力障碍(时间、空间定向),行为异常,半昏迷到昏迷,有应答	扑翼样震颤通常无法引出,踝阵挛、肌张力增高、腱反射亢进,不需要做神经心理测试
HE4 级	昏迷(对言语和外界刺激无反应)	肌张力增高或中枢神经系统阳性体征,不需要做神经心理测试

MHE:轻微肝性脑病

二、肝性脑病的发病机制

以往研究普遍认为肝性脑病时脑组织无明显结构变化,严重肝功能不全和门 - 体分流形成是肝性脑病发生的病理生理基础。最近也有研究发现肝性脑病存在特异性神经病理学改变,脑组织主要受累细胞为星形胶质细胞,主要表现为星形胶质细胞肿胀和明显的细胞毒性脑水肿。但迄今为止,肝性脑病的发病机制尚未完全阐明,根据临床与实验研究,提出了氨中毒学说、γ- 氨基丁酸学说、假性神经递质学说和血浆氨基酸失衡学说。每个学说均能从一定角度解释肝性脑病的发生发展,并对肝性脑病的临床治疗提供理论依据。

(一) 氨中毒学说

临床观察发现肝硬化患者或有门 - 体分流的患者,在高蛋白饮食或口服较多含氮物质后血氨水平升高,可出现肝性脑病的临床表现。临床上约 80% 的肝性脑病患者血氨及脑脊液中氨水平升高,且降血氨治疗有效,而限制蛋白摄入可缓解病情。动物实验显示给门 - 体分流术后的犬喂饲高蛋白饮食,可诱发肝性脑病。在此基础上提出了氨中毒学说(ammonia intoxication hypothesis),该学说认为,血氨升高并通过血脑屏障进入脑内,作为神经毒素诱发肝性脑病。同时星形胶质细胞功能异常可直接影响神经元的功能代谢,故星形胶质细胞受损参与了肝性脑病的发生发展过程。

1. 血氨升高的原因　生理条件下,人体内氨的生成和清除保持动态平衡。肝衰竭时,由于氨生成增多、清除不足及肠道对氨的吸收增多而引起血氨升高。

知识链接:轻微肝性脑病

（1）氨的清除不足：是血氨升高的主要原因。体内产生的氨一般在肝内经鸟氨酸循环转化为尿素，是血氨清除最主要的途径（图29-1）。每生成1分子尿素能清除2分子氨，消耗4分子ATP。严重肝功能不全时，由于ATP供给不足、鸟氨酸循环相关酶系统严重受损以及鸟氨酸循环的各种底物缺失等均可使尿素生成明显减少，导致血氨堆积增多。此外，存在门-体分流的患者，部分来自肠道的氨绕过肝，经侧支循环直接进入体循环，也使血氨清除不足（图29-2）。

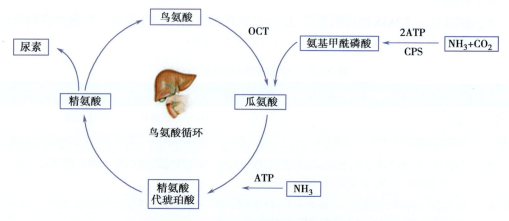

图 29-1　肝合成尿素的鸟氨酸循环
OCT：鸟氨酸氨基甲酰转移酶；CPS：氨基甲酰磷酸合成酶

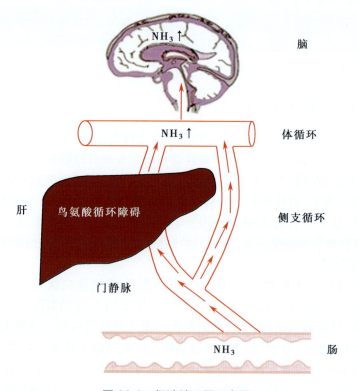

图 29-2　氨清除不足示意图

（2）氨的生成增多：血氨主要来自肠道。肠道内蛋白质被消化变成氨基酸以及从血中弥散入肠道的尿素，在肠道细菌产生的氨基酸氧化酶及尿素酶的作用下分解产氨。①肝硬化时,门静脉高压引起消化道黏膜淤血、水肿,肠蠕动减弱,导致肠道细菌活跃,使细菌释放的氨基酸氧化酶及尿素酶增多。此外,由于食物的消化、吸收和排空功能障碍,使肠道内未经消化的蛋白质成分增多。②严重肝病合并肾衰竭时,尿素由肾排出减少,血中尿素大量堆积,弥散入肠腔增多。③肝硬化患者因食管下端静脉曲张破裂,并发上消化道出血,肠道内增多的血液蛋白质经细菌分解导致产氨增多。此外,肝性脑病早期,患者出现明显的躁动不安,肌肉活动增多,肌肉中腺苷酸分解加强,产氨增多。

(3)氨的吸收增多:氨的吸收与肠腔内 pH 值密切相关。当肠腔处于酸性环境时,NH_3与H^+结合生成不易被吸收的NH_4^+,随粪便排出体外;反之,当肠腔处于碱性环境时,NH_4^+转化为NH_3,易于吸收入血。肝功能不全患者往往伴有呼吸性碱中毒,使肠腔氨吸收增多。临床上常口服使用乳果糖降血氨,其机制为乳果糖在肠道中不易被吸收,而在肠内细菌作用下分解为乳酸和醋酸,使肠腔内 pH 值降低,从而减少了氨的吸收。

2. 氨对脑组织的毒性作用　血氨绝大多数以不易透过血-脑屏障的NH_4^+形式存在,而易透过血-脑屏障的NH_3仅占血氨总量的 1%。肝功能不全时,血氨总量增加,同时,碱中毒使NH_3比例也增加,两者共同导致血中NH_3水平明显升高并大量入脑,产生如下毒性作用:

(1)兴奋性和抑制性神经递质平衡紊乱:脑内氨水平升高直接影响脑内神经递质的水平及神经传递,在肝性脑病的发生发展过程中,神经传递障碍所起的作用要强于且早于能量代谢障碍。

1)对谷氨酸能神经递质的影响:①肝性脑病进展到昏迷前期以前,氨可明显抑制 α-酮戊二酸脱氢酶活性,但对丙酮酸脱氢酶作用相对较小。因此,在葡萄糖代谢过程中造成 α-酮戊二酸蓄积。增多的 α-酮戊二酸经转氨基作用生成谷氨酸,患者表现为兴奋性增强。②随着病程进展,氨进一步增加,氨与谷氨酸在谷氨酰胺合成酶(仅表达于星形胶质细胞)的作用下结合生成谷氨酰胺。这一过程使脑内谷氨酰胺累积增多,发挥近似于抑制性神经递质的作用,同时,也导致星形胶质细胞肿胀等形态学变化。③肝性脑病晚期,脑内氨水平极度增高时,丙酮酸脱氢酶和 α-酮戊二酸脱氢酶活性均受到抑制,三羧酸循环过程阻滞,使谷氨酸生成减少,神经传递障碍(图 29-3)。

2)对其他神经递质的影响:①氨抑制丙酮酸脱氢酶活性,使乙酰辅酶 A 生成减少,合成乙酰胆碱的原料不足,导致中枢兴奋性神经递质乙酰胆碱减少。②肝性脑病早期,因合成抑制性神经递质 γ-氨基丁酸的原料谷氨酸不足,使 γ-氨基丁酸生成减少;肝性脑病晚期,则因NH_3抑制 γ-氨基丁酸转氨酶的活性,使 γ-氨基丁酸清除减少,而在脑内蓄积。

(2)干扰脑细胞的能量代谢:神经活动耗能较多。氨可干扰脑细胞能量代谢,导致脑细胞完成各种功能所需的能量严重不足,进而不能维持中枢神经系统的兴奋活动。脑内氨升高,可引起以下后果:①ATP 生成不足:氨抑制丙酮酸脱氢酶的活性,使三羧酸循环起始原料乙酰辅酶 A 和递氢体 NADH 生成减少;抑制 α-酮戊二酸脱氢酶,使三羧酸循环中间产物琥珀酸生成障碍;α-酮戊二酸可与氨结合生成谷氨酸,消耗了大量 α-酮戊二酸和 NADH。上述过程均导致三羧酸循环过程停滞,ATP 生成不足。②ATP 消耗增多:氨与谷氨酸结合生成谷氨酰胺的过程中直接消耗大量 ATP;Na^+-K^+-ATP 酶活化也消耗 ATP(图 29-2)。

(3)对神经细胞膜的抑制作用:氨增高可干扰神经细胞膜上 Na^+-K^+-ATP 酶的活性,同时NH_4^+与K^+有竞争作用,导致胞外K^+浓度增高,以致影响了Na^+、K^+在神经细胞膜上的正常分布,使静息电位和动作电位的产生异常,从而干扰神经的兴奋和传导过程。

(4)促进脑水肿发生:氨与谷氨酸结合形成谷氨酰胺是脑组织清除氨的主要方式,而星形胶质细胞是脑内合成谷氨酰胺的唯一场所。过量的氨造成星形胶质细胞内谷氨酰胺蓄

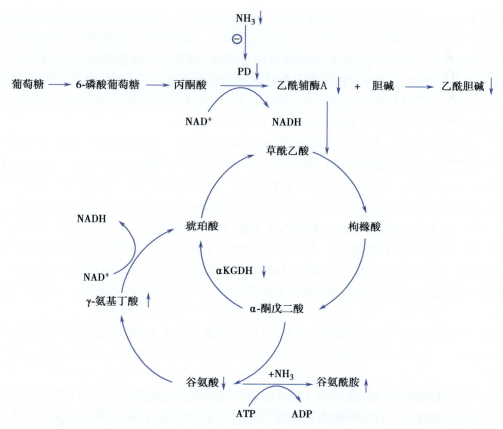

图 29-3　氨对脑内神经递质及能量代谢的影响
PD：丙酮酸脱氢酶；αKGDH：α- 酮戊二酸脱氢酶

积，因谷氨酰胺具有渗透分子作用，引起星形胶质细胞水肿。因此，谷氨酰胺蓄积可能是高氨造成脑水肿的主要机制。星形胶质细胞虽然没有神经传导功能，但对神经元的代谢活动具有重要帮助作用，星形胶质细胞损伤可引起神经系统功能紊乱。

（二）γ- 氨基丁酸学说

临床研究表明急性肝功能衰竭患者的血清 γ- 氨基丁酸（GABA）水平比正常人高 10 倍；动物实验发现肝性脑病模型神经元突触后膜上 GABA 受体数量增多，据此提出 GABA 学说，认为 GABA 能神经元活动增强与肝性脑病的发生发展密切相关。

1. GABA 能神经元活动增强的原因　GABA 学说早期观点认为脑内 GABA 增多是 GABA 能神经元活动增强的主要原因。血中的 GABA 主要由肠道细菌作用于肠内容物产生，并经门静脉进入肝内被降解。生理条件下外周血中的 GABA 通常不能透过血 - 脑屏障，因而也不参与神经系统的正常功能。但当肝功能不全时，肝脏对 GABA 清除不足，或经侧支循环绕过肝脏进入体循环，使体循环中 GABA 增多；肝硬化患者常伴上消化道出血，细菌以血液作为生成 GABA 的良好底物，使肠道产 GABA 明显增加。与此同时，严重肝功能不全引起血 - 脑屏障通透性增高使 GABA 易于入脑，最终导致脑内 GABA 增多。但近期研究发现，肝性脑病时脑内 GABA 并未增加，而肝性脑病的发生主要与 GABA-A 受体复合物与配体的结合能力变化及 GABA-A 受体变构调节物质增多有关。血氨升高是重要影响因素，其具体机制如下：①氨使 GABA-A 受体复合物与 GABA 结合能力增强；②氨使星形胶质细胞对 GABA 的摄取降低、释放增加，即使脑内 GABA 总量不变，突触间隙内 GABA 水平也可升高，促使 GABA-A 受体活性增强；③氨可使神经类固醇类物质，如四氢孕烯醇酮和四氢脱氧皮质酮水平增高。这些物质是 GABA-A 受体的强激动剂,可变构调节 GABA-A 受体活性,间接增强 GABA 的作用。

2. GABA 参与肝性脑病的机制　　GABA 被认为是哺乳动物最主要的抑制性神经递质,其与 GABA-A 受体结合发挥作用。GABA-A 受体是一种离子型受体,而且是一类配体门控型离子通道,GABA 是其内源性配体。脑内的 GABA 储存于突触前神经元细胞质囊泡内。突触前神经元兴奋时,过多的 GABA 被释放到突触间隙,与突触后神经元细胞膜上的 GABA-A 受体大量结合,或者与 GABA 受体结合能力增强。最终,引起与 GABA 受体结合的 Cl⁻ 通道大量开放,Cl⁻ 顺浓度差内流增加,使神经元呈超极化状态,发挥突触后抑制作用,导致中枢神经系统功能受抑,促进肝性脑病发生。

(三) 假性神经递质学说

肝性脑病患者脑内多巴胺、去甲肾上腺素等神经递质减少,临床以左旋多巴治疗急性重型肝炎导致的肝性脑病获得成功,为进一步探讨肝性脑病的机制提供了启示,在此基础上提出了假性神经递质学说(false neurotransmitter hypothesis)。该学说认为严重肝病时,由于假性神经递质在网状结构的神经突触部位堆积,使神经冲动的传递发生障碍,从而引起神经系统的功能障碍。

1. 假性神经递质及其生成　　食物中蛋白质在消化道中水解产生氨基酸。其中芳香族氨基酸,如苯丙氨酸和酪氨酸,在肠道细菌氨基酸脱羧酶的作用下分别生成苯乙胺和酪胺,两者经门静脉进入肝内降解。肝功能不全伴门静脉高压的患者,胃肠道淤血造成食物消化和吸收障碍,蛋白质类食物在肠道下端经细菌作用下产生苯乙胺和酪胺增多。由于肝功能障碍,增多的苯乙胺和酪胺未能在肝内降解和 / 或经门 - 体分流绕过肝脏直接进入体循环。经体循环进入脑组织的苯乙胺与酪胺,在脑细胞内经 β- 羟化酶的作用下生成苯乙醇胺和羟苯乙醇胺。苯乙醇胺和羟苯乙醇胺的化学结构与去甲肾上腺素和多巴胺等正常(真性)神经递质结构相似,但其生理效应远较正常神经递质弱,故称为假性神经递质(false neurotransmitter)(图 29-4)。

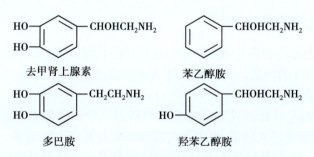

图 29-4　正常神经递质与假性神经递质的结构

2. 假性神经递质对中枢功能的影响　　去甲肾上腺素和多巴胺是脑干网状结构上行激动系统的重要神经递质,该系统的主要功能是维持整个大脑皮质的兴奋性,使机体保持清醒状态。当脑干网状结构中假性神经递质增多时,由于结构的相似性,可竞争性地取代正常神经递质而被神经末梢摄取、贮存和利用。但假性神经递质作用效能远不及正常神经递质,使网状结构上行激动系统活动减弱,机体不能维持清醒状态,患者出现意识障碍,甚至昏迷。多巴胺是锥体外系的主要神经递质,负责调节肢体的精细运动。当多巴胺被假性神经递质取代时,肢体动作协调障碍,出现扑翼样震颤,表现为患者两臂平举、手指分开、放松闭眼时,腕、掌指关节,甚至肘关节、肩关节出现不规则、急速而微小的鸟翼样的屈伸运动,多呈双侧性。

（四）血浆氨基酸失衡学说

肝性脑病患者或门 - 体分流术后动物常表现出血浆氨基酸失衡,即支链氨基酸减少、芳香族氨基酸增多,两者比值(BCAA/AAA)降低。肝性脑病补充支链氨基酸可缓解患者的神经精神症状,故研究者认为血浆氨基酸失衡参与肝性脑病的发生发展,并基于此提出血浆氨基酸失衡学说(amino acids imbalance hypothesis)。

1. 血浆支链氨基酸与芳香族氨基酸失衡的原因　肝功能严重障碍时,肝细胞灭活胰岛素和胰高血糖素减少。胰高血糖素增多,可促进肝和肌肉组织内蛋白分解代谢,产生大量芳香族氨基酸并释放入血;肝功能不全也使芳香族氨基酸的降解及利用降低,最终导致血中芳香族氨基酸含量升高。支链氨基酸的代谢主要在骨骼肌和脂肪组织中进行,胰岛素增多可促进两者摄取和利用支链氨基酸,使血中支链氨基酸含量减少。

2. 氨基酸失衡与肝性脑病　支链氨基酸和芳香族氨基酸均呈电中性,生理情况下两者经同一载体转运通过血 - 脑屏障进入脑组织。血浆中支链氨基酸减少、芳香族氨基酸增多时,后者竞争性入脑增多,其中以苯丙氨酸、酪氨酸和色氨酸增多为主。①脑内苯丙氨酸和酪氨酸在芳香族氨基酸脱羧酶和 β- 羟化酶的作用下,分别生成苯乙醇胺和羟苯乙醇胺,致使假性神经递质增多,导致肝性脑病发生;②进入脑内的色氨酸在羟化酶和脱羧酶的作用下,生成 5- 羟色胺。5- 羟色胺既能作为抑制性神经递质干预酪氨酸转变为多巴胺,又能作为假性神经递质被肾上腺素能神经元摄取、储存和释放,促进肝性脑病发生。由此可见,血中氨基酸的失衡可使脑内产生大量假性神经递质,并使正常神经递质的产生受到抑制,最终导致昏迷。临床上肝性脑病患者补充支链氨基酸可缓解患者的神经精神症状。故血浆氨基酸失衡学说实际是假性神经递质学说的补充和发展,尚有待于进一步的深入研究和验证。

除了上述学说解释了肝性脑病的发病机制以外,研究发现许多神经毒质如锰、硫醇、短链脂肪酸、酚等对肝性脑病的发生、发展也有一定作用。总之,肝性脑病的发病机制较复杂,每一种学说都难以全面解释其机制,可能是多种因素综合作用的结果。在不同病例,可能以某一因素发挥主导作用,其确切的机制还有待于进一步研究。

三、肝性脑病的诱发因素

凡是能增加体内毒性物质生成和 / 或加重脑功能代谢障碍、增加血 - 脑屏障通透性、提高脑对毒性物质敏感性的因素,都可成为肝性脑病的诱发因素。

（一）氮的负荷增加

1. 上消化道出血　这是肝性脑病最常见的诱因。肝硬化患者常并发食管下段静脉丛曲张破裂出血,大量血液进入肠道,血中蛋白质经细菌分解产生氨增多。

2. 高蛋白饮食　肝功能不全时,尤其是伴有门 - 体分流的慢性肝病患者,肠道对蛋白质的消化吸收功能降低,如摄入过量高蛋白饮食,蛋白被肠道细菌分解产生大量氨,诱发肝性脑病。

3. 碱中毒　肝功能不全时,机体易发生呼吸性和代谢性碱中毒。碱中毒可促进氨的生成与吸收,引起血氨及 NH_3 比例增多,诱发肝性脑病。

4. 感染　肝功能不全时,常伴发严重感染及内毒素血症。细菌、毒素不仅可损伤肝、加重肝功能不全,而且还可引起发热和组织坏死,导致组织蛋白分解加强,内源性氨产生增加,诱发肝性脑病。

5. 肾功能障碍　肝功能不全晚期易伴肝肾综合征,导致肾排出尿素等毒性物质减少,诱发肝性脑病。

（二）脑敏感性增高

严重肝病患者,体内各种神经毒质增多,脑对药物或氨等毒性物质的敏感性增高。止痛、镇静、麻醉以及氯化铵等药物易诱发肝性脑病。感染、缺氧、电解质紊乱等也可增强脑对毒性物质的敏感性。

（三）血 - 脑屏障通透性增高

TNF-α、IL-6 等细胞因子水平增高、能量代谢障碍、饮酒等可使血 - 脑屏障通透性增高，导致正常时不能通过血 - 脑屏障的神经毒质入脑增多，参与肝性脑病发病过程。

四、肝性脑病防治的病理生理基础

（一）防止诱因

严格控制蛋白质摄入量，减少氮负荷；避免进食粗糙、坚硬和刺激性食物，防止上消化道大出血；防止便秘，以减少肠道有毒物质吸收入血；预防因利尿、放腹水、低血钾等情况诱发肝性脑病；慎用止痛、镇静、麻醉等可增强脑敏感性的药物。

（二）降血氨

口服乳果糖使肠道 pH 值降低，减少氨的吸收并促进氨的排出；口服新霉素等抗生素，抑制肠道细菌产氨；应用门冬氨酸鸟氨酸制剂，促进鸟氨酸循环以降低血氨；纠正水、电解质和酸碱平衡紊乱，特别要注意纠正碱中毒。

（三）其他治疗措施

口服或静脉注射支链氨基酸，纠正氨基酸的不平衡；给予左旋多巴，促进患者清醒；积极采取保护脑功能、维持呼吸道通畅、防止脑水肿等措施在临床上也有一定的治疗作用。

（四）肝移植

肝细胞移植、肝移植是治疗各种终末期肝病出现严重和顽固性肝性脑病的有效手段。

💬 思政元素

无私的奉献

器官移植是肝功能不全终末阶段患者最重要、最有效的终极抢救措施，也是肾衰竭尿毒症、充血性心力衰竭晚期、肺严重纤维化等疾病的最终治疗手段。

2020 年 5 月，中华人民共和国第十三届全国人民代表大会第三次会议表决通过了《中华人民共和国民法典》。其中，人格权独立成编，在生命权、身体权和健康权一章中明确禁止人体细胞、组织、器官和遗体买卖，确立了捐献的基本规则。

我国人体器官捐献工作自 2010 年启动，至 2020 年全国累计器官捐献志愿登记达 251 万人，完成公民逝世后器官捐献 3 万余人，捐献的器官挽救了 9 万余人的生命。人体器官捐献让逝者的生命和梦想在受者的身上延续，实现生命接力，诠释生命价值！

第五节　肝肾综合征

一、肝肾综合征的概念和类型

肝功能不全患者在排除其他已知肾衰竭病因情况下发生的肾衰竭，称为肝肾综合征（hepatorenal syndrome, HRS），临床表现为少尿、无尿、氮质血症等。多数肝肾综合征表现为

笔记栏

ER-29-4

病案分析：
肝功能不全

功能性肾衰竭,以严重的肾低灌流为特点,临床表现为少尿、低钠尿、高渗尿和氮质血症等。一旦肾脏灌流量恢复,肾功能可在短时间内恢复。但如果功能性肝肾综合征得不到及时治疗或病情进一步展,可引起急性肾小管坏死,发生器质性肾衰竭。

临床上肝肾综合征可分为Ⅰ型和Ⅱ型。Ⅰ型起病急,2周内肾功能急剧下降,肝功能亦急剧下降,出现黄疸和肝性脑病;Ⅱ型属慢性型,病情相对稳定,但出现顽固性腹水。

二、肝肾综合征的发病机制

HRS 主要表现为外周动脉扩张,肾血管收缩,肾血流量减少,肾小球滤过率明显下降,引起肾衰竭。HRS 发病机制较为复杂,近年研究提出外周动脉血管扩张学说(peripheral arterial vasodilation hypothesis)。

急、慢性肝疾病可导致门脉高压,血液回流受阻,使局部代谢产物等扩血管物质增加,导致外周动脉扩张和外周阻力下降,血液淤积在外周血管床,表现为动脉压下降和有效循环血量减少。因此,HRS 患者发病初期处于高动力循环状态,即周围血管阻力降低、心率加快、心输出量增加。但随着疾病的进展,高动力循环状态不足以纠正低有效循环血量,因而RAS、交感神经系统、ADH 激活,维持外周血管阻力并促进肾水盐重吸收。RAS 等激活后,内脏动脉因局部扩血管物质的存在并不发生血管收缩,但肾动脉却收缩明显,肾血流量明显减少,肾小球滤过率下降,出现少尿、无尿等肾衰竭症状。目前认为肾血管收缩可能与下列因素有关:

1. 有效循环血量减少 肝功能不全时大量腹水形成、消化道出血、门脉系统淤血等导致有效循环血量减少,造成交感神经系统活动增强,儿茶酚胺增多,使肾动脉收缩,肾血流量减少。肾血流量的减少使 RAS 激活,导致肾血管收缩,肾小球滤过率降低,醛固酮增多使水钠重吸收增加。

2. 血管活性物质失衡 肝功能不全导致内皮素、TXA_2 等缩血管物质增多,缓激肽、前列腺素等舒血管物质减少。

3. 内毒素血症 肝功能不全由于肝清除内毒素功能障碍而发生内毒素血症。内毒素使交感神经兴奋,儿茶酚胺释放增加,肾动脉发生强烈收缩,导致肾缺血;内毒素损伤血管内皮细胞并促进血小板释放凝血因子,造成肾微血管内凝血,引起肾功能障碍及肾小管坏死。

复习思考题

1. 严重肝病患者合并上消化道出血时,为什么容易发生肝性脑病?
2. 试分析肝性脑病患者早期可表现出兴奋而晚期表现为抑制甚至昏迷的机制。
3. 试分析肝性脑病氨中毒学说与其他学说之间的联系。

(王子好)

第三十章

肾功能不全

学习目标

1. 从排泄代谢产物、调节水电酸碱及内分泌功能等方面入手,了解肾局部与机体整体的关系,理解肾功能对维持机体正常代谢的作用、机体病变对肾功能的影响、肾功能障碍进程中的因果转化,并在此基础上理解临床诊疗的依据。

2. 通过对急性肾损伤、慢性肾衰竭以及尿毒症发病原因、发展过程和机体代谢、功能变化的学习,能够准确表述肾功能障碍由轻到重的全过程。

3. 能够运用病理生理学知识解释肾功能不全的临床表现,并为临床提供合理的防治原则。

第一节 概 述

一、肾功能不全、肾衰竭的概念

肾功能不全(renal insufficiency)是指各种原因引起肾功能严重障碍时,出现多种代谢产物、药物和毒物在体内蓄积,水、电解质和酸碱平衡紊乱以及肾的内分泌功能障碍,进而出现一系列症状和体征的临床综合征。肾功能不全包括肾功能障碍由轻到重的全过程,其晚期阶段称为肾衰竭(renal failure)。在临床应用中两者往往通用。

二、分类

根据发病缓急和病程长短,可分为急性肾损伤(acute kidney injury,AKI)和慢性肾衰竭(chronic renal failure,CRF)两种。无论是急性肾损伤还是慢性肾衰竭,进一步发展到最严重阶段即成为尿毒症(uremia)。

第二节 肾功能不全的基本发病环节

肾小球滤过功能障碍、肾小管功能障碍以及肾的内分泌功能障碍,是肾功能不全的 3 个基本发病环节。

一、肾小球滤过功能障碍

肾小球仅允许水和小分子物质自由通过,而不会让血浆蛋白等大分子丢失,表现为选择性滤过。肾小球滤过功能与肾小球滤过率(glomerular filtration rate,GFR)、肾小球滤过膜通透性有密切关系。GFR 降低是引起少尿的主要原因,而滤过膜通透性的改变是导致尿内容物异常的主要原因。

(一) 肾小球滤过率降低

GFR 是指单位时间内(每分钟)两肾生成的超滤液量,是衡量肾滤过功能的重要指标,正常约为 125ml/min,其中 99% 又被重吸收回血。GFR 降低与肾血流量减少、肾小球有效滤过压降低及肾小球滤过膜面积减少有关。

1. 肾血流量减少　全身动脉血压波动于 80~180mmHg 时,肾可通过自身调节维持肾血流量和 GFR 相对稳定。当休克、心力衰竭等因素使动脉压降至 80mmHg 以下或肾血管收缩时,肾血流量可显著减少,使 GFR 降低。

2. 肾小球有效滤过压降低　肾小球有效滤过压 = 肾小球毛细血管血压 −(囊内压 + 血浆胶体渗透压)。大量失血和脱水等导致全身动脉压下降时,肾小球毛细血管血压随之下降,滤过动力不足;尿路梗塞、肾小管阻塞、肾间质水肿压迫肾小管,可致肾小囊内压升高,滤过阻力增加,两方面均可降低肾小球有效滤过压。虽然血浆胶体渗透压降低可升高有效滤过压,但其同时可致组织间液生成增多,循环血量减少,进而通过激活 RAAS 引起肾小球入球微动脉收缩,使肾小球毛细血管血压下降,故血浆胶体渗透压降低对 GFR 的影响不大。

3. 肾小球滤过面积减少　肾的储备功能较大,切除一侧肾使肾小球滤过面积减少50%,健侧肾仍可功能代偿。但肾单位大量破坏时,肾小球滤过面积极度减少,可使 GFR 降低,出现肾功能不全。

(二) 肾小球滤过膜通透性的改变

肾小球滤过膜由三层结构组成,即肾小球毛细血管内皮细胞、基膜和足细胞裂孔膜。滤过膜的通透性大小与其结构和电荷屏障有关。炎症、损伤和免疫复合物沉积等可破坏滤过膜的完整性或减少其负电荷而导致通透性增加。这是引起蛋白尿和血尿的重要原因。

二、肾小管功能障碍

缺血、缺血后再灌注、毒物以及缺血与中毒共同作用均可引起肾小管细胞功能的改变和组织结构的损伤。肾小管细胞功能改变主要表现为重吸收与分泌功能紊乱,肾小管细胞结构损伤主要表现为坏死和凋亡。近曲小管重吸收功能障碍可致肾性糖尿、氨基酸尿、水钠潴留和肾小管性酸中毒,排泄有机酸功能障碍可致对氨马尿酸、酚红、青霉素及某些泌尿系统造影剂等在体内潴留。髓袢功能障碍时,原尿浓缩障碍,可出现多尿、低渗尿或等渗尿。远曲小管分泌及交换电解质功能障碍可导致钠、钾代谢障碍和酸碱平衡失调。集合管功能障碍,可出现肾性尿崩症。

三、肾的内分泌功能障碍

肾受损可影响其内分泌功能,在血压调节、水电解质平衡、红细胞生成及钙磷代谢等方面出现功能代谢紊乱。

1. 肾素(renin)分泌增多　肾素是球旁细胞合成和分泌的一种蛋白水解酶,能催化血浆中的血管紧张素原生成血管紧张素 I。肾素的分泌受肾内入球微动脉处牵张感受器、致密斑细胞和交感神经三方面的调节。在全身平均动脉压降低、脱水、肾动脉狭窄、低钠血症、交感神经紧张性增高等情况下,肾素可释放增多,通过 RAAS 提高平均动脉血压(肾性高血压)并促进水钠潴留。

2. 激肽释放酶 - 激肽系统(RKKS)功能障碍　肾(尤其是近端小管细胞)富含激肽释放酶,可作用于激肽原而生成激肽。激肽可对抗 Ang Ⅱ 的作用,扩张小动脉使血压下降,故 RKKS 活性下降是引起肾性高血压的因素之一。另外,激肽可作用于肾髓质间质细胞,引起前列腺素释放。

3. 前列腺素(PG)合成不足　肾内产生的 PG 主要有 PGE_2、PGI_2 和 PGF_2。其中 PGE_2、PGI_2 的主要作用有:①扩张血管、降低外周阻力:可直接作用于平滑肌抑制其收缩,也可通过抑制交感神经末梢释放儿茶酚胺,降低平滑肌对缩血管物质的反应性,间接使血管扩张,降低外周阻力;②促进水、钠排出:可通过抑制 ADH 的作用减少集合管对水的重吸收,通过抑制近曲小管对钠的重吸收而促进钠的排出。因此,慢性肾衰竭时,肾受损致使 PG 合成不足可能是引起高血压的另一个重要因素。

4. 促红细胞生成素(EPO)合成减少　90% 的 EPO 由肾产生。EPO 可加速骨髓造血干细胞和原红细胞的分化、成熟,促进网织红细胞释放入血和加速血红蛋白合成。肾实质破坏导致 EPO 减少可致肾性贫血。

5. 1,25- 二羟维生素 D_3 减少　1,25-$(OH)_2$-D_3 是维生素 D_3 的活性形式,可促进肠道对钙磷的吸收和骨骼钙磷的代谢,肾是其合成的唯一器官。当肾实质受损时,1,25-$(OH)_2$-D_3 生成减少,可发生维生素 D 治疗无效的低钙血症,并诱发肾性骨营养不良。

第三节　急性肾损伤

急性肾损伤(AKI)是指各种原因在短期内引起肾功能急剧降低,致机体内环境发生严重紊乱的病理过程,主要表现有氮质血症、高钾血症、代谢性酸中毒及水中毒。多数患者伴有少尿或无尿;少数患者尿量不减少,但肾排泄功能障碍。AKI 是临床常见危重病症,综合性医院的发病率为 3%~10%,重症监护病房的发病率为 30%~60%,危重 AKI 患者病死率为 30%~80%。

AKI 以往被称为急性肾衰竭(acute renal failure,ARF)。近年研究发现,未导致器官衰竭的肾功能小幅急性减退,可导致患者死亡风险明显增加。因此,急性肾损伤网络工作组(acute kidney injury network,AKIN)于 2005 年提议以急性肾损伤(AKI)替代 ARF,以强调对这一综合征早期诊断、早期处置的重要性。目前,AKI 标准已在临床广泛使用。

一、急性肾损伤的病因和分类

(一)病因

引起 AKI 的原因一般分为肾前性、肾性和肾后性三类。

1. 肾前性因素　凡是能引起肾血液灌流量急剧减少,致使 GFR 显著降低但尚未引发肾器质性损伤的因素都可成为肾前性 AKI 的原因,主要见于血容量减少、急性心力衰竭、周围血管扩张、肾血管收缩和扩张失衡等。

2. 肾性因素　凡是能引起肾实质器质性病变的因素,都可成为肾性 AKI 的原因。根据损伤的组织学部位可分为肾小球、肾间质、肾血管损伤和肾小管损伤,其主要病因概括如下:

(1)肾小球、肾间质和肾血管损伤:肾小球损伤可见于急性肾小球肾炎、狼疮性肾炎、恶性高血压等疾病所致的肾小球病变。肾间质损伤可见于急性肾盂肾炎、药物过敏及巨细胞病毒感染等所致的肾间质病变。肾血管损伤可见于肾小球毛细血管血栓形成或微血管闭塞等微血管疾病，也可见于肾动脉狭窄、血栓形成或栓塞等大血管病变。

（2）急性肾小管坏死（acute tubular necrosis，ATN）：主要由肾持续缺血和肾毒物引起，是肾性 AKI 最常见、最重要的原因。①肾持续缺血和再灌注损伤：见于严重休克、失血、烧伤以及心力衰竭等所致肾缺血，如休克引起的持续肾缺血或其好转后的再灌注损伤，均可导致 ATN；②肾中毒：引起肾损伤的毒物可概括为外源性和内源性两类。外源性肾毒物包括重金属（汞、砷、铅、锑等）、某些药物（氨基苷类抗生素、四环素族和两性霉素 B 等）、生物毒物（蛇毒、蜂毒、生鱼胆等）和有机毒物（有机磷、甲醇、四氯化碳等）。内源性肾毒物主要包括血红蛋白（异型输血、疟疾引起的溶血）、肌红蛋白（挤压综合征等创伤、过度运动或中暑等非创伤所引起的横纹肌溶解症）和尿酸等。

3. 肾后因素　凡是能引起由肾盏至尿道口的任何部位尿路阻塞或压迫致尿液排出不畅的因素，都可成为肾后性 AKI 的原因，主要见于双侧输尿管结石、前列腺肥大、前列腺癌、泌尿道及其周围组织的肿瘤。

（二）分类

根据病因可分为肾前性、肾性和肾后性 AKI。肾前性 AKI 时，因尚未造成肾器质性损害，如短期内及时恢复肾血液灌注，肾功能可恢复正常，具有可逆性，又称为功能性 AKI 或肾前性氮质血症（prerenal azotemia）。肾性 AKI 时，因均有肾的器质性病变，又称为器质性AKI。肾后性 AKI 的早期，肾并无器质性损害，如能及时解除梗阻，肾功能可很快恢复；肾后性 AKI 的晚期，也可发展为器质性 AKI。

二、急性肾损伤的发病机制

不同原因所致 AKI 的机制至今尚未完全阐明，且不尽相同。目前已知肾前性 AKI 的主要机制是肾血液灌流量急剧减少致 GFR 显著降低，肾后性 AKI 的主要机制是尿路阻塞或压迫导致尿道内压力增加，引起肾小囊内压升高，最终导致肾小球有效滤过压下降而出现GFR 降低。下面主要介绍 ATN 所致 AKI 的可能发病机制。

（一）肾血管及血流动力学异常

ATN 所 致 AKI 的可能发病机制

1. 肾灌注压下降　当动脉血压低于 80mmHg 时，肾血流失去自身调节，肾血流量和GFR 降低 1/2~2/3；当动脉血压下降到 40mmHg 时，有效滤过压明显降低，GFR 可降到零，导致无尿。

2. 肾血管收缩　全身血容量减少或血压降低时，可引起全身血管收缩，并以皮质肾单位入球微动脉收缩尤为明显，致使肾小球滤过率降低。肾皮质血管收缩的机制主要有：①交感 - 肾上腺髓质系统兴奋，儿茶酚胺分泌增多，使入球微动脉收缩；②肾近球细胞分泌肾素，激活 RAAS，导致入球微动脉及出球微动脉收缩；③肾间质细胞合成 PG 减少，扩血管作用减弱；④肾血管内皮细胞受损，使血管内皮源性收缩因子（如内皮素、血管加压素）分泌增多而血管内皮源性舒张因子（如 NO、激肽）释放减少，引起肾血管收缩。

3. 肾毛细血管内皮细胞肿胀　肾缺血、缺氧及肾中毒时，肾细胞代谢受影响使 ATP 生成不足，进而 Na^+-K^+-ATP 酶活性降低，发生细胞水肿。缺氧时大量增加的 ADP 可直接抑制 Na^+-K^+-ATP 酶活性，而肾毒物（如氨基苷类抗生素）也可直接使 Na^+-K^+-ATP 酶活性降低，从而加重了细胞内水、钠潴留和细胞水肿。肾毛细血管内皮细胞肿胀，可使血管管腔变窄，血流阻力增加，肾血流量减少。

4. 肾血管内凝血　肾内 DIC 可能在 AKI 的发病机制中也起一定的作用。

(二) 肾小管损伤

ATN 时,肾小管细胞的严重损伤和坏死脱落可导致肾小管阻塞、原尿回漏和管 - 球反馈机制失调。

1. **肾小管阻塞** 肾小管上皮坏死时的脱落细胞及其碎片、挤压综合征时的肌红蛋白、异型输血时的血红蛋白、磺胺类药形成的结晶等,均可在肾小管内形成管型,造成肾小管管腔阻塞,阻碍原尿通过,引起少尿;同时造成管腔内压升高,使有效滤过压下降,GFR 降低而加重少尿。

2. **原尿回漏** 持续肾缺血或肾毒物作用,可导致肾小管上皮细胞坏死、脱落及基膜断裂,使肾小管腔内的原尿经受损肾小管壁漏入周围肾间质,除直接引起尿量减少外,还可导致肾间质水肿而压迫肾小管,使球囊内压升高,GFR 降低,间接引起尿量减少。

3. **管 - 球反馈机制失调** 管 - 球反馈(tubuloglomerular feedback,TGF)是肾单位水平上的自身调节,即当肾小管液中的溶质浓度和流量改变时,其信号通过致密斑感受并传递给球旁细胞,从而改变肾小球的灌流和 GFR,以达到平衡。在 ATN 时,近曲小管对 Na^+ 和 Cl^- 的重吸收减少,使远曲小管中的 NaCl 浓度持续升高,可导致管 - 球反馈异常激活,使入球微动脉收缩,GFR 持续降低。

此外,有学者提出,肾小管细胞受损时大量释放的腺苷也可能作为管 - 球反馈作用的介导因子。腺苷的作用直至肾小管上皮细胞功能和结构完整性恢复后方可恢复正常,因而 GFR 可持续下降。

(三) 肾小球滤过系数降低

肾小球滤过系数(filtration coefficient,K_f)是指在单位有效滤过压的驱动下,单位时间内通过滤过膜的滤液量,与滤过膜的面积及其通透状态有关。肾缺血和肾中毒所致的肾小球内皮细胞肿胀、足细胞足突结构变化、滤过膜上的窗孔大小及密度减少,均可使 K_f 降低。此外,肾缺血或肾中毒可促进许多内源性及外源性活性因子的释放,如 Ang II 和 TXA_2 等可引起肾小球系膜细胞收缩,从而导致肾小球滤过面积减少,降低 K_f,从而导致 GFR 降低。

三、急性肾损伤的代谢、功能变化及发展过程

临床上,AKI 首次诊断常基于实验室检查异常,尤其是血清肌酐(serum creatinine,Scr)绝对或相对升高,而不是基于临床症状和体征。

(一) 代谢和功能变化

1. **氮质血症** 血液中的蛋白质代谢产物如 Scr、尿素、尿酸等非蛋白氮(NPN)含量显著增多,称为氮质血症。其发生主要与肾排泄功能障碍和体内蛋白质分解增加等因素有关。AKI 时,Scr 和血浆尿素氮进行性上升,高分解代谢病人上升速度较快。氮质血症进行性加重,临床上可出现一系列尿毒症表现。

2. **尿变化**

(1) 尿量变化:部分患者出现少尿(<400ml/24h)或无尿(<100ml/24h),是肾血管及血流动力学改变、肾小管损伤和肾小球滤过系数降低等因素综合作用所致;部分患者尿量持续在 400ml/24h 以上,是由于肾小管部分功能尚存,功能障碍主要表现为尿浓缩功能障碍。

(2) 尿成分变化:不同病因所致 AKI 的尿成分差别甚大,是临床鉴别诊断的重要依据。肾前性 AKI 主要由 GFR 显著降低所致,而肾小管功能未受损,故尿液中无蛋白尿和血尿。肾性 AKI 则可能出现肾小球损害和肾小管功能障碍的表现:ATN 所致 AKI 可有少量小分子蛋白尿,管型尿,血尿较少,为非畸形红细胞,尿比重降低(<1.015),尿渗透压降低(<350mOsm/(kg·H_2O)),尿钠升高;肾小球疾病引起的 AKI 可出现大量蛋白尿或血尿,且以

畸形红细胞为主。肾后性 AKI 者大多尿成分无明显异常,少数可有轻度蛋白尿、血尿,合并感染时可出现白细胞尿。

3. 水中毒　体内水潴留可导致组织水肿和细胞水肿,严重时可导致心力衰竭、肺水肿和脑水肿。水潴留过多和钠钾泵失灵可使细胞外钠向胞内转移,引起稀释性低钠血症。上述改变主要与肾排水减少、分解代谢增强致内生水增多以及输液过多等因素有关。

4. 高钾血症　可引起心传导阻滞和心律失常,严重时可出现心室颤动、心搏骤停,是 AKI 的主要死亡原因之一。主要发生原因:①少尿使肾排钾减少;②代谢性酸中毒和组织损伤使细胞内钾向胞外转移;③摄入过多含钾食物、药物、保钾利尿剂,以及输入库存血液等。

5. 代谢性酸中毒　具有进行性、不易纠正的特点。可抑制心血管系统和中枢神经系统,影响体内多种酶的活性,并促进高钾血症的发生。其主要发生机制为:①GRF 降低,排固定酸障碍;②肾小管泌 H^+ 和泌 NH_4^+ 能力降低,使 $NaHCO_3$ 重吸收减少;③分解代谢增强,使固定酸产生增多。

(二) 发展过程

不同原因引起的 AKI,其临床发展过程略有不同,ATN 所致的肾性 AKI,一般经历四个阶段:起始期、进展期、持续期和恢复期。

四、急性肾损伤防治的病理生理基础

不同病因、不同类型 AKI 的治疗方法有所不同,总体治疗原则是:尽早识别并治疗可逆性病因,及时采取措施避免肾脏进一步受损,纠正内环境紊乱,适当营养支持,积极防治并发症,必要时进行肾脏替代治疗。

(一) 积极治疗原发病或控制致病因素

首先,明确引起 AKI 的病因,根据肾前性、肾性、肾后性不同原因采取针对性的消除措施。

(二) 纠正内环境紊乱

1. 纠正水和电解质紊乱　根据每日出入液量和体重变化计算补液量,监测电解质的变化,酌情限制钠盐和钾盐的摄入或予以补充。

2. 处理高钾血症　①限制摄入富含钾的食物及使用保钾药物;②静注葡萄糖加胰岛素,促进细胞外钾进入细胞内;③缓慢静注葡萄糖酸钙,对抗高钾血症的心脏毒性作用;④应用钠型阳离子交换树脂,使钠和钾在肠内交换;⑤严重高钾血症时,可使用透析疗法。

3. 纠正代谢性酸中毒　可用 5% 碳酸氢钠 125~250ml 静滴。严重酸中毒患者,可采用紧急透析治疗。

4. 控制氮质血症　①滴注葡萄糖以减轻蛋白质分解;②静脉内缓慢滴注必需氨基酸,促进蛋白质合成和肾小管上皮再生;③采用透析疗法以清除 NPN 等。

(三) 抗感染治疗

感染是 AKI 常见并发症,也是死亡的主要原因之一,抗感染治疗极为重要。在使用抗生素时应避免肾毒性药物,并按肌酐清除率调整用药剂量。

(四) 营养支持治疗

补充营养可维持机体的营养供应和正常的代谢,有助于损伤细胞的修复和再生,提高生存率。可优先通过胃肠道提供营养,不能口服者需静脉营养支持。

(五) 针对发生机制用药

使用自由基清除剂、RAAS 阻断剂、钙通道阻滞剂、能量合剂和膜稳定剂等。

ER-30-2
急性肾损伤
病程演变示
意图

ER-30-3
病案分析:
急性肾损伤

第四节　慢性肾衰竭

一、慢性肾衰竭的概念、病因和发展过程

（一）概念

慢性肾衰竭（chronic renal failure，CRF）是指各种肾病的晚期，由于肾单位进行性破坏，残存肾单位不足以充分排出代谢废物及维持内环境稳定，导致代谢产物在体内潴留，水、电解质和酸碱平衡紊乱，伴有肾的内分泌功能障碍的病理过程。CRF 发展呈渐进性，病程迁延，病情复杂，常以尿毒症为结局而导致死亡。

（二）病因

凡能引起肾实质慢性进行性破坏的疾病，均可导致 CRF，包括原发性肾病和继发性肾病。可引起 CRF 的原发性肾病有慢性肾小球肾炎、间质性肾炎、慢性肾盂肾炎等。以往的研究认为，慢性肾小球肾炎是 CRF 最常见的原因，但近年的资料显示，继发于全身性疾病的进行性肾损害，如糖尿病肾病、高血压性肾损害等逐年增多。因此，继发性肾病在 CRF 中的作用越来越受到重视。

（三）发展过程

CRF 是一个缓慢的、进行性加重的发病过程，根据肾功能的损害程度（常以内生肌酐清除率为重要评价指标）将其分为 4 期。

1. 肾储备功能降低期（代偿期）　肾单位减少 50% 时，肾储备能力逐渐降低，但尚能维持内环境稳定，内生肌酐清除率降至正常值（80~120ml/min）的 30% 以上，血液生化指标无异常，亦无临床症状。但若肾负荷突然增加（如感染、脱水等）则可出现内环境紊乱。

2. 肾功能不全期　肾单位减少 50%~70% 时，肾排泄和调节功能进一步下降，已不能维持内环境稳定，可出现多尿和夜尿、轻度氮质血症、酸中毒、贫血等。内生肌酐清除率降至正常值的 25%~30%。

3. 肾衰竭期　肾单位减少 75%~90% 时，肾功能显著减退，内环境严重紊乱，出现较重的氮质血症、代谢性酸中毒、低钠血症、高磷低钙血症以及严重贫血等。内生肌酐清除率降至正常值的 20%~25%。

4. 尿毒症期　肾单位减少 90% 以上时，大量毒性物质在体内积聚，出现全身性严重中毒症状、更为严重的氮质血症、水电解质和酸碱平衡紊乱以及多系统功能障碍。内生肌酐清除率降至正常值的 20% 以下。

二、慢性肾衰竭的发病机制

CRF 的发病机制复杂，迄今尚无一种理论或学说能完全阐述清楚。目前认为，CRF 进行性发展有多种病理生理过程参与，这一系列过程的相互作用、共同发展，导致肾单位不断损失，肾功能进行性减退，最终发展为终末期肾病（end stage renal disease，ESRD）。

（一）原发病的作用

各种慢性肾病和继发于全身性疾病的肾损伤可通过炎症反应（如慢性肾小球肾炎、慢性肾盂肾炎、肾结核）、肾缺血（如肾小动脉硬化症、结节性动脉周围炎）、免疫反应（如膜性肾小球肾炎、肾毒性血清性肾炎、系统性红斑狼疮）、尿路梗阻（如尿路结石、前列腺肥大）、大分子沉积（如淀粉样变性）导致肾单位破坏、使其功能丧失。

知识链接：慢性肾脏病

(二)肾小球继发性改变的作用

大量研究证实,导致 CRF 的各种原发病造成肾单位破坏并使肾功能损伤达到一定程度后,即使原发病因去除,病情仍可继续进展。这表明继发性机制在后续肾损伤中起着重要的作用。可能的机制主要有:

1. 健存肾单位血流动力学的改变 1960 年,Bricker 提出健存肾单位假说(intact nephron hypothesis),认为各种损伤肾的因素持续不断的作用于肾,造成肾单位进行性损伤并丧失功能,健存肾单位逐渐减少,肾代偿功能日益下降,直至不足以维持内环境稳定即可发生 CRF。

健存肾单位假说主要强调原发性疾病进行性破坏肾单位对 CRF 发生发展的作用,而忽略了过度代偿反应对肾单位的破坏及对肾功能的影响。20 世纪 80 年代初 Brenner 等对健存肾单位假说进行了修正,提出肾小球过度滤过假说(glomerular hyperfiltration hypothesis),亦称"三高学说"。该学说认为,随着肾单位的进行性破坏,健存肾单位血流动力学发生改变,单个健存肾单位的血流量和血管内流体静压增高,使 GFR 相应增高,形成肾小球高压力、高灌注和高滤过的"三高"状态,导致肾小球纤维化和硬化,进一步破坏健存肾单位,导致继发性肾单位丧失,促进 CRF 的发生。

在健存肾单位假说的基础上,1972 年 Bricker 等提出矫枉失衡说(trade-off hypothesis)。该学说认为,某些引起毒性作用的体液因子的浓度增高并非都是肾对其清除减少所致,而是与机体的代偿过程密切相关。体内为维持某些溶质平衡而进行的代偿(矫枉)却对其他系统产生了有害作用(失衡)。

2. 系膜细胞增殖和细胞外基质增多 体内外多种物质,包括内毒素、免疫复合物、糖基化终末产物、各种炎症介质和细胞因子等均可导致肾小球系膜细胞增殖和释放多种细胞因子,使细胞外基质增多并沉积,导致肾小球纤维化和硬化。系膜细胞增殖及细胞外基质增多和聚集是肾小球硬化机制的关键。

(三)肾小管 - 间质损伤的作用

慢性肾疾病时,肾小管间质区的损伤变化常常超过肾小球和血管,有学者提出了肾小管与间质细胞损伤假说(tubular and interstitial cells lesion hypothesis)。肾小管 - 间质损伤是多种病理因素综合作用的结果,其机制主要包括:

1. 慢性炎症 多数严重 CRF 患者伴有慢性炎性。单核巨噬细胞浸润是肾小管 - 间质病变的主要病理表现。巨噬细胞可通过多种途径损伤肾固有细胞,促进细胞外基质聚积,还可通过 TGF-β 诱导肾小管上皮细胞分化,促进肾间质纤维化。

2. 慢性缺氧 机体缺氧时肾局部 RAS 激活,通过收缩出球微动脉,导致下游肾小管间质缺氧。同时,氧化应激可影响肾小管细胞对氧利用,缺氧本身又是纤维化促进因子,这些都加重了肾纤维化和慢性缺氧,构成恶性循环,最后导致 ESRD。此外,肾性贫血可影响氧的运输,提高 ESRD 发生的风险。

3. 肾小管高代谢 残存肾单位的肾小管系统因重吸收及分泌功能明显增强而出现代谢亢进,导致耗氧量增加和氧自由基生成增多、Na^+-H^+ 反向转运亢进和细胞内 Ca^{2+} 流量增多,引起肾小管 - 间质损害不断加重及肾单位的进一步破坏。此外,残存近端小管对 HCO_3^-重吸收增加、氨产生增多,可激活补体旁路途径,进一步加重肾小管和间质病变。

另外,蛋白尿、高血压、高脂血症均可加重 CRF 的进展,尿毒症毒素、营养不良和高血糖等也与 CRF 的进展相关。

三、慢性肾衰竭时机体的代谢和功能变化

（一）尿的变化

1. **尿量变化**　CRF 早期和中期主要表现为夜尿和多尿，晚期发展为少尿。①夜尿（nocturia）：CRF 早期夜尿增多，可接近甚至超过白天尿量，其机制不明。②多尿（polyuria）：指成人 24 小时尿量超过 2 000ml，其机制包括：肾血流集中在健存肾单位，原尿形成多、流速快，使肾小管未能充分重吸收；原尿中的溶质增多可产生渗透性利尿；肾髓质高渗环境破坏使尿浓缩功能降低。③少尿（oliguria）：CRF 晚期健存肾单位极度减少，使肾小球滤过率显著降低。

2. **尿渗透压变化**　CRF 早期为低渗尿，晚期为等渗尿。临床上常以尿比重来判断尿渗透压的变化，其正常值为 1.003~1.030。①低渗尿（hyposthenuria）：CRF 早期，肾小管浓缩功能减退而稀释功能正常，出现低比重尿或称低渗尿；②等渗尿（isosthenuria）：CRF 晚期，由于肾小管浓缩、稀释功能均丧失，尿比重固定在 1.008~1.012，尿渗透压接近血浆晶体渗透压，即为等渗尿。

3. **尿成分变化**　CRF 时可出现蛋白尿、血尿和管型尿，与慢性肾疾患时肾小球毛细血管通透性增强或基膜破坏，以及肾小管中尿液酸碱度、尿量减少有密切关系。每日尿蛋白持续超过 150mg 称为蛋白尿。尿沉渣镜检每个高倍视野红细胞超过 3 个称为血尿。慢性肾盂肾炎引起的 CRF 可见脓尿。

（二）氮质血症

CRF 早期，血中 NPN 含量无明显升高；晚期，因肾单位大量破坏及 GFR 显著降低，则可出现氮质血症。最常见的 NPN 包括血浆尿素氮、血浆肌酐及血浆尿酸氮。

（三）水、电解质代谢紊乱

1. **水、钠代谢失调**　CRF 时，肾对水钠的调节能力降低。水摄入增加时可发生水潴留，引起脑水肿、肺水肿和心力衰竭；而摄水不足或某些原因导致水丢失过多时，则可能发生脱水而致血容量减少。其发生与肾对尿的浓缩和稀释功能降低有关。如果摄入的钠不足以补充肾丢失的钠，则发生低钠血症，引起细胞外液和血浆容量减少。肾失钠可能与渗透性利尿、原尿流速快致重吸收钠减少、代谢产物蓄积抑制肾小管重吸收钠等因素有关。CRF 晚期，肾已丧失调节钠的能力，常因尿钠排出减少而致血钠增高。若此时摄钠过多，极易导致水钠潴留，引起或加重水肿、高血压、心力衰竭等不良后果。钠代谢异常与水代谢紊乱常合并发生。

2. **钾代谢失调**　CRF 患者只要尿量不减少，血钾可长期维持正常，但机体对钾代谢平衡的调节适应能力减弱。当进食过少、严重腹泻或应用排钾利尿药过多时，可出现低钾血症。当晚期患者出现少尿、严重酸中毒、急性感染、摄钾过多或长期应用保钾利尿药时，可发生高钾血症。高钾血症和低钾血症均可影响神经肌肉和心的活动，严重时引起心律失常，甚至心脏骤停。

3. **钙、磷代谢失调**　CRF 时，血磷升高、血钙降低，并继发甲状旁腺功能亢进和肾性骨营养不良。CRF 早期，GFR 降低，尿磷排出减少而致高磷血症，继而血钙降低。血钙减少可刺激甲状旁腺分泌 PTH，抑制肾对磷的重吸收，使磷排出增多，血磷可恢复正常。因此，CRF 患者可在很长时间内不发生血磷升高。CRF 晚期，GFR 极度下降，血磷显著升高，此时 PTH 增多已不能充分排磷，反而加强溶骨作用，使骨钙和磷释放增多，血磷水平不断升高，形成恶性循环。CRF 时血钙降低的机制有：①血浆钙磷乘积为一常数，血磷增高必致血钙降低；②肾实质性损伤导致 $1,25\text{-}(OH)_2\text{-}D_3$ 生成不足，小肠对钙吸收减少；③血磷增高时，磷酸根自肠道排出增多，可与食物中的钙形成不溶性磷酸钙，影响肠钙吸收；④肾毒物滞留可损伤肠道，影响肠道钙磷吸收。

4. **镁代谢失调**　CRF 晚期伴少尿时，镁排出障碍，引起高镁血症。若同时用硫酸镁降

压或导泻,可进一步造成血镁升高,从而抑制神经 - 肌肉兴奋性。

(四) 代谢性酸中毒

CRF 时肾单位进行性破坏,可引起代谢性酸中毒。酸中毒对神经和心血管系统具有抑制作用,影响体内多种代谢酶的活性,并可促进细胞内钾外逸和骨盐溶解。与酸中毒发生相关的因素有:GFR 降低使固定酸滤过减少;肾近端小管泌 H^+、排 NH_4^+ 功能降低,重吸收 $NaHCO_3$ 减少;机体分解代谢增强,使酸性代谢产物生成增多。

(五) 肾性高血压

因肾实质病变引起的高血压称为肾性高血压(renal hypertension)。CRF 患者常伴发高血压的机制是:

1. 水、钠潴留　CRF 时水、钠潴留,可导致血容量增加、心输出量增多使血压升高,称为钠依赖性高血压。该类高血压患者限制钠盐摄入和应用利尿剂增加排钠可收到较好的降压效果。

2. 肾素分泌增多　CRF 时 RAAS 激活,使血管收缩、外周血管阻力增加,导致血压升高,称为肾素依赖性高血压。此类患者需使用药物(如血管紧张素转化酶抑制剂)抑制 RAAS 活性才有明显的降压作用。

3. 肾分泌扩血管物质减少　CRF 时肾间质细胞分泌 PGE_2、PGA_2、激肽等舒张血管的物质减少,促进血压升高。

肾性高血压可促进肾功能进一步减退,肾功能减退又促使血压继续升高,从而导致恶性循环。

(六) 肾性骨营养不良

肾性骨营养不良(renal osteodystrophy)亦称为肾性骨病,是 CRF 尤其是尿毒症的严重并发症,包括儿童的肾性佝偻病和成人的骨质软化、纤维性骨炎、骨质疏松、骨囊性纤维化。其发病机制与 CRF 时出现高磷血症、低钙血症、PTH 分泌增多、$1,25\text{-}(OH)_2\text{-}D_3$ 形成减少、胶原蛋白代谢障碍及酸中毒等有关(图 30-1)。

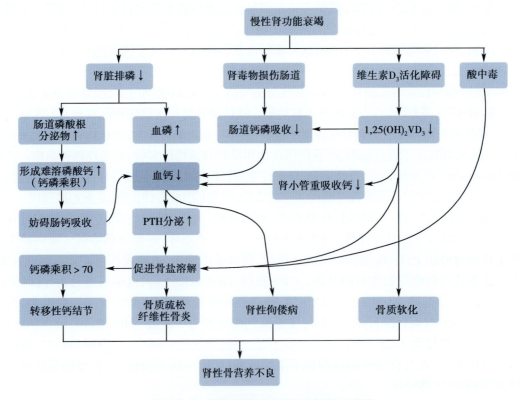

图 30-1　肾性骨营养不良发生机制示意图

（七）出血倾向

CRF 患者常伴有出血倾向,主要表现为皮下瘀斑和黏膜出血(如鼻出血、胃肠道出血)。其发生主要由于血中毒性物质抑制血小板功能,使血小板第Ⅲ因子释放受到抑制、血小板黏附和聚集减少,从而导致凝血功能障碍。

（八）肾性贫血

CRF 患者大多伴有贫血,且程度常与肾功能损害程度一致。发生机制是:EPO 减少使骨髓红细胞生成减少;体内毒性物质蓄积使骨髓造血功能受到抑制;胃肠功能减退使铁、叶酸和蛋白等造血原料的吸收和利用障碍;红细胞脆性增加导致溶血、血小板功能受抑导致出血等造成红细胞破坏和丢失过多。

ER-30-5

病案分析:
慢性肾衰竭

第五节　尿　毒　症

一、尿毒症的概念、病因

（一）概念

肾单位大量破坏,使终末代谢产物和内源性毒性物质在体内大量蓄积、水和电解质及酸碱平衡紊乱、肾的内分泌功能失调,进而引起一系列自身中毒症状的综合征,称为尿毒症(uremia),是急性肾损伤和慢性肾衰竭的最严重阶段。

（二）病因

尿毒症的发病机制非常复杂,其中毒性物质蓄积在尿毒症的发病中起着重要作用。近年来,已从尿毒症患者血中分离出 200 多种代谢产物或毒性物质,其中能引起尿毒症症状的代谢产物或毒性物质,称为尿毒症毒素(uremia toxin)。

1. 尿毒症毒素的来源　①正常代谢产物在体内蓄积,如尿素、胍、多胺等;②正常生理活性物质的浓度过高,如 PTH 等;③毒性物质经机体代谢所产生的新毒性物质;④外源性毒物未经机体解毒、排泄而在体内潴留,如铝潴留等。

2. 尿毒症毒素的分类　根据尿毒症毒素的分子量可分为 3 类。①小分子毒素:分子量小于 500,包括尿素、肌酐、胍类、胺类、酚等;②中分子毒素:分子量 500~5 000,多为细胞和细菌的裂解产物;③大分子毒素:分子量大于 5 000,主要是体内异常增多的激素,如 PTH、胃泌素、生长激素等。

二、尿毒症时机体的代谢和功能变化

尿毒症时,除肾衰竭时的各种代谢、功能变化外,还可出现各器官系统功能及代谢障碍所引起的临床表现。

1. 神经系统变化　是尿毒症最常见的症状,包括中枢神经系统功能障碍和周围神经病变。中枢神经系统功能紊乱是尿毒症最突出的症状,主要表现为注意力不集中、记忆力减退、失眠等,严重时可出现反应淡漠、谵妄、惊厥、幻觉、嗜睡、昏迷等表现,称为尿毒症性脑病。其发生机制可能是毒性物质蓄积引起神经细胞变性、脑循环与脑代谢障碍、水电解质和酸碱平衡紊乱等共同作用的结果。周围神经病变以感觉神经障碍为著,最常见的是肢端袜套样分布的感觉丧失,也可有麻木、烧灼感和疼痛感,部分表现为神经肌肉兴奋性增加。病理形态变化为神经脱髓鞘和轴索变化。其原因是患者血中胍基琥珀酸或 PTH 增多,抑制神经中的转酮醇酶,使髓鞘发生病变。

2. 消化系统变化　是尿毒症患者最早出现和最突出的症状,主要表现为食欲减退、恶

心、呕吐、腹泻、口腔黏膜溃疡、消化道出血等。其主要机制是因消化道排出尿素增多，经细菌尿素酶分解生成氨，刺激胃肠黏膜发生炎症甚至溃疡。肾灭活胃泌素减少，刺激胃酸分泌增多，也可促使溃疡形成。

3. 心血管系统变化　主要表现为充血性心力衰竭和心律失常，晚期可出现尿毒症心包炎(纤维素性心包炎)等。心血管功能障碍与肾性高血压、水钠潴留、酸中毒、贫血、高钾血症、毒性物质蓄积等因素有关。纤维素性心包炎患者听诊可闻及心包摩擦音。

4. 呼吸系统变化　可出现深大呼吸(Kussmaul 呼吸)，呼气有氨味、肺水肿、尿毒症肺炎及纤维素性胸膜炎等改变。酸中毒使呼吸加深加快，出现深而慢的深大呼吸；尿素经唾液酶分解生成氨可使呼气中有尿味；水钠潴留、心力衰竭、低蛋白血症等可致肺水肿发生；尿素刺激则可引起纤维素性肺炎和胸膜炎。

5. 免疫系统变化　细胞免疫受到明显抑制，体液免疫正常或稍弱。患者血中 T 淋巴细胞绝对数减少、迟发型超敏反应减弱、中性粒细胞趋化性降低等，致患者常并发严重感染，为尿毒症的主要死因之一。其发生机制可能与毒性物质对淋巴细胞分化、成熟的抑制作用或对淋巴细胞的毒性作用有关。

6. 皮肤变化　常见皮肤瘙痒和尿素霜。皮肤瘙痒主要与继发甲状旁腺功能亢进所致皮肤钙盐沉积和毒性物质对皮肤感觉神经末梢的直接刺激等有关。尿素霜是指尿素随汗排出时，在皮肤表面的汗腺开口处沉积的白色结晶。此外，患者还可出现尿毒症特殊面容，表现为皮肤黑色素沉积、贫血以及眼睑肿胀等。

7. 物质代谢变化　约半数患者表现为葡萄糖耐量降低，但空腹血糖正常，不出现尿糖。患者可出现负氮平衡，表现为消瘦、低蛋白血症、恶病质。患者可出现以甘油三酯含量增高为主的高脂血症。

三、慢性肾衰竭和尿毒症防治的病理生理基础

(一) 治疗原发病

积极治疗原发病，防止肾实质的进行性破坏，进而改善肾功能。

(二) 消除加重肾损伤的因素

控制感染、高血压、心力衰竭等，避免使用血管收缩药物和肾毒性药物，及时纠正水、电解质和酸碱平衡紊乱，以延缓疾病进展。

(三) 饮食控制与营养疗法

饮食控制与营养疗法是非透析治疗最基本、有效的措施。其关键是蛋白质摄入量及成分的控制，要摄取优质低蛋白高热量饮食，控制磷、嘌呤及脂质的摄入。

(四) 透析疗法

血液透析疗法(人工肾)及腹膜透析法，使尿毒症患者体内蓄积的毒素得到清除，而人体所需的某些物质也可自透析液得到补充。

(五) 肾移植

肾移植是目前治疗尿毒症最根本的方法。但目前仍存在供肾来源困难、移植肾被排斥及移植受者感染等问题。

课堂互动

请分析肾小球滤过功能障碍、肾小管功能障碍以及肾的内分泌功能障碍与各类型肾功能不全之间的关系，并以思维导图方式归纳总结。

复习思考题

1. 急性肾损伤、慢性肾衰竭在发病机制上有何异同？请简述之。
2. 肾调节水、电解质和酸碱平衡功能障碍时会造成哪些严重后果？
3. 肾排泄代谢产物能力下降,会引起哪些临床表现？
4. 如何理解肾性高血压既是慢性肾衰竭的后果,又是促进肾功能进一步减退的重要因素？

（苏 宁）

◆◆◆ 第三十一章 ◆◆◆

病理学常用技术

学习目标

通过学习病理学常用技术的概念、适用范围、应用要点和意义,为实验研究、疾病诊断奠定理论基础。

肉眼大体观察和显微镜镜下观察是病理学学习、研究和诊断的最经典技术方法。随着生物医学技术的快速发展和广泛应用,现代病理学研究方法日趋多样化,并逐步应用于病理诊断之中。这些方法的使用拓宽了病理工作者的视野,有利于进一步认识疾病发生机制和发展规律,同时也提高了病理学研究水平和疾病诊断水平。本章仅简要介绍病理学诊断与研究中常用的实验技术和研究方法。

第一节 大体、组织和细胞病理学技术

(一) 大体观察

主要运用肉眼或结合放大镜、标尺和秤(校准)等工具,对病理标本的病变性状(形状、大小、重量、表面及切面色泽、质地、界限、与周围组织和器官的关系、内容物等)进行细致的剖检、观察、测量、取材和记录,有条件的尽可能拍照留作备案,为科学研究、临床病理讨论会及防范医患纠纷提供材料。大体观察是病理医生准确诊断的第一步,也是极其重要的一步,不容忽视。大体观察也是医学生学习病理学的主要方法之一。

(二) 组织病理学观察

器官组织经肉眼确定为可疑病变的组织后,取材并以福尔马林(formalin,甲醛溶液)固定、石蜡包埋,制成切片,经不同的方法染色后用光学显微镜观察其细微病变,极大地提高了肉眼观察的分辨能力,加深了对疾病的认识,是最常用的研究疾病和学习病理学的手段之一。通过综合大体、组织学所见及临床各项检查结果分析,做出疾病的病理学诊断。组织切片最常用的染色方法是苏木素 - 伊红(hematoxylin and eosin,HE)染色。迄今,这种传统的方法仍然是诊断和研究疾病最基本和最常用的方法。若仍不能做出确切诊断或需要进一步研究时,则可辅以一些特殊染色、免疫组化和其他观察技术。

(三) 细胞病理学观察

细胞病理学观察指对病变部位自然脱落、刮取或穿刺获取的细胞进行涂片,并进行显微镜观察,以便对疾病做出定性诊断,可为临床医师诊断疾病,尤其是肿瘤性疾病提供重要参考。细胞的来源可以是使用各种采集器在口腔、食管、鼻咽部、女性生殖道等病变部位直接采集的脱落细胞,也可以是自然分泌物(如痰液)、体液(如心包积液等)及排泄物(如尿液)中

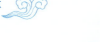

的细胞,以及通过内镜采集的细胞或用细针直接穿刺病变部位(如乳腺、甲状腺),即细针穿刺(fine needle aspiration,FNA)所吸取的细胞。细胞学检查除了用于患者外,还用于肿瘤的普查。该方法设备简单,操作简便,患者痛苦少、易于接受,但最后确定是否为恶性病变尚需进一步经活检证实。

第二节　组织化学和免疫组织化学技术

(一) 组织化学

组织化学(histochemistry)染色技术即常说的特殊染色,是通过应用某些能与组织和细胞化学成分相结合的显色试剂,定位地显示组织和细胞的特殊化学成分(如蛋白质、核酸等),同时又能保存组织原有的形态改变,从而反映形态与生化代谢状态。如用过碘酸schiff反应(PAS染色)显示细胞内糖原,用油红O染色显示细胞内脂肪等。在肿瘤的诊断和鉴别诊断中也可用特殊染色方法。如用PAS染色可区别骨Ewing肉瘤和恶性淋巴瘤,前者含有糖原而呈阳性,后者不含糖原呈阴性。值得注意的是,为了保证待测物质不被常规制样损害,组织化学样本染色前常需要特别保存。

(二) 免疫组织化学和免疫细胞化学

免疫组织化学(immunohistochemistry,IHC)和免疫细胞化学(immunocytochemistry,ICC)是利用抗原-抗体的特异性结合反应原理,以抗原或抗体来检测和定位组织中的待测物质(抗体或抗原)的一种技术方法,它由免疫学和传统的组织化学相结合而形成。免疫组织化学染色技术不仅有较高的敏感性和特异性,而且能将形态学改变与功能、代谢变化结合起来,直接在组织切片上原位观测蛋白质或多肽类物质的存在与定位,并可结合电镜技术精确到亚细胞结构,结合计算机图像分析系统或激光共聚焦显微技术等可对被检物质进行定量分析。在临床病理诊断和实验病理研究中,使用最多的是采用特异性抗体检测样本中抗原的存在及含量。

1. 免疫组织化学染色方法和检测系统　IHC的具体染色方法和检测系统有多种。按标记物的性质可分为荧光法(荧光素标记)、酶法(辣根过氧化物酶、碱性磷酸酶等)、免疫金银及铁标记技术等;按染色步骤可分为直接法(又称一步法)和间接法(二步、三步或多步法);按结合方式可分为抗原抗体结合,如PAP法和标记的葡聚糖聚合物(labeled dextran polymer,LDP)法,以及亲和连接,如ABC法、标记的链亲和素-生物素(labeled streptavidin-biotin,LSAB)法等,其中LSAB法和LDP法是最常使用的染色方法。两步LDP法具有省时、操作简单和外界干扰因素少(如内源性生物素等)的优点,但成本高于LSAB法。免疫组织化学染色最常用的检测显示系统是辣根过氧化物酶-二甲基联苯胺(HRP-DAB)系统,阳性信号呈棕色细颗粒状,其主要优点是经济适用,反应产物不溶于水和有机溶剂,染色片可长期保存,但DAB有一定的致癌作用,在使用时应注意防护。

2. 免疫组织化学染色结果判读与染色质量控制　抗原的表达与其在细胞内的定位有关。常见的抗原表达阳性定位有(图31-1):①细胞质阳性反应;②细胞膜阳性反应;③细胞核阳性反应;④由于抗原分布特性或制样的影响,有时可见细胞质和细胞膜同时出现阳性反应。影响免疫组化染色质量的因素有很多,在实验中应注意组织的取材和固定、选择高质量抗体、恰当使用抗原修复手段、严格技术操作和设置对照等。假阴性反应可发生在:①组织内待测抗原由于不适当的样本处理而被分解破坏或含量过低;②使用不适当的固定液而使-抗原被掩盖;③抗体质量不佳或稀释度不当;④技术操作失误等。假阳性反应可发生在：①抗体特异性差，与其他相关抗原发生交叉反应；②组织对抗体的非特异性吸附，特别是在有大片组织坏死或组织中有较多富于蛋白的液体时容易发生；③内源性过氧化酶的作用，在脾、骨髓及一些炎性病变组织的染色中易出现；内源性碱性磷酸酶的作用，特别是肠黏膜上皮和肾近曲小管的刷状缘有高浓度的碱性磷酸酶，若处理不彻底，易出现假阳性结果。

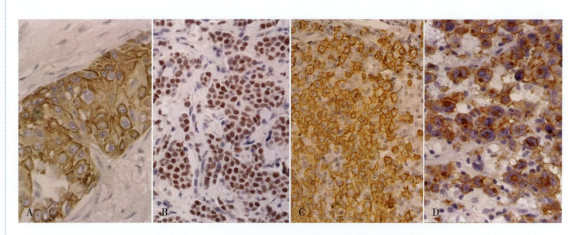

图 31-1 免疫组织化学染色阳性信号定位（光镜下）
A. 细胞质内弥漫阳性（细胞角蛋白）；B. 细胞核阳性（雌激素受体）；
C. 细胞膜阳性（B 细胞分化抗原 CD20）；D. 细胞膜和细胞质内点状阳性（CD30）

3. 免疫组织化学技术的应用 随着大量商品化的单克隆和多克隆抗体的出现，配套试剂盒的使用及方法学的不断完善，使 IHC 染色已经成为医学基础研究和临床病理诊断中应用最为广泛的病理技术手段之一。IHC 技术被广泛应用于各种蛋白质或肽类物质表达水平的检测、细胞起源与分化的判定、淋巴细胞的免疫表型分析、细胞增殖、细胞周期和信号传导等研究。近些年，IHC 技术在组织芯片上的应用使得染色效率大大提高，与激光共聚焦显微术的结合使阳性定位识别更加精确，并能实现定性与定量结合、二维与三维结合。

第三节 电子显微镜技术

1931 年德国的 Knoll 和 Ruska 研制成功了世界上第一台电子显微镜（简称电镜），通过由电子束和电子透镜组合成的电子光学系统的多极放大后，可以将微小物体放大成像，极大地提高了分辨率。普通光学显微镜的分辨极限是 0.2μm，而目前最好的电镜的分辨率可达 0.14nm，有效放大倍数为 100 万倍。透射电子显微镜（transmission electron microscope，TEM）是最早、最广泛应用于医学领域的一种电镜，之后又相继诞生了扫描电镜、超高压电镜等。电子显微镜和光学显微镜的基本原理相同，不同的是光学显微镜以可见光为照明源，而电镜以电子束为光源。电镜的透镜不是玻璃而是轴对称的电场或磁场。

由于电镜的分辨率高，因此电镜样本的处理和超薄切片的制作技术更为精细和复杂，但基本过程相似。电镜样本的制备特点：①组织新鲜，选择有代表性的区域进行小块多点取材；②双重组织固定，常用的化学固定剂有锇酸、醛类固定剂和高锰酸钾等；③环氧树脂包埋；④半薄切片经染色定位后再切制超薄切片；⑤重金属盐如醋酸铀或枸橼酸铅等染色。

电镜技术使病理学对疾病的认识从组织、细胞水平深入到细胞内超微结构水平，观察到了细胞膜、细胞器和细胞核的细微结构及其病理变化，大大开阔了人们的视野，并由此产生了亚细胞结构病理学（subcellular structure pathology），又称超微结构病理学（ultrastructural pathology）。但电镜技术也有其局限性，如样本取材少、制备较复杂、观察范围特别有限，需要结合组织学观察结果综合分析判定。

第四节　激光扫描共聚焦显微技术

激光扫描共聚焦显微镜（laser scanning confocal microscope，LSCM）是采用激光作为光源，在传统光学显微镜基础上采用共轭聚焦原理和装置，并利用计算机对所观测的对象进行数字图像处理的一套观察、分析和输出系统。LSCM 是近代生物医学图像分析仪器最重要的发展之一，其主要部件有激光光源、自动显微镜、扫描模式（包括共聚焦光路通道和针孔、扫描镜、检测器）、数字信号处理器计算机等。共聚焦成像利用照明点与探测点共轭这一特性，可有效抑制同一焦平面上非测量点的杂散荧光及来自样品的非焦平面荧光，从而获得普通光学显微镜无法达到的分辨率，同时具有深度识别能力（最大深度一般为 200~400μm）及纵向分辨率，因而能看到较厚生物样本中的细节。

通过 LSCM 可以对样品进行无损伤地断层扫描和成像，以观察、分析细胞的三维空间结构，与其他技术相结合还可实现活细胞的动态观察、多重免疫荧光标记或离子荧光标记，研究活细胞功能与代谢过程。

第五节　原位杂交技术

原位杂交（in situ hybridization，ISH）是核酸分子杂交的一部分，将组织化学与分子生物学技术相结合来检测和定位核酸的技术。ISH 是用标记了的已知序列的核苷酸片段作为探针，通过杂交直接在组织切片、细胞涂片或培养细胞爬片上检测和定位某一特定的靶 DNA 或 RNA 的存在。ISH 的生物化学基础是 DNA 变性、复性和碱基互补配对结合。根据所选用的探针和待检靶序列的不同，有 DNA-DNA 杂交、DNA-RNA 杂交和 RNA-RNA 杂交。

（一）探针的选择和标记

用于原位杂交的探针有双链 cDNA 探针、单链 cDNA 探针、单链 cRNA 探针以及合成的寡核苷酸探针等。一般而言，探针的长度以 50~300bp 为宜，用于染色体原位杂交的探针可为 1.2~1.5kb。探针标记物有放射性和非放射性之分，前者如放射性核素 ^{3}H、^{35}S 等，虽然敏感性高，但有半衰期长、放射性污染等缺陷，且成本高又耗时，故其使用受到限制；非放射性探针标记物有荧光素、地高辛和生物素等。尽管其敏感性不如放射性标记探针，但因其性能稳定、操作简便、成本低和耗时短等长处，正越来越广泛地得到应用。双链 cDNA 探针的标记可用缺口平移法或随机引物法；单链 cRNA 探针可通过转录进行标记；合成的寡核苷酸探针可用 5' 末端标记法，即加尾标记法。

（二）原位杂交的主要程序

原位杂交的实验材料可以是常规石蜡包埋组织切片、冷冻组织切片、细胞涂片和培养细胞的爬片等。主要程序包括杂交前准备、预处理、杂交、杂交后处理-清洗和杂交体的检测等。操作中应注意的问题有：①对 DNA-RNA 杂交和 RNA-RNA 杂交，需进行灭活 RNA 酶处理；使用双链 cDNA 探针和／或待测靶序列是 DNA 时，需进行变性处理使 DNA 解链；②杂交温度应低于杂交体的解链温度（Tm）25℃左右；③对照实验：原位杂交远较免疫组化染色复杂，影响因素颇多，故对照实验必不可少，有组织对照、探针对照、杂交反应体系对照和检测系统的对照等，可根据具体情况选用。

（三）荧光原位杂交

荧光原位杂交（fluorescence in situ hybridization，FISH）的实验材料可以是间期细胞、分裂中期的染色体，也可以是冷冻或石蜡切片组织。FISH 可以分为直接法和间接法。直接法 FISH 是以荧光素直接标记已知 DNA 探针，所检测的靶序列为 DNA。间接法 FISH 以非荧光标记物标记已知 DNA 探针，再桥连一个荧光标记的抗体。用于 FISH 的探针有不同的类型，如重复序列探针、位点特异性探针和全染色体探针等，目前已有大量商品化的荧光标记探针，使 FISH 得到越来越广泛的应用。

（四）荧光原位杂交技术的应用

ISH 可应用于：①细胞特异性 mRNA 转录的定位，如基因图谱、基因表达和基因组进化的研究；②受感染组织中病毒 DNA/RNA 的检测和定位，如 EB 病毒 mRNA 和人乳头状瘤病毒 DNA 的检测；③癌基因、抑癌基因及各种功能基因在转录水平的表达及变化的检测；④基因在染色体上的定位；⑤染色体数量异常和易位的检测等；⑥分裂间期细胞遗传学的研究，如遗传病的产前诊断和某些遗传病基因携带者的确定等。ISH 与 IHC 染色技术相比较，IHC 使用的是抗体，其检测对象是抗原，机制是抗原-抗体的特异性结合，是蛋白质表达水平的检测；ISH 使用的是探针，遵循碱基互补配对原则，与待检测的靶序列结合，是 DNA 或转录（mRNA）水平的检测。两者均有较高的敏感性和特异性，但 ISH 更容易受到外界因素的影响。

第六节　原位聚合酶链式反应技术

原位聚合酶链式反应技术是聚合酶链式反应（polymerase chain reaction，PCR）技术的一部分。PCR 是在体外经酶促反应将某一特定 DNA 序列进行高效、快速扩增，将单一拷贝或低拷贝的待测核酸以指数的形式扩增而达到常规方法可检测的水平，但不能进行组织学定位。原位 PCR（in situ PCR）技术是将 PCR 的高效扩增与原位杂交的细胞及组织学定位相结合，在冷冻切片或石蜡包埋组织切片、细胞涂片或培养细胞爬片上检测和定位核酸的技术。

（一）原位 PCR 技术方法

原位 PCR 技术有直接法原位 PCR、间接法原位 PCR、原位反转录 PCR（in situ reverse transcription-PCR，in situ RT-PCR）和原位再生式序列复制反应（self-sustained sequence replication reaction，3SR）等方法，其中应用相对较为广泛的是间接法原位 PCR。其主要程序有：组织固定、预处理（如蛋白酶 K 和 RNA 酶消化）、原位扩增及扩增产物的原位杂交和检测等。由于使用原位杂交技术对扩增产物进行检测，故其特异性较直接法原位 PCR 高。

（二）原位 PCR 技术的应用及存在的问题

原位 PCR 技术可对低拷贝的内源性基因进行检测和定位,在完整的细胞样本上检测出单一拷贝的 DNA 序列。可用于基因突变、基因重排等的研究和观察,还可用于外源性基因的检测和定位,如对各种感染性疾病病原的基因检测,也可用于接受了基因治疗的患者体内导入基因的检测等。但目前该技术方法还欠完善,主要表现为:①特异性不高,尤其是假阳性问题。可能产生假阳性的原因有引物扩增序列的弥散、引物与模板的错配等。为提高其检测结果的特异性,必须设计严格的实验对照,包括已知阳性和阴性对照、引物对照、PCR 反应体系对照以及用 DNA 酶和 RNA 酶处理后样本的阴性对照等。②技术操作复杂,影响因素过多;③需要特殊的设备,即原位 PCR 仪,价格昂贵。

第七节　流式细胞术

流式细胞术(flow cytometry,FCM)是利用流式细胞仪对细胞或亚细胞结构进行快速测量的新型单细胞定量分析和分选的技术。其主要特点是:测量速度快,可在每秒钟内计测数万个细胞;可进行多参数测量,包括每个细胞的多种物理、化学特性参数测量。是一门综合性极高的技术方法,它综合了激光技术、细胞化学与免疫细胞化学技术、计算机技术、流体力学、图像技术等多领域的成果。

（一）流式细胞仪的工作原理

FCM 的工作原理是使悬浮在液体中分散的经荧光标记的细胞或微粒在稳定的液流推动装置作用下,依次通过样品池,流速可达 9m/s,同时由荧光探测器捕获荧光信号并转换成分别代表前向散射角、侧向散射角和不同荧光强度的电脉冲信号,经计算机处理形成相应的点图、直方图和假三维结构图像进行分析。

（二）样本制备的基本原则

用于 FCM 的样本是单细胞悬液。可以是血液、悬浮细胞培养液和各种体液,如胸腔积液、腹水、脑脊液,新鲜实体瘤或石蜡包埋组织的单细胞悬液等。样本制备基本原则是:①保持各种体液和悬浮细胞样本新鲜,尽快完成样本的制备和检测;②针对不同的细胞样本进行适当的洗涤、酶消化或 EDTA 处理,以清除杂质,使黏附的细胞彼此分离而成单细胞状态;③对新鲜实体瘤组织可选用或联合使用酶消化法、机械打散法和化学分散法来获得有足够细胞数量的单细胞悬液,常用的酶有胃蛋白酶、胰蛋白酶和胶原酶等;④对石蜡包埋组织应先切成若干 $40\sim50\mu m$ 厚的石蜡切片,经二甲苯脱蜡至水化,再选用前述方法制备单细胞悬液;⑤单细胞悬液的细胞数应不少于 10^6 个。

（三）流式细胞术的应用

流式细胞仪具有精密、准确、快速和高分辨力等特性,具体表现在以下几个方面:①其测定细胞内 DNA 的变异系数最小,一般在 2% 以下;②能准确地进行 DNA 倍体分析;③借助荧光染料进行细胞内蛋白质和核酸的定量研究;④快速进行细胞分选和细胞收集(图 31-2)。FCM 在医学基础研究和临床检测中有多方面的应用,如外周血细胞的免疫表型测定和定量分析、某一特定细胞群的筛选和细胞收集、细胞多药耐药基因的检测、癌基因和抑癌基因的检测、细胞凋亡的定量研究、细胞毒功能检测以及细胞内某些蛋白质和核酸的定量分析等。应注意的是单细胞悬液样本的质量直接影响 FCM 检测结果,一般而言,新鲜细胞或组织样本优于已固定的组织样本。

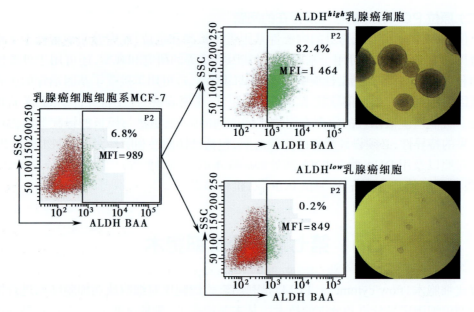

图 31-2　流式细胞技术进行细胞分选

第八节　图像采集和分析技术

病理图像采集依赖图像采集系统,主要由显微镜、成像系统及软件、计算机等构成,图像采集质量的好坏与各构成元件的优劣密切相关。病理图像的分析包括定性和定量两个方面。以往受技术所限,常规病理形态学观察基本上是定性的,缺乏精确的更为客观的定量标准和方法。图像分析技术的出现弥补了这个缺点。随着电子计算机技术的发展,形态定量技术已从二维空间向三维空间发展。在肿瘤病理学方面,图像分析技术主要用于核形态参数的测定(如核周长、面积、体积等)、肿瘤的组织病理学分级和预后判断等,也可用于 DNA 倍体的测定和显色反应(如免疫组化)的定量等。

目前,随着计算机技术的发展和形态结构测试手段的改进,一种基于二维切片观察而准确获得组织细胞和亚细胞三维形态定量的特征方法—体视学已广泛应用于图像分析技术中。其优势在于以三维定量数据来表达特征结构信息,在生物学、基础医学和临床医学中将得到广泛应用。

第九节　生物芯片技术

生物芯片(biochip)是指采用光导原位合成或微量点样等方法,将大量生物大分子比如核酸片段、多肽分子甚至组织切片、细胞等生物样品有序地固化于支持物(如玻片、硅片、聚丙烯酰胺凝胶、尼龙膜等载体)的表面,组成密集二维分子排列,然后与已标记的待测生物样品中靶分子杂交,通过特定的仪器(如激光共聚焦扫描或电荷耦联摄影像机)对杂交信号的强度进行快速、并行、高效地检测分析,从而判断样品中靶分子的数量。根据芯片上的固定的探针不同,生物芯片包括基因芯片(gene chip)、蛋白芯片(protein chip)、组织芯片(tissue chip)。

生物芯片主要特点是高通量、微型化和自动化。生物芯片上高度集成的成千上万密集排列的分子微阵列,能够在很短时间内分析大量的生物分子,使人们能够快速准确地获取样品中的生物信息,检测效率是传统检测手段的成百上千倍。生物芯片将是继大规模集成电路之后的又一次具有深远意义的科学技术革命。

基因芯片是基于核酸探针互补杂交技术原理而研制的。所谓核酸探针只是一段人工合成的碱基序列,在探针上连接上一些可检测的物质,根据碱基互补的原理,利用基因探针到基因混合物中识别特定基因。在科学研究、生物制药及医学诊断等领域具有广泛的应用前景。

蛋白芯片是指将大量蛋白质分子按预先设置的排列固定于一种载体表面行成微阵列,根据蛋白质分子间特异性结合的原理,构建微流体生物化学分析系统,以实现对生物分子的准确、快速、大信息量的检测。蛋白芯片应用广泛,在肿瘤诊断以及自身免疫性疾病的诊断领域具有重要价值。

组织芯片又称组织微阵列(tissue microarray)技术,组织芯片技术是以形态学为基础的分子生物学新技术,可以做常规病理学的 HE 染色、各种免疫组织化学染色、组织化学染色、原位杂交、荧光原位杂交、原位 PCR 和原位 RT-PCR 等,在同一张切片上高通量获得组织学、基因和蛋白的表达信息,这项技术的应用范围涵括了整个生命科学中各个基础研究、临床研究、应用研究以及药物开发的相关领域。优点主要有高通量、高效性、平行性、实验误差小,用途十分广泛。

复习思考题

1. 免疫组织化学技术的原理是什么?
2. 除了教材所讲述的这些病理技术,你还知道哪些?

(龚道银)

主要参考书目

1. 马跃荣,苏宁.病理学[M].2 版.北京:人民卫生出版社,2016.
2. 步宏,李一雷.病理学[M].9 版.北京:人民卫生出版社,2018.
3. 王建枝,钱睿哲.病理生理学[M].9 版.北京:人民卫生出版社,2018.
4. 李玉林.病理学[M].8 版.北京:人民卫生出版社,2013.
5. 王建枝,殷莲华.病理生理学[M].8 版.北京:人民卫生出版社,2013.
6. 陈杰,周桥.病理学[M].3 版.北京:人民卫生出版社,2015.
7. 王建枝,钱睿哲.病理生理学[M].3 版.北京:人民卫生出版社,2015.
8. 葛均波,徐永健,王辰.内科学[M].9 版.北京:人民卫生出版社,2018.
9. 陈瀚珠,林果为,王吉耀.实用内科学[M].14 版.北京:人民卫生出版社,2013.
10. 葛均波,徐永健.内科学[M].8 版.北京:人民卫生出版社,2013.
11. 王庭槐.生理学[M].9 版.北京:人民卫生出版社,2018.
12. 李继承,曾园山.组织学与胚胎学[M].9 版.北京:人民卫生出版社,2018.
13. 黄玉芳,刘春英.病理学[M].10 版.北京:中国中医药出版社,2016.
14. 李澎涛,范英昌.病理学[M].北京:人民卫生出版社,2012.
15. 来茂德,申洪.病理学[M].北京:高等教育出版社,2015.
16. 刘彤华.诊断病理学[M].3 版.北京:人民卫生出版社,2013.
17. 张忠,王化修.病理学与病理生理学[M].8 版.北京:人民卫生出版社,2018.
18. 王冠军,赫捷.肿瘤学概论[M].北京:人民卫生出版社,2013.
19. 孙保存.病理学[M].3 版.北京:北京大学医学出版社,2019.
20. 王坚,朱雄增.软组织肿瘤病理学[M].北京:人民卫生出版社.2017.
21. Elaine S.Jaffe,Harald Stein,Nancy Lee Harris,et al.造血与淋巴组织肿瘤病理学和遗传学[M].周小鸽,陈辉树,主译.北京:人民卫生出版社,2006.

复习思考题
答案要点

模拟试卷